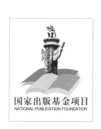

国家出版基金项目
NATIONAL PUBLICATION FOUNDATION

U0215900

中国中药资源大典

内蒙古卷

5

黄璐琦 / 总主编

李旻辉　王晓琴　李 烨 / 主 编

北京科学技术出版社

图书在版编目（CIP）数据

中国中药资源大典．内蒙古卷．5 / 李旻辉，王晓琴，
李烨主编．—北京：北京科学技术出版社，2022.1
ISBN 978-7-5714-1964-6

Ⅰ．①中… Ⅱ．①李… ②王… ③李… Ⅲ．①中药资
源－资源调查－内蒙古 Ⅳ．①R281.4

中国版本图书馆 CIP 数据核字（2021）第 254326 号

策划编辑：李兆弟　侍　伟
责任编辑：侍　伟　李兆弟　王治华
责任校对：贾　荣
图文制作：樊润琴
责任印制：李　茗
出 版 人：曾庆宇
出版发行：北京科学技术出版社
社　　址：北京西直门南大街16号
邮政编码：100035
电　　话：0086-10-66135495（总编室）　　0086-10-66113227（发行部）
网　　址：www.bkydw.cn
印　　刷：北京捷迅佳彩印刷有限公司
开　　本：889 mm × 1194 mm　　1/16
字　　数：981千字
印　　张：44.25
版　　次：2022年1月第1版
印　　次：2022年1月第1次印刷
审 图 号：GS（2021）8727号
ISBN 978-7-5714-1964-6

定　　价：490.00元

《中国中药资源大典·内蒙古卷5》

编写人员

总 主 编 黄璐琦

主　　编 李旻辉　王晓琴　李　烨

副 主 编 周长凤　于　娟　岳　鑫　李　祥

编　　委 （按姓氏笔画排序）

于　娟　王素巍　王晓琴　牛肖铃　布和巴特尔　　冯　超　毕雅琼

刘　浩　孙淑英　李　烨　李　祥　李　彪　李向东　李旻辉　李学粉

杨小亮　杨志勇　张婷昱　陈　凯　尚宏宇　岳　鑫　周长凤　郑锐萱

赵金花　胡和珠拉　　侯佳辰　姜　斌　娜荷雅　贺　斌　袁竞伟

郭小龙　黄璐琦　麻剑南　梁　华　薛　焱

《中国中药资源大典·内蒙古卷5》

编辑委员会

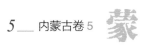

附 篇

内蒙古自治区动物药、矿物药资源

被子植物

菊科 Compositae 栉叶蒿属 Neopallasia

栉叶蒿
Neopallasia pectinate (Pall.) Poljak.

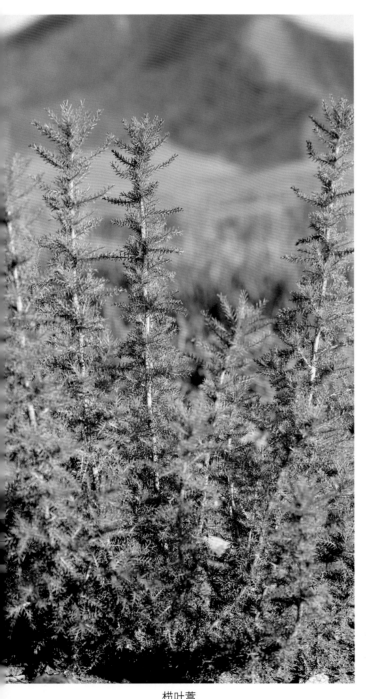

栉叶蒿

| 植物别名 |

箆齿蒿、恶臭蒿、粘蒿。

| 蒙 文 名 |

乌合日 – 希鲁黑。

| 药 材 名 |

中药 箆齿蒿（药用部位：地上部分）。
蒙药 乌赫尔 – 西鲁黑（药用部位：地上部分）。

| 形态特征 |

一年生草本，高 15 ～ 50 cm。茎单一或自基部以上分枝，被白色长或短的绢毛。茎生叶无柄，矩圆状椭圆形，长 1.5 ～ 3 cm，1 ～ 2 回栉齿状的羽状全裂，小裂片刺芒状，质稍坚硬，无毛。头状花序卵形或宽卵形，3 至数枚在分枝或茎端排列成稀疏的穗状，复在茎上组成狭窄的圆锥状；苞叶栉齿状羽状全裂，总苞片 3 ～ 4 层，椭圆状卵形，边缘膜质，背部无毛；边缘雌花 3 ～ 4，结实，花冠狭管状，先端截形或微凹，无明显裂齿；中央小花两性，9 ～ 16，有 4 ～ 8 着生于花序托下部，结实，其余着生于花序托顶部者不结实，全部两性花花冠管状钟形，5 裂；花序

托圆锥形，裸露。瘦果椭圆形，长 1.2 ~ 1.5 mm，深褐色，具不明显纵肋，在花序托下部排成一圈。花期 7 ~ 8 月，果期 8 ~ 9 月。

| 生境分布 |

生于荒漠、河谷砾石地或山坡荒地。内蒙古各地均有分布。

| 资源情况 |

野生资源一般。药材来源于野生。

| 采收加工 |

夏、秋季采收，洗净，晾干。

| 功能主治 |

中药 篦齿蒿：苦，寒。清利肝胆，消炎止痛。用于急性黄疸性肝炎，头痛，眩晕。

蒙药 乌赫尔－西鲁黑：苦、辛，凉，钝、稀。抑希日，解毒，杀虫。用于上吐下泻，肝胆热症。

| 用法用量 |

中药 篦齿蒿：内服煎汤，3 ~ 5 g；或研末。

蒙药 乌赫尔－西鲁黑：内服煮散剂，3 ~ 5 g；或入丸、散剂。

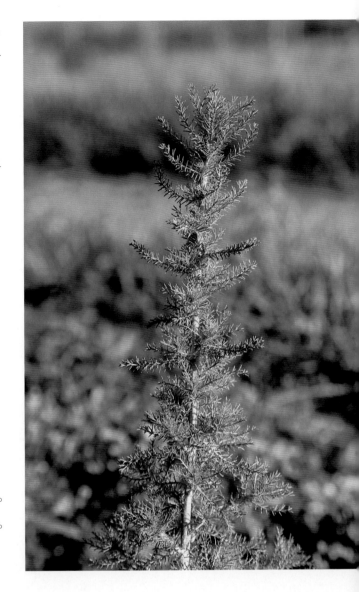

菊科 Compositae 蒿属 *Artemisia*

大籽蒿 *Artemisia sieversiana* Ehrhart ex Willd.

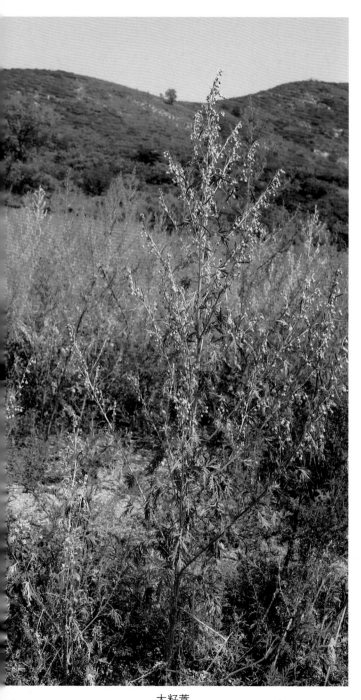

大籽蒿

| 植物别名 |

山艾、白蒿、大头蒿。

| 蒙 文 名 |

额日莫。

| 药 材 名 |

白蒿（药用部位：全草）、白蒿花（药用部位：花蕾）。

| 形态特征 |

一或二年生草本。茎、枝被灰白色微柔毛。茎下部与中部叶宽卵形或宽卵圆形，长4～10 cm，2～3回羽状全裂，侧裂片2～3对，叶柄长2～4 cm，基部有小型假托叶；上部叶及苞叶羽状全裂或不分裂，条形或条状披针形，无柄。头状花序较大，半球形或近球形，直径4～6 mm，具短梗，稀近无梗，下垂，有条形小苞叶，多数在茎上排列成开展或稍狭窄的圆锥状；总苞片3～4层，近等长，外、中层者长卵形或椭圆形，背部被灰白色短柔毛或近无毛，中肋绿色，边缘狭膜质，内层者椭圆形，膜质；边缘雌花2～3层，20～30，花冠狭圆锥状，中央两性花80～120，花冠管状。花序托半球形，密被白色托毛。瘦果矩圆形，褐色。花果期 7 ~ 10 月。

| **生境分布** | 生于路旁、荒地、河漫滩、草原、森林草原、干山坡或林缘等，局部地区成片生长，为植物群落的建群种或优势种。内蒙古各地均有分布。

| **资源情况** | 野生资源较丰富。药材来源于野生。

| **采收加工** | 白蒿：夏、秋季开花期采收，鲜用或扎把晾干。
白蒿花：6 ~ 8 月采收，鲜用或晾干。

| **药材性状** | 白蒿：本品茎呈类圆柱形，长短不一，直径可达 5 mm。绿色，表面有纵棱，可见互生的枝、叶或叶基。上部有较密的柔毛。质坚脆，易折断，断面纤维性，中央有白色髓。叶皱缩或已破碎，完整的叶为 2 ~ 3 回羽状深裂，裂片线形，两面均被柔毛。头状花序较多，半球形，直径 3 ~ 6 mm，总花梗细瘦，总苞叶线形，总苞片 2 ~ 3 列，边缘有白色宽膜片，背面被短柔毛；花托卵形；边缘为雌花，内层花两性，均为管状。成熟花序可见倒卵形的瘦果。气浓香，味微苦。

| **功能主治** | 白蒿：苦、微甘，凉。清热利湿，凉血止血。用于肺热咳喘，咽喉肿痛，湿热黄疸，热痢，淋病，风湿痹痛，吐血，咯血，外伤出血，疥癞恶疮。
白蒿花：苦，凉。清热解毒，收湿敛疮。用于痈肿疔毒，湿疮，湿疹。

| **用法用量** | 白蒿：内服煎汤，10 ~ 15 g，鲜品加倍。或捣汁；或研末。
白蒿花：内服煎汤，10 ~ 15 g。外用适量，煎汤洗。

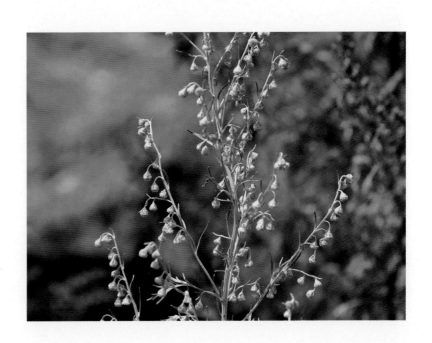

菊科 Compositae 蒿属 Artemisia

冷蒿 *Artemisia frigida* Willd.

| 植物别名 | 白小蒿、兔毛蒿、白蒿。

| 蒙 文 名 | 艾给。

| 药 材 名 | **中药** 小白蒿（药用部位：地上部分）。
蒙药 阿给（药用部位：地上部分）。

| 形态特征 | 多年生草本，高 10 ~ 50 cm。茎基部木质，丛生，被短茸毛。茎下部叶与营养枝叶矩圆形或倒卵状矩圆形，长、宽均 10 ~ 15 mm，2 ~ 3 回羽状全裂，侧裂片 2 ~ 4 对；中部叶矩圆形或倒卵状矩圆形，长、宽均 5 ~ 7 mm，1 ~ 2 回羽状全裂，侧裂片 3 ~ 4 对；上部叶与苞叶羽状全裂或 3 ~ 5 全裂，裂片披针形或条状披针形。头状花序半球形、球形或卵球形，直径（2 ~）2.5 ~ 3（~ 4）mm，具短梗，

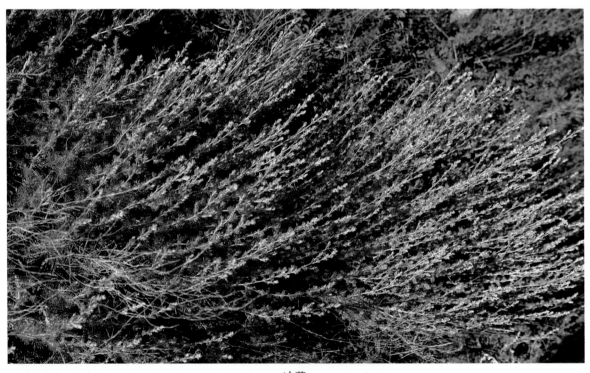

冷蒿

下垂，在茎上排列成总状或狭窄的总状花序式的圆锥状；总苞片 3 ～ 4 层，外、中层的卵形或长卵形，背部有绿色中肋，边缘膜质，内层的长卵形或椭圆形，背部近无毛，膜质；边缘雌花 8 ～ 13，花冠狭管状，中央两性花 20 ～ 30，花冠管状。花序托有白色托毛。瘦果矩圆形或椭圆状倒卵形。花果期 8 ～ 10 月。

| 生境分布 | 生于沙质、砂砾质或砾石质土壤上，是草原小半灌木群落的主要建群植物，也是其他草原群落的伴生植物或亚优势植物。内蒙古各地均有分布。

| 资源情况 | 野生资源较丰富。药材来源于野生。

| 采收加工 | 夏、秋季采收带花全草，除去根及杂质，阴干。

| 药材性状 | 本品茎呈圆柱形，少数分枝；表面淡黄绿色，基部木化呈淡褐色或褐色，密被灰白色毛茸，具纵棱线；质脆，易折断叶多脱落，皱缩或破碎，完整叶 2 ～ 3 回羽状全裂，小裂片条形或条状披针形，2 面均被白色茸毛，全缘，头状花序小，灰黄色，总苞密生银白色长柔毛。气芳香，味辛、苦。

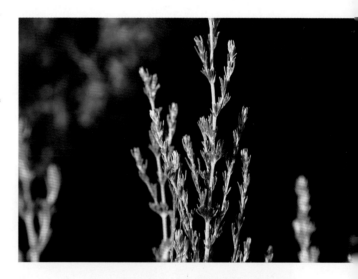

| 功能主治 | **中药** 小白蒿：苦、辛，微寒。清热利湿，利胆退黄，杀虫，止血，消肿。用于各种出血，肾热，月经不调，疮痈。

蒙药 阿给：苦，凉，燥、钝、糙。止血，消肿，消奇哈。用于吐血，鼻出血，月经不调，外伤出血，疮疡，奇哈症，肾热。

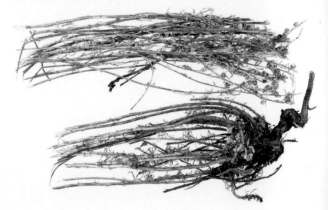

| 用法用量 | **中药** 小白蒿：内服煎汤，15 ～ 25 g。

蒙药 阿给：内服煮散剂，3 ～ 5 g；或入丸、散剂。

菊科 Compositae 蒿属 Artemisia

紫花冷蒿 *Artemisia frigida* Willd. var. *atropurpurea* Pamp.

| **植物别名** | 冷蒿、小白蒿。

| **蒙 文 名** | 宝日 – 阿给。

| **药 材 名** | **中药** 小白蒿（药用部位：带花全草）。
蒙药 阿给（药用部位：地上部分）。

| **形态特征** | 多年生草本，高 10 ~ 18 cm。主根木质化；茎、枝、叶及总苞片密被灰白色或淡灰黄色绢毛。茎下部叶圆形，2 ~ 3 回羽状全裂，侧裂片 2 ~ 4 对；茎中部叶矩圆形，1 ~ 2 回羽状全裂，侧裂片 3 ~ 4 对，基部的裂片半抱茎，并呈假托叶状，无柄；茎上部叶与苞叶羽状全裂或 3 ~ 5 全裂。头状花序半圆形，在茎上多组成穗状花序；花冠檐部紫色。瘦果矩圆形。花果期 8 ~ 10 月。

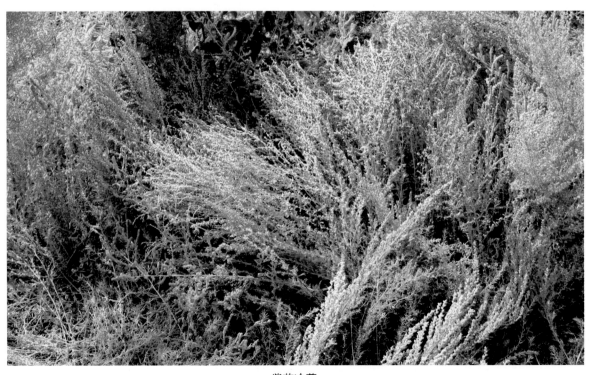

紫花冷蒿

| 生境分布 | 旱生植物。生于砂质、砂砾质或砾石质土壤中。分布于内蒙古包头市（达尔罕茂明安联合旗）。

| 资源情况 | 野生资源较少。药材来源于野生。

| 采收加工 | **中药** 小白蒿：7～8月初采收，晒干。
　　　　　 蒙药 阿给：夏、秋季花盛开时采割，除去老茎等杂质，晒干。

| 功能主治 | **中药** 小白蒿：清热燥湿，利胆退黄，杀虫。用于黄疸性肝炎，胆囊炎，小便不利，皮肤瘙痒，湿疹，蛔虫病，蛲虫病。
　　　　　 蒙药 阿给：止血，消肿，消奇哈。用于吐血，鼻出血，月经不调，外伤出血，疮疡，奇哈症，肾热。

| 用法用量 | **中药** 小白蒿：内服煎汤，9～15 g。外用适量，煎汤洗。
　　　　　 蒙药 阿给：内服多入丸、散剂。外用适量。

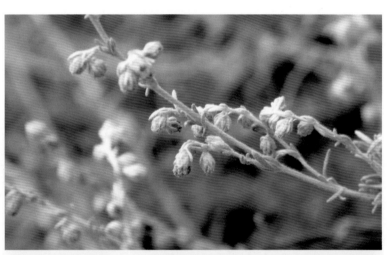

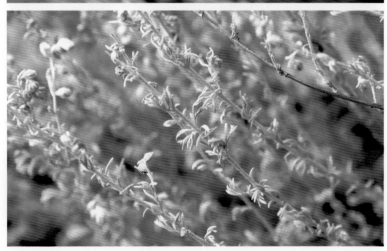

菊科 Compositae 蒿属 Artemisia

白山蒿

Artemisia lagocephala (Fisch. ex Bess.) DC.

| **植物别名** | 狭叶蒿。

| **蒙 文 名** | 布古日乐 – 希日乐吉。

| **药 材 名** | 白山蒿（药用部位：叶）。

| **形态特征** | 半灌木状草本。茎多数，丛生，具纵棱，下部木质，上部有分枝，密被灰白色短柔毛。叶质厚，茎下部、中部及营养枝上叶匙形、长椭圆状倒披针形或披针形，下部叶先端具 3 ~ 5 浅圆裂齿，中部叶先端不分裂，全缘，基部楔形，上面深绿色，微被白毛或近无毛，下面密被灰白色短柔毛；上部叶披针形或条状披针形。头状花序半球形或近球形，具短梗，下垂或斜展，多数在茎上部排列成狭窄的圆锥状或总状；总苞片 3 ~ 4 层，外层者卵形，背部密被灰褐色柔毛，

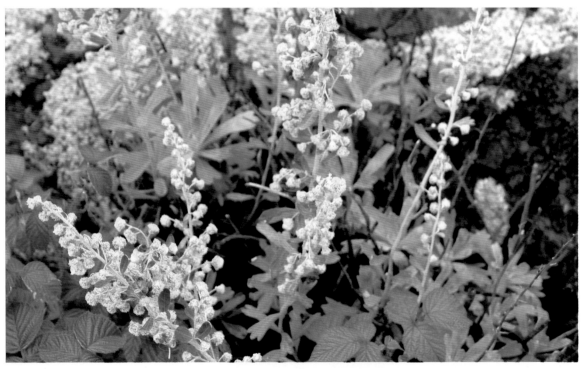

白山蒿

中、内层者椭圆形或椭圆状披针形，背部毛少，边缘膜质；边缘小花雌性，7～10，花冠狭管状，中央小花两性，30～80，花冠管状，檐部外面有短柔毛。花序托半球形，有托毛。瘦果椭圆形或倒卵形，长约 2 mm。花果期 8～10 月。

| 生境分布 | 仅分布在山地针叶林带和相邻的森林草原带中，生于石质山丘和岩石裸露处，多群生形成小群落。分布于内蒙古呼伦贝尔市（额尔古纳市、牙克石市）、赤峰市（克什克腾旗）。

| 资源情况 | 野生资源一般。药材来源于野生。

| 功能主治 | 镇咳，祛痰，平喘，抗过敏。用于慢性支气管炎，尤对喘息型慢性支气管炎远期疗效较佳。

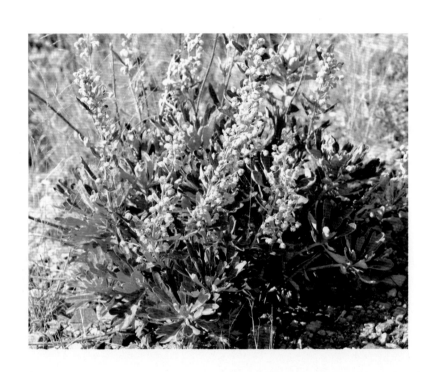

菊科 Compositae 蒿属 Artemisia

碱蒿

Artemisia anethifolia Web. ex Stechm.

| **植物别名** | 大莳萝蒿、糜糜蒿、盐蒿。 |

| **蒙文名** | 浩您－希日乐吉。 |

| **药材名** | 碱蒿（药用部位：幼苗）。 |

| **形态特征** | 一年生或二年生草本，高 10 ～ 40 cm，植株有浓烈的香气。茎单生，直立，具纵条棱；茎、枝初时被短柔毛，后脱落无毛。基生叶椭圆形或长卵形，长 3 ～ 4.5 cm，2 ～ 3 回羽状全裂，侧裂片 3 ～ 4 对，小裂片狭条形，花期渐枯萎；中部叶卵形、宽卵形或椭圆状卵形，长 2.5 ～ 3 cm，1 ～ 2 回羽状全裂，侧裂片 3 ～ 4 对；上部叶与苞叶无柄，3 或 5 全裂或不分裂，狭条形。头状花序半球形或宽卵形，有小苞叶，多数在茎上排列成疏散而开展的圆锥状；总苞片 3 ～ 4 |

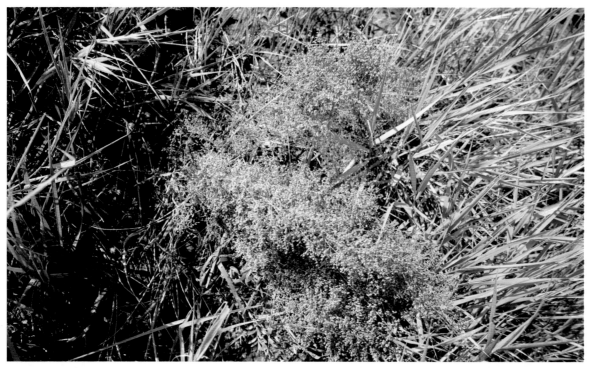

碱蒿

层，外、中层者椭圆形或披针形，背部疏被白色短柔毛或近无毛，有绿色中肋，边缘膜质，内层者卵形，近膜质，背部无毛；边缘雌花 3 ～ 6，花冠狭管状，中央两性花 18 ～ 28，花冠管状。花序托凸起，半球形，有白色托毛。瘦果椭圆形或倒卵形。花果期 8 ～ 10 月。

| 生境分布 | 生于海拔 800 ～ 2 300 m 的干山坡、干河谷、碱性滩地、盐渍化草原附近、荒地或固定沙丘附近，在低湿、盐渍化地常成区域性植物群落的主要伴生种。内蒙古各地均有分布。

| 资源情况 | 野生资源一般。药材来源于野生。

| 采收加工 | 春季幼苗高 6 ～ 10 cm 时采收或秋季花蕾长成时采割，除去杂质及老茎，晒干。

| 功能主治 | 微苦、微辛，微寒。归脾、胃、膀胱经。清热利湿，退黄。用于黄疸，小便不利，湿疮瘙痒。

| 用法用量 | 内服煎汤，10 ～ 15 g；或入丸、散剂。外用适量，煎汤洗。

| 附　　注 | 本种在民间代替"茵陈"作药用。

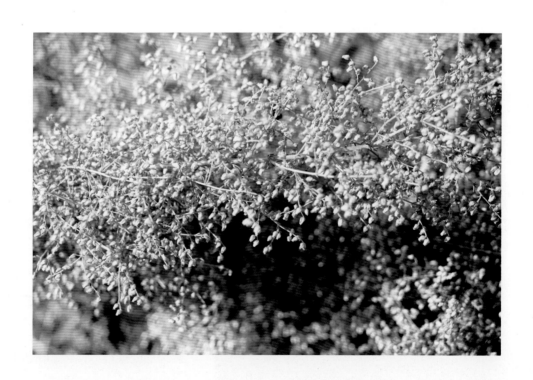

菊科 Compositae 蒿属 Artemisia

莳萝蒿

Artemisia anethoides Mattf.

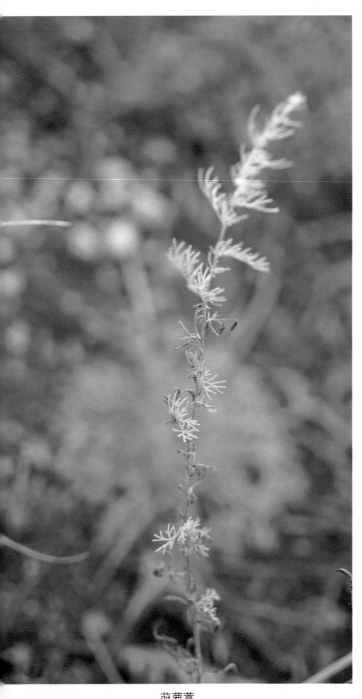

莳萝蒿

| 植物别名 |

肇东蒿、小碱蒿、霍宁 – 沙里尔日。

| 蒙 文 名 |

宝吉木格 – 希日乐吉。

| 药 材 名 |

茵陈（药用部位：幼苗）。

| 形态特征 |

一年生或二年生草本，高 20 ～ 70 cm，植株有浓烈的香气。茎单生，具纵条棱，分枝多；茎、枝均被灰白色短柔毛。叶两面密被白色绒毛，基生叶与茎下部叶长卵形或卵形，长 3 ～ 4 cm，3 ～ 4 回羽状全裂，小裂片狭条形或狭条状披针形，叶柄长，花期枯萎；中部叶宽卵形或卵形，长 2 ～ 4 cm，2 ～ 3 回羽状全裂，侧裂片 2 ～ 3 对，小裂片丝状条形或毛发状；上部叶与苞叶 3 全裂或不分裂，狭条形。头状花序近球形，直径 1.5 ～ 2 mm，有丝状条形的小苞叶，多数在茎上排列成开展的圆锥状；总苞片 3 ～ 4 层，外、中层者椭圆形或披针形，背部密被蛛丝状短柔毛，具绿色中肋，边缘膜质，内层者长卵形，近膜质，无毛；边缘雌花 3 ～ 6，花冠狭管状，

中央两性花 8 ～ 16，花冠管状。花序托凸起，有托毛。瘦果倒卵形。花果期 7 ～ 10 月。

| 生境分布 | 生于盐土或盐碱化的土壤上，在低湿地碱斑湖滨常形成群落，或为芨芨草盐生草甸的伴生种。内蒙古各地均有分布。

| 资源情况 | 野生资源一般。药材来源于野生。

| 采收加工 | 春季幼苗高 6 ～ 10 cm 时采收或秋季花蕾长成时采割，除去杂质及老茎，晒干。

| 功能主治 | 微苦、微辛，微寒。归脾、胃、膀胱经。清热利湿，退黄。用于黄疸，小便不利，湿疮瘙痒。

| 用法用量 | 内服煎汤，10 ～ 15 g；或入丸、散剂。外用适量，煎汤洗。

| 附　　注 | 本种在民间代替"茵陈"作药用。

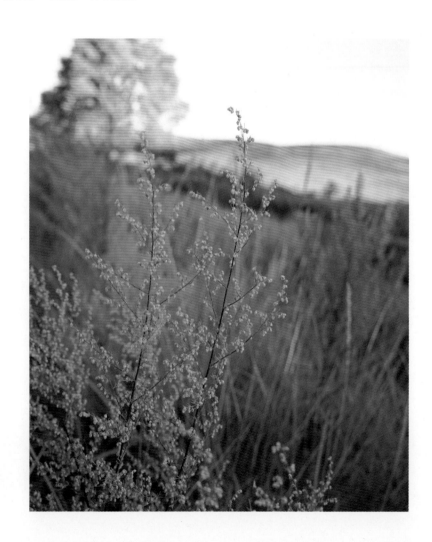

菊科 Compositae 蒿属 Artemisia

白莲蒿 *Artemisia sacrorum* Ledeb.

| 植物别名 | 万年蒿、铁杆蒿、蚊艾。

| 蒙 文 名 | 查干－西巴嘎。

| 药 材 名 | **中药** 万年蒿（药用部位：全草）。
　　　　　　蒙药 哈日－沙巴格（药用部位：地上部分）。

| 形态特征 | 半灌木状草本。茎多数，常成小丛，高 50 ~ 100 cm，具纵条棱；茎、枝初时被短柔毛，后下部脱落无毛。茎下部叶与中部叶长卵形、三角状卵形或长椭圆状卵形，长 2 ~ 10 cm，宽 3 ~ 8 cm，2 ~ 3 回栉齿状羽状分裂，第 1 回全裂，侧裂片 3 ~ 5 对；叶柄扁平，基部有小型栉齿状分裂的假托叶；上部叶较小，1 ~ 2 回栉齿状羽状分裂，苞叶栉齿状羽状分裂或不分裂，条形或条状披针形。头状花序近球

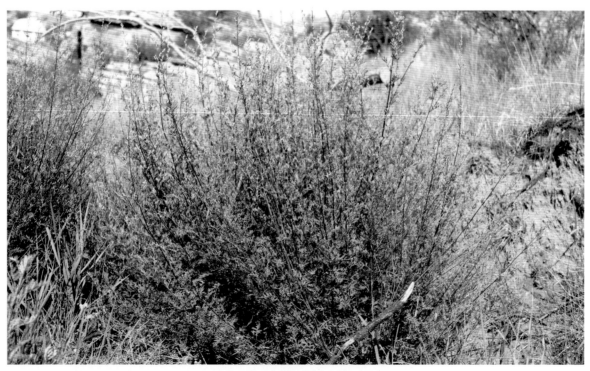

白莲蒿

形，具短梗，下垂，多数在茎上排列成密集或稍开展的圆锥状；总苞片 3 ～ 4 层，外层者披针形或长椭圆形，初时密被短柔毛，后脱落无毛，中肋绿色，边缘膜质，中、内层者椭圆形，膜质，无毛；边缘雌花 10 ～ 12，花冠狭管状，中央两性花 20 ～ 40，花冠管状。花序托凸起。瘦果狭椭圆状卵形或狭圆锥形。花果期 8 ～ 10 月。

| **生境分布** | 分布较广，比较喜暖，在大兴安岭南部山地和大青山的低山带阳坡常形成群落。分布于内蒙古呼伦贝尔市（额尔古纳市、根河市、海拉尔区、满洲里市、新巴尔虎右旗）、兴安盟（乌兰浩特市、突泉县）、赤峰市（翁牛特旗）、锡林郭勒盟（东乌珠穆沁旗、锡林浩特市、镶黄旗）、呼和浩特市、包头市、巴彦淖尔市（乌拉特前旗、乌拉特中旗）、鄂尔多斯市（乌审旗）、阿拉善盟。

| **资源情况** | 野生资源较丰富。药材来源于野生。

| **采收加工** | 夏、秋季采收，阴干。

| **功能主治** | **中药** 万年蒿：苦、辛，平。清热解毒，凉血止痛，退黄。用于肝炎，黄疸，阑尾炎，小儿惊风，阴虚潮热；外用于创伤出血。

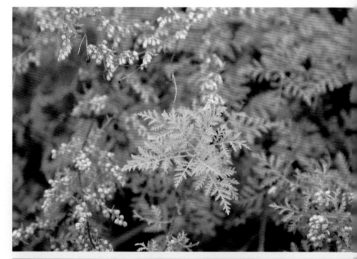

蒙药 哈日－沙巴格：苦，凉。杀黏虫，止痛，燥协日乌素，抑瘀，消肿。用于脑刺痛，黏瘀，虫牙，白喉，炭疽，皮肤瘙痒，疥疮，痘疹。

| **用法用量** | **中药** 万年蒿：内服煎汤，15 ～ 20 g。外用适量，鲜品捣敷；或干品研粉撒。

蒙药 哈日－沙巴格：内服煮散剂，3 ～ 5 g；或入丸、散剂。

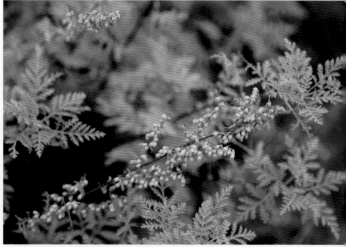

菊科 Compositae 蒿属 *Artemisia*

密毛白莲蒿
Artemisia sacrorum Ledeb. var. *messerschmidtiana* (Bess.) Y. R. Ling

| 植物别名 | 白万年蒿。

| 蒙文名 | 闹鲁日 – 西巴嘎。

| 药材名 | **中药** 万年蒿（药用部位：全草）。
蒙药 哈日 – 沙巴格（药用部位：地上部分）。

| 形态特征 | 半灌木状草本。根稍粗大，木质，垂直；根茎粗壮，常有多数、木质、直立或斜升的营养枝。茎多数，常组成小丛，具纵棱，下部木质，皮常剥裂或脱落，高 50 ~ 100（~ 150）cm；茎下部与中部叶长卵形、三角状卵形或长椭圆状卵形，2 ~ 3 回栉齿状羽状分裂，上部叶 1 ~ 2 回栉齿状羽状分裂；叶两面密被灰白色短柔毛，但叶面毛略稀疏，两面毛都宿存。头状花序近球形，具短梗或近无梗，

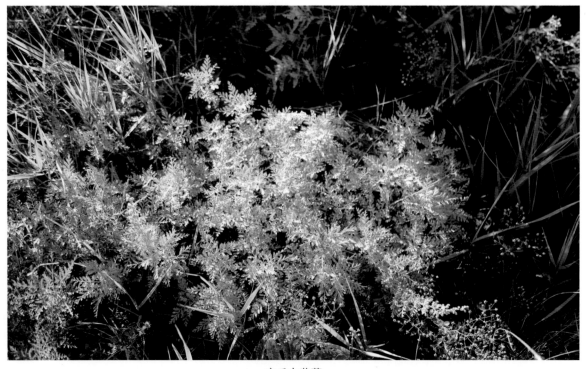

密毛白莲蒿

在分枝上排成穗状花序式的总状花序，并在茎上组成密集或略开展的圆锥花序；总苞片无毛；雌花 10～12；花冠狭管状，花柱线形，伸出花冠外，先端二叉，叉端锐尖；两性花 20～40，花冠管状，外面有微小腺点，花药椭圆状披针形，上端附属物尖。瘦果狭椭圆状卵形或狭圆锥形。花果期 8～10 月。

| **生境分布** | 生于山坡、丘陵或路旁等处。分布于内蒙古赤峰市（阿鲁科尔沁旗、巴林左旗、巴林右旗、林西县、克什克腾旗）、锡林郭勒盟（锡林浩特市、苏尼特左旗、正镶白旗、太仆寺旗）、乌兰察布市（兴和县）、呼和浩特市、鄂尔多斯市（准格尔旗）。

| **资源情况** | 野生资源较丰富。药材来源于野生。

| **采收加工** | 夏、秋季采收，阴干。

| **功能主治** | **中药** 万年蒿：清热解毒，利湿。用于湿热黄疸。
蒙药 哈日－沙巴格：苦，凉。杀黏虫，止痛，燥协日乌素，抑瘟，消肿。用于脑刺痛，黏瘟，虫牙，白喉，炭疽，皮肤瘙痒，疥疮，痘疹。

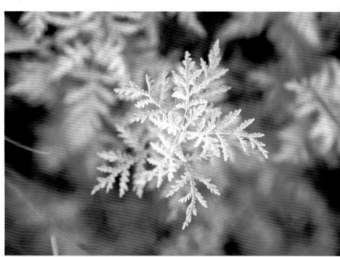

| **用法用量** | **中药** 万年蒿：内服煎汤，15～20 g。外用适量，鲜品捣敷；或干品研粉撒患处。
蒙药 哈日－沙巴格：内服煮散剂，3～5 g；或入丸、散剂。

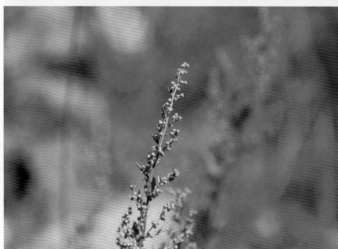

菊科 Compositae 蒿属 Artemisia

褐苞蒿
Artemisia phaeolepis Krasch.

| 植物别名 | 褐鳞蒿。

| 蒙 文 名 | 巴日干 - 协日乐吉。

| 药 材 名 | **藏药** 坎加（药用部位：全草）。

| 形态特征 | 多年生草本，有浓烈挥发性气味。根单一或数条，半木质化。根茎直立或斜向上，有少数细短的营养枝。茎单生或少数，高15 ~ 40 cm，有纵棱。叶质薄；基生叶与茎下部叶 2 ~ 3 回栉齿状羽状分裂；茎中部叶 2 回栉齿状羽状分裂，第 1 回全裂，每侧有 5 ~ 7（~ 8）裂片。头状花序有短梗，下垂；总苞片 3 ~ 4 层，内、外层近等长，总苞片边缘褐色，宽膜质或膜质；雌花 12 ~ 18；两性花 40 ~ 80。瘦果长圆形，具不明显的纵纹。花果期 7 ~ 10 月。

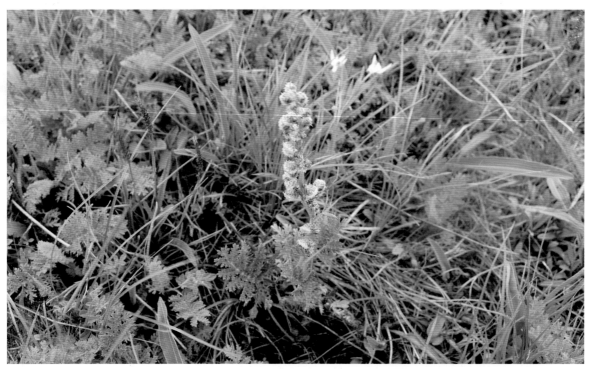

褐苞蒿

| 生境分布 | 中生植物。生于森林带和草原带的山地林缘、灌丛、山地草甸、山地草原，为稀见伴生种。分布于内蒙古乌兰察布市（凉城县、卓资县）、呼和浩特市（回民区、土默特左旗、武川县、新城区）、包头市（固阳县、九原区、石拐区、土默特右旗）、巴彦淖尔市（乌拉特前旗）。

| 资源情况 | 资源较丰富。

| 采收加工 | **藏药**　坎加：秋季采收，洗净泥土，晒干。

| 功能主治 | **藏药**　坎加：用于四肢关节肿胀，痈疖，肉瘤，"龙"病。

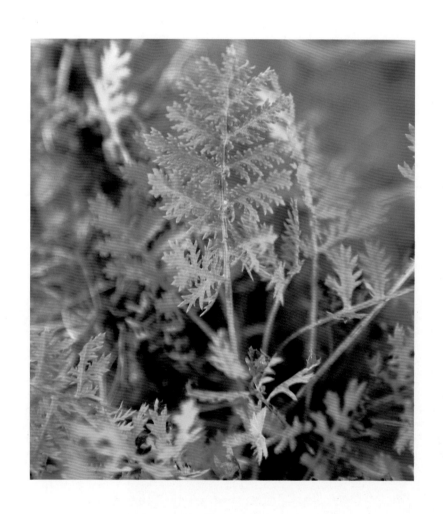

菊科 Compositae 蒿属 Artemisia

裂叶蒿
Artemisia tanacetifolia L.

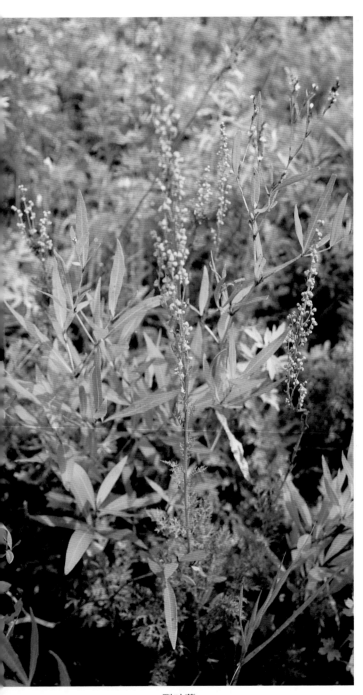

裂叶蒿

植物别名

菊叶蒿、条蒿、深山菊蒿。

蒙文名

萨拉巴日海 – 协日乐吉。

药材名

中药 裂叶蒿（药用部位：全草或叶）。
蒙药 萨拉巴日海 – 协日乐吉（药用部位：
全草或叶）。

形态特征

多年生草本，高 20 ~ 75 cm。茎具纵条棱，
中部以上有分枝，茎上部与分枝常被平贴的
短柔毛。叶质薄，下部叶与中部叶椭圆状矩
圆形或长卵形，2 ~ 3 回栉齿状羽状分裂，
第 1 回全裂，侧裂片 6 ~ 8 对，裂片椭圆形
或椭圆状矩圆形，叶中部裂片与中轴成直角
叉开，每裂片基部均下延在叶轴与叶柄上端
成狭翅状，裂片常再次羽状深裂；上部叶
1 ~ 2 回栉齿状羽状全裂。头状花序球形或
半球形，多数在茎上排列成稍狭窄的圆锥状；
总苞片 3 层，外层者卵形，边缘狭膜质，无毛，
中层者卵形，边缘宽膜质，背部无毛，内层
者近膜质；边缘雌花 9 ~ 12，花冠狭管状，

背面有腺点，常有短柔毛，中央两性花 30 ~ 40，花冠管状，也有腺点和短柔毛。花序托半球形。瘦果椭圆状倒卵形，长约 1.2 mm，暗褐色。花果期 7 ~ 9 月。

| 生境分布 | 多生于森林草原和森林地带，也见于草原区和荒漠区山地，是草甸、草甸化草原及山地草原的伴生植物或亚优势植物，有时也出现在林缘和灌丛间。分布于内蒙古呼伦贝尔市（额尔古纳市、根河市、鄂伦春自治旗、阿荣旗、鄂温克族自治旗、陈巴尔虎旗、新巴尔虎左旗、新巴尔虎右旗、海拉尔区）、兴安盟（扎赉特旗、科尔沁右翼前旗、科尔沁右翼中旗）、赤峰市（阿鲁科尔沁旗、巴林左旗、巴林右旗、翁牛特旗、林西县、克什克腾旗、喀喇沁旗、宁城县）、锡林郭勒盟（锡林浩特市、东乌珠穆沁旗、西乌珠穆沁旗、阿巴嘎旗）、乌兰察布市（兴和县、凉城县）、呼和浩特市（回民区、赛罕区）、巴彦淖尔市、阿拉善盟。

| 资源情况 | 野生资源较丰富。药材来源于野生。

| 采收加工 | 夏、秋季采摘，除去杂质，阴干。

| 功能主治 | **中药** 裂叶蒿：苦、辛，温。清肝利胆，消肿解毒。用于湿热黄疸，疮疡痈肿。
蒙药 萨拉巴日海 – 协日乐吉：用于口苦，黄疸，发热，肝胆热症，希日头痛，不思饮食，上吐下泻。

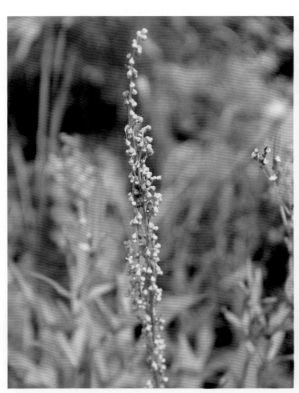
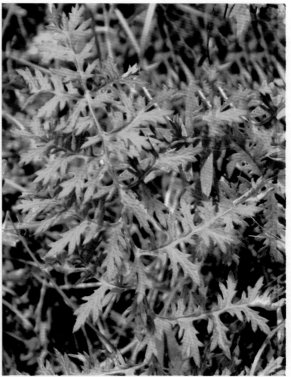

菊科 Compositae 蒿属 Artemisia

黄花蒿 *Artemisia annua* L.

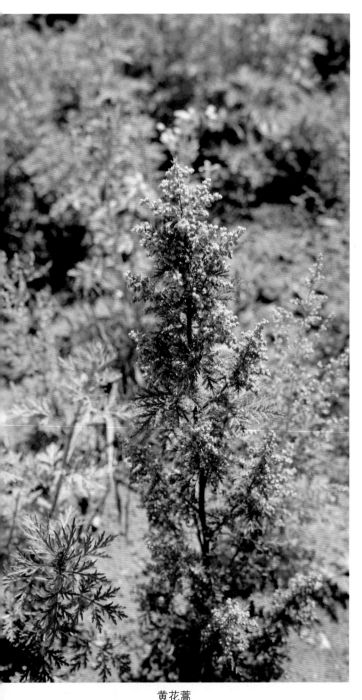

黄花蒿

| 植物别名 |

臭黄蒿、草蒿、黄蒿。

| 蒙 文 名 |

毛仁－协日乐吉。

| 药 材 名 |

中药 青蒿（药用部位：地上部分）、青蒿子（药用部位：果实）、青蒿根（药用部位：根）。

蒙药 毛仁－协日乐吉（药用部位：地上部分）。

| 形态特征 |

一年生草本，高达 1 m 或更高，全株有浓烈的挥发性的香气。茎单生，多分枝。叶纸质，绿色；茎下部叶宽卵形或三角状卵形，长 3 ~ 7 cm，宽 2 ~ 6 cm，3（~ 4）回栉齿状羽状深裂，侧裂片 5 ~ 8 对，裂片长椭圆状卵形，再次分裂，小裂片具多数栉齿状深裂齿；中部叶 2 ~ 3 回栉齿状羽状深裂，小裂片通常栉齿状三角形；上部叶与苞叶 1 ~ 2 回栉齿状羽状深裂，近无柄。头状花序球形，极多数在茎上排列成开展而呈金字塔形的圆锥状；总苞片 3 ~ 4 层，外层者长

卵形或长椭圆形，边缘膜质，中、内层者宽卵形或卵形，边缘宽膜质；边缘雌花 10 ~ 20，花冠狭管状，外面有腺点，中央的两性花 10 ~ 30，结实或中央少数花不结实，花冠管状。花序托凸起，半球形。瘦果椭圆状卵形，长 0.7 mm，红褐色。花果期 8 ~ 10 月。

| 生境分布 | 生于旷野、山坡、路边、河边、沟谷或居民点附近；还生于草原、森林草原、干河谷、半荒漠及砾质坡地等，也见于盐渍化的土壤上，局部地区可成为植物群落的优势种或主要伴生种。内蒙古各地均有分布。

| 资源情况 | 野生资源较丰富。药材来源于野生。

| 采收加工 | **中药** 青蒿：花蕾期采收，切碎，晒干。
青蒿子：秋季果实成熟时，割取果枝，打下果实，晒干。
青蒿根：秋、冬季采挖，洗净，切段，晒干。

| 药材性状 | **中药** 青蒿：本品茎呈圆柱形，上部多分枝，长 30 ~ 80 cm，直径 0.2 ~ 0.6 cm；表面黄绿色或棕黄色，具纵棱线；质略硬，易折断，断面黄白色，中部有髓，白色。叶互生，暗绿色或棕绿色，卷缩，易碎，完整者展平后为 3 回羽状深裂，裂片及小裂片矩圆形或长椭圆形，两面被短毛。头状花序细小，球形，下垂，排列成圆锥状，全为管状花，黄色。瘦果椭圆形。气香特异，味微苦。以色绿、叶多、香气浓者为佳。

| 功能主治 | **中药** 青蒿：苦、辛，寒。归肝、胆经。清虚热，除骨蒸，解暑热，截疟，退黄。用于温邪伤阴，夜热早凉，阴虚发热，骨蒸劳热，暑邪发热，疟疾寒热，湿热黄疸。
青蒿子：甘，凉，清热明目，杀虫。用于劳热骨蒸，痢疾，恶疮，疥癣，风疹。
青蒿根：用于劳热骨蒸，关节酸痛，大便下血。
蒙药 毛仁 - 协日乐吉：苦、辛，凉，轻、钝、糙、燥。清热，利咽，消肿。用于咽喉肿痛，肺热，齿龈红肿，瘿瘤。

| 用法用量 | **中药** 青蒿：内服煎汤，6 ~ 15 g，治疟疾可用 20 ~ 40 g，不宜久煎；鲜品加倍，水浸绞汁饮；或入丸、散剂。外用适量，研末调敷；或鲜品捣敷；或煎汤洗。
青蒿子：内服煎汤，3 ~ 6 g；或研末。外用适量，煎汤洗。
青蒿根：内服煎汤，3 ~ 15 g。
蒙药 毛仁 - 协日乐吉：内服煮散剂，3 ~ 5 g；或入丸、散剂。

菊科 Compositae 蒿属 Artemisia

臭蒿

Artemisia hedinii Ostenf. et Pauls.

| **植物别名** | 海定蒿、牛尾蒿、桑子那保。

| **蒙 文 名** | 乌莫黑－协日乐吉。

| **药 材 名** | 臭蒿（药用部位：全草）。

| **形态特征** | 一年生草本，高 20 ~ 50 cm，全株有浓烈的臭气。茎直立，具纵沟棱，被腺状短柔毛。基生叶多数，密集成莲座状，长椭圆形，2 回栉齿状羽状分裂，侧裂片 20 多对，裂片再次羽状深裂或全裂，小裂片具多个栉齿；茎下部与中部叶长椭圆形，长 4 ~ 12 cm，2 回栉齿状羽状分裂，第 1 回全裂，侧裂片 5 ~ 10 对，矩圆形或条状披针形，有栉齿状小裂片；上部叶与苞叶渐小，1 回栉齿状羽状分裂。头状花序半球形或近球形，在茎上排列成密集而狭窄的圆锥状；总

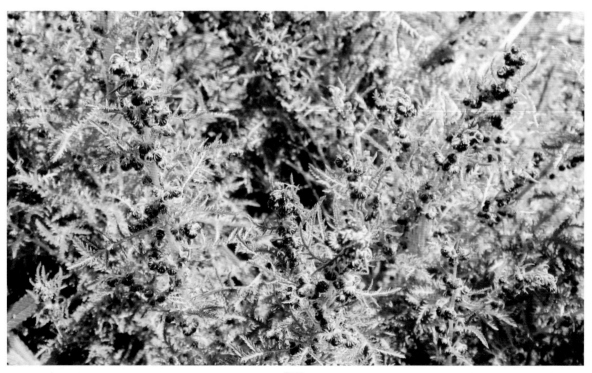

臭蒿

苞片 3 层，外层者椭圆形或披针形，背部无毛或疏被腺状短毛，边缘膜质，中、内层者椭圆形，近膜质或膜质，无毛；边缘雌花 3 ~ 8，花冠狭圆锥状，中央两性花 15 ~ 30，花冠管状，有腺点。花序托半球形。瘦果矩圆状倒卵形，紫褐色。花果期 7 ~ 10 月。

| **生境分布** | 生于海拔 2 000 ~ 2 400 m 的湖边草地、河滩、砾质坡地、田边、路旁、林缘、荒漠区的山谷等，局部地区可成为植物群落的优势种或主要的伴生种。分布于内蒙古阿拉善盟。

| **资源情况** | 野生资源一般。药材来源于野生。

| **采收加工** | 8 ~ 9 月采收全草，除去老茎枯叶及杂质，揉搓出香气，阴干，切段。

| **药材性状** | 本品茎呈圆柱形，长 1 ~ 5 cm，直径 0.2 ~ 1 cm，中空或有髓，表面绿黄色至浅黄棕色，具多条纵棱，有残叶柄和花序的枝。叶卷曲皱缩，暗绿色至棕绿色，完整的叶为 2 回羽状深裂，小裂片线状披针形。花序半球形，直径 3 ~ 4 mm，密集成复总状；总苞片 3 层，外层呈船形，膜质较宽，边缘褐色；花小，管状，紫红色或浅黄棕色。瘦果长圆形，长约 1 mm，棕褐色。体轻，质软。气特异，味苦、辛，微有清凉感。以色暗绿、叶多、花多、香气浓者为佳。

| **功能主治** | 辛、微苦，凉。清热利湿，解毒消肿，除湿退黄，杀虫。用于湿热黄疸，痈肿毒疮，湿疹疥癣。

| **用法用量** | 内服煎汤，2 ~ 6 g。外用适量，捣敷；或绞汁涂。

| **附　　注** | 蒙古族将本种作药用，用于黄疸，肝胆热。

菊科 Compositae 蒿属 Artemisia

黑蒿
Artemisia palustris L.

| **植物别名** | 沼泽蒿、田蒿。

| **蒙 文 名** | 阿拉坦 – 协日乐吉。

| **药 材 名** | 黑蒿（药用部位：全草）。

| **形态特征** | 一年生草本，高 10 ~ 40 cm。茎单生，直立，上部有细分枝。叶薄纸质，茎下部与中部叶卵形或长卵形，1 ~ 2 回羽状全裂，侧裂片（2 ~）3 ~ 4 对，再次羽状全裂或 3 裂，小裂片狭条形，下部叶叶柄长达 1 cm，中部叶无柄，基部有狭条状假托叶；茎上部叶与苞叶小，1 回羽状全裂。头状花序近球形，无梗，每 2 ~ 10 在分枝或茎上密集成簇，少数间有单生，并排成短穗状，而在茎上再组成稍开展或狭窄的圆锥状；总苞 3 ~ 4 层，近等长，外层者卵形，

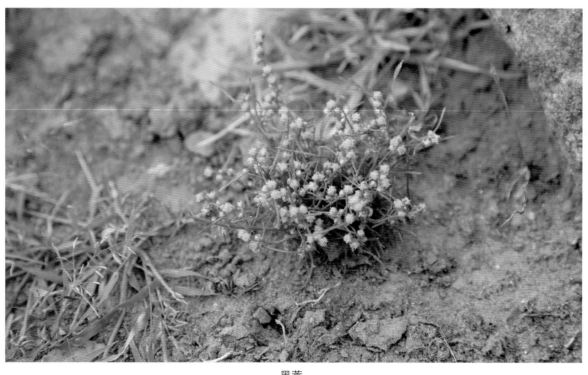

黑蒿

背部具绿色中肋，边缘膜质、棕褐色，中、内层者卵形或匙形，半膜质或膜质；边缘雌花 9 ~ 13，花冠狭管状或狭圆锥状，中央两性花 20 ~ 25，花冠管状，外面有腺点。花序托凸起，圆锥形。瘦果长卵形，稍扁，褐色。花果期 8 ~ 10 月。

| 生境分布 | 生于河岸低湿沙地上。分布于内蒙古呼伦贝尔市（陈巴尔虎旗、新巴尔虎左旗、新巴尔虎右旗、海拉尔区）、兴安盟（突泉县、科尔沁右翼前旗、科尔沁右翼中旗）、通辽市（科尔沁左翼后旗）、赤峰市（克什克腾旗、翁牛特旗、巴林右旗）、锡林郭勒盟（东乌珠穆沁旗、西乌珠穆沁旗、锡林浩特市、阿巴嘎旗、苏尼特左旗、镶黄旗、正蓝旗、多伦县）、乌兰察布市（兴和县、凉城县）、包头市（达尔罕茂明安联合旗、固阳县）、鄂尔多斯市（乌审旗）。

| 资源情况 | 野生资源一般。药材来源于野生。

| 采收加工 | 夏、秋季采收，阴干。

| 药材性状 | 本品全体无毛，根呈类圆锥形，多由数个小根纠聚而膨大，扭曲不直，表面棕色至暗褐色，栓皮脱落处显黄棕色；质疏松，易折断，断面黄棕色，茎呈圆柱形，表面绿色至黄棕色，具纵沟棱，基部密被褐色纤维鞘；质轻脆，易折断，断面淡黄色，基生叶较小，无柄，2 ~ 3 回羽状全裂，小裂片条状或丝状，深绿色，无毛，气微，味淡。

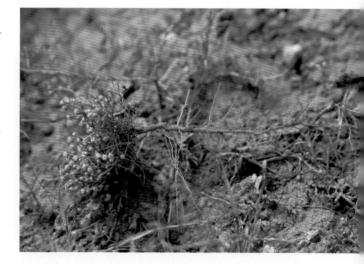

| 功能主治 | 苦，寒。清热，祛暑，凉血止血。用于夏季感冒，中暑发热，骨蒸潮热，吐血，衄血。

| 用法用量 | 内服煎汤，9 ~ 12 g。

菊科 Compositae 蒿属 Artemisia

山蒿
Artemisia brachyloba Franch.

植物别名	岩蒿、骆驼蒿、普日芒。
蒙文名	哈丹－西巴嘎。
药材名	岩蒿（药用部位：全草）。
形态特征	半灌木状草本或小灌木状，高 20 ~ 40 cm。茎多数，自基部分枝常形成球状株丛；茎、枝幼时被短绒毛，后渐脱落。基生叶卵形或宽卵形，2 ~ 3 回羽状全裂，花期枯萎；茎下部与中部叶宽卵形或卵形，长 2 ~ 4 cm，宽 1.5 ~ 2 cm，2 回羽状全裂，侧裂片 3 ~ 4 对，小裂片狭条形或狭条状披针形，下面密被灰白色短绒毛；上部叶羽状全裂，裂片 2 ~ 4，苞叶 3 裂或不分裂，条形。头状花序卵球形或卵状钟形，常排成短总状或穗状花序或单生；总苞片 3 层，外层者卵形或

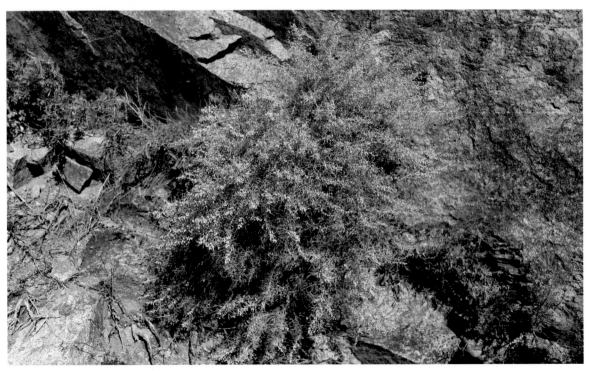

山蒿

长卵形，背部被灰白色短绒毛，边缘狭膜质，中、内层者长椭圆形，边缘宽膜质或全膜质，背部毛少至无毛；边缘雌花 8 ～ 15，花冠狭管状，疏布腺点，中央两性花 18 ～ 25，花冠管状，有腺点。花序托微凸。瘦果卵圆形，黑褐色。花果期 8 ～ 10 月。

| 生境分布 | 生于石质山坡、岩石露头或碎石质的土壤上。分布于内蒙古呼伦贝尔市（牙克石市、扎兰屯市）、兴安盟（科尔沁右翼前旗、科尔沁右翼中旗、乌兰浩特市、突泉县）、通辽市（扎鲁特旗）、赤峰市（阿鲁科尔沁旗、巴林右旗、林西县、克什克腾旗、红山区、翁牛特旗）、锡林郭勒盟（锡林浩特市、西乌珠穆沁旗、镶黄旗）、乌兰察布市（兴和县、四子王旗）、包头市（达尔罕茂明安联合旗）、鄂尔多斯市（鄂托克旗、准格尔旗）、阿拉善盟（阿拉善左旗）。

| 资源情况 | 野生资源一般。药材来源于野生。

| 采收加工 | 夏、秋季采收，除去杂质，洗净泥土，晒干，切段。

| 功能主治 | 苦、辛，平。祛风除湿，清热消肿。用于风湿痹痛，偏头痛，咽喉肿痛。

| 附　　注 | 蒙古族药用全草，用于脑刺痛，痧症，痘疹。

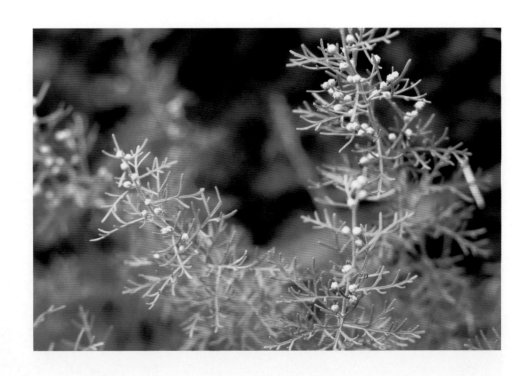

菊科 Compositae 蒿属 Artemisia

艾

Artemisia argyi Lévl. et Van.

| **植物别名** | 艾蒿、家艾、灸草。

| **蒙 文 名** | 荽哈。

| **药 材 名** | **中药** 艾叶（药用部位：叶）、艾实（药用部位：果实）。
　　　　　　　蒙药 荽哈（药用部位：叶）。

| **形态特征** | 多年生草本，高 30 ～ 100 cm，植株有浓烈香气。茎具纵条棱，密被灰白色蛛丝状毛。叶厚纸质，茎下部叶近圆形或宽卵形，羽状深裂，侧裂片 2 ～ 3 对，每裂片有 2 ～ 3 小裂齿；中部叶卵形，三角状卵形或近菱形，1 ～ 2 回羽状深裂至半裂，侧裂片 2 ～ 3 对，叶上面被灰白色短柔毛，密布白色腺点，下面密被灰白色或灰黄色蛛丝状绒毛；上部叶与苞叶羽状半裂、浅裂、3 深裂、3 浅裂或不分裂。

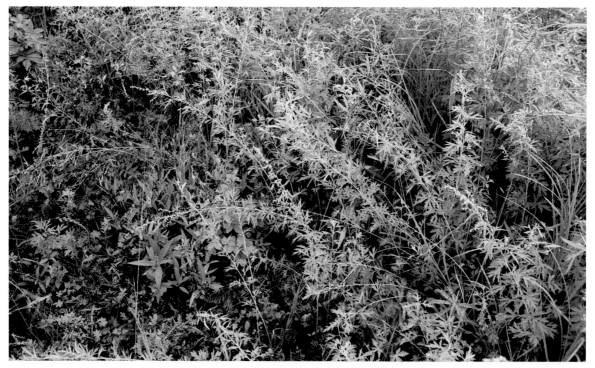

艾

头状花序椭圆形，直径 2.5 ~ 3 mm，花后下倾；总苞片 3 ~ 4 层，外、中层者卵形或狭卵形，背部密被蛛丝状绵毛，边缘膜质，内层者质薄，背部近无毛；边缘雌花 6 ~ 10，花冠狭管状，中央两性花 8 ~ 12，花冠管状或高脚杯状，檐部紫色。花序托小。瘦果矩圆形或长卵形。花果期 7 ~ 10 月。

| 生境分布 | 生于低海拔至中海拔地区的荒地、路旁河边或山坡等地。分布于内蒙古兴安盟（科尔沁右翼前旗、科尔沁右翼中旗、突泉县）、赤峰市（阿鲁科尔沁旗、巴林右旗、红山区、松山区、元宝山区、喀喇沁旗、宁城县、敖汉旗）。

| 资源情况 | 野生资源一般。药材来源于野生。

| 采收加工 | **中药** 艾叶：夏季叶茂盛时采摘，除去杂质，晒干，或阴干。生用或炒炭用。
艾实：9 ~ 10 月，果实成熟后采收。
蒙药 萋哈：同"艾叶"。

| 药材性状 | **中药** 艾叶：本品叶多皱缩卷曲、破碎，有短柄。完整叶片展平后呈卵状椭圆形，羽状深裂，裂片椭圆状披针形，边缘有不规则的粗锯齿。叶上表面灰绿色或深黄绿色，有稀疏的柔毛，密布白色腺点，下表面密生灰白色的绒毛。质柔软。气清香，味苦。

| 功能主治 | **中药** 艾叶：苦、辛，温；有小毒。归肝、脾、肾经。温经止血，散寒止痛，安胎；外用祛湿止痒。用于少腹冷痛，月经不调，经行腹痛，宫冷不孕，吐血，衄血，崩漏，带下，久痢便脓血，妊娠下血，胎动不安；外用于皮肤瘙痒，关节疼痛。
艾实：苦、辛，温。温肾壮阳。用于肾虚腰酸，阳虚内寒。
蒙药 萋哈：辛、苦，温；有小毒。消肿，消奇哈，止血。用于内奇哈，皮肤瘙痒，痈，各种出血。

| 用法用量 | **中药** 艾叶：内服煎汤，3 ~ 9 g。外用适量，灸治；或熏洗。
艾实：内服研末，1.5 ~ 5.5 g；或入丸剂。
蒙药 萋哈：内服煮散剂，3 ~ 5 g；或入丸、散剂。

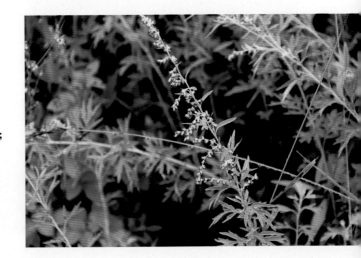

菊科 Compositae 蒿属 Artemisia

朝鲜艾 *Artemisia argyi* Lévl. et Van. var. *gracilis* Pamp.

| **植物别名** | 野艾。

| **蒙 文 名** | 扫龙嘎斯 – 荽哈。

| **药 材 名** | 朝鲜艾（药用部位：叶、果实）。

| **形态特征** | 本种与艾的区别在于，茎中部叶羽状深裂。

| **生境分布** | 生于低海拔至中海拔的荒地、路旁河边或山坡等地。分布于内蒙古锡林郭勒盟（锡林浩特市、正蓝旗、太仆寺旗）、呼和浩特市（土默特左旗、玉泉区、赛罕区）、鄂尔多斯市（准格尔旗）。

| **资源情况** | 野生资源一般。药材来源于野生。

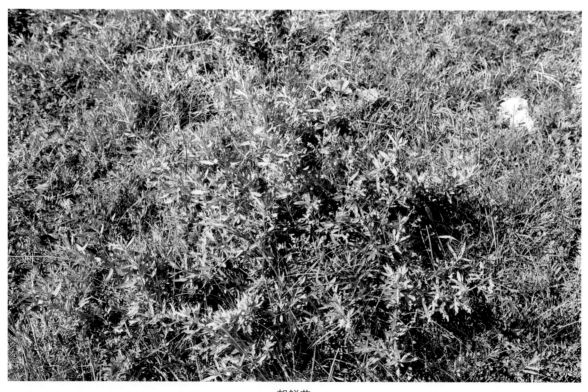

朝鲜艾

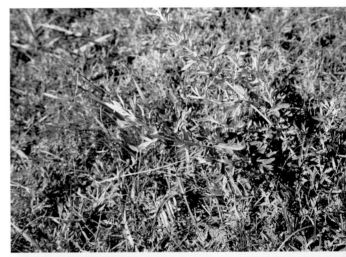

| 采收加工 |

夏季叶茂盛时采摘，除去杂质，晒干，或阴干。

| 药材性状 |

本品叶多皱缩卷曲、破碎，有短柄。完整叶片展平后呈卵状椭圆形，羽状深裂，裂片椭圆状披针形，边缘有不规则的粗锯齿。叶上表面灰绿色或深黄绿色，有稀疏的柔毛，密布白色腺点，下表面密生灰白色的绒毛。质柔软。气清香，味苦。

| 功能主治 |

叶，温经止血，散寒止痛。用于吐血，衄血，月经过多，少腹冷痛，经寒不调，宫冷不孕。果实，同"艾实"。

| 用法用量 |

内服煎汤，3～9 g。外用适量，供灸治；或熏洗。

| 附　注 |

本种的叶在不同地区混作"艾叶"，为地方习用品。

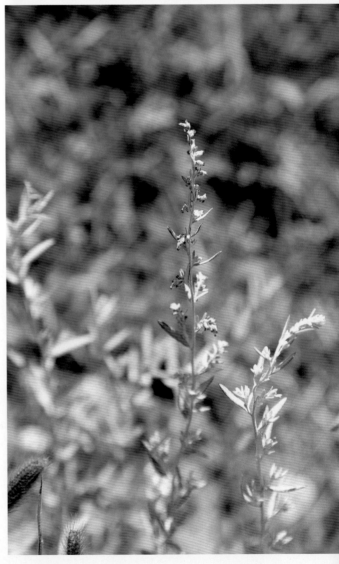

菊科 Compositae 蒿属 Artemisia

野艾蒿
Artemisia lavandulaefolia DC.

| **植物别名** | 野艾、荫地蒿。

| **蒙 文 名** | 哲日力格 - 荽哈。

| **药 材 名** | 野艾蒿叶（药用部位：叶）。

| **形态特征** | 多年生草本，高 60 ～ 100 cm，植株有香气。茎少数，具纵条棱，多分枝；茎、枝被灰白色蛛丝状短柔毛。叶纸质，基生叶与茎下部叶宽卵形或近圆形，2 回羽状全裂或第 1 回全裂、第 2 回深裂；中部叶卵形、矩圆形或近圆形，长 6 ～ 8 cm，（1 ～ ）2 回羽状全裂或第 2 回深侧裂，裂片 2 ～ 3 对，椭圆形或长卵形；上部叶羽状全裂；苞叶 3 全裂或不分裂，条状披针形或披针形。头状花序椭圆形或矩圆形，具小苞叶，多数在茎上排列成狭窄或稍开展的圆锥状；总苞片 3 ～ 4 层，

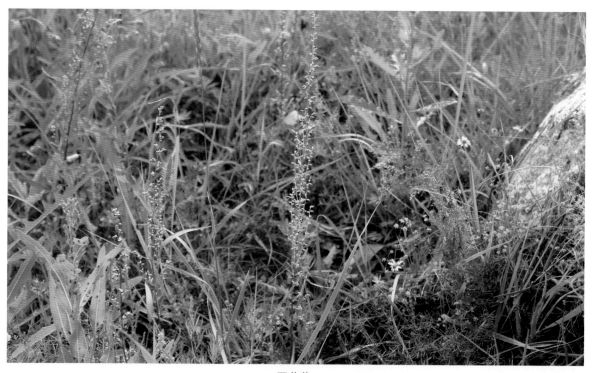

野艾蒿

外层者短小，卵形或狭卵形，背部密被蛛丝状毛，边缘狭膜质，中层者长卵形，毛较疏，边缘宽膜质，内层者矩圆形或椭圆形，半膜质，近无毛；边缘雌花 4 ~ 9，花冠狭管状，紫红色，中央两性花 10 ~ 20，花冠管状，紫红色。瘦果长卵形或倒卵形。花果期 7 ~ 10 月。

| 生境分布 | 生于低海拔或中海拔的路旁、林缘、山坡、草地、山谷、灌丛或河湖滨草地等。分布于内蒙古呼伦贝尔市（额尔古纳市、鄂伦春自治旗、鄂温克族自治旗、海拉尔区）、兴安盟（扎赉特旗、科尔沁右翼前旗、科尔沁右翼中旗、乌兰浩特市、突泉县）、通辽市（霍林郭勒市、开鲁县）、赤峰市（克什克腾旗）、锡林郭勒盟（锡林浩特市、西乌珠穆沁旗、正蓝旗、太仆寺旗）、呼和浩特市（回民区）、包头市（达尔罕茂明安联合旗）、巴彦淖尔市（临河区）、鄂尔多斯市（准格尔旗、达拉特旗、鄂托克旗、乌审旗、杭锦旗）、阿拉善盟。

| 资源情况 | 野生资源一般。药材来源于野生。

| 采收加工 | 除去杂质及梗，筛去灰屑。

| 功能主治 | 苦、辛，温；有小毒。归肝、脾、肾经。温经止血，散寒止痛，祛湿止痒。用于吐血，衄血，咯血，便血，崩漏，妊娠下血，月经不调，痛经，胎动不安，少腹冷痛，泄泻久痢，霍乱转筋，带下，湿疹，疥癣，痔疮，痈疡。

| 用法用量 | 内服煎汤，3 ~ 9 g。外用适量，供灸治；或熏洗。

| 附　注 | 本种的叶在不同地区混作"艾叶"使用，为地方习用品。

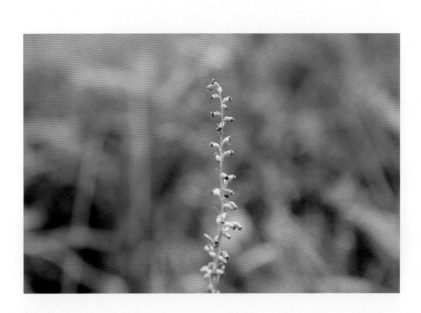

菊科 Compositae 蒿属 Artemisia

蒙古蒿

Artemisia mongolica (Fisch. ex Bess.) Nakai

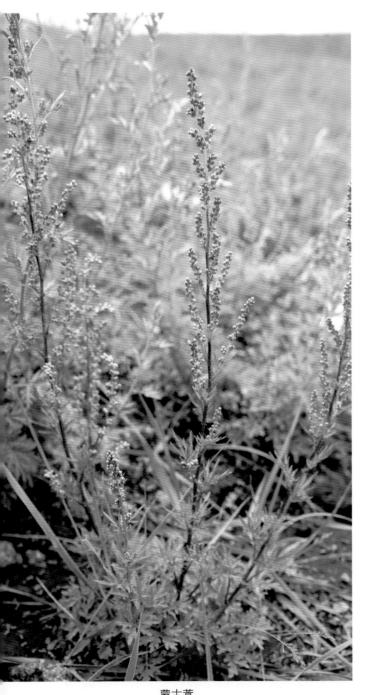

蒙古蒿

| 植物别名 |

蒙蒿、狭叶蒿、蒙古－沙里尔日。

| 蒙 文 名 |

蒙古勒－希日乐吉。

| 药 材 名 |

蒙古蒿（药用部位：茎叶、花蕾、根、种子）。

| 形态特征 |

多年生草本，高 20 ~ 90 cm。根细，侧根多；根茎短，半木质化，有少数营养枝。茎直立，具纵条棱，茎、枝初时密被灰白色蛛丝状柔毛，后稍稀疏。叶纸质或薄纸质，下部叶卵形或宽卵形，2 回羽状全裂或深裂，第 1 回全裂，侧裂片 2 ~ 3 对，花期枯萎；中部叶卵形、近圆形或椭圆状卵形，长 3 ~ 10 cm，（1 ~）2 回羽状分裂，第 1 回全裂，侧裂片 2 ~ 3 对，再次羽状全裂；上部叶与苞叶卵形或长卵形，3 ~ 5 全裂。头状花序椭圆形，有条形小苞叶；总苞片 3 ~ 4 层，外层者较小，卵形或长卵形，背部密被蛛丝状毛，边缘狭膜质，中层者长卵形或椭圆形，背部密被蛛丝状毛，边缘宽膜质，内层者椭圆形，半膜质，背部近无毛；边缘雌花 5 ~ 10，

花冠狭管状，中央两性花 6 ~ 15，花冠管状，檐部紫红色。花序托凸起。瘦果短圆状倒卵形。花果期 8 ~ 10 月。

| 生境分布 | 生于沙地、河谷、撂荒地上，作为杂草常侵入耕地、路旁，有时也侵入草甸群落中。内蒙古各地均有分布。

| 资源情况 | 野生资源一般。药材来源于野生。

| 采收加工 | 春、夏季采摘，除去杂质，晒干。

| 功能主治 | 茎叶、花蕾，辛、苦，微温。祛风湿，清热消肿，排脓。用于风湿关节痛、咽喉肿痛、痈肿疮疖。根，利血。用于吐血、崩漏下血。种子，利尿。用于小便不利。

| 用法用量 | 内服煎汤，3 ~ 9 g。外用适量，供灸治；或熏洗。

| 附　　注 | 本种的叶在不同地区混作"艾叶"使用，为地方习用品。

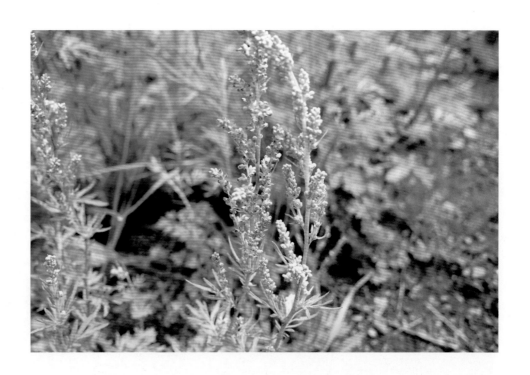

菊科 Compositae 蒿属 Artemisia

辽东蒿 Artemisia verbenacea (Komar.) Kitag.

| **植物别名** | 小花蒙古蒿、蒿、密毛蒙古蒿。

| **蒙文名** | 闹格音 – 希日乐吉。

| **药材名** | 辽东蒿（药用部位：叶）。

| **形态特征** | 多年生草本，高 30 ~ 70 cm。茎少数，成丛或单生，茎、枝初时被灰白色蛛丝状短绒毛，后渐稀疏或近无毛。叶纸质，茎下部叶宽卵形或近圆形，1 ~ 2 回羽状深裂，侧裂片 2 ~ 3（~ 4）对，每裂片先端具 2 ~ 3 浅裂齿，花期枯萎；中部叶宽卵形，长 2 ~ 5 cm，2 回羽状分裂，第 1 回全裂，侧裂片 3（~ 4）对，每裂片再羽状全裂或深裂，叶下面密被灰白色蛛丝状绵毛；上部叶羽状全裂，侧裂片 2 对；苞叶 3 ~ 5 全裂。头状花序矩圆形或长卵形，有小苞叶，多

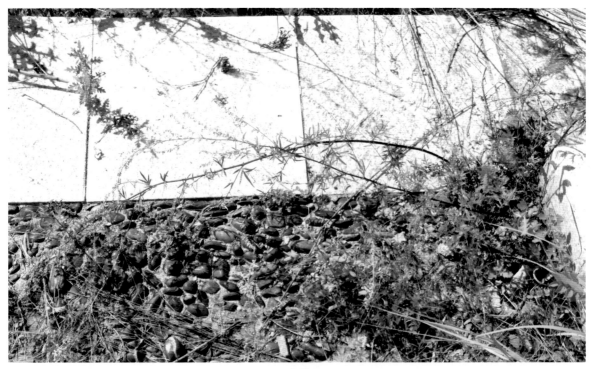

辽东蒿

数在茎上排列成疏离、稍开展或狭窄的圆锥状；总苞片 3 ~ 4 层，外、中层者卵形成长卵形，背部密被灰白色蛛丝状绵毛，边缘膜质，内层者长卵形，背部毛较少，边缘宽膜质；边缘雌花 3 ~ 8，花冠狭管状，中央两性花 6 ~ 20，花冠管状，檐部紫红色。瘦果矩圆形。花果期 8 ~ 10 月。

| **生境分布** | 生于海拔 2 200 ~ 3 500 m 的山坡、路旁或河湖岸边等地。分布于内蒙古赤峰市（翁牛特旗、喀喇沁旗）、锡林郭勒盟（锡林浩特市、太仆寺旗）、乌兰察布市（凉城县）、呼和浩特市、包头市（达尔罕茂明安联合旗）、鄂尔多斯市（伊金霍洛旗、准格尔旗）、阿拉善盟（阿拉善左旗）。

| **资源情况** | 野生资源一般。药材来源于野生。

| **采收加工** | 夏季叶茂盛时采摘，除去杂质，晒干，或阴干。

| **功能主治** | 温经止血，散寒止痛。用于少腹冷痛，月经不调，经行腹痛，宫冷不孕，吐血，衄血，崩漏，妊娠下血；外用于皮肤瘙痒。

| **用法用量** | 内服煎汤，3 ~ 9 g。外用适量，供灸治；或熏洗。

| **附 注** | 本种的叶在不同地区混作"艾叶"使用，为地方习用品。

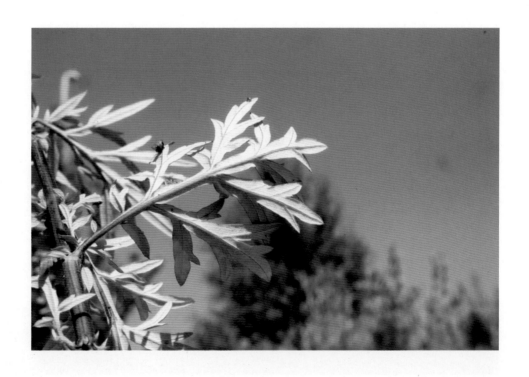

菊科 Compositae 蒿属 Artemisia

红足蒿 *Artemisia rubripes* Nakai

| **植物别名** | 大狭叶蒿。

| **蒙 文 名** | 乌兰－协日乐吉。

| **药 材 名** | 艾（药用部位：地上部分）。

| **形态特征** | 多年生草本。茎少数或单生，高达 1.8 m，中上部分枝；茎、枝初微被柔毛。叶上面近无毛，下面除中脉外密被灰白色蛛丝状绒毛；营养枝叶与茎下部叶 2 回羽状全裂或深裂；茎中部叶 1 ～ 2 回羽状分裂；茎上部叶羽状全裂。头状花序椭圆状卵圆形或长卵圆形，具小苞叶，排成密穗状花序，在茎上组成圆锥花序；总苞片背面初疏被蛛丝状柔毛，后无毛；雌花 9 ～ 10；两性花 12 ～ 14，花冠檐部紫色或黄色。瘦果窄卵圆形，稍扁。花果期 8 ～ 10 月。

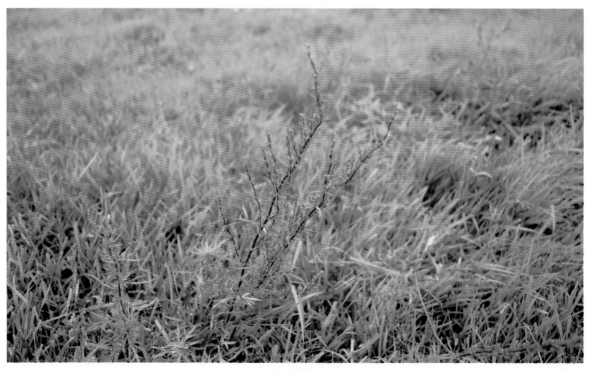

红足蒿

| 生境分布 | 中生植物。生于林缘、灌丛、草坡或沙地上，亦生于农田、路旁。分布于内蒙古巴彦淖尔市（乌拉特后旗、乌拉特中旗）。

| 资源情况 | 野生资源较少。药材来源于野生。

| 采收加工 | 秋季采收，除去杂质，洗净泥土，晒干。

| 功能主治 | 温经，散寒，止血。用于少腹冷痛，月经不调，经行腹痛，宫冷不孕，吐血，衄血，崩漏，带下，久痢便脓血，胎漏下血，胎动不安。

| 用法用量 | 内服煎汤，3 ~ 9 g。外用适量，供灸治；或熏洗。

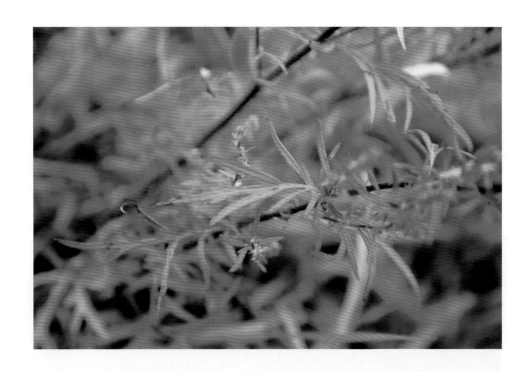

菊科 Compositae 蒿属 Artemisia

五月艾 _Artemisia indica_ Willd.

| **植物别名** | 野艾蒿、生艾、白蒿。

| **蒙 文 名** | 塔本－萨日音－协日乐吉。

| **药 材 名** | 艾叶（药用部位：叶）。

| **形态特征** | 亚灌木状草本，具浓香。茎单生或少数，分枝多；茎、枝初微被柔毛。叶上面初被灰白色或淡灰黄色绒毛，下面密被灰白色蛛丝状绒毛；苞片叶 3 全裂或不裂。头状花序直立或斜展，卵圆形、长卵圆形或宽卵圆形，直径 2 ~ 2.5 mm，具短梗及小苞叶，在分枝上排成穗状总状或复总状花序，在茎上组成开展或中等开展的圆锥花序；总苞片背面初微被灰白色绒毛；雌花 4 ~ 8；两性花 8 ~ 12，檐部紫色。瘦果长圆形或倒卵圆形。花果期 8 ~ 10 月。

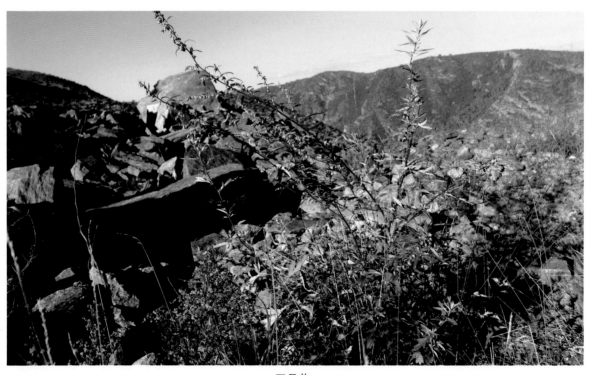

五月艾

| **生境分布** | 中生植物。生于丘陵坡地、路旁、林缘及灌丛等。分布于内蒙古包头市（土默特右旗）。

| **资源情况** | 资源较少。

| **采收加工** | 夏季叶茂盛时采摘，除去杂质，晒干或阴干。

| **功能主治** | 温经止血，散寒止痛；外用祛湿止痒。用于少腹冷痛，经寒不调，宫冷不孕，吐血，衄血，崩漏，月经过多，胎漏下血；外用于皮肤瘙痒。

| **用法用量** | 内服煎汤，3～9g。外用适量，供灸治；或熏洗。

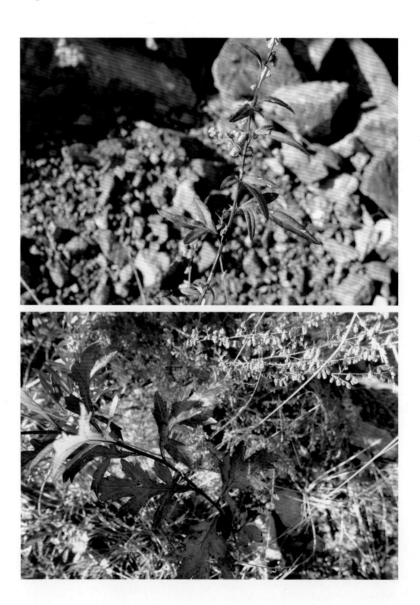

菊科 Compositae 蒿属 Artemisia

柳叶蒿 *Artemisia integrifolia* L.

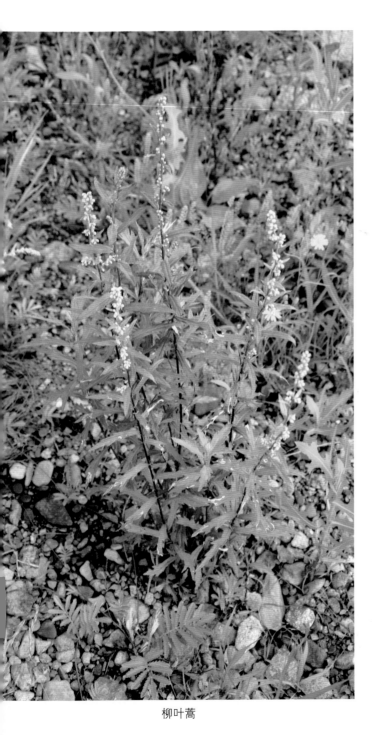

柳叶蒿

| 植物别名 |

柳蒿、柳蒿芽。

| 蒙 文 名 |

宝日 – 荾哈。

| 药 材 名 |

柳叶蒿（药用部位：全草）。

| 形态特征 |

多年生草本，高 30 ～ 70 cm。茎通常单生，直立，具纵条棱，中部以上有分枝，茎、枝被蛛丝状毛。基生叶与茎下部叶狭卵形或椭圆状卵形，边缘有少数深裂齿或锯齿，花期枯萎；中部叶长椭圆形、椭圆状披针形或条状披针形，每侧边缘具 1 ～ 3 深或浅裂齿或锯齿，无柄，常有条形假托叶，下面密被灰白色绒毛；上部叶小，椭圆形或披针形。头状花序椭圆形或矩圆形，有短梗或近无梗，倾斜或直立，具披针形的小苞叶，多数在茎上部排列成狭窄的圆锥状；总苞片 3 ～ 4 层，外层者卵形，中层者长卵形，背部疏被蛛丝状毛，中肋绿色。边缘宽膜质，褐色，内层者长卵形，半膜质，近无毛；边缘雌花 10 ～ 15，花冠狭管状；中央两性花

20 ～ 30，花冠管状。花序托凸起。瘦果矩圆形。

| **生境分布** | 多生于森林或森林草原地带，散生于草甸或林缘，也作杂草生长在路旁、村庄附近的低湿处。分布于内蒙古呼伦贝尔市（根河市、鄂温克族自治旗、牙克石市、陈巴尔虎旗、鄂伦春自治旗）、兴安盟（科尔沁右翼前旗）、通辽市（扎鲁特旗）、赤峰市（阿鲁科尔沁旗、巴林右旗、克什克腾旗、喀喇沁旗、宁城县）、锡林郭勒盟（锡林浩特市）、呼和浩特市（新城区）。

| **资源情况** | 野生资源一般。药材来源于野生。

| **采收加工** | 8 ～ 9 月采收，切段，晒干。

| **功能主治** | 苦，寒。清热解毒。用于丹毒，痈肿疔疮，风湿关节痛，肺炎，扁桃体炎。

| **用法用量** | 内服煎汤，3 ～ 15 g。

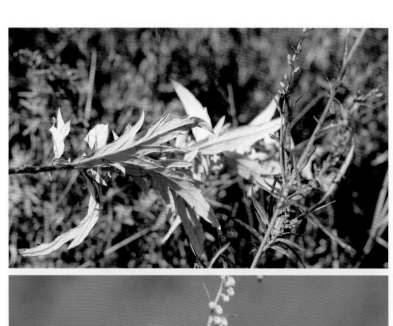

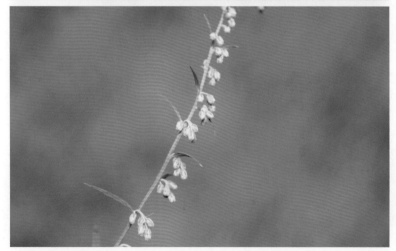

菊科 Compositae 蒿属 Artemisia

蒌蒿
Artemisia selengensis Turcz. ex Bess.

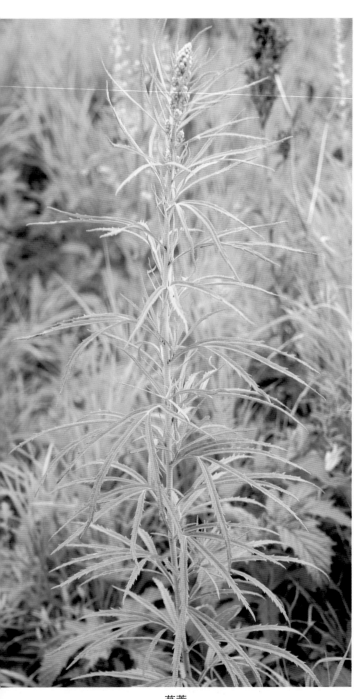

蒌蒿

植物别名

水蒿、狭叶艾、芦蒿。

蒙文名

奥森－希日乐吉。

药材名

蒌蒿（药用部位：全草）。

形态特征

多年生草本，高 60 ～ 120 cm，植株具清香气味。茎单一或少数，具纵棱。叶纸质或薄纸质，茎下部叶宽卵形或卵形，近掌状或指状，5 或 3 全裂或深裂，花期枯萎；中部叶近掌状，5 深裂或为指状 3 深裂，裂片长椭圆形、椭圆状披针形或条状披针形，长 4 ～ 7 cm，宽 3 ～ 6（～ 9）mm，边缘有锐锯齿，叶下面密被灰白色蛛丝状绵毛；上部叶与苞叶指状 3 深裂或不分裂，裂片或不裂的苞叶条状披针形，边缘有疏锯齿。头状花序矩圆形或宽卵形，近无梗，多数在茎上排列成狭长的圆锥状；总苞片 3 ～ 4 层，外层者略短，背部初时疏被蛛丝状短绵毛，后脱落无毛，边缘狭膜质，中、内层者略长，毛被同外层，边缘宽膜质或全为半膜质；边缘雌花 8 ～ 12，花冠狭管状，中央两性花 10 ～ 15，花冠管状。瘦果卵形，褐色，略扁。

| 生境分布 | 多生于森林或森林草原地带，出现于林下、林缘、山沟或河谷两岸；有时也成为杂草，出现在村舍、路旁。分布于内蒙古呼伦贝尔市（根河市、额尔古纳市、扎兰屯市）、兴安盟（科尔沁右翼前旗）、通辽市（霍林郭勒市）、赤峰市（元宝山区、松山区、红山区、喀喇沁旗）、锡林郭勒盟（东乌珠穆沁旗）、呼和浩特市。

| 资源情况 | 野生资源一般。药材来源于野生。

| 采收加工 | 春季采用嫩根苗，鲜用。

| 功能主治 | 苦、辛，温。破血行瘀，下气通络。用于黄疸，产后瘀积，小腹胀痛，跌打损伤，瘀血肿痛，内伤出血。

| 用法用量 | 内服煎汤，5 ～ 10 g。

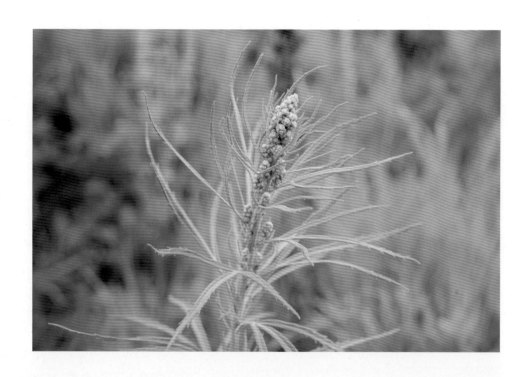

菊科 Compositae 蒿属 Artemisia

阴地蒿

Artemisia sylvatica Maxim.

| 植物别名 | 林地蒿。

| 蒙文名 | 奥衣音－希日乐吉。

| 药材名 | 阴地蒿（药用部位：全草）。

| 形态特征 | 多年生草本，植株有香气。主根稍明显，侧根细，垂直或斜向下；根茎稍粗短，斜向上，直径 3 ~ 6 mm。茎少数或单生，直立，高 80 ~ 130 cm，有纵纹；中部以上分枝，枝细长，开展，长 10 ~ 20 cm 或更长；茎、枝初时微被短柔毛，后脱落。叶薄纸质或纸质，上面绿色，初时叶面微有短柔毛并疏生少量白色腺点，后脱落无毛，无腺点，唯叶脉上留有少量稀疏短腺毛状柔毛，背面被灰白色蛛丝状薄绒毛或近无毛。瘦果小，狭卵形或狭倒卵形。花果

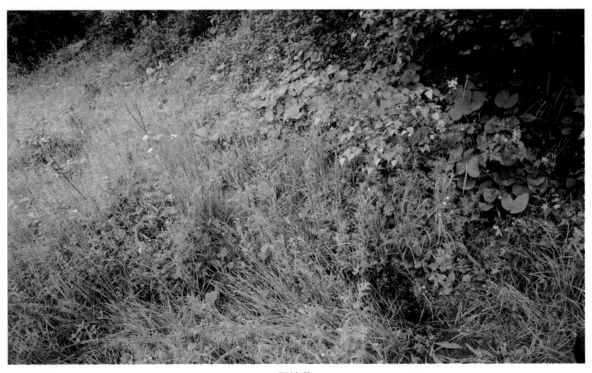

阴地蒿

期 9 ~ 10 月。

| **生境分布** | 生于低海拔湿润地区的林下、林缘或灌丛下阴蔽处。分布于内蒙古呼伦贝尔市（扎兰屯市）、赤峰市（阿鲁科尔沁旗、巴林右旗、克什克腾旗、宁城县、敖汉旗）。

| **资源情况** | 野生资源较少。药材来源于野生。

| **功能主治** | 散寒止痛，温经止血，止痒。用于崩漏，月经过多，妊娠下血，经闭，腹痛。

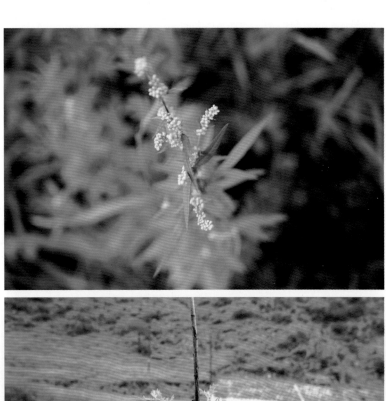

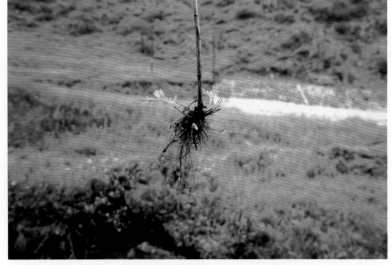

菊科 Compositae 蒿属 Artemisia

龙蒿 *Artemisia dracunculus* L.

| **植物别名** | 狭叶青蒿、紫香蒿、椒蒿。

| **蒙 文 名** | 那林－伊西根－希日乐吉。

| **药 材 名** | 龙蒿（药用部位：全草）。

| **形态特征** | 半灌木状草本，高 20 ~ 100 cm。根粗大或稍细，木质，垂直；根茎粗长，木质，常有短的地下茎。茎通常多数，成丛，褐色，具纵条棱，茎、枝初时疏被短柔毛，后渐脱落。叶无柄，下部叶在花期枯萎；中部叶条状披针形或条形，长 3 ~ 7 cm，宽 2 ~ 3（~ 6）mm，两面初时疏被短柔毛，后无毛；上部叶与苞叶稍小，条形或条状披针形。头状花序近球形，直径 2 ~ 3 mm，具条形小苞叶，多数在茎上排列成开展或稍狭窄的圆锥状；总苞片 3 层，外层

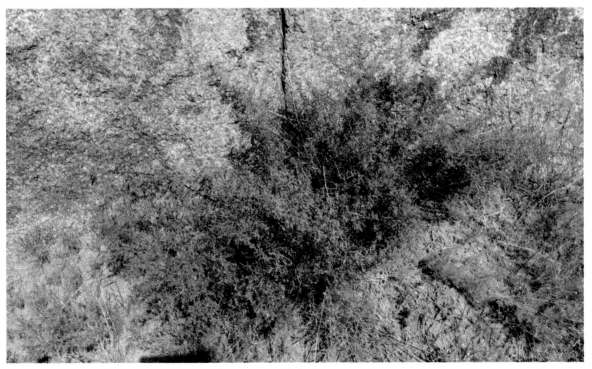

龙蒿

者稍狭小，卵形，背部绿色，无毛，中、内层者卵圆形或长卵形，边缘宽膜质或全为膜质；边缘雌花 6 ~ 10，花冠狭管状或近狭圆锥状，中央两性花 8 ~ 14，花冠管状；花序托小，凸起。瘦果倒卵形或椭圆状倒卵形。花果期 7 ~ 10 月。

| 生境分布 | 多生于砂质和疏松的砂壤土上，作为杂草也生于撂荒地和村舍附近、路旁。分布于内蒙古呼伦贝尔市（额尔古纳市、牙克石市、陈巴尔虎旗、鄂温克族自治旗、新巴尔虎左旗、新巴尔虎右旗、海拉尔区、满洲里市）、兴安盟（科尔沁右翼前旗、科尔沁右翼中旗）、通辽市（扎鲁特旗）、赤峰市（阿鲁科尔沁旗、巴林左旗、巴林右旗、林西县、克什克腾旗、喀喇沁旗、翁牛特旗、宁城县）、锡林郭勒盟（西乌珠穆沁旗、苏尼特左旗、锡林浩特市、正蓝旗、太仆寺旗）、乌兰察布市（察哈尔右翼中旗）、呼和浩特市、包头市（达尔罕茂明安联合旗）、鄂尔多斯市(鄂托克旗)、巴彦淖尔市、阿拉善盟（阿拉善左旗、额济纳旗）。

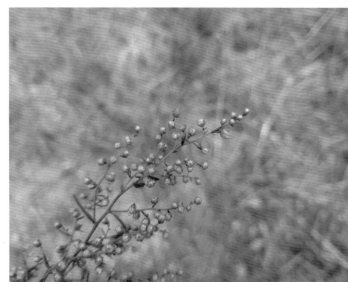

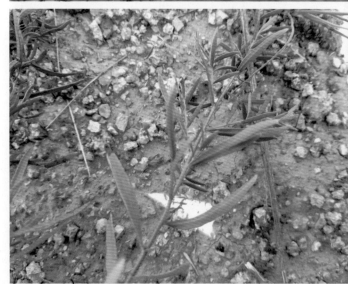

| 资源情况 | 野生资源一般。药材来源于野生。

| 采收加工 | 夏季末未开花时采收，阴干。9 ~ 10 月挖根，洗净，晒干。

| 功能主治 | 辛、苦，温。清热凉血，退虚热，解暑。用于暑湿发热。

| 用法用量 | 内服煎汤，10 ~ 15 g。

菊科 Compositae 蒿属 Artemisia

圆头蒿
Artemisia sphaerocephala Krasch.

| **植物别名** | 籽蒿、白沙蒿。

| **蒙 文 名** | 希日－西巴嘎。

| **药 材 名** | 白沙蒿（药用部位：种子或果实）。

| **形态特征** | 半灌木，高达 1 m 或更高。茎通常数条，成丛，常薄片状剥落，后呈黄褐色、灰褐色或灰黄色。叶稍肉质，短枝上的叶常密集簇生；茎下部叶与中部叶宽卵形或卵形，长 2 ~ 5（ ~ 8）cm，1 ~ 2 回羽状全裂，侧裂片 2 ~ 3 对，小裂片狭条形，叶柄长 3 ~ 8 mm，基部常有条形假托叶；茎上部叶羽状分裂或 3 全裂；苞叶不分裂，条形，稀 3 全裂。头状花序球形，直径 3 ~ 4 mm，多数在茎上排列成大型、开展的圆锥状；总苞片 3 ~ 4 层，外层者卵状披针形，

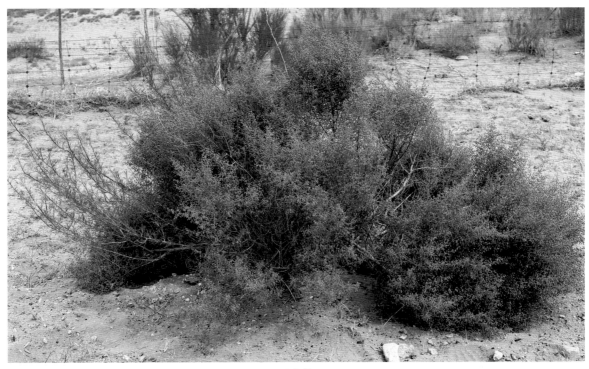

圆头蒿

半革质，背部黄绿色，光滑，中、内层者宽卵形或近圆形，边缘宽膜质或全为半膜质；边缘雌花 4 ~ 12，花冠狭管状，中央两性花 5 ~ 20，不结实，花冠管状；花序托半球形。瘦果卵形、长卵形或椭圆状卵形，长 1.5 ~ 2 mm，黄褐色或暗黄绿色。花果期 7 ~ 10 月。

| **生境分布** | 生于荒漠区及荒漠草原地带的流动或半固定沙丘上。分布于内蒙古鄂尔多斯市、巴彦淖尔市（乌拉特前旗、乌拉特后旗、磴口县）、乌海市、阿拉善盟。

| **资源情况** | 野生资源一般。药材来源于野生。

| **采收加工** | 秋季果实成熟时采收，打下种子，除去杂质，晒干。

| **功能主治** | 辛，温。消肿散瘀，利气宽胸，杀虫。用于腹胀腹痛，腮腺炎，乳蛾，痈肿疮疖。

| **用法用量** | 内服研末，5 ~ 10 g。外用适量，研末调敷。

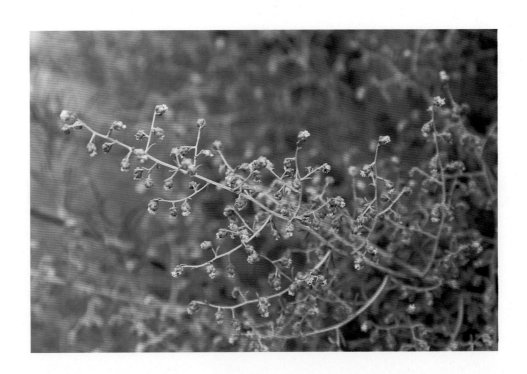

菊科 Compositae 蒿属 Artemisia

盐蒿
Artemisia halodendron Turcz. ex Bess.

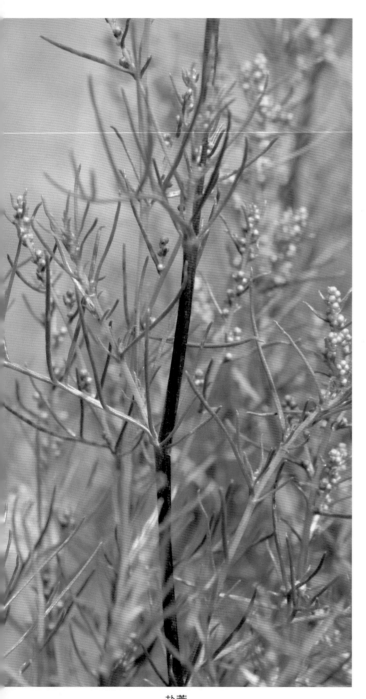

盐蒿

| 植物别名 |

差不嘎蒿、沙蒿。

| 蒙 文 名 |

胡仁 – 希日乐吉。

| 药 材 名 |

盐蒿（药用部位：嫩枝、叶）。

| 形态特征 |

半灌木，高 50 ～ 80 cm。茎具纵条棱，外皮常剥落，自基部开始分枝，常与营养枝组成密丛，茎、枝初时被灰黄色绢质柔毛。叶质稍厚，干时稍硬；茎下部叶与营养枝叶宽卵形或近圆形，2 回羽状全裂，侧裂片 3 ～ 5 对，小裂片狭条形，基部有假托叶；中部叶宽卵形或近圆形，1 ～ 2 回羽状全裂，小裂片狭条形，有假托叶；上部叶与苞叶 3 ～ 5 全裂或不分裂。头状花序卵球形，有小苞叶，多数在茎上排列成大型、开展的圆锥状；总苞片 3 ～ 4 层，外层者小，卵形，绿色，无毛，边缘膜质，中层者椭圆形，背部中间绿色，无毛，边缘宽膜质，内层者长椭圆形或矩圆形，半膜质；边缘雌花 4 ～ 8，花冠狭圆锥形或狭管状，中央两性花 8 ～ 15，花冠管状，

花序托凸起。瘦果长卵形或倒卵状椭圆形。花果期 7 ～ 10 月。

| **生境分布** | 生于固定或半固定沙丘、沙地，是内蒙古东部沙地半灌木群落的重要建群种。分布于内蒙古呼伦贝尔市（牙克石市、新巴尔虎左旗、海拉尔区、满洲里市、扎赉诺尔区）、兴安盟（科尔沁右翼中旗）、通辽市（扎鲁特旗、科尔沁左翼后旗、奈曼旗）、赤峰市（阿鲁科尔沁旗、巴林右旗、翁牛特旗、红山区、敖汉旗）。

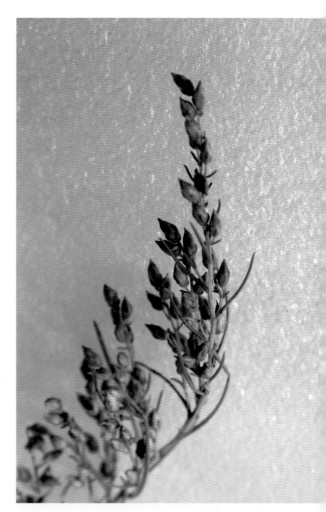

| **资源情况** | 野生资源较丰富。药材来源于野生。

| **功能主治** | 辛，温。祛痰止咳，平喘解表，祛湿。用于风寒感冒，咳嗽气喘，风湿关节痛。

| **附　　注** | 蒙医药用全草，用于脑刺痛，疹症，痘疹，虫牙，"发症"、结喉，皮肤瘙痒，疥疮。

菊科 Compositae 蒿属 Artemisia

黑沙蒿 *Artemisia ordosica* Krasch.

| **植物别名** | 沙蒿、油蒿、鄂尔多斯蒿。

| **蒙 文 名** | 西巴嘎。

| **药 材 名** | 黑沙蒿（药用部位：茎、叶、花蕾）、黑沙蒿子（药用部位：种子）、黑沙蒿根（药用部位：根）。

| **形态特征** | 半灌木，高 50 ~ 100 cm。主根粗而长，侧根多；根茎具多数营养枝。茎多数，具纵条棱，茎、枝与营养枝常组成大的密丛。叶稍肉质，初时两面疏被短柔毛，后无毛，茎下部叶宽卵形或卵形，1 ~ 2 回羽状全裂，侧裂片 3 ~ 4 对；中部叶卵形或宽卵形，长 3 ~ 9 cm，宽 2 ~ 4 cm，1 回羽状全裂，侧裂片 2 ~ 3 对，丝状条形；上部叶 3 ~ 5 全裂，丝状条形，无柄；苞叶 3 全裂或不分裂，丝状条形。

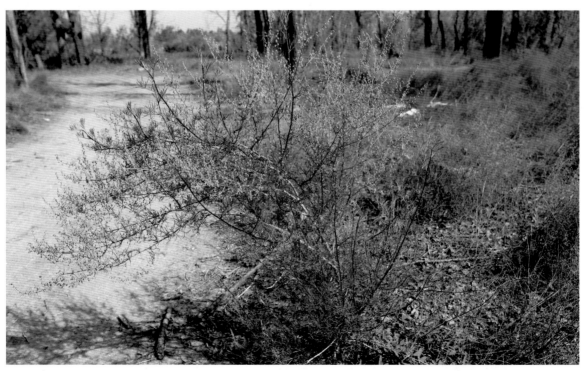

黑沙蒿

头状花序卵形，有短梗及小苞叶，斜生或下垂，多数在茎上排列成开展的圆锥状；总苞片 3～4 层，外、中层者卵形或长卵形，背部黄绿色，无毛，边缘膜质，内层者长卵形或椭圆形，半膜质；边缘雌花 5～7，花冠狭圆锥状，中央两性花 10～14，花冠管状；花序托半球形。瘦果倒卵形，长约 1.5 mm，黑色或黑绿色。花果期 7～10 月。

| **生境分布** | 生于固定沙丘、沙地或覆沙土壤中，是草原区沙地半灌木群落的重要建群种。分布于内蒙古呼和浩特市（托克托县、清水河县）、包头市（九原区）、鄂尔多斯市（康巴什区、杭锦旗）、巴彦淖尔市（乌拉特前旗、乌拉特后旗、磴口县）、阿拉善盟（阿拉善左旗）。

| **资源情况** | 野生资源一般。药材来源于野生。

| **采收加工** | 黑沙蒿：4～8 月采收茎叶，5～7 月采收嫩梢和花蕾，鲜用或晒干。

黑沙蒿子：秋季采收成熟果实，打下种子，晒干。

黑沙蒿根：秋季采挖，洗净，鲜用或晒干。

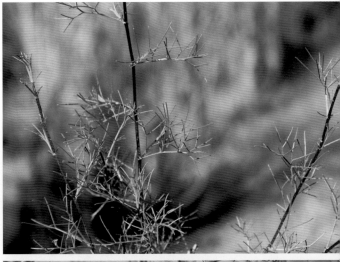

| **功能主治** | 黑沙蒿：辛、苦，微温。祛风除湿，解毒消肿。用于风湿性关节炎，感冒头痛，咽喉肿痛，痈肿疮疖。

黑沙蒿子：利水通淋。用于小便不利。

黑沙蒿根：止血。用于鼻衄，吐血，崩漏。

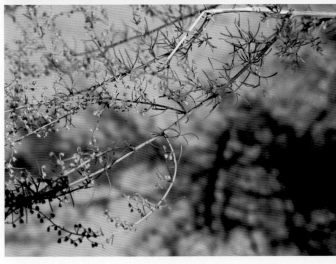

| **用法用量** | 黑沙蒿：内服煎汤，10～15 g。外用适量，捣敷。

黑沙蒿子：内服煎汤，10～15 g。

黑沙蒿根：内服煎汤，5～10 g。外用适量，鲜根折断嗅气。

菊科 Compositae 蒿属 Artemisia

纤杆蒿

Artemisia demissa Krasch.

| 蒙 文 名 | 那力存－协日乐吉。

| 药 材 名 | 纤杆蒿（药用部位：幼嫩茎叶）。

| 形态特征 | 一年生或二年生草本，高 5 ～ 25 cm。主根细长，垂直。茎少数，成丛，
稀单生，自基部分枝；茎、枝通常为紫红色，具纵条棱。叶质稍薄，
基生叶与茎下部叶椭圆形或宽卵形，长 1 ～ 2 cm，宽 0.5 ～ 1 cm，
2 回羽状全裂，侧裂片 2 ～ 3 对，小裂片狭条状披针形，长 3 ～ 5 mm，
宽约 1 mm，叶柄长 0.5 ～ 1 cm；茎中部叶与苞叶卵形，羽状全裂，
侧裂片 1 ～ 3 对，无柄。头状花序卵球形，直径 1.5 ～ 2 mm，无梗
或具短梗；总苞片 3 层，外层者卵形或长卵形，边缘狭膜质，中、
内层者长卵形或椭圆状卵形，半膜质；边缘雌花 10 ～ 19，花冠狭

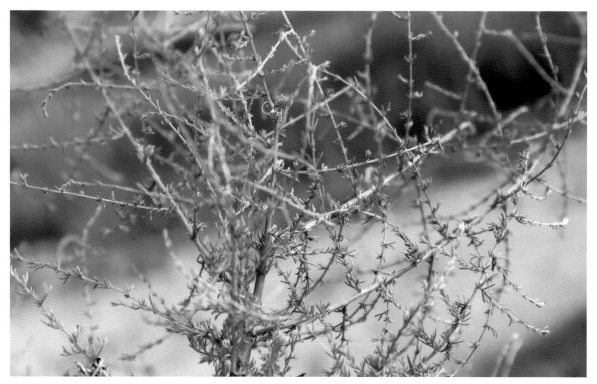

纤杆蒿

管状或狭圆锥状，中央两性花 3 ~ 8，花冠管状；花序托小，凸起。瘦果倒卵形。花果期 7 ~ 9 月。

| 生境分布 | 生于荒漠地带的砂质地。分布于内蒙古巴彦淖尔市（乌拉特中旗）、阿拉善盟（阿拉善右旗、额济纳旗）。

| 资源情况 | 野生资源一般。药材来源于野生。

| 功能主治 | 清湿热，退黄疸。用于咽喉肿痛，湿热黄疸。

菊科 Compositae 蒿属 Artemisia

猪毛蒿 Artemisia scoparia Waldst. et Kit.

| **植物别名** | 滨蒿、米米蒿、黄蒿。

| **蒙 文 名** | 伊麻干－希日乐吉。

| **药 材 名** | 茵陈（药用部位：地上部分）。

| **形态特征** | 多年生或近一年生或二年生草本。茎直立，具纵沟棱，有多数斜升
或开展的分枝，茎、枝幼时被灰白色或灰黄色绢状柔毛，以后脱落。
基生叶与营养枝叶被灰白色绢状柔毛，近圆形、长卵形，2～3回
羽状全裂，花期枯萎；茎下部叶初时两面密被灰白色或灰黄色绢状
柔毛，后脱落，叶长卵形或椭圆形，2～3回羽状全裂，侧裂片3～4
对；中部叶矩圆形或长卵形，1～2回羽状全裂，侧裂片2～3对；
茎上部叶及苞叶3～5全裂或不分裂。头状花序小，球形或卵球形，

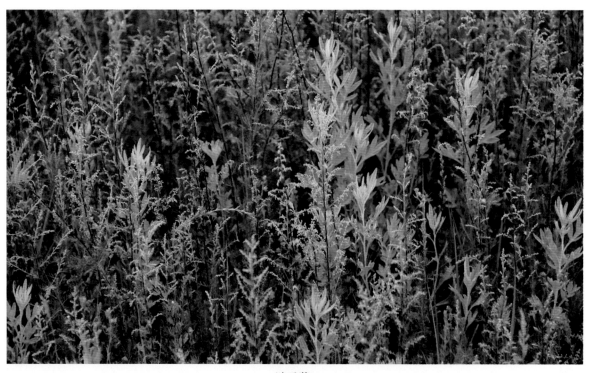

猪毛蒿

极多数在茎上排列成大型而开展的圆锥状；总苞片 3 ~ 4 层，外层者草质，卵形，背部绿色，无毛，边缘膜质，中、内层者长卵形或椭圆形，半膜质；边缘雌花 5 ~ 7，花冠狭管状，中央两性花 4 ~ 10，花冠管状。花序托小，凸起。瘦果矩圆形或倒卵形，褐色。花果期 7 ~ 10 月。

| 生境分布 | 生于山野路旁、荒地、河边草地、干燥盐碱地。内蒙古各地均有分布。

| 资源情况 | 野生资源一般。药材来源于野生。

| 采收加工 | 春季幼苗高约 3 寸时采收，除去杂质，去净泥土，晒干。

| 药材性状 | 本品干燥的幼苗多揉成团状，灰绿色，全体密被白毛，绵软如绒。茎细小，长 6 ~ 10 cm，多弯曲或已折断；分枝细，基部较粗，直径 1.5 mm，去掉表面的白毛后，可见明显的纵纹。完整的叶多有柄，与细茎相连，叶片分裂成线状。有特异的香气，味微苦。以质嫩、绵软、灰绿色、香气浓者为佳。

| 功能主治 | 苦、辛，微寒。归脾、胃、肝、胆经。利湿热，利胆退黄。用于黄疸尿少，湿温暑湿，湿疮瘙痒。

| 用法用量 | 内服煎汤，6 ~ 15 g。外用适量，煎汤熏洗。

| 附　注 | （1）本种为历版《中国药典》收载的"茵陈"药材的基原之一。
（2）本种在蒙古族药用幼苗、嫩茎叶，用于喘证和肺脓肿。

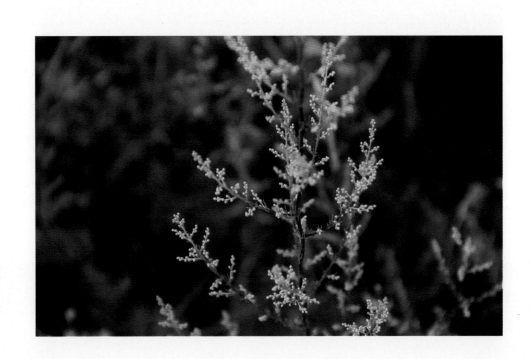

菊科 Compositae 蒿属 Artemisia

沙蒿

Artemisia desertorum Spreng.

| **植物别名** | 漠蒿、荒地蒿。

| **蒙 文 名** | 芒汗－希日乐吉。

| **药 材 名** | 沙蒿（药用部位：全草）。

| **形态特征** | 多年生草本。茎单生，直立，具细纵棱，上部有分枝，被短柔毛。叶纸质，茎下部叶与营养枝叶二型：一型叶片为矩圆状匙形或矩圆状倒楔形，另一型叶片椭圆形、卵形或近圆形，2回羽状全裂或深裂，侧裂片2～3对，椭圆形或矩圆形，每裂片常再3～5深裂或浅裂；中部叶较小，长卵形或矩圆形，1～2回羽状深裂；上部叶3～5深裂；苞叶3深裂或不分裂，条状披针形或条形。头状花序卵球形或近球形，多数在茎上排列成狭窄的圆锥状；总苞片3～4层，外

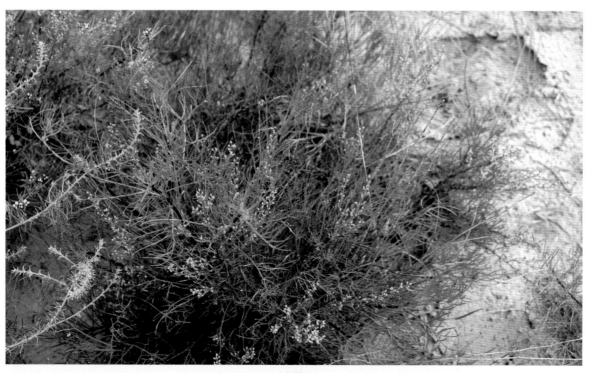

沙蒿

层总苞片较小，卵形，中层总苞片长卵形，外、中层总苞片背部绿色或带紫色，初时疏被薄毛，后脱落无毛，边缘膜质，内层总苞片长卵形，半膜质，无毛；边缘雌花 4 ~ 8，花冠狭圆锥状或狭管状，中央两性花 5 ~ 10，花冠管状。瘦果倒卵形或矩圆形。

| **生境分布** | 多生于砂质或砂砾质的土壤上。分布于内蒙古呼伦贝尔市（根河市、额尔古纳市、鄂伦春自治旗、牙克石市、扎兰屯市、陈巴尔虎旗、鄂温克族自治旗、海拉尔区）、兴安盟（科尔沁右翼前旗、科尔沁右翼中旗、扎赉特旗）、赤峰市（克什克腾旗、翁牛特旗）、锡林郭勒盟（东乌珠穆沁旗、西乌珠穆沁旗、锡林浩特市、太仆寺旗、正镶白旗）、乌兰察布市（四子王旗、察哈尔右翼中旗、兴和县）、呼和浩特市。

| **资源情况** | 野生资源一般。药材来源于野生。

| **功能主治** | 甘、淡，平。止咳，祛痰，平喘。用于慢性气管炎，哮喘，感冒，风湿性关节炎等。

| **用法用量** | 内服煎汤，9 ~ 15 g。外用适量，捣敷。

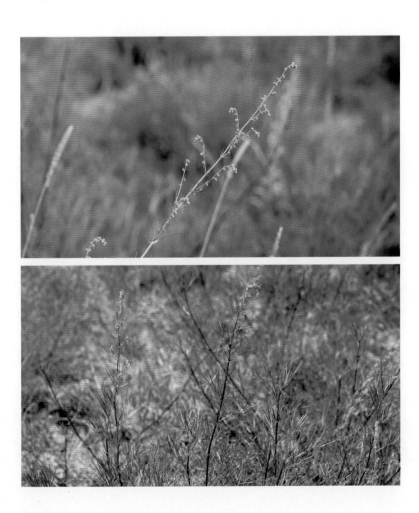

菊科 Compositae 蒿属 Artemisia

南牡蒿
Artemisia eriopoda Bunge

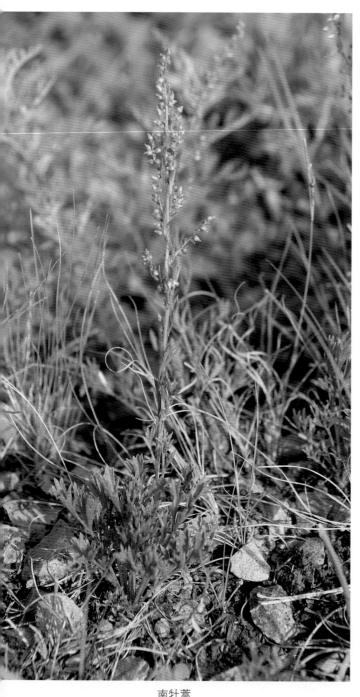

南牡蒿

| 植物别名 |

黄蒿、牧蒿、一枝蒿。

| 蒙 文 名 |

乌苏力格 – 希日乐吉。

| 药 材 名 |

南牡蒿（药用部位：全草或根）。

| 形态特征 |

多年生草本，高 30 ~ 70 cm。茎直立，具细条棱，基部密被短柔毛。叶纸质，基生叶与茎下部叶具长柄，叶片近圆形、宽卵形或倒卵形，1 ~ 2 回大头羽状深裂或全裂或不分裂，分裂叶有侧裂片 2 ~ 3 对，下面疏被柔毛或近无毛；中部叶近圆形或宽卵形，1 ~ 2回羽状深裂或全裂，侧裂片 2 ~ 3 对，裂片椭圆形或近匙形；上部叶渐小，卵形或长卵形，羽状全裂，侧裂片 2 ~ 3 对，裂片先端常有 3 浅裂齿；苞叶 3 深裂或不分裂。头状花序宽卵形或近球形，具条形小苞片，多数在茎上排列成开展、稍大型的圆锥状；总苞片 3 ~ 4 层，外、中层者卵形或长卵形，无毛，边缘膜质，内层者长卵形，半膜质；边缘雌花 3 ~ 8，花冠狭圆锥状，中央两性花

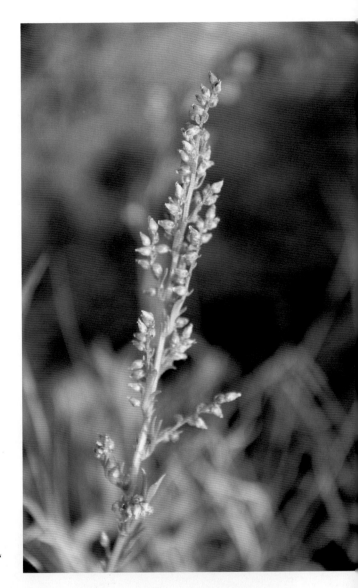

5 ~ 11，花冠管状。花序托凸起。瘦果矩圆形。花果期 7 ~ 10 月。

| 生境分布 |

生于山坡、树旁或林缘等。分布于内蒙古兴安盟（扎赉特旗）、赤峰市（巴林右旗、克什克腾旗、翁牛特旗、红山区）、锡林郭勒盟（锡林浩特市、正蓝旗、多伦县）、乌兰察布市、呼和浩特市（玉泉区、回民区）、包头市、巴彦淖尔市、鄂尔多斯市（准格尔旗）、阿拉善盟。

| 资源情况 |

野生资源一般。药材来源于野生。

| 采收加工 |

夏季割取地上部分，鲜用或晒干。秋季挖根，洗净，晒干。

| 功能主治 |

苦、微辛，凉。疏风清热，除湿止痛。用于风热头痛，风湿性关节炎，蛇咬伤。

| 用法用量 |

内服煎汤，10 ~ 15 g，鲜品加倍。外用适量，捣敷。

菊科 Compositae 蒿属 *Artemisia*

牛尾蒿
Artemisia dubia Wall. ex Bess.

| **植物别名** | 指叶蒿。

| **蒙文名** | 索格里格 - 希日乐吉。

| **药材名** | 牛尾蒿（药用部位：全草）。

| **形态特征** | 半灌木状草本。主根较粗长，木质化，侧根多；根茎粗壮，有营养枝。叶厚纸质或纸质，基生叶与茎下部叶大，卵形或矩圆形，羽状5深裂，无柄，花期枯萎；中部叶卵形，长5～11 cm，宽3～6 cm，羽状5深裂，裂片椭圆状披针形、矩圆状披针形或披针形，长2～6 cm，宽5～10 mm，先端尖，全缘，基部渐狭成短柄，常有小型假托叶；上部叶与苞叶指状3深裂或不分裂，椭圆状披针形或披针形。头状花序球形或宽卵形，直径1.5～2 mm，无梗或有短梗；总苞片3～4

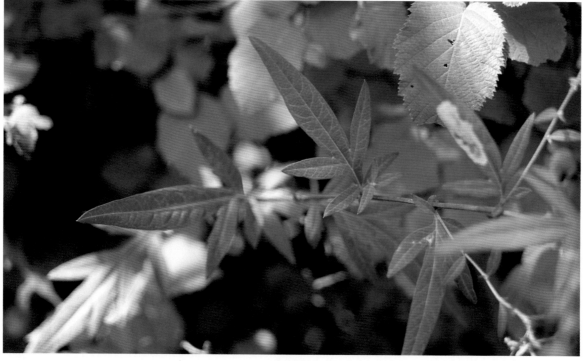

牛尾蒿

层，背部无毛，有绿色中肋，边缘膜质，内层者半膜质；边缘雌花 6 ~ 9，花冠狭小，近圆锥形，中央两性花 2 ~ 10，花冠管状。花序托凸起。瘦果小，矩圆形或倒卵形。花果期 8 ~ 9 月。

| **生境分布** | 生于山坡林缘或沟谷草地。分布于内蒙古呼和浩特市（回民区）、阿拉善盟（阿拉善左旗、额济纳旗）。

| **资源情况** | 野生资源一般。药材来源于野生。

| **采收加工** | 秋季采收，鲜用或扎把晒干。

| **药材性状** | 本品茎呈圆柱形，长短不等。表面紫红色、棕绿色、黄褐色，具纵棱，被稀疏绢状柔毛。质脆易折断，断面不平整，中央有白色髓或小空洞。叶皱缩，多破碎，完整叶 3 ~ 5 深裂或 3 指状深裂至渐不裂，上面深绿色，下面淡绿色。头状花序皱缩，较小，总苞片具宽的膜质边缘；边缘花雄性，中央花两性，花淡紫色至淡黄色。稀见少数瘦果。气微清香，味苦、微涩。

| **功能主治** | 苦、微辛，凉。清热，解毒，凉血，杀虫。用于急性热病，肺热咳嗽，咽喉肿痛，鼻衄，血风疮，蛲虫病。

| **用法用量** | 内服煎汤，9 ~ 15 g；或熬膏；或入丸、散剂。外用适量，煎汤洗；或熬膏涂。

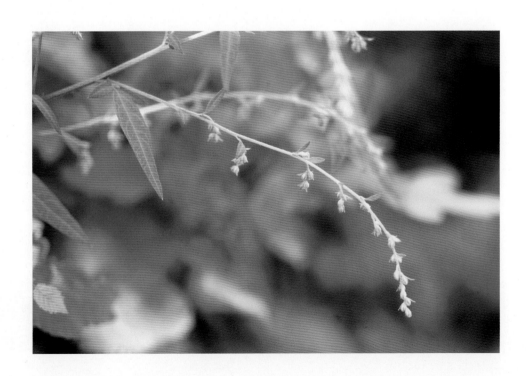

菊科 Compositae 蒿属 Artemisia

华北米蒿 *Aremisia giraldi* Pamp.

| **植物别名** | 茭蒿、吉氏蒿。

| **蒙 文 名** | 麻拉图西 – 协日乐吉。

| **药 材 名** | 华北米蒿（药用部位：花）。

| **形态特征** | 亚灌木状草本。茎常成小丛，斜展；茎、枝幼被微柔毛。叶上面疏被灰白色或淡灰色柔毛，下面初密被灰白色微蛛丝状柔毛；茎下部叶指状 3（~ 5）深裂；茎中部叶椭圆形，指状 3 深裂，裂片线形或线状披针形；茎上部叶与苞片叶 3 深裂或不裂，线形或线状披针形。头状花序宽卵圆形，有小苞叶，排成穗状总状花序或复总状花序，在茎上组成开展的圆锥花序；总苞片无毛；雌花 4 ~ 8；两性花 5 ~ 7。瘦果倒卵圆形。花果期 7 ~ 9 月。

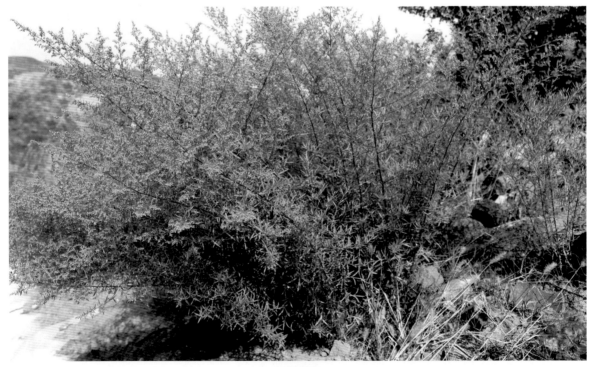

华北米蒿

生境分布	中旱生植物。生于暖温型森林草原和草原带的山地，为低山带半灌木群落的建群植物，稀生于黄土高原和黄河河谷的陡崖上，有明显的嗜石特性。分布于内蒙古乌兰察布市（凉城县、兴和县）、包头市（石拐区）。
资源情况	野生资源较丰富。药材来源于野生。
采收加工	夏季采收，阴干。
功能主治	清热，解毒，利肺。
用法用量	内服煎汤，5 ~ 10 g。

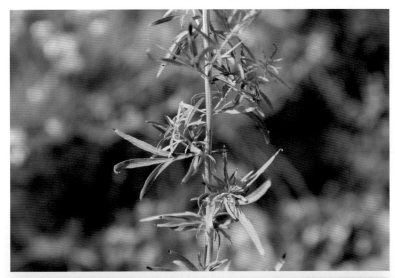

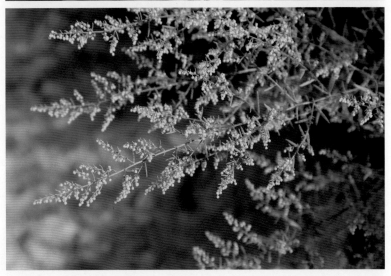

菊科 Compositae 橐吾属 Ligularia

橐吾
Ligularia sibirica (L.) Cass.

| **植物别名** | 西伯利亚橐吾、北橐吾。

| **蒙 文 名** | 西伯日 – 特莫根 – 赫乐。

| **药 材 名** | 山紫菀（药用部位：根及根茎、叶）。

| **形态特征** | 茎直立，单一，具明显的纵沟棱，疏被蛛丝状毛或近无毛。基生叶2 ~ 3，心形、卵状心形、箭状卵形、三角状心形或肾形，长4 ~ 15 cm，宽3 ~ 13 cm，边缘有细齿，两面无毛或疏被蛛丝状毛，有时为短柔毛，叶柄长10 ~ 40 cm，基部成鞘状；茎生叶2 ~ 3，渐小，三角形、三角状心形或卵状心形，有基部扩大而抱茎的短柄；上部叶渐变成卵形或披针形的苞叶。头状花序在茎顶排列成总状，有时为复总状，10 ~ 30多；花后常下垂；总苞钟状或筒状，基部有条

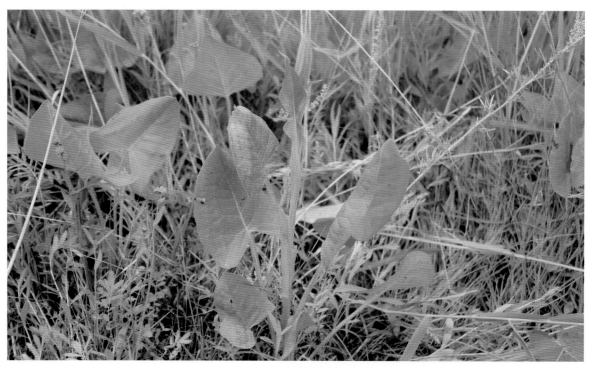

橐吾

形苞叶，总苞片 7 ～ 10，外层者披针状条形或条形，内层者矩圆状披针形，背部有微毛；舌状花 6 ～ 10，舌片矩圆形，先端有 2 ～ 3 齿；管状花超过 20。瘦果褐色，长约 5 mm；冠毛污白色，约与管状花冠等长。花果期 7 ～ 9 月。

| **生境分布** | 生于海拔 373 ～ 2 200 m 的沼泽地、湿草地、河边、山坡或林缘。分布于内蒙古呼伦贝尔市（额尔古纳市、根河市、牙克石市、鄂温克族自治旗）、兴安盟（突泉县、科尔沁右翼前旗）、通辽市（扎鲁特旗、霍林郭勒市）、赤峰市（翁牛特旗、克什克腾旗、元宝山区、松山区）、锡林郭勒盟（锡林浩特市、正蓝旗、苏尼特左旗）。

| **资源情况** | 野生资源一般。药材来源于野生。

| **功能主治** | 根及根茎，润肺，化痰，定喘，止咳，止血，止痛。用于肺结核，肝炎，高血压，痔疮，子宫颈溃疡，咳嗽痰多，百日咳，腰腿痛，劳伤，跌打损伤。叶，用于急性支气管炎，肺结核咳嗽，气逆，咳痰不畅，咳嗽，咯血。

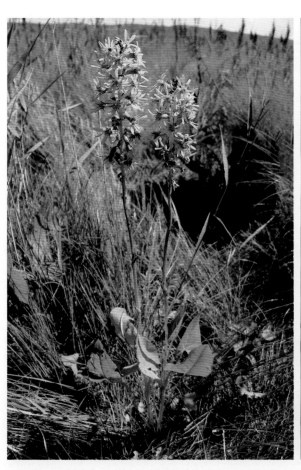
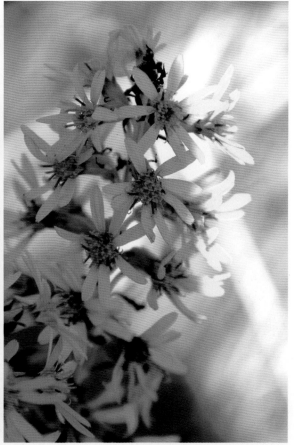

菊科 Compositae 橐吾属 *Ligularia*

蹄叶橐吾 *Ligularia fischeri* (Ledeb.) Turcz.

| **植物别名** | 马蹄叶、肾叶橐吾、葫芦七。

| **蒙 文 名** | 道贵－特莫根－赫乐。

| **药 材 名** | **中药** 山紫菀（药用部位：根及根茎）。
　　　　　　蒙药 汗达盖－赫乐（药用部位：幼苗）。

| **形态特征** | 多年生草本。根肉质，黑褐色，多数。茎高大，直立，高80 ~ 200 cm，上部及花序被黄褐色有节短柔毛，下部光滑。丛生叶与茎下部叶具柄，柄长18 ~ 59 cm，光滑，基部鞘状；叶片肾形，长10 ~ 30 cm，边缘有整齐的锯齿，叶脉掌状，主脉5 ~ 7；茎中上部叶具短柄，鞘膨大，叶片肾形。总状花序长25 ~ 75 cm；苞片草质，卵形或卵状披针形；头状花序多数，辐射状；小苞片

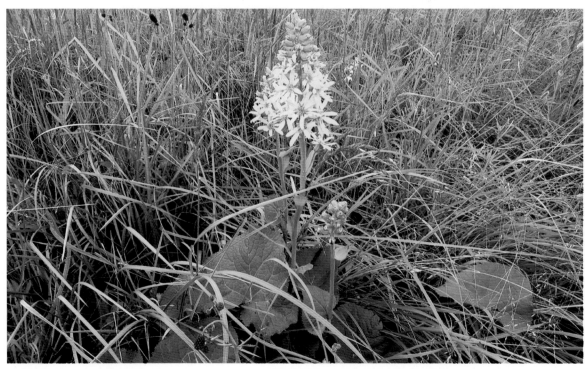

蹄叶橐吾

狭披针形至线形；总苞钟形，总苞片 8 ~ 9，2 层，长圆形，先端急尖，背部光滑，内层者具宽膜质边缘。舌状花 5 ~ 6（~ 9），黄色，舌片长圆形，长 15 ~ 25 mm，宽至 8 mm，先端钝圆，管部长 5 ~ 11 mm；管状花多数，长 10 ~ 17 mm，管部长 5 ~ 9 mm，冠毛红褐色短于管部。瘦果圆柱形，长 6 ~ 11 mm，光滑。花果期 7 ~ 9 月。

| **生境分布** | 生于海拔 100 ~ 2 700 m 的水边、草甸子、山坡、灌丛、林缘或林下。分布于内蒙古呼伦贝尔市（额尔古纳市、根河市、牙克石市）、兴安盟（突泉县、科尔沁右翼前旗）、赤峰市（松山区、翁牛特旗、克什克腾旗、喀喇沁旗、宁城县、敖汉旗）、锡林郭勒盟（东乌珠穆沁旗、西乌珠穆沁旗）。

| **资源情况** | 野生资源一般。药材来源于野生。

| **采收加工** | **中药** 山紫菀：夏、秋季采挖，除去茎叶，洗净泥沙，晾干。
蒙药 汗达盖 - 赫乐：春末开花时，采收幼苗，洗净泥沙，晒干。

| **药材性状** | **中药** 山紫菀：本品根茎横生呈块状，上部有茎基及叶柄干枯后的维管束，下部密生多数细长的根。全体长 3 ~ 10 cm，直径约 0.1 cm，呈马尾状或扭曲线团块状。表面黄棕色或棕褐色，有纵皱纹。体轻，质脆，易折断，断面中央有浅黄色木心。香气特异，味淡、微辛。

| **功能主治** | **中药** 山紫菀：苦、辛，温。宣肺利气，化痰止咳，活血止痛。用于风寒感冒，咳嗽痰多，肺痈咳吐脓血，慢性咳喘，跌打损伤，腰腿痛。
蒙药 汗达盖 - 赫乐：甘、苦，凉，轻、浮、糙、稀。祛巴达干，希日，催吐，收敛，燥协日乌素，解毒。用于希日病，不消化症，铁垢巴达干，食欲不振，肺脓肿，中毒症。

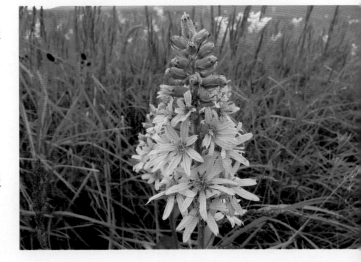

| **用法用量** | **中药** 山紫菀：内服煎汤，8 ~ 15 g；或研粉。
蒙药 汗达盖 - 赫乐：内服煮散剂，3 ~ 5 g；或入丸、散剂。

菊科 Compositae 橐吾属 Ligularia

掌叶橐吾 *Ligularia przewalskii* (Maxim.) Diels

| **植物别名** | 龙少、阿拉嘎力格－扎牙海。

| **蒙 文 名** | 阿拉嘎力格－扎亚海。

| **药 材 名** | **中药** 掌叶橐吾（药用部位：根、幼叶、花序）。
　　　　　　　蒙药 阿拉嘎力格－罕达盖－赫乐（药用部位：全草）。

| **形态特征** | 多年生草本。根肉质，细而多。茎直立，高 60 ~ 90 cm。丛生叶与茎下部叶具柄，柄细瘦，长达 50 cm，基部具鞘；叶片卵形，掌状 4 ~ 7 裂，长 4.5 ~ 10 cm，宽 8 ~ 18 cm，裂片 3 ~ 7 深裂，中裂片 2 回 3 裂，叶脉掌状；茎中上部叶少而小，掌状分裂，常有膨大的鞘。总状花序长达 48 cm；苞片线状钻形；头状花序多数，辐射状；小苞片常缺；总苞狭筒形，总苞片（3 ~）4 ~ 6（~ 7），2 层，线状长圆

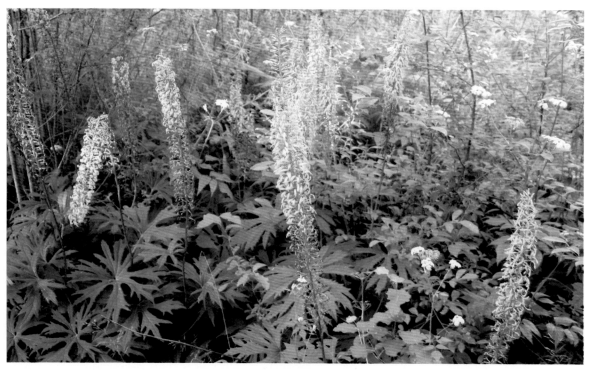

掌叶橐吾

形，具褐色睫毛，背部光滑，边缘狭膜质。舌状花 2 ~ 3，黄色，舌片匙状条形，长达 17 mm，宽 2 ~ 3 mm，先端钝，透明，管部长 6 ~ 7 mm；管状花 3 ~ 5，管部与檐部等长，花柱细长，冠毛紫褐色，长 3 ~ 5 mm，短于管部。瘦果长圆形，长约 5 mm，先端狭缩，具短喙。花果期 7 ~ 9 月。

| **生境分布** | 生于海拔 1 100 ~ 3 700 m 的山地林缘、灌丛或溪边草甸。分布于内蒙古乌兰察布市、巴彦淖尔市、阿拉善盟。

| **资源情况** | 野生资源一般。药材来源于野生。

| **功能主治** | **中药** 掌叶橐吾：根，苦，温。祛痰止咳，理气活血，止痛。用于咳嗽痰多，百日咳，腰腿痛，劳伤，跌打损伤。幼叶，催吐。花序，苦，凉。清热利湿，利胆退黄。用于急性黄疸性肝炎。

蒙药 阿拉嘎力格 – 罕达盖 – 赫乐：清热，透疹，愈伤。用于麻疹不透，痈肿。

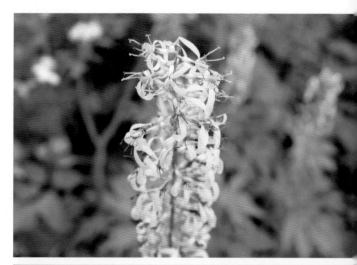

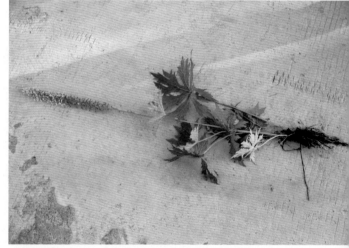

| **用法用量** | **中药** 掌叶橐吾：内服煎汤，3 ~ 9 g。外用适量，研末涂敷。

蒙药 阿拉嘎力格 – 罕达盖 – 赫乐：多入丸、散剂。

菊科 Compositae 橐吾属 Ligularia

狭苞橐吾 *Ligularia intermedia* Nakai

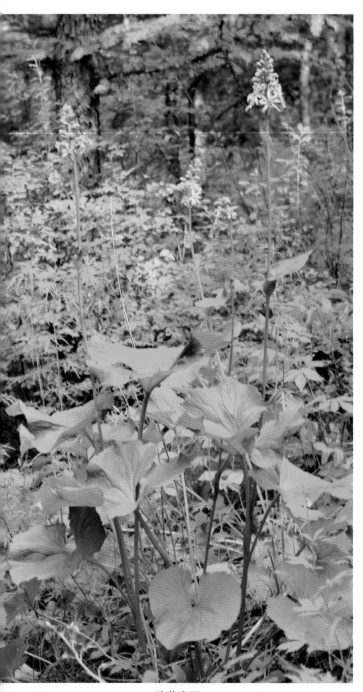

狭苞橐吾

| 植物别名 |

肾叶橐吾。

| 蒙 文 名 |

那日布其 – 扎亚海。

| 药 材 名 |

山紫菀（药用部位：根及根茎）。

| 形态特征 |

植株高 40 ～ 100 cm。根肉质，多数。茎直立，具纵沟棱，上部疏被蛛丝状毛，下部无毛。基生叶与茎下部叶具柄，柄长 45 cm，基部具狭鞘，叶片肾状心形或心形，长 6 ～ 15 cm，宽 5 ～ 19 cm，先端钝圆或有尖头，基部心形，边缘具整齐的尖牙齿，两面无毛，叶脉掌状；茎中上部叶与下部叶同形而较小，具短柄或无柄，鞘略膨大；茎最上部叶卵状披针形，苞叶状。头状花序在茎顶排列成总状，长 30 cm，苞片条形或条状披针形；总苞圆筒形，长 9 ～ 10 mm，宽 3 ～ 4 mm，总苞片 6 ～ 8，矩圆形或狭椭圆形，先端尖；舌状花 4 ～ 6，舌片矩圆形，长 17 ～ 21 mm；管状花 7 ～ 16，长 9 ～ 13 mm，下管部长 6 ～ 7 mm。瘦果圆柱形，长约 5 mm，暗褐

色；冠毛红褐色，长 5 ~ 6 mm。花果期 7 ~ 10 月。

| **生境分布** | 生于山地林缘、沟谷草甸。分布于内蒙古赤峰市（喀喇沁旗、宁城县、敖汉旗）、乌兰察布市（卓资县、凉城县）、呼和浩特市（和林格尔县）。

| **资源情况** | 野生资源一般。药材来源于野生。

| **功能主治** | 温肺下气，祛痰止咳，理气活血，止痛。用于风寒感冒，咳嗽痰多，虚劳吐脓血，喉痹，小便不利。

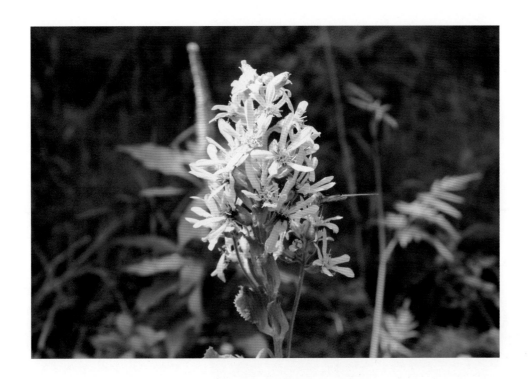

菊科 Compositae 橐吾属 Ligularia

箭叶橐吾
Ligularia sagitta (Maxim.) Mattf.

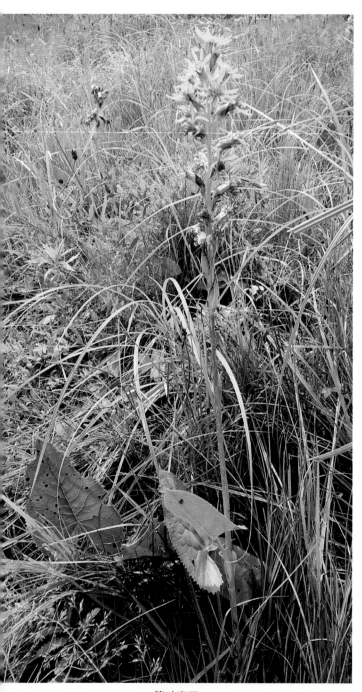

箭叶橐吾

| 植物别名 |

龙肖。

| 蒙 文 名 |

绍布格日－扎亚海。

| 药 材 名 |

中药 箭叶橐吾（药用部位：根、叶、花序）。

蒙药 汗达盖－赫乐（药用部位：幼苗）。

| 形态特征 |

多年生草本。根肉质，细而多。茎直立，高25 ～ 70 cm，光滑或上部及花序被白色蛛丝状毛，后脱毛。丛生叶与茎下部叶具柄，具狭翅，被白色蛛丝状毛，基部鞘状；叶片箭形、戟形或长圆状箭形，长 2 ～ 20 cm，边缘具小齿，基部弯缺宽，叶脉羽状；茎中部叶具短柄，鞘状抱茎，叶片箭形或卵形，较小；最上部叶披针形至狭披针形，苞叶状。总状花序长 6.5 ～ 40 cm；苞片狭披针形或卵状披针形；头状花序多数，辐射状；小苞片线形；总苞钟形或狭钟形，总苞片7 ～ 10，2 层，长圆形或披针形，内层边缘膜质。舌状花 5 ～ 9，黄色，舌片长圆形，先端钝，管部长约 5 mm；管状花多数，管

部长 3 ~ 4 mm，冠毛白色与花冠等长。瘦果长圆形，长 2.5 ~ 5 mm，光滑。花果期 7 ~ 9 月。

| **生境分布** | 生于海拔 1 270 ~ 4 000 m 的水边、草坡、林缘、林下或灌丛等。分布于内蒙古呼伦贝尔市（额尔古纳市、鄂温克族自治旗、海拉尔区）、兴安盟（科尔沁右翼中旗）、赤峰市（阿鲁科尔沁旗、巴林左旗、巴林右旗、克什克腾旗、喀喇沁旗、宁城县）、锡林郭勒盟（多伦县）、鄂尔多斯市（伊金霍洛旗、达拉特旗、伊金霍洛旗）。

| **资源情况** | 野生资源一般。药材来源于野生。

| **采收加工** | **中药** 箭叶橐吾：根，夏、秋季采挖，除去茎叶，洗净，晾干。
蒙药 汗达盖 - 赫乐：春末开花时采收幼苗，洗净泥沙，晒干。

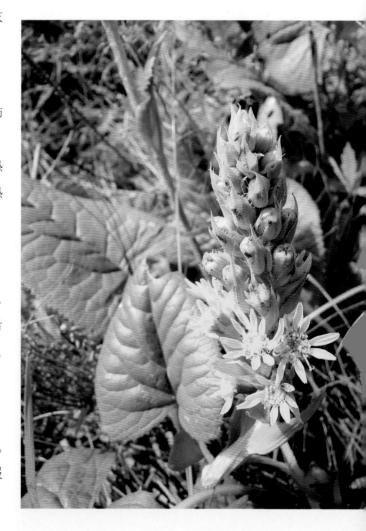

| **功能主治** | **中药** 箭叶橐吾：根，润肺化痰，止咳。用于咳嗽痰多。叶，用于催吐。花序，清热利湿，利胆退黄。用于湿热黄疸。
蒙药 汗达盖 - 赫乐：甘、苦，凉，轻、浮、糙、稀。祛巴达干，希日，催吐，收敛，燥协日乌素，解毒。用于希日病，不消化症，铁垢巴达干，食欲不振，肺脓肿，中毒症。

| **用法用量** | **中药** 箭叶橐吾：内服煎汤，6 ~ 9 g。外用适量，研末涂敷。
蒙药 汗达盖 - 赫乐：内服煮散剂，3 ~ 5 g；或入丸、散剂。

菊科 Compositae 橐吾属 Ligularia

全缘橐吾

Ligularia mongolica (Turcz.) DC.

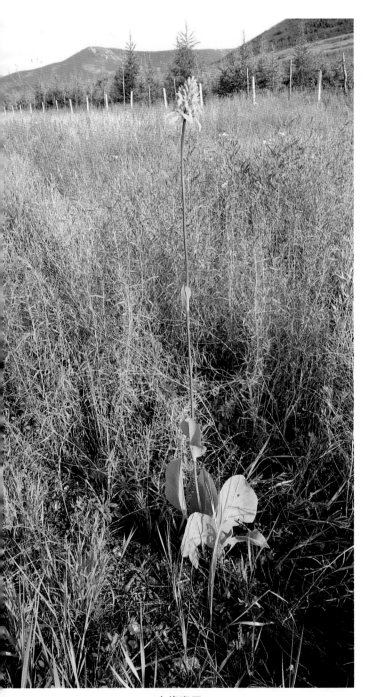

全缘橐吾

| 植物别名 |

蒙古橐吾、大舌花。

| 蒙 文 名 |

蒙古勒－扎亚海。

| 药 材 名 |

全缘橐吾（药用部位：全草或根及根茎）。

| 形态特征 |

多年生灰绿色或蓝绿色草本，全株光滑。根肉质，细长。茎直立，圆形，高30～110 cm，基部被枯叶柄纤维包围。丛生叶与茎下部叶具柄，柄长达35 cm，叶片卵形、长圆形或椭圆形，长6～25 cm，基部楔形，下延；茎中上部叶无柄，长圆形或卵状披针形，基部半抱茎。总状花序密集，近头状；苞片和小苞片线状钻形；头状花序多数，辐射状；总苞狭钟形或筒形，总苞片5～6，2层，长圆形，先端钝或急尖，内层边缘膜质。舌状花1～4，黄色，舌片长圆形，长10～12 mm，先端钝圆，管部长约6 mm；管状花5～10，长8～10 mm，管部长4～5 mm，檐部楔形，基部渐狭，冠毛红褐色与花冠管部等长。瘦果近纺锤形，

灰褐色，长 5 mm，宽 1 mm，光滑。花期 6 ~ 7 月，果期 8 ~ 9 月。

| 生境分布 | 生于海拔 1 500 m 以下的山地灌丛、石质坡地、具有丰富杂草类的草甸草原或草甸。分布于内蒙古呼伦贝尔市（扎兰屯市）、兴安盟（科尔沁右翼前旗）、通辽市（阿鲁科尔沁旗、扎鲁特旗）、赤峰市（巴林左旗、巴林右旗、翁牛特旗、克什克腾旗、宁城县、敖汉旗）、锡林郭勒盟（西乌珠穆沁旗、太仆寺旗）、乌兰察布市（兴和县、卓资县、凉城县、察哈尔右翼前旗）、呼和浩特市（武川县、和林格尔县）。

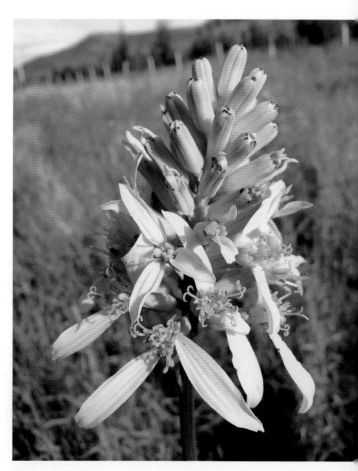

| 资源情况 | 野生资源一般。药材来源于野生。

| 采收加工 | 多在 6 ~ 8 月采收，拔起全草，除去泥土，晒干。

| 功能主治 | 全草，止血。根及根茎，酸、苦，凉。归肝、肺、脾经。宣肺理气，止咳化痰，利水渗湿。用于外感风寒，发热恶寒，无汗，咳嗽痰多，支气管炎，小便不利。

| 用法用量 | 内服煎汤，9 ~ 15 g。

菊科 Compositae 东风菜属 Doellingeria

东风菜 *Doellingeria scaber* (Thunb.)

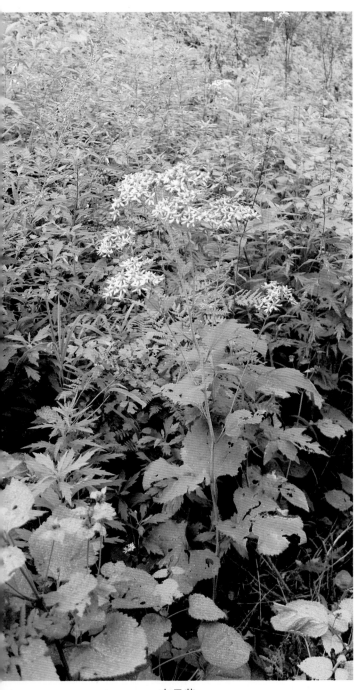

东风菜

| 植物别名 |

山蛤芦、钻山狗、白云草。

| 蒙 文 名 |

乌日根 – 敖敦 – 其其格。

| 药 材 名 |

东风菜（药用部位：全草或根）。

| 形态特征 |

多年生草本，高 50 ~ 100 cm。根茎短，肥厚。茎直立，坚硬，粗壮，有纵条棱，稍带紫褐色，无毛，上部有分枝。基生叶与茎下部叶心形，长 7 ~ 15 cm，宽 6 ~ 15 cm，先端锐尖，基部心形或浅心形，急狭成为长 10 ~ 15 cm 而带翅的叶柄。头状花序多数，在茎顶排列成圆锥伞房状，直径 18 ~ 24 mm，花序梗长 1 ~ 3 cm，疏生硬糙毛；总苞半球形，总苞片 2 ~ 3 层，矩圆形，锐尖，边缘膜质，有缘毛，外层者较短，长约 3 mm，内层者较长，长 4 ~ 5 mm；舌状花雌性，白色，约 10，舌片条状矩圆形，长 10 ~ 15 cm，宽约 3 mm，先端钝；管状花两性，黄色，长 5 ~ 6 mm，上部膨大，5 齿裂，裂片反卷。瘦果圆柱形或椭圆形，长约 4 mm，有 5 厚肋，

无毛或近无毛。冠毛 2 层，糙毛状，污黄白色，长约 4 mm。花果期 7 ~ 9 月。

| 生境分布 | 生于森林草原带的宽叶林中、林缘、灌丛，也进入草原带的山地。分布于内蒙古呼伦贝尔市（额尔古纳市、根河市、牙克石市、鄂伦春自治旗）、兴安盟（扎赉特旗、科尔沁右翼前旗）、通辽市（科尔沁左翼后旗）、赤峰市（克什克腾旗、阿鲁科尔沁旗、敖汉旗、宁城县、喀喇沁旗）、乌兰察布市（兴和县、卓资县、凉城县）、呼和浩特市（武川县、和林格尔县）、包头市。

| 资源情况 | 野生资源一般。药材来源于野生。

| 采收加工 | 秋季采挖根茎，夏、秋季采收全草，洗净，鲜用或晒干。

| 功能主治 | 辛、甘，寒。清热解毒，祛风止痛。用于感冒头痛，咽喉肿痛，目赤肿痛，毒蛇咬伤，跌打损伤。

| 用法用量 | 内服煎汤，15 ~ 30 g。外用适量，全草鲜品捣敷。

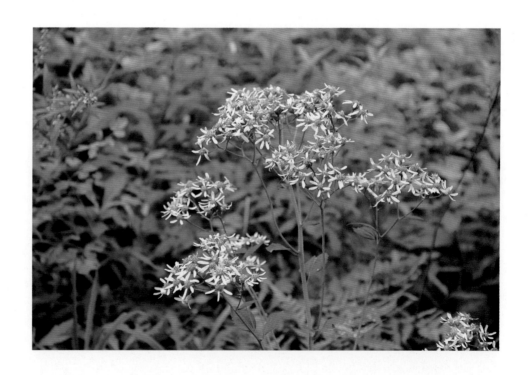

菊科 Compositae 蟹甲草属 Parasenecio

山尖子

Parasenecio hastatus (L.) H. Koyama

| 植物别名 | 山尖菜、戟叶兔儿伞。

| 蒙 文 名 | 伊古西讷。

| 药 材 名 | 山尖子（药用部位：全草）。

| 形态特征 | 多年生草本，植株高 40 ~ 150 cm。茎直立，粗壮，具纵沟棱，上部密被腺状短柔毛。下部叶花期枯萎凋落；中部叶三角状戟形，长 5 ~ 15 cm，宽 13 ~ 17 cm，先端锐尖或渐尖，基部戟形或近心形，中间楔状下延成有狭翅的叶柄，叶柄长 4 ~ 5 cm；上部叶渐小，三角形或近菱形，先端渐尖，基部近截形或宽楔形。头状花序多数，下垂，在茎顶排列成圆锥状，花序梗长 4 ~ 20 mm，密被腺状短柔毛，苞叶披针形或条形；总苞筒形，长 9 ~ 11 mm，宽 5 ~ 8 mm；总苞片

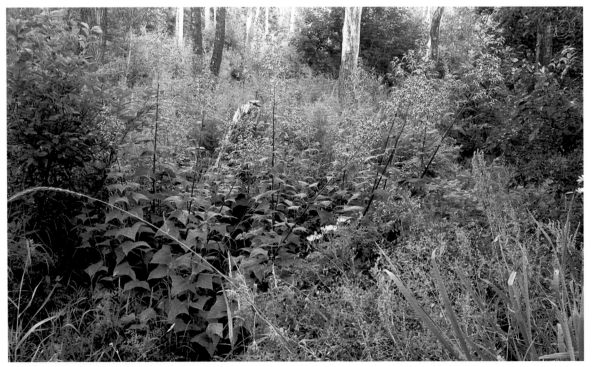

山尖子

8，条形或披针形，先端尖，背部密被腺状短柔毛；管状花 7～20，白色，长约 7 mm。瘦果黄褐色，长约 7 mm；冠毛与瘦果等长。花果期 7～8 月。

| **生境分布** | 生于林下、林缘或草丛中。分布于内蒙古呼伦贝尔市（额尔古纳市、牙克石市、鄂温克族自治旗）、兴安盟（科尔沁右翼前旗、阿尔山市）、通辽市（扎鲁特旗）、赤峰市（阿鲁科尔沁旗、克什克腾旗、敖汉旗、宁城县）、乌兰察布市（卓资县、凉城县、察哈尔右翼中旗）、呼和浩特市（武川县、和林格尔县）。

| **资源情况** | 野生资源一般。药材来源于野生。

| **采收加工** | 夏、秋季间采收，鲜用或切段，阴干。

| **药材性状** | 本品茎粗壮，上部密被腺状短柔毛。下部叶枯萎，上、中部叶三角状戟形，基部截形或微心形，下延成上部有狭翅的叶柄，基生叶不抱茎，叶缘具不规则的尖齿。总苞筒状；总苞片狭长圆形或披针形，密生腺状短毛；花筒状，淡白色。气微，味淡。

| **功能主治** | 苦，凉。解毒，消肿，利水。用于伤口化脓，小便不利。

| **用法用量** | 内服煎汤，5～10 g。外用适量，煎汤洗；或捣敷。

菊科 Compositae 蟹甲草属 Parasenecio

无毛山尖子

Parasenecio hastatus (L.) H. Koyama var. *glaber* (Ledeb.) Y. L. Chen

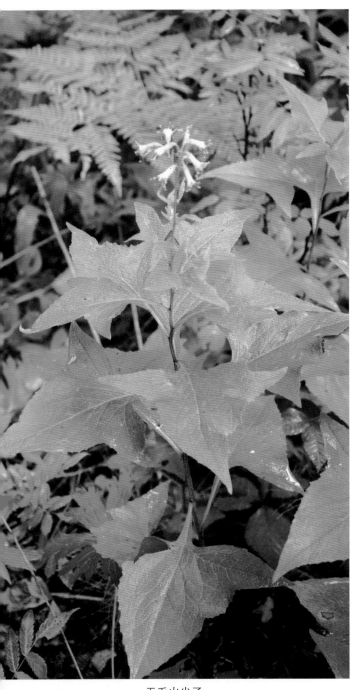

无毛山尖子

| 植物别名 |

无毛山尖菜、戟叶兔儿伞。

| 蒙 文 名 |

给鲁格日－伊古西讷。

| 药 材 名 |

无毛山尖子（药用部位：全草或叶）。

| 形态特征 |

多年生草本，高 60 ～ 150 cm。茎粗壮，上部密被腺状短柔毛。下部叶花期枯萎，中部叶三角状戟形，长 10 ～ 17 cm，宽 13 ～ 19 cm，基部截形或微心形，楔状下延成上部有狭翅的叶柄，叶柄长 4 ～ 5 cm，边缘有不规则的尖齿，上面有疏柔毛，下面毛较密，上部叶渐小，三角形或圆形。头状花序多数，下垂，密集成塔形的圆锥花序，花序梗长 0.4 ～ 2 cm，密生腺状短毛；总苞筒状，长 9 ～ 12 mm；总苞片 8，狭长圆形或披针形，密生腺状短毛；花 13 ～ 19，筒状，淡白色。瘦果淡黄褐色，冠毛白色。

生境分布	生于林缘、灌丛或草地。分布于内蒙古呼伦贝尔市（鄂温克族自治旗）、兴安盟（科尔沁右翼前旗）、赤峰市（巴林右旗、宁城县）、锡林郭勒盟（东乌珠穆沁旗、西乌珠穆沁旗）、呼和浩特市。
资源情况	野生资源一般。药材来源于野生。
采收加工	夏、秋季间采收，鲜用或切段，阴干。
功能主治	全草，消肿生肌，愈合伤口。用于创伤。叶，泻下，利水。用于小便不利。
用法用量	外用适量，煎汤洗。

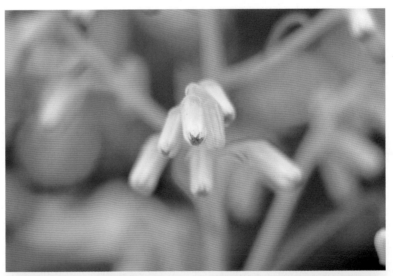

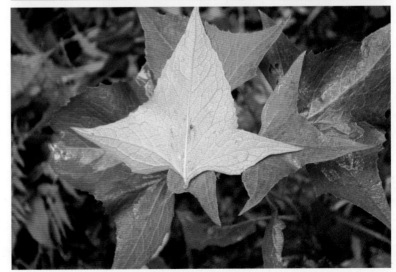

菊科 Compositae 兔儿伞属 Syneilesis

兔儿伞 *Syneilesis aconitifolia* (Bge.) Maxim.

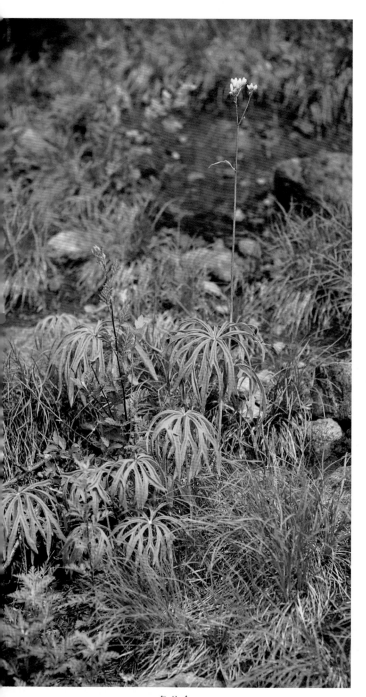

兔儿伞

| 植物别名 |

雨伞菜、帽头菜、小鬼伞。

| 蒙 文 名 |

伊高敏。

| 药 材 名 |

兔儿伞（药用部位：全草或根）。

| 形态特征 |

多年生草本。茎直立，高 70 ~ 120 cm，具纵肋。叶通常 2，疏生；下部叶片盾状圆形，掌状深裂，裂片 7 ~ 9，每裂片再次 2 ~ 3浅裂，小裂片线状披针形，边缘具不等长的锐齿，初时反折呈闭伞状，被密蛛丝状绒毛，后开展成伞状，变无毛；中部叶较小，裂片通常 4 ~ 5；其余的叶呈苞片状，披针形，向上渐小。头状花序多数，在茎端密集成复伞房状；具数枚线形小苞片；总苞筒状，基部有 3 ~ 4 小苞片；总苞片 1 层，通常 5。小花 8 ~ 10，花冠淡粉白色，管部窄，檐部窄钟状，5 裂；花药变紫色，基部短箭形；花柱分枝伸长，扁，先端钝，被笔状微毛。瘦果圆柱形，长 5 ~ 6 mm，无毛，具肋；冠毛污白色或变红色，糙毛状，长 8 ~ 10 mm。

花期 6 ～ 7 月，果期 8 ～ 10 月。

| **生境分布** | 生于海拔 500 ～ 1 800 m 的山坡荒地或路旁。分布于内蒙古呼伦贝尔市（鄂伦春自治旗、牙克石市、扎兰屯市）、赤峰市（阿鲁科尔沁旗、巴林左旗、宁城县、敖汉旗、喀喇沁旗）。

| **资源情况** | 野生资源一般。药材来源于野生。

| **采收加工** | 5 ～ 8 月采收，鲜用或切段晒干。

| **药材性状** | 本品根茎呈扁圆柱形，多弯曲，长 1 ～ 4 cm，直径 0.3 ～ 0.8 cm；表面棕褐色，粗糙，具不规则的环节和纵皱纹，两侧向下生多条根。根呈类圆柱状，弯曲，长 5 ～ 15 cm，直径 0.1 ～ 0.3 cm；表面灰棕色或淡棕黄色，表面密被灰白色根毛，具细纵皱纹；质脆，易折断，折断面略平坦，皮部白色，木部棕黄色。气微特异，味辛、凉。

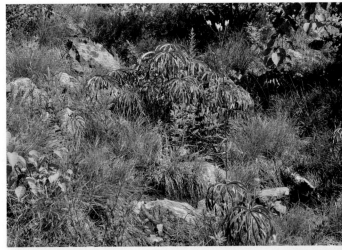

| **功能主治** | 苦、辛，温。归肺、大肠经。祛风除湿，舒筋活血，消肿止痛。用于风寒痹痛，跌打损伤，月经不调，痛经，痈疽肿毒，瘰疬，痔疮。

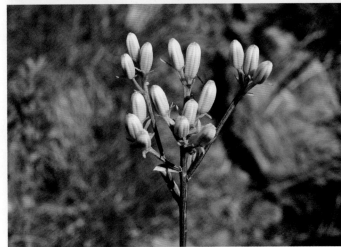

| **用法用量** | 内服煎汤，1.5 ～ 3 g；或入丸、散剂。外用适量，鲜品捣敷；或研末撒；或调涂；或煎汤洗；或取汁涂。

菊科 Compositae 款冬属 Tussilago

款冬 *Tussilago farfara* L.

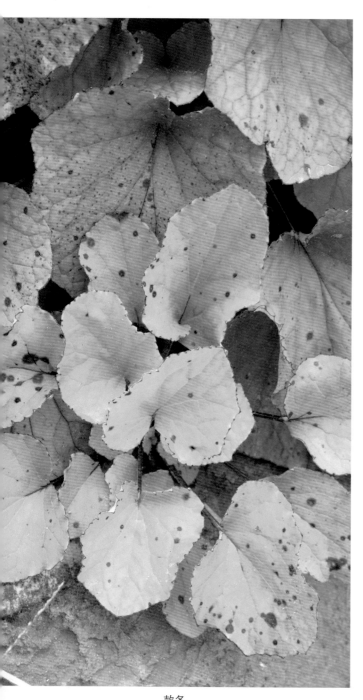

款冬

| 植物别名 |

款冬花、冬花、虎须。

| 蒙 文 名 |

温杜森 – 朝木日里格。

| 药 材 名 |

中药 款冬（药用部位：花蕾）。

蒙药 温杜森 – 朝木日里格（药用部位：花蕾）。

| 形态特征 |

多年生草本。根茎褐色，横生地下。早春先抽出花葶数条，高 5 ~ 10 cm，被白茸毛，具互生鳞片状叶 10 多片，淡紫褐色。头状花序直径 2.5 ~ 3 cm，顶生；总苞片 1 ~ 2 层，被茸毛；边缘有多层雌花，舌状，黄色，子房下位，柱头 2 裂；中央为两性筒状花，先端 5 裂，雄蕊 5，花药基部尾状，柱头头状，通常不结实。瘦果长椭圆形，具 5 ~ 10 棱；冠毛淡黄色。后生出基生叶，阔心形，长 3 ~ 12 cm，宽 4 ~ 14 cm，边缘有波状先端增厚的黑褐色的疏齿，下面密生白色茸毛，具掌状网脉，主脉 5 ~ 9；叶柄长 5 ~ 15 cm，被白色绵毛。

| **生境分布** | 生于河边、砂质地，或栽培。分布于内蒙古乌兰察布市（兴和县、清水河县）、鄂尔多斯市（准格尔旗）。 |

| **资源情况** | 野生资源一般，栽培资源一般。药材来源于野生或栽培。 |

| **采收加工** | 12 月或地冻前当花尚未出土时采挖，除去花梗和泥沙，阴干。 |

| **药材性状** | 本品呈长圆棒状。单生或 2 ~ 3 个基部连生，长 1 ~ 2.5 cm，直径 0.5 ~ 1 cm。上端较粗，下端渐细或带有短梗，外面被有多数鱼鳞状苞片。苞片外表面紫红色或淡红色，内表面密被白色絮状茸毛。体轻，撕开后可见白色茸毛。气香，味微苦而辛。 |

| **功能主治** | **中药** 款冬：辛、微苦，温。归肺经。润肺下气，止咳化痰。用于新久咳嗽，喘咳痰多，劳嗽咳血。
蒙药 温杜森 – 朝木日里格：苦，寒，钝、糙、燥。清热，解毒，止泻。用于血希日热，毒热和热性腹泻等。 |

| **用法用量** | **中药** 款冬：内服煎汤，3 ~ 10 g；或熬膏；或入丸、散剂。外用适量，研末调敷。
蒙药 温杜森 – 朝木日里格：内服煮散剂，3 ~ 5 g；或入丸、散剂。 |

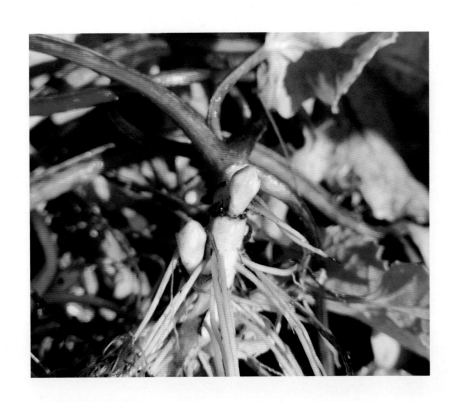

菊科 Compositae 狗舌草属 Tephroseris

狗舌草 *Tephroseris kirilowii* (Turcz. ex DC.) Holub

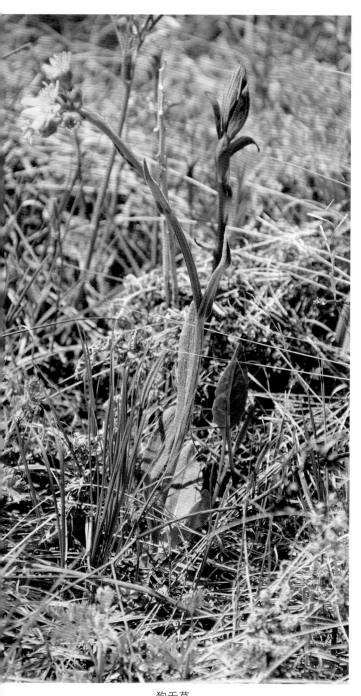

狗舌草

| 植物别名 |

狗舌头草、白火丹草、铜交杯。

| 蒙 文 名 |

塔林－昭黑门。

| 药 材 名 |

狗舌草（药用部位：全草）。

| 形态特征 |

多年生草本，高 15 ～ 50 cm，全株被蛛丝状毛，呈灰白色。根茎短，着生多数不定根。茎直立，单一。基生叶及茎下部叶较密集，呈莲座状，开花时部分枯萎，宽卵形、卵形、矩形，全缘，基部半抱茎；茎上部叶狭条形，全缘。头状花序 5 ～ 10，于茎顶排列成伞房状，具长短不等的花序梗，苞叶 3 ～ 8，狭条形；总苞钟形，长 6 ～ 9 mm，宽 8 ～ 11 mm；总苞片条形或披针形，背面被蛛丝状毛，边缘膜质；舌状花黄色或橙黄色，长 9 ～ 17 mm，子房具微毛；管状花长 6 ～ 8 mm，子房具毛。瘦果圆柱形，长约 2.5 mm，具纵肋，被毛；冠毛白色，长 5 ～ 7 mm。花果期 6 ～ 7 月。

| 生境分布 | 生于海拔 250 ~ 2 000 m 的草原、草甸草原或山地林缘。分布于内蒙古呼伦贝尔市（额尔古纳市、牙克石市、鄂伦春自治旗、阿荣旗、根河市、海拉尔区、扎赉诺尔区）、兴安盟（扎赉特旗、科尔沁右翼前旗、科尔沁右翼中旗）、通辽市（科尔沁左翼后旗）、赤峰市（克什克腾旗、翁牛特旗、喀喇沁旗、阿鲁科尔沁旗、巴林右旗、松山区、元宝山区、红山区、宁城县）、通辽市（霍林郭勒市）、锡林郭勒盟（锡林浩特市、东乌珠穆沁旗、西乌珠穆沁旗）、乌兰察布市（兴和县、卓资县、凉城县）、呼和浩特市（武川县）、鄂尔多斯市（准格尔旗）。 |

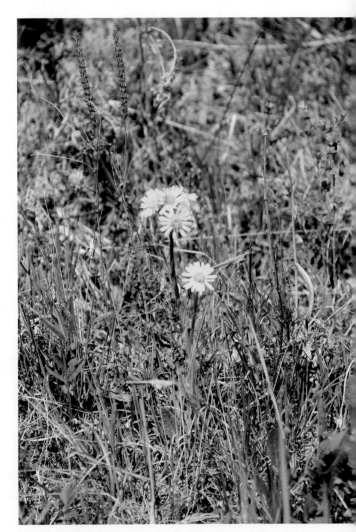

| 资源情况 | 野生资源一般。药材来源于野生。 |

| 采收加工 | 春、夏季采收，洗净，鲜用或晒干。 |

| 功能主治 | 苦，寒；有小毒。清热解毒，利水消肿，杀虫。用于脓疡疔肿，尿路感染，肾炎水肿，口腔炎，跌打损伤，湿疹，疥疮，滴虫性阴道炎，白血病。 |

| 用法用量 | 内服煎汤，9 ~ 15 g，鲜品加倍；或入丸、散剂。外用适量，鲜品捣敷。 |

| 附　　注 | 蒙古族药用全草，用于肺痈，淋病，小便不利，水肿，痢疾，白血病，疔肿，疥疮。 |

菊科 Compositae 狗舌草属 Tephroseris

红轮狗舌草

Tephroseris flammea (Turcz. ex DC.) Holub

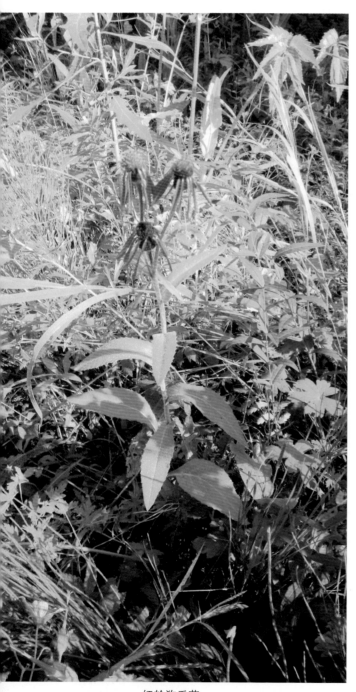

红轮狗舌草

| 植物别名 |

红轮千里光。

| 蒙 文 名 |

乌兰 – 昭黑门。

| 药 材 名 |

红轮狗舌草（药用部位：全草或花序）。

| 形态特征 |

多年生草本，高 20 ~ 70 cm。根茎短，着生密而细的不定根。茎直立，单一，具纵条棱，上部分枝，茎、叶和花序梗都被蛛丝状毛，并混生短柔毛。基生叶花时枯萎；茎下部叶矩圆形或卵形，长 5 ~ 15 cm，宽 2 ~ 3 cm，先端锐尖，基部渐狭成具翅的和半抱茎的长柄，大或小的疏牙齿；茎中部叶披针形，长 5 ~ 12 cm，宽 1.5 ~ 3 cm，先端长渐尖，基部渐狭，无柄，半抱茎，边缘具细齿；茎上部叶狭条形，一般全缘，无柄。头状花序 5 ~ 15，在茎顶排列成伞房状；总苞杯形，长 5 ~ 7 mm，宽 5 ~ 13 mm，总苞片约 20，黑紫色，条形，宽约 1.5 mm，无外层小苞片；舌状花 8 ~ 12，条形或狭条形，长 13 ~ 25 mm，宽 1 ~ 2 mm，舌片红色、

紫红色，成熟后常反卷；管状花长 6 ~ 9 mm，紫红色。瘦果圆柱形，棕色，长 2 ~ 3 mm，被短柔毛；冠毛污白色，长 8 ~ 10 mm。

| 生境分布 | 生于海拔 1 200 ~ 2 100 m 的山地草原或林缘。分布于内蒙古呼伦贝尔市（根河市、额尔古纳市、鄂伦春自治旗、牙克石市、扎兰屯市）、兴安盟（扎赉特旗、科尔沁右翼前旗、阿尔山市）、赤峰市（喀喇沁旗、宁城县、敖汉旗）、锡林郭勒盟（东乌珠穆沁旗、西乌珠穆沁旗、正蓝旗）。

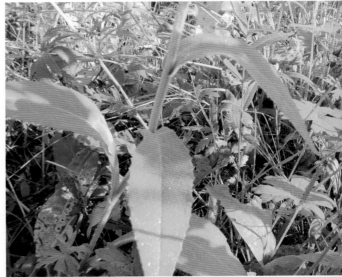

| 资源情况 | 野生资源一般。药材来源于野生。

| 采收加工 | 夏、秋季采收，洗净，鲜用或切段，晒干。

| 功能主治 | 全草，苦，寒。清热解毒。用于疔毒痈肿。花序，苦，寒。活血调经。用于月经不调。

| 用法用量 | 内服煎汤，15 ~ 30 g。外用适量，捣敷。

| 附　　注 | 蒙古族药用全草，用于疔毒痈肿；花用于月经不调。

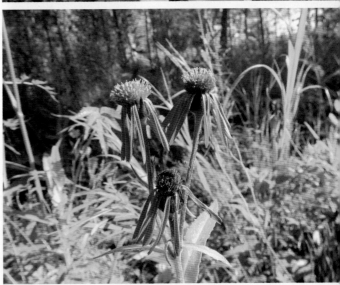

菊科 Compositae 千里光属 Senecio

林荫千里光 *Senecio nemorensis* L.

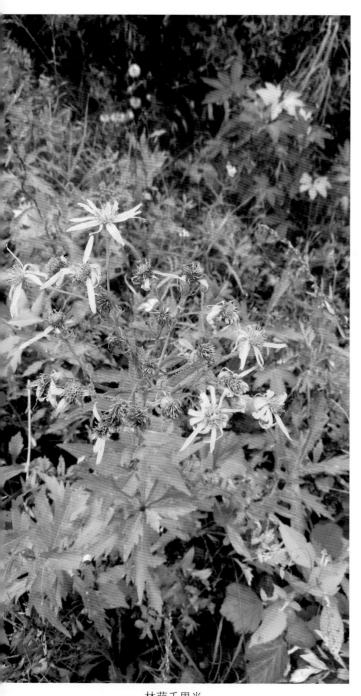

林荫千里光

| 植物别名 |

森林千里光。

| 蒙 文 名 |

敖衣音 – 给其给那。

| 药 材 名 |

黄菀（药用部位：全草）。

| 形态特征 |

多年生草本，高 45 ~ 100 cm。根茎短，着生多数不定根。茎直立，单一，上部分枝。基生叶及茎下部叶花期枯萎；中部叶卵状披针形或矩圆状披针形，长 5 ~ 15 cm，宽 1 ~ 3 cm，先端渐尖，基部渐狭，边缘具疏牙齿，两面被疏柔毛或光滑；上部叶条状披针形或条形，较小。头状花序多数，在茎顶排列成伞房状，花序梗细长，苞叶条形或狭条形；总苞钟形，长 6 ~ 8 mm，宽 5 ~ 10 mm，总苞片 10 ~ 12，条形，背面被短柔毛，边缘膜质；外层小苞片狭条形，与总苞片等长，被短柔毛，舌状花 5 ~ 10，黄色，长约 18 mm；管状花长约 10 mm。瘦果圆柱形，长约 1.5 mm，光滑，淡棕褐色，具纵肋；冠毛白色，长 5 ~ 7 mm。花果期 7 ~ 8 月。

生境分布	生于海拔 770 ～ 3 000 m 的林缘或河边草甸。分布于内蒙古呼伦贝尔市（牙克石市、鄂伦春自治旗、额尔古纳市）、兴安盟（扎赉特旗、阿尔山市、科尔沁右翼前旗、突泉县）、赤峰市（克什克腾旗、巴林右旗、巴林左旗、松山区、宁城县、敖汉旗、翁牛特旗、喀喇沁旗、阿鲁科尔沁旗）、锡林郭勒盟（东乌珠穆沁旗）。

资源情况	野生资源一般。药材来源于野生。

采收加工	8 ～ 9 月采收，洗净，晒干或鲜用。

功能主治	苦、辛，寒。归肝、脾经。清热解毒。用于热痢，痈疖疔毒，肠炎，肝炎，结膜炎，中耳炎。

用法用量	内服煎汤，6 ～ 12 g。外用适量，鲜品捣敷。

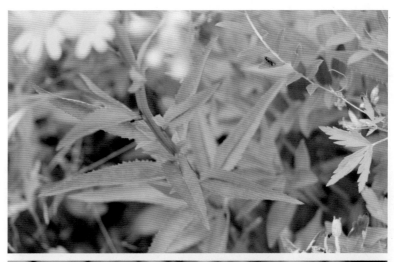

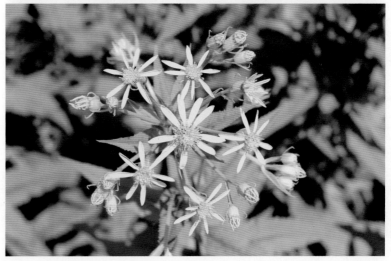

菊科 Compositae 千里光属 Senecio

额河千里光 *Senecio argunensis* Turcz.

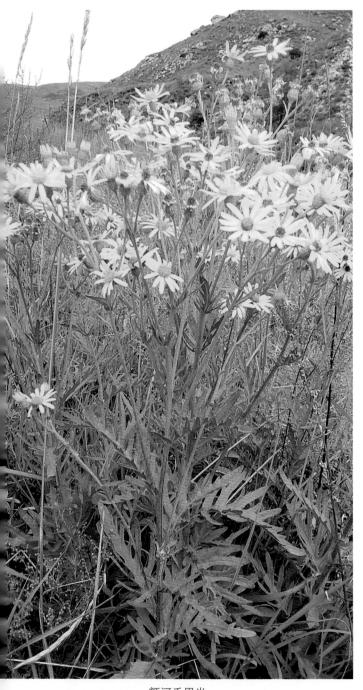

额河千里光

| **植物别名** |

羽叶千里光。

| **蒙 文 名** |

乌都力格 – 给其给那。

| **药 材 名** |

中药 斩龙草（药用部位：带根全草）。
蒙药 格奇给讷（药用部位：带花地上部分）。

| **形态特征** |

多年生草本，高 30 ~ 100 cm。茎直立，具纵条棱，常被蛛丝状毛。茎下部叶花期枯萎；中部叶卵形或椭圆形，长 5 ~ 15 cm，宽 2 ~ 5 cm，羽状半裂、深裂，有的近 2 回羽裂，裂片 3 ~ 6 对，两面被蛛丝状毛或近光滑，叶下延成柄或无柄；上部叶较小，裂片较少。头状花序多数，在茎顶排列成复伞房状，花序梗被蛛丝状毛；小苞片条形或狭条形；总苞钟形，长 4 ~ 8 mm，宽 4 ~ 10 mm；总苞片约 10，披针形，边缘宽膜质，背部常被蛛丝状毛，外层小总苞片约 10，狭条形，比总苞片略短；舌状花黄色，10 ~ 12，舌片条形或狭条形，长 12 ~ 15 mm；管状花长 7 ~ 9 mm，子房无毛。瘦果圆柱形，长

2 ~ 2.5 mm，光滑，黄棕色；冠毛白色，长 5 ~ 7 mm。花果期 7 ~ 9 月。

| 生境分布 | 生于海拔 500 ~ 3 300 m 的林缘、河边草甸或柳灌丛。分布于内蒙古呼伦贝尔市（额尔古纳市、阿荣旗、新巴尔虎右旗、满洲里市）、兴安盟（突泉县、科尔沁右翼中旗）、通辽市（科尔沁左翼后旗、霍林郭勒市）、赤峰市（敖汉旗、阿鲁科尔沁旗、巴林右旗、红山区、元宝山区、松山区、宁城县、敖汉旗）、锡林郭勒盟（东乌珠穆沁旗）、乌兰察布市、鄂尔多斯市（鄂托克旗、乌审旗、伊金霍洛旗）。

| 资源情况 | 野生资源一般。药材来源于野生。

| 采收加工 | **中药** 斩龙草：夏、秋季采收，洗净、鲜用或晒干。
蒙药 格奇给讷：夏季开花时割取地上部分，除去杂质，切段，阴干。

| 药材性状 | **中药** 斩龙草：本品根茎两侧和下面生多数黄棕色或红棕色细根，根直径约 1 mm，质脆易断。茎圆柱形，直径 0.3 ~ 0.6 cm。上部多分枝；表面绿黄色，具明显纵条纹，密被蛛丝状毛；质硬而脆，折断面见髓部大，白色。叶片多皱缩破碎，完整者展平后呈椭圆形，总序梗细长，花黄色或黄棕色。瘦果圆柱形，冠毛污白色，长约 5 mm。气微，味微苦。

| 功能主治 | **中药** 斩龙草：微苦，寒。清热解毒，清肝明目。用于痢疾，咽喉肿痛，目赤，痈肿疮疖，瘰疬，湿疹，疥癣，毒蛇咬伤，蝎蜂蜇伤。
蒙药 格奇给讷：苦，寒，轻、糙、钝。收敛，接脉，止刺痛，清热，解毒。用于骨伤，脉伤，黏疫，黏性肠刺痛，血痢，腑热。

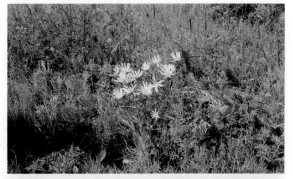

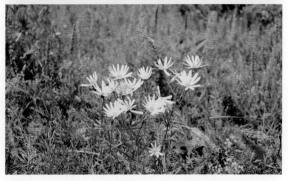

| 用法用量 | **中药** 斩龙草：内服煎汤，15 ~ 30 g，鲜品 30 ~ 60 g，大剂量可用至 90 g。外用适量，鲜品捣敷；或煎汤熏洗。
蒙药 格奇给讷：内服煮散剂，3 ~ 5 g；或入丸、散剂。

菊科 Compositae 千里光属 *Senecio*

欧洲千里光 *Senecio vulgaris* L.

| 蒙 文 名 | 恩格音 – 给其给那。

| 药 材 名 | 欧洲千里光（药用部位：全草）。

| 形态特征 | 一年生草本，高 15 ～ 40 cm。茎直立，稍肉质，具纵沟棱，被蛛丝状毛或无毛，多分枝。基生叶与茎下部叶倒卵状匙形或矩圆状匙形，具浅齿，有柄，花期枯萎；茎中部叶倒卵状匙形、倒披针形以至矩圆形，长 3 ～ 10 cm，宽 1 ～ 3 cm，羽状浅裂或深裂，边缘具不整齐波状小浅齿，向下渐狭基部常扩大而抱茎，两面近无毛；上部叶较小，条形，有齿或全缘。头状花序多数，在茎顶和枝端排列成伞房状，花序梗细长，被蛛丝状毛；苞叶条形或狭条形；总苞近钟状，长 6 ～ 8 mm，宽 4 ～ 5 mm；总苞片可达 20，披针状条形，先端渐尖，边缘膜质，外层小苞片 2 ～ 7，披针状条形，长 1.5 ～ 2 mm，先端

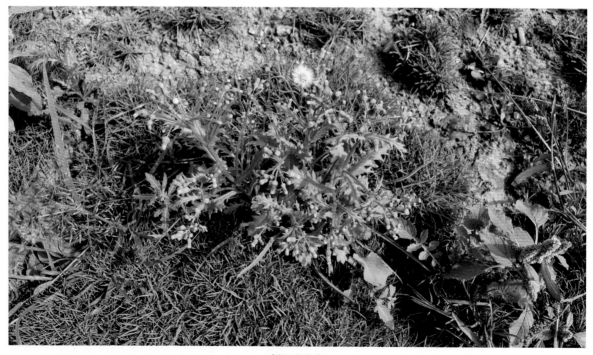

欧洲千里光

渐尖，常呈黑色；无舌状花；管状花长约 5 mm，黄色。瘦果圆柱形，长 2.5 ~ 3 mm，有纵沟，被微毛，冠毛白色，长约 5 mm。花果期 7 ~ 8 月。

生境分布

生于海拔 300 ~ 2 300 m 的开旷山坡、草地或路旁。分布于内蒙古呼伦贝尔市（牙克石市、额尔古纳市、根河市）、赤峰市（红山区、喀喇沁旗）、鄂尔多斯市（准格尔旗）。

资源情况

野生资源较少。药材来源于野生。

功能主治

甘，平。归心、脾经。清热解毒，祛瘀消肿。用于痈肿疮疡，口腔破溃，湿疹，小儿顿咳，无名毒疮，肿瘤。

用法用量

外用适量，捣敷。

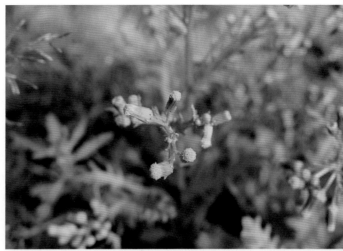

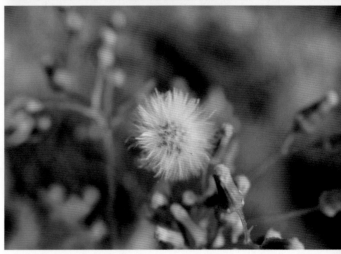

菊科 Compositae 金盏花属 Calendula

金盏花 *Calendula officinalis* L.

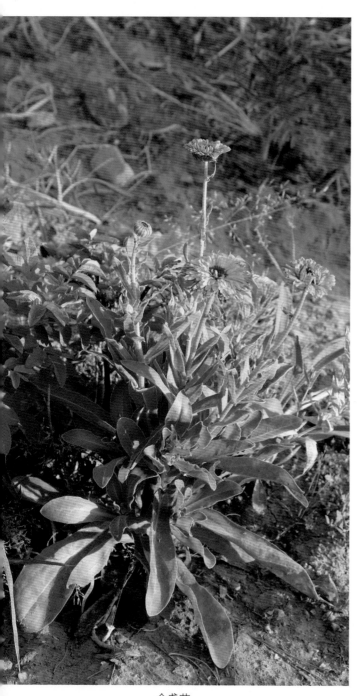

金盏花

植物别名

大金盏花、棒红、甘菊花。

蒙文名

阿拉坦 – 混达格 – 其其格。

药材名

金盏菊（药用部位：全草）、金盏菊花（药用部位：花序）、金盏菊根（药用部位：根）。

形态特征

一年生草本，高 30 ~ 50 cm，全株被柔毛。茎直立，上部有分枝。下部叶匙形，长 7 ~ 15 cm，宽 1 ~ 4 cm，先端钝圆，有小凸尖，基部渐狭，全缘；上部叶长椭圆形至长椭圆状倒卵形，长 5 ~ 9 cm，宽 1 ~ 2 cm，先端钝或尖，基部略心形，稍抱茎，全缘或具稀疏小齿。头状花序直径 2.5 ~ 5 cm，梗粗壮；总苞片条形或条状披针形，先端渐尖，背面具软刺毛；舌状花及管状花淡黄色至橘黄色，日间开放，夜晚闭合，开放时舌片水平开展，先端具 3 齿。瘦果较苞片为长，向内钩曲，背部具薄片状横皱折，两侧具狭翅。花果期 6 ~ 9 月。

| **生境分布** | 原产于地中海。内蒙古无野生分布，通辽市（霍林郭勒市）等地有栽培。 |

| **资源情况** | 无野生资源，栽培资源一般。药材来源于栽培。 |

采收加工	金盏菊：春、夏季采收，鲜用或切段晒干。
	金盏菊花：春、夏季花盛开时采摘花，鲜用或阴干。
	金盏菊根：夏季开花期采挖，除去茎叶，洗净泥土，烘干或置通风处干燥。亦可鲜用。

| **药材性状** | 金盏菊花：本品呈扁球形或不规则球形，直径 1.5 ~ 4 cm。总苞 1 ~ 2 层苞片组成，苞片长卵形，边缘膜质。舌状花 1 ~ 2 列，类白色或黄色；花瓣紧缩或松散，有的散离。体轻，质柔润，有的松软。气清香，味甘、微苦。 |
| | 金盏菊根：本品根茎粗短，先端有多数茎基及叶柄残痕，质稍硬。根茎簇生多数细根，表面棕褐色，有纵皱纹，质较柔韧。气微香，味微苦。 |

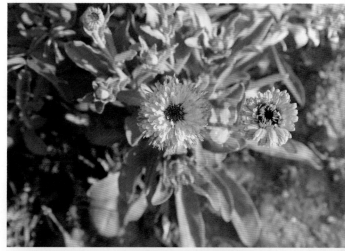

功能主治	金盏菊：苦，寒。清热解毒，活血调经。用于中耳炎，月经不调。
	金盏菊花：淡，平。凉血止血，清热泻火。用于肠风便血，目赤肿痛。
	金盏菊根：微苦，平。活血散瘀，行气止痛。用于癥瘕积聚，疝气，胃寒疼痛。

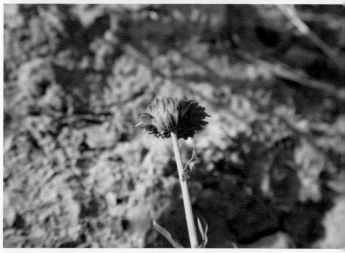

用法用量	金盏菊：内服煎汤，5 ~ 15 g。外用适量，鲜品取汁滴耳。
	金盏菊花：内服煎汤，5 ~ 10 朵，酌加冰糖。
	金盏菊根：内服煎汤，30 ~ 60 g，鲜品可用至 120 g。

菊科 Compositae 蓝刺头属 Echinops

火烙草 *Echinops przewalskii* Iljin

| 蒙 文 名 | 扫日图 - 扎日阿 - 乌拉。

| 药 材 名 | 火烙草（药用部位：根）。

| 形态特征 | 多年生草本，高 30 ～ 40 cm。根粗壮，木质。茎直立，具纵沟棱，密被白色绵毛，不分枝或有分枝。叶革质，茎下部及中部叶长椭圆形、长椭圆状披针形或长倒披针形，2 回羽状深裂，1 回裂片卵形；上部叶变小，椭圆形，羽状分裂，无柄。复头状花序单生枝端，直径 5 ～ 5.5 cm，蓝色；头状花序长约 2.5 cm，基毛多数，白色，扁毛状；总苞长约 2 cm；总苞片 18 ～ 20，无毛，外层者较短而细，基部条形，中层者矩圆形或条状菱形，先端细尖，边缘膜质，中部以上边缘有少数睫毛，内层者长椭圆形，基部稍狭，先端有短刺和睫毛；花冠长 1.5 ～ 1.6 cm，白色，花冠裂片条形，蓝色。瘦果圆柱

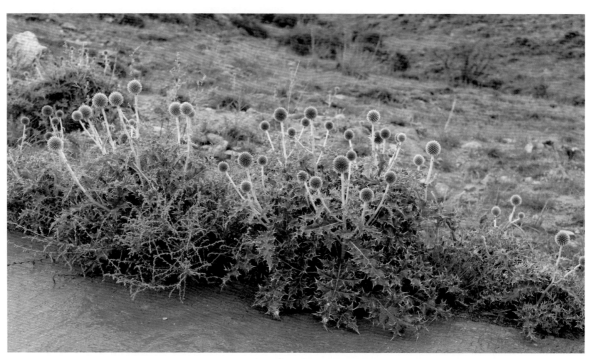

火烙草

形，密被黄褐色柔毛；冠毛长约 1 mm，宽鳞片状，由中部联合，黄色。

| 生境分布 |

生于荒漠草原地带、草原化荒漠地带、典型荒漠地带石质山地或砂砾质戈壁。分布于内蒙古包头市（达尔罕茂明安联合旗）、鄂尔多斯市（康巴什区、准格尔旗、鄂托克旗）、巴彦淖尔市（乌拉特前旗、乌拉特中旗）、阿拉善盟。

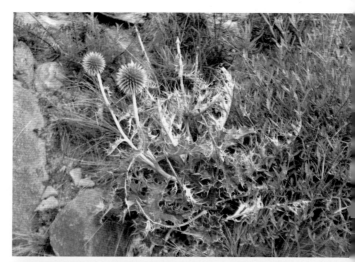

| 资源情况 |

野生资源一般。药材来源于野生。

| 功能主治 |

清热解毒，排脓消肿，下乳。用于痈疮肿毒，乳腺炎，乳汁不通，腮腺炎，瘰疬，湿痹拘挛，痔疮。

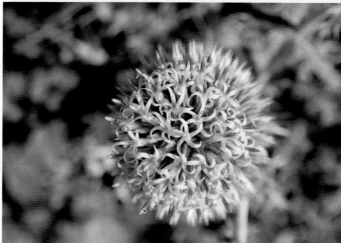

| 用法用量 |

内服煎汤，6 ~ 12 g；或入丸、散剂。

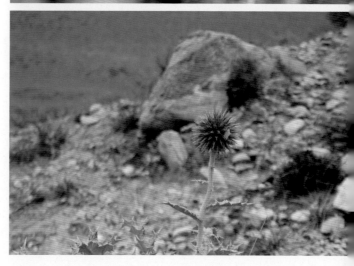

菊科 Compositae 蓝刺头属 Echinops

驴欺口

Echinops latifolius Tausch

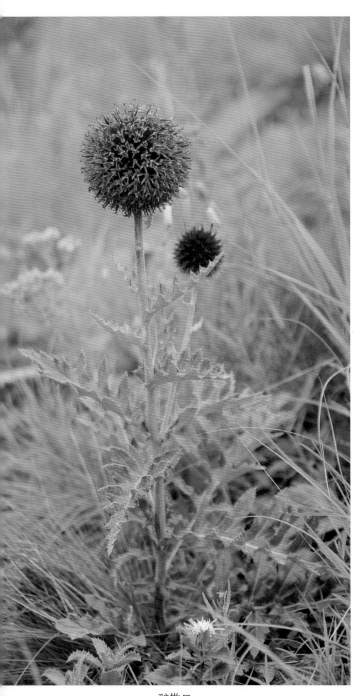

驴欺口

| 植物别名 |

禹州漏芦、和尚头、蓝刺头。

| 蒙 文 名 |

扎日阿 – 乌拉。

| 药 材 名 |

中药 禹州漏芦（药用部位：根）、追骨风（药用部位：头状花序）。

蒙药 乌日格斯图 – 呼和（药用部位：头状花序。别名：蓝刺头）。

| 形态特征 |

多年生草本，高 30 ~ 70 cm。根粗壮，褐色。茎直立，具纵沟棱，上部密被白色蛛丝状绵毛，下部疏被蛛丝状毛，不分枝或有分枝。茎中、下部叶 2 回羽状深裂，1 回裂片卵形或披针形，先端锐尖或渐尖，具刺尖头，有缺刻状小裂片，全部边缘具不规则刺齿或三角形刺齿，上面绿色，无毛或疏被蛛丝状毛，并有腺点，下面密被白色绵毛，有长柄或短柄；茎上部叶渐小，长椭圆形至卵形，羽状分裂，基部抱茎。复头状花序单生于茎顶或枝端，蓝色；头状花序长约 2 cm，基毛多数，白色，扁毛状，不等长，外层总苞片较短，

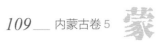

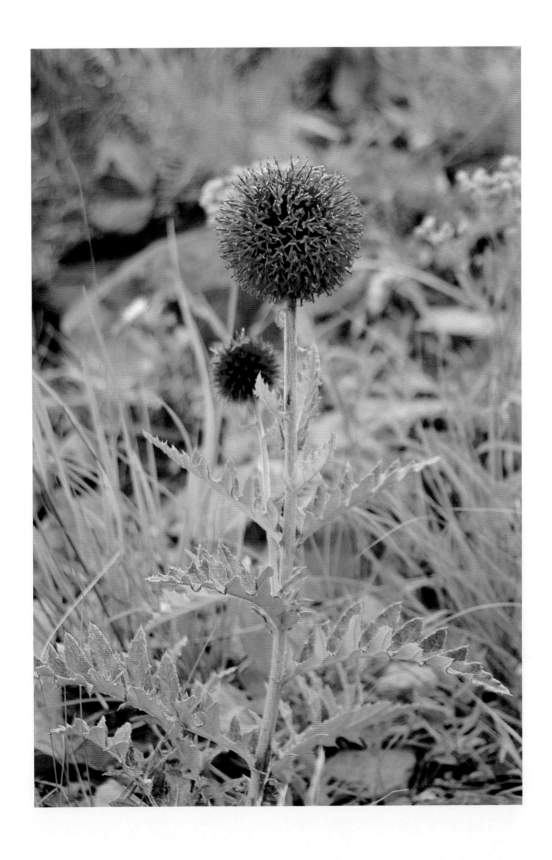

条形，上部菱形扩大，淡蓝色，先端锐尖，边缘有少数睫毛；中层者较长，菱状披针形，自最宽处向上渐尖成芒刺状，淡蓝色，中上部边缘有睫毛；内层者长，长椭圆形或条形，先端芒裂；花冠白色，有腺点，花冠裂片条形，淡蓝色。瘦果圆柱形，密被黄褐色柔毛；冠毛长约 1 mm，中下部联合。花期 6 月，果期 7 ～ 8 月。

| 生境分布 | 生于海拔 120 ～ 2 200 m 的山坡草地或山坡疏林下。分布于内蒙古呼伦贝尔市（扎兰屯市、鄂温克族自治旗、海拉尔区、满洲里市）、兴安盟（科尔沁右翼前旗、科尔沁右翼中旗、突泉县）、赤峰市（阿鲁科尔沁旗、扎鲁特旗、巴林右旗、翁牛特旗、克什克腾旗、喀喇沁旗、宁城县、敖汉旗、松山区）、锡林郭勒盟（东乌珠穆沁旗）、乌兰察布市（卓资县、凉城县、四子王旗）、呼和浩特市（和林格尔县）、包头市（达尔罕茂明安联合旗、固阳县）、鄂尔多斯市（东胜区、伊金霍洛旗、准格尔旗）、巴彦淖尔市（乌拉特前旗）。

| 资源情况 | 野生资源一般。药材来源于野生。

| 采收加工 | **中药** 禹州漏芦：秋后采收，除去泥土，鲜用或晒干。
追骨风：8 ～ 9 月采摘，晒干。

| 药材性状 | **中药** 禹州漏芦：本品呈类圆柱形，稍扭曲，长 10 ～ 25 cm，直径 0.5 ～ 1.5 cm。表面灰黄色或灰褐色，具纵皱纹，先端有纤维状棕色硬毛。质硬，不易折断，断面皮部褐色，木部呈黄黑相间的放射状纹理。气微，味微涩。
追骨风：本品呈球形，直径 2 ～ 4 cm，有的已脱落成小头状花序。小头状花序长 1.5 ～ 2 cm，基部簇生许多白托毛，长约 6 mm。总苞分数层，外层者较短，长 6 ～ 8 mm，条形，上部呈菱形扩大，先端锐尖，边缘有少数睫毛；中层苞片较长，可达 1.5 cm，菱状披针形，自最宽处向上渐尖成芒刺状，中、上部边缘有睫毛；内层苞片长 1.3 ～ 1.5 cm，长椭圆形或条形，先端芒裂。全部管状花，花冠筒状，长约 1.5 cm，先端 5 裂，裂片条形，蓝色，多脱落；子房外密被淡黄色柔毛。气无，味淡。以花朵大、色鲜艳、无破碎者为佳。
蒙药 乌日格斯图 – 呼和：同"追骨风"。

| 功能主治 | **中药** 禹州漏芦：苦，寒。归胃经。清热解毒，消痈，下乳，舒筋通脉。用于乳痈肿痛，痈疽发背，瘰疬疮毒，乳汁不通，湿痹拘挛。
追骨风：苦，凉。清热，解毒，活血，止痛。用于骨折，创伤出血，胸痛。

蒙药 乌日格斯图 – 呼和：苦，凉，稀、轻、柔、钝。固骨质，接骨愈伤，清热止痛。用于骨折，骨热，刺痛，疮疡。

|**用法用量**| **中药** 禹州漏芦：内服煎汤，5 ~ 10 g；或入丸、散剂。外用适量，煎汤洗；或研末调敷。

追骨风：内服煎汤，3 ~ 9 g。

蒙药 乌日格斯图 – 呼和：内服煮散剂，3 ~ 5 g；或入丸、散剂。

菊科 Compositae 蓝刺头属 Echinops

砂蓝刺头
Echinops gmelini Turcz.

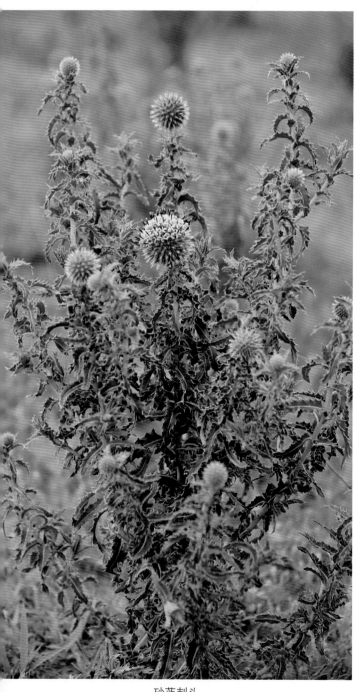

砂蓝刺头

| 植物别名 |

刺甲盖、恶背火草、刺头。

| 蒙 文 名 |

额乐森－扎日阿－乌拉。

| 药 材 名 |

沙漏芦（药用部位：根）、砂蓝刺头（药用部位：全草）。

| 形态特征 |

一年生草本，高 30 ~ 60 cm，不分枝或下部分枝，有腺毛。叶互生，无柄，条状披针形，长 2 ~ 5 cm，宽 0.3 ~ 0.5 cm，先端锐尖，基部半抱茎，边缘有白色硬刺，两面淡黄绿色，上部叶有腺毛，下部叶被绵毛。复头状花序单生枝端，球形，直径约 3 cm，白色或淡蓝色，小头状花的外总苞为白色冠毛状刚毛，完全分离；内总苞片外部的先端尖成芒状，上端穗状，上部边缘均有羽状睫毛，花冠筒白色，长约 3 mm，裂片 5，条形，淡蓝色，与筒近等长。瘦果密生绒毛；冠毛下部联合。

| 生境分布 |

生于海拔 580 ~ 3 120 m 的山坡砾石地、荒

漠草原、黄土丘陵或河滩沙地。分布于内蒙古呼伦贝尔市（陈巴尔虎旗、新巴尔虎左旗、新巴尔虎右旗）、兴安盟（科尔沁右翼中旗、科尔沁右翼前旗）、通辽市（科尔沁左翼后旗、库伦旗、开鲁县）、赤峰市（阿鲁科尔沁旗、翁牛特旗、巴林右旗、巴林左旗、克什克腾旗、红山区、敖汉旗）、锡林郭勒盟（西乌珠穆沁旗、锡林浩特市、正蓝旗、镶黄旗、苏尼特右旗、二连浩特市）、乌兰察布市（集宁区、凉城县）、包头市（达尔罕茂明安联合旗）、鄂尔多斯市（乌审旗、鄂托克旗、准格尔旗、达拉特旗、伊金霍洛旗、康巴什区、杭锦旗）、巴彦淖尔市（乌拉特中旗、乌拉特后旗、乌拉特前旗、临河区）、乌海市（海勃湾区、乌达区、海南区）、阿拉善盟（阿拉善左旗、阿拉善右旗、额济纳旗）。

| **资源情况** | 野生资源一般。药材来源于野生。

| **采收加工** | 砂蓝刺头：夏、秋季采收，洗净，切碎，晒干。

| **功能主治** | 沙漏芦：咸、苦，寒。清热解毒，排脓，通乳。用于疮痈肿痛，乳腺炎，乳汁不通，淋巴结结核，痔漏。

砂蓝刺头：止血，安胎，镇静。用于先兆流产，产后出血。

| **用法用量** | 沙漏芦：内服煎汤，6 ～ 15 g。

砂蓝刺头：内服煎汤，6 ～ 15 g。

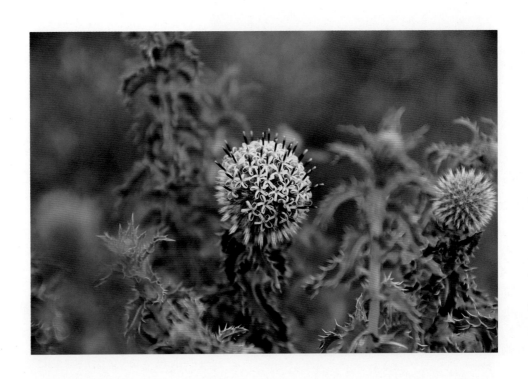

菊科 Compositae 苍术属 Atractylodes

关苍术 *Atractylodes japonica* Koidz. ex Kitam.

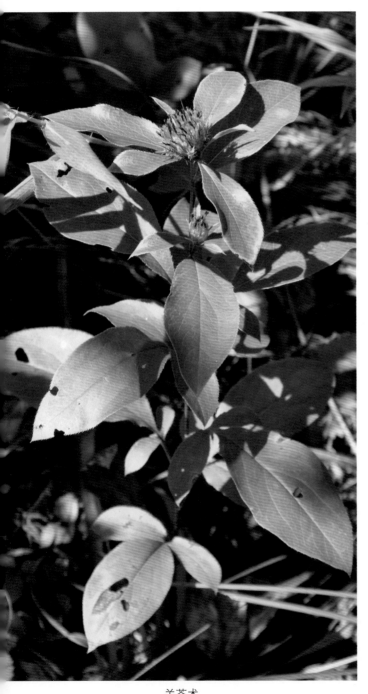

关苍术

| 植物别名 |

枪头菜、东苍术、和苍术。

| 蒙 文 名 |

乌都力格－侵瓦音－哈拉特日。

| 药 材 名 |

关苍术（药用部位：根茎）。

| 形态特征 |

植株高 30 ~ 70 cm。根茎横走，肥大而呈结节状。茎直立，具纵沟棱，疏被长柔毛，不分枝或上部分枝。基生叶花期凋萎，茎生叶 3 ~ 5 羽状全裂，长 5 ~ 11 cm，侧裂片矩圆形、倒卵形或椭圆形，先端锐尖，基部楔形或近圆形，边缘有平伏或内弯的细刺状锯齿，上面无毛，有光泽，下面近无毛，叶脉明显，顶裂片较大，叶柄长 2.5 ~ 3 cm；上部叶 3 裂或不分裂，近无柄。头状花序单生于枝端，长 1.7 cm，直径 1.5 cm，基部叶状苞片 2 层，羽状全裂，裂片刺状；总苞钟形；总苞片 7 ~ 8 层，先端钝，常带紫色，有微毛，边缘具长睫毛；管状花白色，长约 1 cm，狭管部与檐部近等长。瘦果圆柱形，长约 5 mm，密被向上而呈银白色的长柔毛。

冠毛淡黄色，长 7 ~ 8 mm。花果期 7 ~ 9 月。

| 生境分布 | 生于 200 ~ 800 m 的阔叶林地带、山坡草地、灌丛或林间草丛中。分布于内蒙古呼伦贝尔市（鄂伦春自治旗、满洲里市）、兴安盟（乌兰浩特市）、赤峰市（阿鲁科尔沁旗、巴林右旗、宁城县）。

| 资源情况 | 野生资源较少，栽培资源较少。药材来源于野生或栽培。

| 采收加工 | 春、秋季采集地下部分，洗净，干燥。

| 药材性状 | 本品多呈结节状圆柱形，长 4 ~ 12 cm，直径 1 ~ 2.5 cm。表面深棕色，有根痕及细小须根，并残留茎痕。质较轻，折断面不平坦，纤维性。有浓郁的特异香气，味辛、微苦。

| 功能主治 | 辛、苦，温。归脾、胃经。健脾燥湿，祛风除湿，明目，和中。用于湿困脾胃，脘痞腹胀，食欲不振，呕吐泄泻，痰饮，水肿，风湿痹痛，夜盲症。

| 用法用量 | 内服煎汤，5 ~ 10 g。

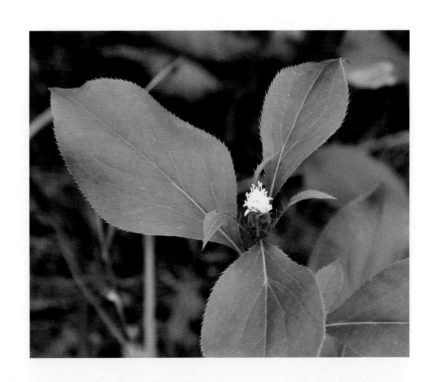

菊科 Compositae 苓菊属 Jurinea

蒙新苓菊 Jurinea mongolica Maxim.

| **植物别名** | 蒙疆苓菊、地棉花、鸡毛狗。

| **蒙 文 名** | 侵努嘎那。

| **药 材 名** | 鸡毛狗（药用部位：全草或茎基部绒毛）。

| **形态特征** | 多年生草本。根粗厚。茎基粗厚，团球状或疙瘩状，被密厚的绵毛
及残存的褐色的叶柄。茎粗壮，被稠密或稀疏的蛛丝状绵毛或蛛丝
状毛，或脱毛至无毛。基生叶长椭圆形或长椭圆状披针形，叶片羽
状深裂、浅裂或齿裂，侧裂片3～4对，长椭圆形或三角状披针形，
中部侧裂片较大，全部裂片边缘反卷；茎生叶与基生叶同形或披针
形或倒披针形并等样分裂或不裂，但基部无柄，然小耳状扩大。头
状花序单生枝端；总苞碗状，绿色或黄绿色。总苞片4～5层，最

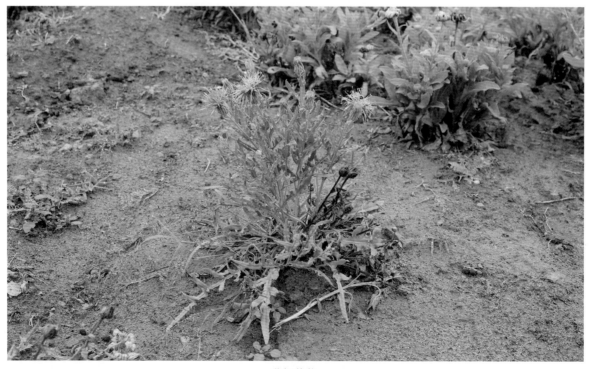

蒙新苓菊

外层披针形；中层披针形或长圆状披针形；最内层线状长椭圆形或宽线形。全部苞片质地坚硬，革质，外面有黄色小腺点及稀疏蛛丝毛。花冠红色，外面有腺点。瘦果淡黄色，倒圆锥状。冠毛污黄色，糙毛状，有短羽毛。花期5～8月。

| 生境分布 | 生于沙丘、沙滩或砂质地。分布于内蒙古鄂尔多斯市（东胜区、伊金霍洛旗、乌审旗、杭锦旗、鄂托克旗、鄂托克前旗）、巴彦淖尔市（乌拉特中旗、乌拉特后旗、磴口县）、阿拉善盟（阿拉善左旗、阿拉善右旗）。

| 资源情况 | 野生资源一般。药材来源于野生。

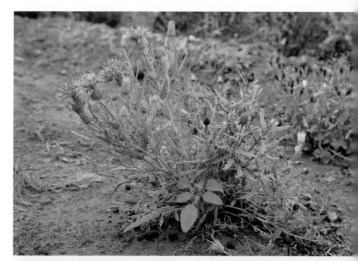

| 采收加工 | 春、秋季采收全草或采挖茎基部的棉花状团块，除去沙土，晒干。

| 功能主治 | 全草，苦，凉。止血消肿。用于外伤出血，鼻出血，阴囊肿大。茎基部绒毛，淡，平。止血。用于创伤出血，外伤出血，鼻出血。

| 用法用量 | 全草，内服煎汤。茎基部的绒毛，外敷。

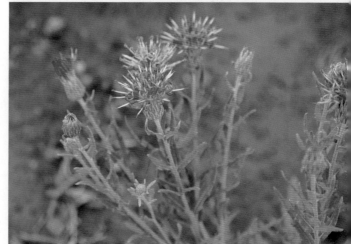

菊科 Compositae 风毛菊属 Saussurea

草地风毛菊 Saussurea amara (L.) DC.

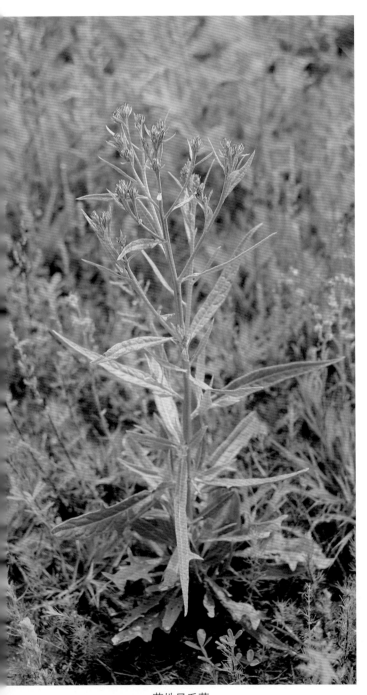

草地风毛菊

| 植物别名 |

驴耳风毛菊、羊耳朵。

| 蒙 文 名 |

塔林－哈拉特日嘎那。

| 药 材 名 |

中药 草地风毛菊（药用部位：全草）。
蒙药 塔林－哈拉特日嘎那（药用部位：全
草）。

| 形态特征 |

多年生草本，高 20 ～ 50 cm。粗壮。茎直立，
具纵沟棱，被短柔毛或近无毛，分枝或不分
枝。基生叶与下部叶椭圆形、宽椭圆形或矩
圆状椭圆形，长 10 ～ 15 cm，宽 1.5 ～ 8 cm，
先端渐尖或锐尖，基部楔形，具长柄，全缘
或有波状齿至浅裂，上面绿色，下面淡绿
色，两面疏被柔毛或近无毛，密布腺点，边
缘反卷；上部叶渐变小，披针形或条状披
针形，全缘。头状花序多数，在茎顶和枝
端排列成伞房状，总苞钟形或狭钟形，长
12 ～ 15 mm，直径 8 ～ 12 mm；总苞片 4 层，
疏被蛛丝状毛和短柔毛，先端有近圆形膜质，
粉红色而有小锯齿的附片；花冠粉红色，长

约 15 mm；狭管部长约 10 mm，檐部长约 5 mm，有腺点。瘦果矩圆形，长约 3 mm；冠毛 2 层，外层者白色，内层者长约 10 mm，淡褐色。花期 8 ~ 9 月。

| 生境分布 | 生于海拔 510 ~ 3 200 m 的村旁、路边、森林草地、山坡、草原、盐碱地。内蒙古各地均有分布。

| 资源情况 | 野生资源较丰富。药材来源于野生。

| 采收加工 | 夏、秋季采收，鲜用或晒干。

| 药材性状 | **中药**　草地风毛菊：本品根呈圆锥形，长 2.5 ~ 6 cm，直径 0.2 ~ 0.5 cm，外表面紫褐色，断面淡黄色；根头有残存基生叶的长柄。茎呈类圆柱形，具纵棱，被短毛。叶多破碎，完整叶大小不等，椭圆形或披针形，先端渐尖或锐尖，全缘或有波状齿至浅裂，基部楔形，两面绿色，背面稍浅，被疏毛。偶见头状花序；总苞狭钟形，苞片约 4 层，先端有近圆形的膜质附片，浅紫色，边缘具齿。花冠粉红色，冠毛浅褐色。

| 功能主治 | **中药**　草地风毛菊：苦，寒。清热解毒，消肿。用于瘰疬，疟腮，疔肿。
蒙药　塔林 – 哈拉特日嘎那：苦，凉，糙、稀、钝、柔。清热解毒，止痛，杀黏，消肿。用于流行性感冒，瘟疫，麻疹，猩红热，"发症"，结喉，痢疾，心热，搏热，实热，久热，伤热，希日热，血热，肠绞痛，阵刺痛。

| 用法用量 | **中药**　草地风毛菊：外用适量，鲜品捣敷；或研末调敷。
蒙药　塔林 – 哈拉特日嘎那：多入丸、散剂。

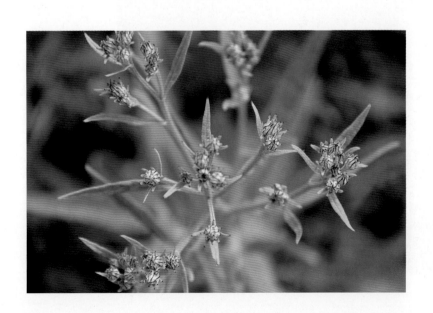

菊科 Compositae 风毛菊属 Saussurea

风毛菊 *Saussurea japonica* (Thunb.) DC.

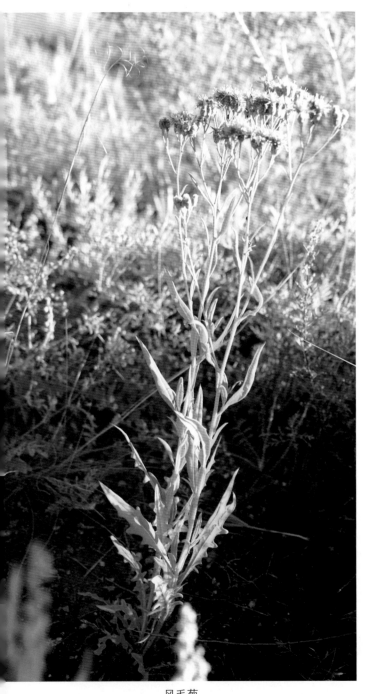

风毛菊

| **植物别名** |

日本风毛菊。

| **蒙 文 名** |

哈拉特日嘎那。

| **药 材 名** |

风毛菊（药用部位：全草）。

| **形态特征** |

二年生草本，高 50 ~ 150 cm。根纺锤状，黑褐色。茎直立，有纵沟棱，疏被短柔毛和腺体。基生叶与下部叶具长柄，矩圆形或椭圆形，长 15 ~ 20 cm，宽 3 ~ 5 cm，羽状半裂或深裂，顶裂片披针形，侧裂片 7 ~ 8 对，矩圆形、矩圆状披针形或条状披针形至条形，两面疏被短毛和腺体；茎中部叶向上渐小；上部叶条形，披针形或长椭圆形，羽状分裂或全缘，无柄。头状花序多数，在茎顶和枝端排列成密集的伞房状；总苞筒状钟形；总苞片 6 层，外层者短小，卵形，先端钝尖，中层至内层者条形或条状披针形，先端有膜质、圆形而具小齿的附片，带紫红色；花冠紫色，长 10 ~ 12 mm，狭管部长约 6 mm，檐部长 4 ~ 6 mm。瘦果暗褐色，

圆柱形，长 4 ~ 5 mm；冠毛 2 层，淡褐色，外层者短，内层者长约 8 mm。花果期 8 ~ 9 月。

| **生境分布** | 生于海拔 200 ~ 2 800 m 的草原地带山地、草甸草原、河岸草甸、路旁或撂荒地。分布于内蒙古呼伦贝尔市（根河市、额尔古纳市）、兴安盟（科尔沁右翼中旗、科尔沁右翼前旗）、通辽市（科尔沁左翼后旗）、赤峰市（克什克腾旗、敖汉旗、阿鲁科尔沁旗、红山区、宁城县、喀喇沁旗）、锡林郭勒盟（东乌珠穆沁旗、锡林浩特市、正蓝旗、太仆寺旗、多伦县、苏尼特右旗）、乌兰察布市（兴和县、凉城县）、呼和浩特市（武川县）、鄂尔多斯市（准格尔旗、康巴什区）。

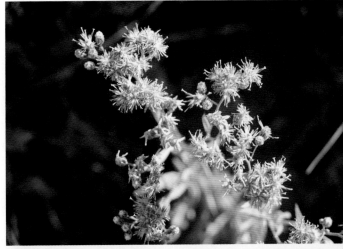

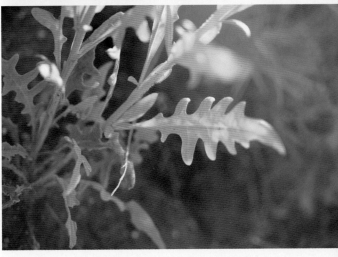

| **资源情况** | 野生资源一般。药材来源于野生。

| **采收加工** | 夏、秋季采收，鲜用或晒干。

| **功能主治** | 苦、辛，温。祛风活络，散瘀止痛。用于风湿关节痛，腰腿痛，跌打损伤，早泄，小阴茎，阳痿，月经不调。

菊科 Compositae 风毛菊属 Saussurea

美花风毛菊 *Saussurea pulchella* (Fisch.) Fisch.

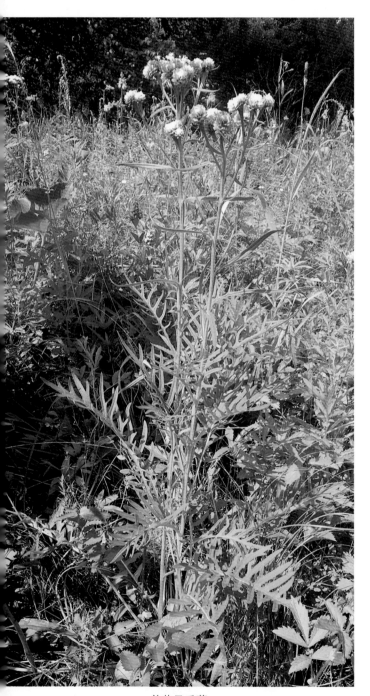

美花风毛菊

| 植物别名 |

球花风毛菊。

| 蒙 文 名 |

高要－哈拉特日嘎那。

| 药 材 名 |

美花风毛菊（药用部位：全草）。

| 形态特征 |

多年生草本，高 30 ~ 90 cm。根茎纺锤状，黑褐色。茎直立，有纵沟棱，带红褐色，被短硬毛和腺体，或近无毛，上部分枝。基生叶具长柄，矩圆形或椭圆形，长 12 ~ 15 cm，宽 4 ~ 6 cm，羽状深裂或全裂，裂片条形或披针状条形，先端长渐尖，全缘或具条状披针形小裂片及小齿，两面有短糙毛和腺体；茎下部叶及中部叶与基生叶相似；上部叶披针形或条形。头状花序在茎顶或枝端排列成密集的伞房状，具长或短梗，总苞球形或球状钟形，直径 10 ~ 15 mm；总苞片 6 ~ 7 层，疏被短柔毛，外层者卵形或披针形，内层者条形或条状披针形，两者先端有膜质、粉红色、圆形而具齿的附片；花冠淡紫色，长 12 ~ 13 mm，狭管部长 7 ~ 8 mm，

檐部长 4 ~ 5 mm。瘦果圆柱形，长约 3 mm。冠毛 2 层，淡褐色，内层者长约 8 mm。花果期 8 ~ 9 月。

| 生境分布 | 生于海拔 300 ~ 2 200 m 的山地森林草原地带、森林地带林缘、灌丛或沟谷草甸，为常见伴生种。分布于内蒙古呼伦贝尔市（额尔古纳市、牙克石市、鄂温克族自治旗、新巴尔虎左旗、扎赉诺尔区）、兴安盟（突泉县、科尔沁右翼中旗、科尔沁右翼前旗、阿尔山市）、通辽市（科尔沁左翼后旗）、赤峰市（阿鲁科尔沁旗、巴林左旗、巴林右旗、喀喇沁旗、宁城县）、锡林郭勒盟（东乌珠穆沁旗）。

| 资源情况 | 野生资源一般。药材来源于野生。

| 采收加工 | 夏、秋季采收，晒干。

| 功能主治 | 辛、苦，寒。祛风，清热，除湿，止血，止泻，止痛。用于感冒发热，风湿性关节炎，湿热泄泻，早泄，小阴茎，阳痿，月经不调。

| 用法用量 | 内服煎汤，5 ~ 10 g。

| 附　　注 | 蒙古族以本种全草入药，用其治疗吐血，衄血，尿血，便血，风湿痹痛，泄泻。

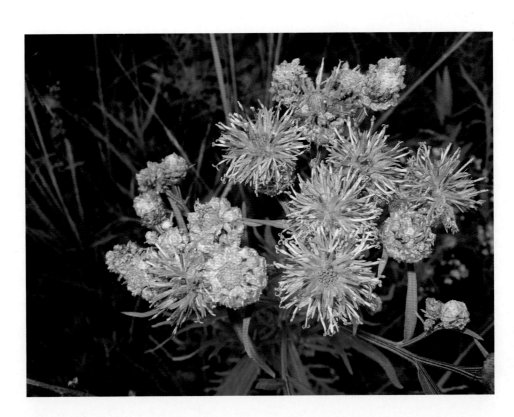

菊科 Compositae 风毛菊属 Saussurea

盐地风毛菊 *Saussurea salsa* (Pall.) Spreng.

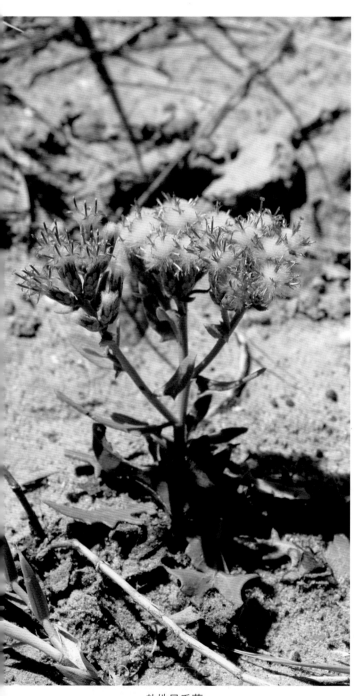

盐地风毛菊

| 蒙 文 名 |

高毕音 – 哈拉特日嘎那。

| 药 材 名 |

盐地风毛菊（药用部位：全草）。

| 形态特征 |

多年生草本，高 10 ～ 40 cm。根粗壮，颈部有褐色残叶柄。茎单一或数个，具纵沟棱，有短柔毛或无毛，具由叶柄下延而成的窄翅。叶质较厚，基生叶与下部叶较大，卵形或宽椭圆形，长 5 ～ 20 cm，宽 3 ～ 5 cm，大头羽状深裂或全裂，顶裂片大，箭头状，具波状浅齿、缺刻状裂片或全缘，侧裂片较小，三角形、披针形、菱形或卵形，叶柄长，基部扩大成鞘；茎生叶向上渐变小，无柄，矩圆形、披针形至条状披针形，全缘或有疏齿。头状花序多数，在茎先端排列成伞房状或复伞房状，有短梗；总苞狭筒状，长 10 ～ 12 mm，直径 4 ～ 5 mm；总苞片 5 ～ 7 层，粉紫色，无毛或有疏蛛丝状毛，花冠粉紫色，长约 14 mm，狭管部长约 8 mm，檐部长约 6 mm。瘦果圆柱形，长约 3 mm；冠毛 2 层，白色，内层者长约 13 mm。花果期 8 ～ 9 月。

| **生境分布** | 生于海拔 2 740 ~ 2 880 m 的草原地带或荒漠地带盐渍低地。分布于内蒙古呼伦贝尔市（新巴尔虎左旗、新巴尔虎右旗）、锡林郭勒盟（东乌珠穆沁旗、西乌珠穆沁旗、阿巴嘎旗、镶黄旗、苏尼特左旗）、鄂尔多斯市（鄂托克旗、达拉特旗、杭锦旗）、巴彦淖尔市（五原县、杭锦后旗、磴口县）、阿拉善盟（阿拉善右旗、额济纳旗）。 |

| **资源情况** | 野生资源一般。药材来源于野生。 |

| **采收加工** | 夏、秋季采收，鲜用或晒干。 |

| **功能主治** | 清热解毒。用于痈肿疮疡，肿瘤。 |

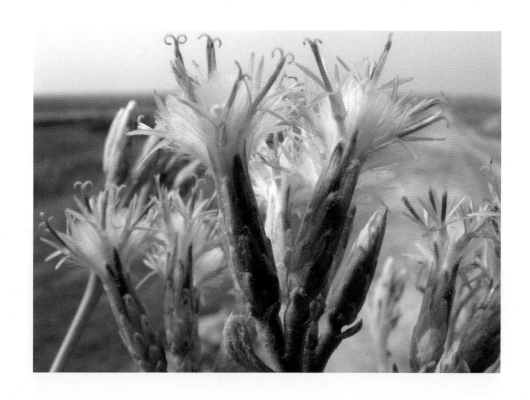

菊科 Compositae 风毛菊属 Saussurea

柳叶风毛菊 *Saussurea salicifolia* (L.) DC.

| **植物别名** | 叶格相。

| **蒙文名** | 乌达力格－哈拉特日嘎那。

| **药材名** | 柳叶风毛菊（药用部位：全草）。

| **形态特征** | 多年生半灌状草本，高 15 ~ 40 cm。根粗壮，扭曲，外皮纵裂为纤维状。茎多数丛生，直立，具纵沟棱，被蛛丝状毛或短柔毛，不分枝或由基部分枝。叶多数，条形或条状披针形，长 2 ~ 10 cm，宽 3 ~ 5 mm，先端渐尖，基部渐狭，具短柄或无柄，全缘，稀基部边缘具疏齿，常反卷，上面绿色，无毛或疏被短柔毛，下面被白色毡毛。头状花序在枝端排列成伞房状；总苞筒状钟形，长 8 ~ 12 mm，直径 4 ~ 7 mm；总苞片 4 ~ 5 层，红紫色，疏被蛛丝状毛，外层者卵

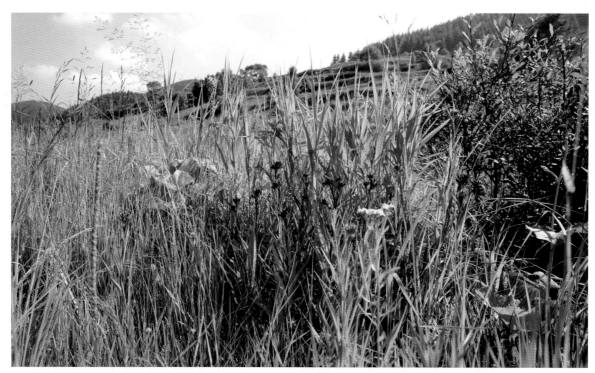

柳叶风毛菊

形，先端锐尖，内层者条状披针形，先端渐尖
或稍钝；花冠粉红色，长约 15 mm，狭管长
6 ~ 7 mm，檐部长 6 ~ 7 mm。瘦果圆柱形，
褐色，长约 4 mm；冠毛 2 层，白色，内层者长
约 10 mm。花果期 8 ~ 9 月。

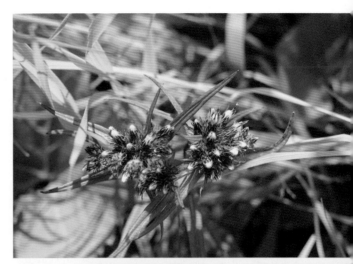

生境分布

生于海拔 1 600 ~ 3 800 m 的典型草原或山地草
原。分布于内蒙古呼伦贝尔市（根河市、额尔
古纳市、陈巴尔虎旗、鄂温克族自治旗、新巴
尔虎左旗、新巴尔虎右旗、满洲里市、海拉尔
区）、赤峰市（阿鲁科尔沁旗、巴林左旗）、
锡林郭勒盟（东乌珠穆沁旗、锡林浩特市、苏
尼特左旗）、阿拉善盟。

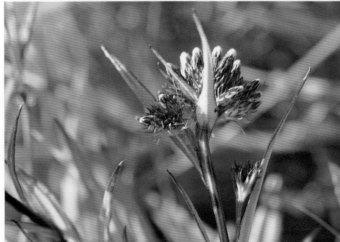

资源情况

野生资源一般。药材来源于野生。

采收加工

夏、秋季采收，洗净，鲜用或晒干。

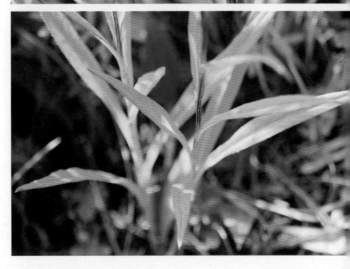

功能主治

苦，平。消肿止痛，散瘀止血。用于恶露不止，
少腹作痛，尿血，便血，跌打损伤。

用法用量

内服煎汤，5 ~ 15 g。外用适量，鲜品捣敷。

菊科 Compositae 风毛菊属 Saussurea

紫苞风毛菊 *Saussurea purpurascens* Y. L. Chen et S. Y. Liang

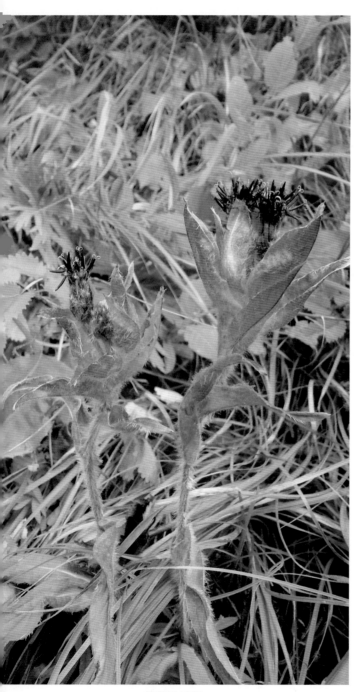

紫苞风毛菊

| 植物别名 |

色堆嘎保、年都哇。

| 蒙 文 名 |

宝日－哈拉特日嘎那。

| 药 材 名 |

紫苞风毛菊（药用部位：全草）。

| 形态特征 |

多年生草本，高 30 ~ 50 cm。根茎平伸，颈部密被褐色鳞片状或纤维状残叶柄。茎单生，直立，具纵沟棱，带紫色，密被或疏被白色长柔毛。基生叶条状披针形或披针形，长 20 ~ 25 cm，宽 1 ~ 2 cm，先端长渐尖，基部渐狭成长柄，柄基呈鞘状，半抱茎，边缘有稀疏锐细齿，两面疏被白色长柔毛；茎生叶披针形或宽披针形，先端渐尖，基部楔形，无柄，半抱茎，边缘有疏细齿；最上部叶苞叶状，椭圆形或宽椭圆形，膜质，紫色，全缘。头状花序 4 ~ 6 在茎顶密集成伞房状或复伞房状，有短梗，密被长柔毛；总苞钟形或钟状筒形，长约 15 mm，直径 8 ~ 15 mm；总苞片 4 层，近革质，边缘或全部暗紫色。花冠紫色，长 13 ~ 15 mm，狭管部长 5 ~ 7 mm，

檐部长 6 ~ 7 mm。瘦果圆柱形，长 3 ~ 4 mm，褐色；冠毛 2 层，淡褐色，内层者长约 9 mm。

| **生境分布** | 生于山地草甸或山地草甸草原。分布于内蒙古赤峰市（克什克腾旗、喀喇沁旗、巴林右旗、宁城县）、锡林郭勒盟（西乌珠穆沁旗）、乌兰察布市（兴和县）。

| **资源情况** | 野生资源一般。药材来源于野生。

| **采收加工** | 7 ~ 8 月采收全草，洗去泥土，晾干。

| **药材性状** | 本品碎断卷曲。根茎粗壮，灰褐色，先端残留有纤维状褐色的叶柄。茎圆柱形，表面暗紫色，具细的纵沟纹和稀疏的短柔毛，断面黄白色，中空。叶片完整者展开呈长圆形或椭圆形，茎生叶无柄，半抱茎，黄绿色，最上部叶淡黄色，膜质，叶片两面均具腺毛，边缘具细齿。头状花序呈球形或扁球形。总苞片披针形，先端尖，边缘黑紫色，密被柔毛，花冠黄褐色，冠毛黄白色。瘦果类白色。气微，味微苦、涩。

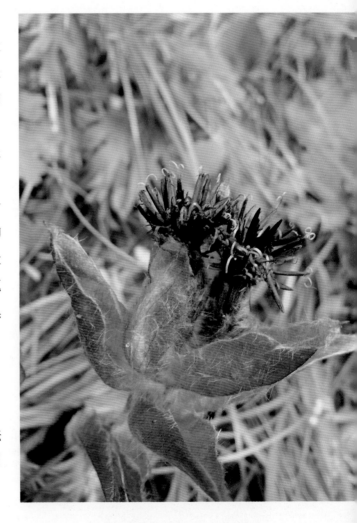

| **功能主治** | 苦、辛，凉。活血调经，祛风除湿，清热明目。用于月经不调，虚劳骨蒸，目疾。

| **用法用量** | 内服煎汤，6 ~ 9 g。

菊科 Compositae 风毛菊属 Saussurea

蒙古风毛菊 *Saussurea mongolica* (Franch.) Franch.

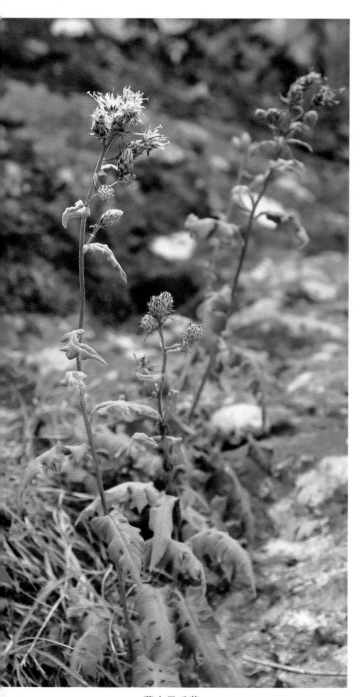

蒙古风毛菊

植物别名

华北风毛菊。

蒙文名

蒙古乐－哈拉特日嘎那。

药材名

蒙古风毛菊（药用部位：全草）。

形态特征

多年生草本，高 30 ～ 80 cm。根茎倾斜。茎直立，单一，具纵沟棱，无毛或疏被微毛。茎下部叶及中部叶卵状三角形或卵形，叶片长 5 ～ 18 cm，宽 2 ～ 6 cm，先端锐尖或渐尖，基部楔形或微心形，羽状深裂或下半部常有羽状深裂，而上半部边缘有粗齿，两面有短糙伏毛，有长柄，柄基稍扩大，半抱茎；上部叶渐小，有短柄或无柄，矩圆状披针形或披针形，基部楔形，边缘有粗齿。头状花序多数，在茎顶或枝端密集成伞房状，有条形或条状披针形苞叶；总苞钟状筒形，长 12 ～ 15 mm，直径 5 ～ 7 mm，疏被蛛丝状毛或短柔毛；总苞片 5 层，先端长渐尖，常反折，花冠紫红色，长约 13 mm，狭管部长约 6 mm，檐部长 7 mm。瘦果圆柱形，长约 4 mm，暗褐色；冠毛 2 层，上部白色，下部淡褐色，内层者长约 10 mm。花果期 7 ~ 9 月。

| **生境分布** | 生于海拔 500 ~ 2 900 m 的山地森林林下或林缘。分布于内蒙古赤峰市（阿鲁科尔沁旗、巴林右旗、喀喇沁旗、宁城县、敖汉旗）、呼和浩特市（新城区）。

| **资源情况** | 野生资源一般。药材来源于野生。

| **采收加工** | 7 ~ 8 月采收全草，洗去泥土，晾干。

| **功能主治** | 清热解毒，活血消肿。用于痈肿疮疡，损伤瘀痛。

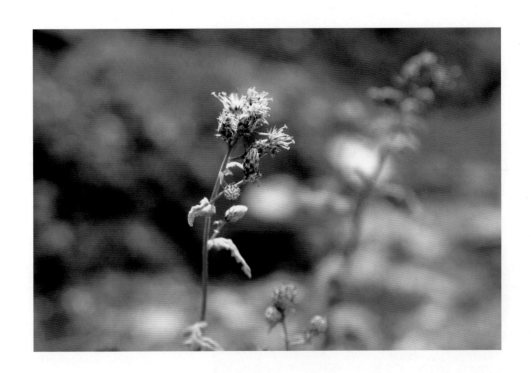

菊科 Compositae 牛蒡属 Arctium

牛蒡 *Arctium lappa* L.

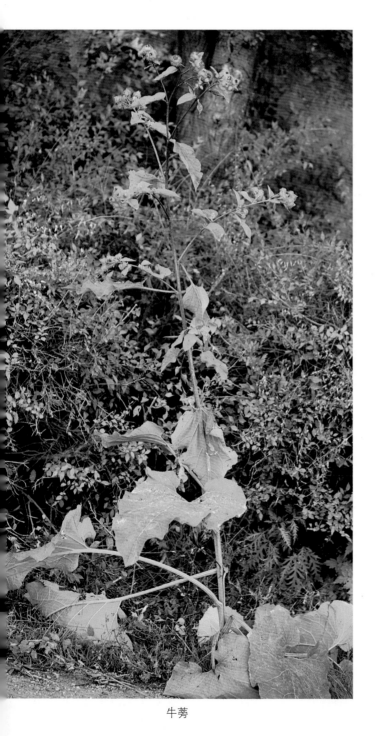

牛蒡

| 植物别名 |

恶实、大力子、鼠粘子。

| 蒙 文 名 |

西伯－图如。

| 药 材 名 |

牛蒡子（药用部位：果实）、牛蒡根（药用部位：根）、牛蒡茎叶（药用部位：茎叶）。

| 形态特征 |

二年生草本。根肉质。茎粗壮，高 1 ~ 2 m，带紫色，有微毛，上部多分枝。基生叶丛生，茎生叶互生，宽卵形或心形，长 40 ~ 50 cm，宽 30 ~ 40 cm，上面绿色，无毛，下面密被灰白色绒毛，全缘，波状或有细锯齿，先端圆钝，基部心形，有柄，上部叶渐小。头状花序丛生或排成伞房状，直径 3 ~ 4 cm，有梗，总苞球形；总苞片披针形，长 1 ~ 2 cm，先端钩状内弯；花全部筒状，淡紫色，先端 5 齿裂，裂片狭。瘦果椭圆形或倒卵形，长约 5 mm，宽约 3 mm，灰黑色；冠毛短刚毛状。

| **生境分布** | 生于海拔 750 ~ 3 500 m 的山野路旁、沟边、荒地、山坡向阳草地、林边或村镇附近。分布于内蒙古呼伦贝尔市、兴安盟（突泉县、科尔沁右翼前旗）、通辽市、赤峰市（红山区、松山区、阿鲁科尔沁旗、巴林右旗、喀喇沁旗、敖汉旗）、呼和浩特市（新城区）、包头市、鄂尔多斯市（鄂托克旗）、巴彦淖尔市、阿拉善盟。 |

| **资源情况** | 野生资源一般，栽培资源一般。药材来源于野生或栽培。 |

| **采收加工** | 牛蒡子：秋季果实成熟时采收果序，晒干，打下果实，除去杂质，再晒干。
牛蒡根：10 月采挖 2 年以上的根，洗净，晒干。
牛蒡茎叶：6 ~ 9 月采收，晒干或鲜用。 |

| **药材性状** | 牛蒡子：本品瘦果长倒卵形，两端平截，略扁，微弯，长 5 mm，直径 2 ~ 3 mm。表面灰褐色或淡灰褐色，具多数细小黑斑，并有明显的纵棱线。先端较宽，有 1 圆环，中心有点状凸起的花柱残迹；基部狭窄，有圆形果柄痕。质硬，折断后可见子叶 2，淡黄白色，富油性。果实无臭；种子气特异，味苦、微辛，稍久有麻舌感。
牛蒡根：本品呈纺锤形，肉质而直立。皮部黑褐色，有皱纹，内呈白色。味微苦，性黏。 |

| **功能主治** | 牛蒡子：辛、苦，寒。归肺、胃经。疏散风热，宣肺透疹，利咽散结，解毒消肿。用于风热咳嗽，咽喉肿痛，斑疹不透，风疹瘙痒，疮疡肿毒。
牛蒡根：苦、辛，寒。疏散风热，解毒消肿。用于风热感冒，头痛，咳嗽，热毒面肿，咽喉肿痛，齿龈肿痛，风湿痹痛，癥瘕痞块，疮疖恶疮，脱肛。
牛蒡茎叶：清热除烦，消肿止痛。用于风热头痛，心烦口干，咽喉肿痛，小便涩少，痈肿疮疖，皮肤瘙痒。 |

| **用法用量** | 牛蒡子：内服煎汤，5 ~ 10 g；或入散剂。外用适量，煎汤含漱。
牛蒡根：内服煎汤，6 ~ 15 g；或捣汁；或研末；或浸酒。外用适量，捣敷；或熬膏涂；或煎汤洗。
牛蒡茎叶：内服煎汤，10 ~ 15 g，鲜品加倍；或捣汁。外用适量，鲜品捣敷；或绞汁；或熬膏涂。 |

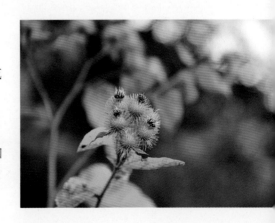

菊科 Compositae 顶羽菊属 Acroptilon

顶羽菊

Acroptilon repens (L.) DC.

| **植物别名** | 苦蒿、灰叫驴。

| **蒙 文 名** | 达兰－涛鲁盖。

| **药 材 名** | 顶羽菊（药用部位：地上部分）。

| **形态特征** | 多年生草本，高 40 ~ 60 cm。根粗壮，侧根发达，横走或斜伸。茎单一或 2 ~ 3，丛生，直立，具纵沟棱，密被蛛丝状毛和腺体，由基部多分枝。叶披针形至条形，长 2 ~ 10 cm，宽 0.2 ~ 1.5 cm，先端锐尖或渐尖，全缘或疏具锯齿以至羽状深裂，两面被短硬毛或蛛丝状毛和腺点；无柄；上部叶短小。头状花序单生于枝端，总苞卵形或矩圆状卵形，长 10 ~ 13 mm，宽 6 ~ 10 mm；总苞片 4 ~ 5 层，外层者宽卵形，上半部透明，膜质，被长柔毛，下半部绿色，

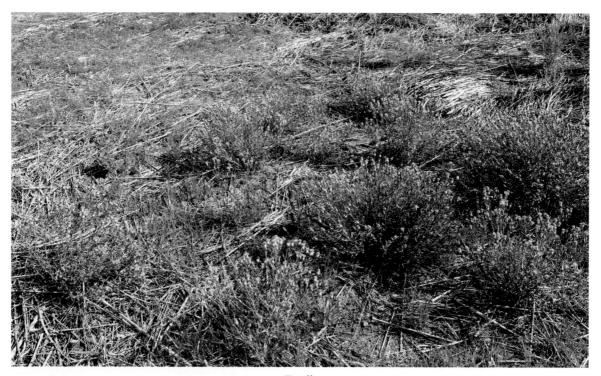

顶羽菊

质厚，内层者披针形或宽披针形，先端渐尖，密被长柔毛；花冠紫红色，长约15 mm，狭管部与檐部近等长。瘦果矩圆形，长约 4 mm；冠毛长 8 ～ 10 mm。花果期 6 ～ 8 月。

| **生境分布** | 生于荒漠草原地带或灌溉的农田。分布于内蒙古锡林郭勒盟（苏尼特左旗）、呼和浩特市（托克托县）、包头市（九原区、土默特右旗）、鄂尔多斯市、巴彦淖尔市、乌海市、阿拉善盟（阿拉善左旗、阿拉善右旗）。

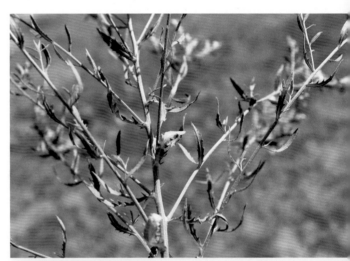

| **资源情况** | 野生资源一般。药材来源于野生。

| **采收加工** | 秋季采收，除去杂质，鲜用或阴干。

| **功能主治** | 苦，凉。清热解毒，活血消肿。用于疮疡痈疽，无名肿毒，关节肿痛。

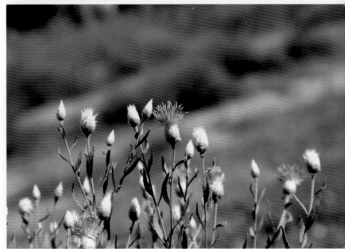

| **用法用量** | 外用适量，煎汤洗；或熬膏贴敷。

菊科 Compositae 蝟菊属 Olgaea

蝟菊
Olgaea lomonosowii (Trautv.) Iljin

| **植物别名** | 大蓟。

| **蒙 文 名** | 扎日阿干 – 洪格日珠拉。

| **药 材 名** | 蝟菊（药用部位：全草）。

| **形态特征** | 多年生草本，高 10 ~ 30 cm。茎直立，具纵沟棱，密被灰白色绵毛。叶近革质，基生叶矩圆状倒披针形，羽状浅裂或深裂，裂片三角形、卵形或卵状矩圆形，边缘具不等长小刺齿；茎生叶矩圆形或矩圆状倒披针形，向上渐小，羽状分裂或具齿缺，有小刺尖，基部沿茎下延成窄翅；最上部叶条状披针形，全缘或具小刺齿。头状花序较大，单生于茎顶或枝端；总苞碗形或宽钟形；总苞片多层，条状披针形，先端具硬长刺尖，背部被蛛丝状毛与微毛，外层者短，质硬而外弯，

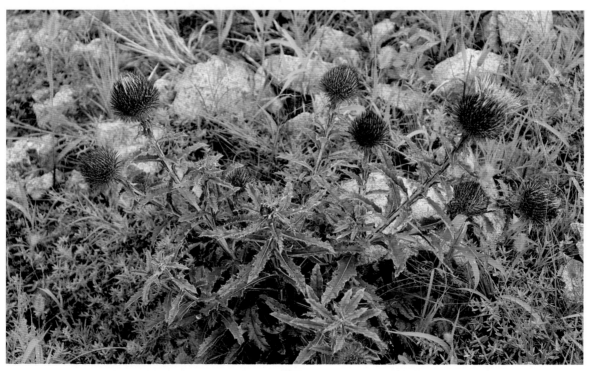

蝟菊

内层者较长，直立或开展。管状花两性，紫红色，花冠裂片 5，先端钩状内弯；花药尾部结合成鞘状，包围花丝。瘦果矩圆形，长约 5 mm，稍扁，基部着生面稍歪斜；冠毛污黄色，不等长，长达 22 mm，基部联合。花果期 7 ~ 9 月。

| **生境分布** | 生于海拔 850 ~ 2 300 m 的山谷、山坡、沙窝或河槽地。分布于内蒙古呼伦贝尔市（陈巴尔虎旗、新巴尔虎左旗、新巴尔虎右旗）、兴安盟（科尔沁右翼前旗、科尔沁右翼中旗、突泉县）、通辽市（扎鲁特旗）、赤峰市（阿鲁科尔沁旗、巴林右旗、巴林左旗、松山区、克什克腾旗、翁牛特旗、红山区）、锡林郭勒盟（东乌珠穆沁旗、西乌珠穆沁旗、锡林浩特市、正蓝旗、多伦县、镶黄旗、太仆寺旗）、乌兰察布市（四子王旗）、呼和浩特市（新城区、回民区、赛罕区）、巴彦淖尔市、阿拉善盟。

| **资源情况** | 野生资源一般。药材来源于野生。

| **采收加工** | 夏、秋季采收，除去杂质，洗去泥土，晒干，切段。

| **药材性状** | 本品茎呈圆柱形，直径约 1 cm，表面灰褐色，有纵棱，被白色绵毛，髓部白色。叶皱缩破碎，完整者矩圆状披针形，羽裂或齿裂，边缘有小刺尖，基部狭成柄，茎生叶渐小，基部向茎下延成翼，上面灰褐色，无毛。下面密被白色绵毛，头状花序单生枝端，总苞广卵形，直径 2 ~ 4 cm，总苞片多层，针刺状，冠毛灰黄色或白色，刺毛状。气微，味淡。

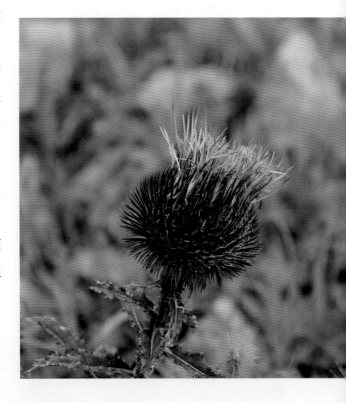

| **功能主治** | 甘，凉。归心、肝经。清热解毒，凉血止血。用于疮痈肿毒，瘰疬，吐血，衄血，功能失调性子宫出血，外伤出血。

| **用法用量** | 内服煎汤，9 ~ 15 g。外用适量，鲜品捣敷。

菊科 Compositae 蝟菊属 Olgaea

火媒草

Olgaea leucophylla (Turcz.) Iljin

| **植物别名** | 鳍蓟、白山蓟、火草疙瘩。

| **蒙文名** | 哈斯珠拉。

| **药材名** | 火媒草（药用部位：全草或根）。

| **形态特征** | 多年生草本，高 15 ~ 80 cm。茎直立，粗壮，全部茎枝灰白色，被稠密的蛛丝状绒毛。茎生叶长与中部叶椭圆形，或稍明显羽状浅裂，侧裂片 7 ~ 10 对，全部裂片及刺齿先端及边缘有褐色或淡黄色的针刺，裂顶及齿顶针刺较长；上部叶及接头状花序下部的叶更小，椭圆形、披针形或长三角形。头状花序生茎枝先端，不形成明显的伞房花序式排列。总苞钟状；总苞片多层，多数，向内层渐长，外层者长三角形，中层者披针形或长椭圆状披针形，内层者线状长椭圆

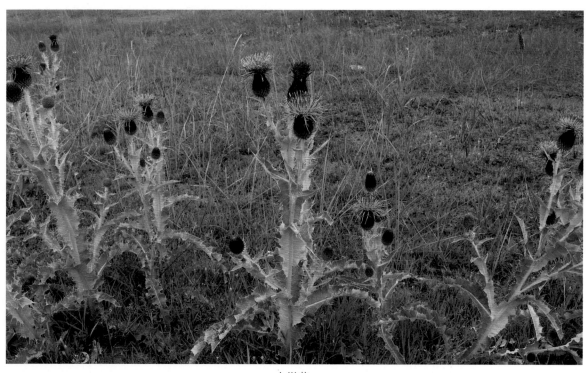

火媒草

形或宽线形；最内层苞片外面被稠密的顺向贴伏的微糙毛，其余各层边缘有针刺状短缘毛；全部苞片先端渐尖成针刺，外层全部或上部向下反折。小花紫色或白色，外面有腺点，不等大 5 裂。瘦果长椭圆形，浅黄色，有棕黑色色斑。花果期 5 ～ 10 月。

| **生境分布** | 生于海拔 750 ～ 1 730 m 的草地、农田或水渠边。分布于内蒙古呼伦贝尔市（新巴尔虎左旗、新巴尔虎右旗）、兴安盟（扎赉特旗、科尔沁右翼中旗、突泉县）、通辽市（科尔沁左翼后旗、开鲁县）、赤峰市（巴林右旗、克什克腾旗、阿鲁科尔沁旗、敖汉旗、翁牛特旗）、锡林郭勒盟、乌兰察布市、呼和浩特市、包头市、鄂尔多斯市（康巴什区、杭锦旗）、巴彦淖尔市（乌拉特后旗、乌拉特前旗、磴口县）、乌海市、阿拉善盟（阿拉善左旗、阿拉善右旗）。

| **资源情况** | 野生资源一般。药材来源于野生。

| **采收加工** | 夏、秋季采收，洗净，鲜用或切碎晒干。

| **药材性状** | 本品自基部不分枝至分枝，被白色绵毛。叶互生，边缘具疏齿和不等长的针刺，上面绿色，无毛，脉明显，下面密被灰白色蛛丝状绒毛。头状花序多数或少数生于枝端，直立。瘦果长圆形，长 1 cm，苍白色，稍压扁，有隆起的纵纹和褐斑，基部着生而稍斜；冠毛多数，粗糙，浅褐色，多层，向内层渐长，基部联合。味苦，性凉。

| **功能主治** | 苦，凉。归心、肝、肾经。清热解毒，消痰散结，凉血止血。用于疮痈肿毒，瘰疬，功能失调性子宫出血，咯血，衄血，吐血，便血，崩漏。

| **用法用量** | 内服煎汤，9 ～ 15 g。外用适量，鲜叶捣敷。

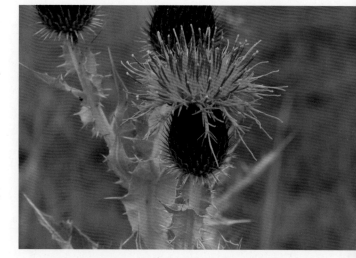

菊科 Compositae 蓟属 Cirsium

绒背蓟

Cirsium vlassovianum Fisch. ex DC.

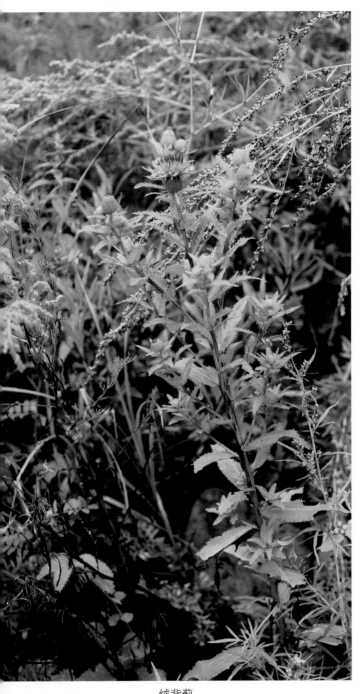

绒背蓟

| 植物别名 |

斩龙草、猫腿菇。

| 蒙 文 名 |

宝古日乐－阿扎日嘎那。

| 药 材 名 |

猫腿姑（药用部位：块根）。

| 形态特征 |

多年生草本，高 30 ~ 100 cm，具块根，呈指状。茎直立，具纵沟棱，有多细胞长节毛，上部分枝。基生叶与茎下部叶披针形，先端渐尖，基部渐狭有短柄，花期凋萎；茎中部叶矩圆状披针形或卵状披针形，长 3 ~ 7 cm，宽 5 ~ 20 mm，先端渐尖，基部近圆形或稍狭，无柄，边缘密生细刺或有刺尖齿，上面绿色，疏被多细胞长节毛，下面密被蛛丝状丛卷毛，有时无毛；上部叶渐变小。头状花序单生于枝端及上部叶腋，直立；总苞钟状球形，长 15 ~ 20 mm，宽 20 ~ 30 mm，疏被蛛丝状毛；总苞片 6 层，披针状条形，先端长渐尖，有刺尖头，内层者先端渐尖，干膜质，全部总苞片外被黑色黏腺；花冠紫红色。瘦果褐色，稍压扁，先端截形或斜截

形。冠毛羽状，浅褐色，多层，基部联合成环，整体脱落。花果期 5 ~ 9 月。

| **生境分布** | 生于海拔 350 ~ 1 480 m 的森林带和森林草原带的山地林缘、山坡草甸、河岸、草甸、湖滨草甸、沟谷或林缘草甸中。分布于内蒙古呼伦贝尔市（额尔古纳市、根河市、牙克石市、鄂伦春自治旗、鄂温克族自治旗、满洲里市）、兴安盟（扎赉特旗、科尔沁右翼前旗、科尔沁右翼中旗、突泉县、乌兰浩特市）、通辽市（扎鲁特旗、科尔沁左翼后旗、霍林郭勒市）、赤峰市（阿鲁科尔沁旗、巴林左旗、巴林右旗、克什克腾旗、喀喇沁旗、元宝山区、松山区、红山区）、锡林郭勒盟（东乌珠穆沁旗）、乌兰察布市（兴和县）。 |

| **资源情况** | 野生资源一般。药材来源于野生。 |

| **采收加工** | 秋季采挖，洗净，鲜用或切片晒干。 |

| **功能主治** | 微辛，温。归肺、肝经。祛风除湿，活络止痛。用于风湿痹痛，四肢麻木。 |

| **用法用量** | 内服煎汤，3 ~ 6 g；或浸酒。 |

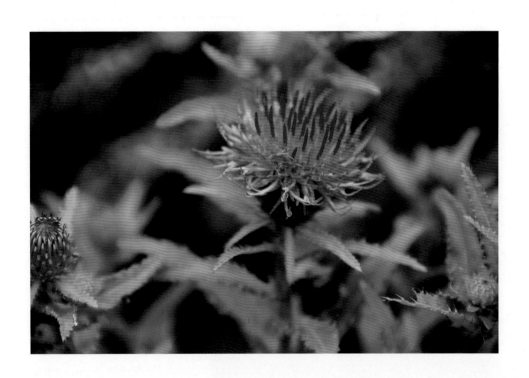

菊科 Compositae 蓟属 Cirsium

蓟
Cirsium japonicum Fisch. ex DC.

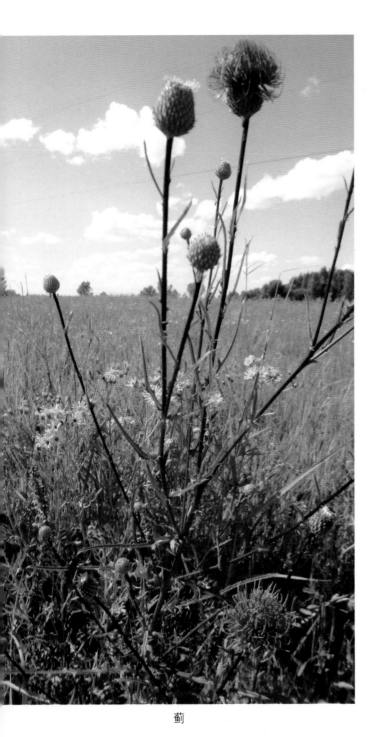

蓟

| 植物别名 |

大蓟、大刺儿菜、大刺盖。

| 蒙 文 名 |

阿扎日嘎那。

| 药 材 名 |

大蓟（药用部位：地上部分、根）。

| 形态特征 |

多年生草本，有纺锤状块根。茎直立，高
50 ~ 100 cm，有分枝，被灰黄色膜质长毛。
基生叶有柄，矩圆形或披针状长椭圆形，长
15 ~ 30 cm，宽 5 ~ 8 cm；中部叶无柄，基
部抱茎，羽状深裂，边缘具刺，上面绿色，
被疏膜质长毛，下面脉上有长毛；上部叶渐
小。头状花序单生，苞下常有退化的叶 1 ~
2；总苞长 1.5 ~ 2 cm，宽 2.5 ~ 4 cm，有
蛛丝状毛；总苞片多层，条状披针形，外层
者较小，先端有短刺，最内层者较长，无刺；
花紫红色，长 1.5 ~ 2 cm。瘦果长椭圆形，
稍扁，长约 4 mm；冠毛暗灰色比花冠稍短，
羽毛状，先端扩展。花果期 7 ~ 9 月。

| **生境分布** | 生于海拔 400 ~ 2 100 m 草原带的山坡草地、路旁。分布于内蒙古锡林郭勒盟（正蓝旗）。 |

| **资源情况** | 野生资源一般。药材来源于野生。 |

| **采收加工** | 夏、秋季花开时采割地上部分，除去杂质，晒干。秋季挖掘根部，除去泥土、残茎，洗净，晒干。 |

| **药材性状** | 本品茎呈圆柱形，基部直径可达 1.2cm；表面绿褐色或棕褐色，有数条纵棱，被丝状毛；断面灰白色，髓部疏松或中空。叶皱缩，多破碎，完整叶片展平后呈倒披针形或倒卵状椭圆形，羽状深裂，边缘具不等长的针刺；上表面灰绿色或黄棕色，下表面色较浅，两面均具灰白色丝状毛。头状花序顶生，球形或椭圆形，总苞黄褐色，羽状冠毛灰白色。气微，味淡。根呈长纺锤形，常簇生而扭曲，长 5 ~ 15 cm，直径约 1 cm。表面暗褐色，有不规则的纵皱纹。质硬而脆，易折断，断面粗糙，皮部薄，棕褐色，有细小裂隙，木部类白色。气特异，味微苦、涩。 |

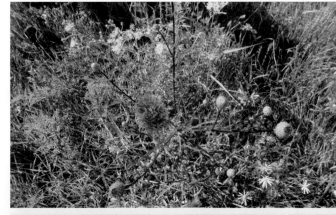
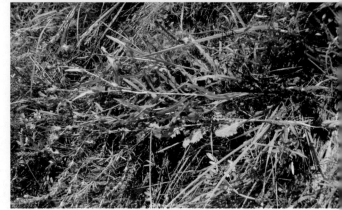

| **功能主治** | 甘、微苦，凉。归心、肝经。凉血止血，散瘀解毒消痈。用于衄血，吐血，尿血，便血，崩漏，外伤出血，痈肿疮毒。 |

| **用法用量** | 内服煎汤，9 ~ 15 g，鲜品 30 ~ 60 g。外用适量，捣敷。止血宜炒炭用。 |

菊科 Compositae 蓟属 Cirsium

莲座蓟

Cirsium esculentum (Sievers.) C. A. Mey.

| **植物别名** | 食用蓟。

| **蒙 文 名** | 呼呼斯根讷。

| **药 材 名** | **中药** 莲座蓟（药用部位：全草）。
　　　　　　　蒙药 塔布庆图 - 阿吉日嘎那（药用部位：全草）。

| **形态特征** | 多年生无茎或近无茎草本。根茎短，粗壮，具多数褐色须根。基生叶簇生，矩圆状倒披针形，长 7 ~ 20 cm，宽 2 ~ 6 cm，先端钝或尖，有刺，基部渐狭成具翅的柄，羽状深裂，裂片卵状三角形，钝头，全部边缘有钝齿与或长或短的针刺，刺长 3 ~ 5 mm，两面被皱曲多细胞长柔毛，下面沿叶脉较密。头状花序数个密集于莲座状的叶丛中，无梗或有短梗，长椭圆形，长 3 ~ 5 cm，宽 2 ~ 3.5 cm；总苞长达

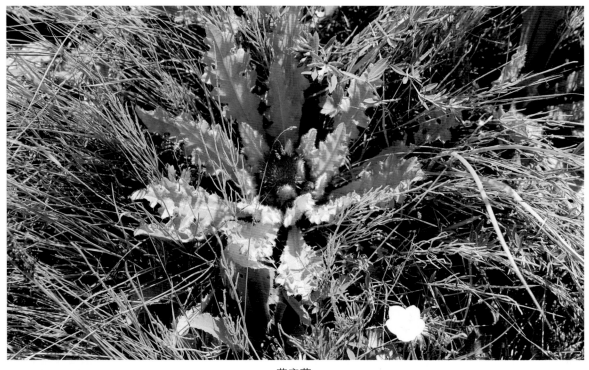

莲座蓟

25 mm，无毛，基部有 1 ~ 3 披针形或条形苞叶；总苞片 6 层，外层者条状披针形，刺尖头，稍有睫毛，中层者矩圆状披针形，先端具长尖头，内层者长条形，长渐尖；花冠红紫色，长 25 ~ 33 mm，狭管部长 15 ~ 20 mm。瘦果矩圆形，长约 3 mm，褐色，有毛；冠毛白色而下部带淡褐色，与花冠近等长。花果期 7 ~ 9 月。

| 生境分布 | 生于海拔 500 ~ 3 200 m 的湿草地或湖边湿地、沼泽性草甸。分布于内蒙古呼伦贝尔市（额尔古纳市、牙克石市、陈巴尔虎旗、鄂温克族自治旗、新巴尔虎左旗、海拉尔区、满洲里市）、兴安盟（突泉县、科尔沁右翼前旗）、赤峰市（阿鲁科尔沁旗、巴林左旗、巴林右旗、克什克腾旗）、锡林郭勒盟（东乌珠穆沁旗、西乌珠穆沁旗、锡林浩特市、阿巴嘎旗、苏尼特左旗、正蓝旗、镶黄旗）、呼和浩特市、包头市、巴彦淖尔市。

| 资源情况 | 野生资源一般。药材来源于野生。

| 采收加工 | 夏、秋季花盛开时或结果时采收，切段晒干。

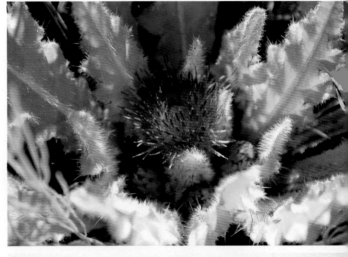

| 功能主治 | **中药** 莲座蓟：甘，凉。归肺经。散瘀消肿，排脓，托毒，止血。用于肺脓肿，支气管炎，疮痈肿毒，吐血，咯血，尿血，崩漏。

蒙药 塔布庆图 – 阿吉日嘎那：甘，凉。祛痰敛脓，治痈愈伤。用于肺脓肿，疮痈肿毒，咳嗽痰多，创伤性肺脓肿。

| 用法用量 | **中药** 莲座蓟：内服煎汤，3 ~ 9 g；或研末。

蒙药 塔布庆图 – 阿吉日嘎那：内服煮散剂，3 ~ 5 g；或入丸、散剂。

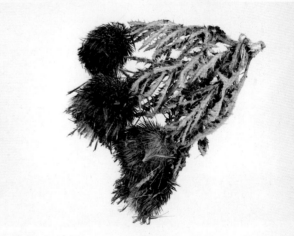

菊科 Compositae 蓟属 Cirsium

野蓟

Cirslum maackii Maxim.

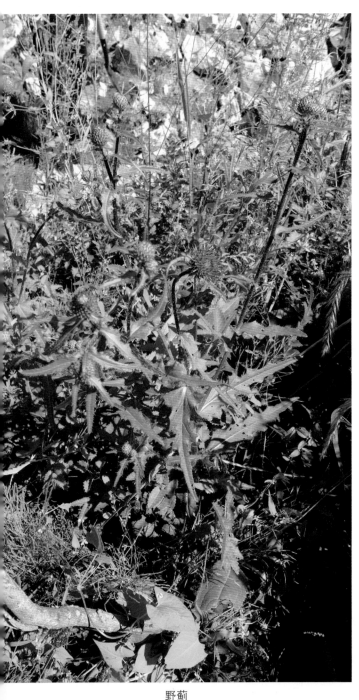

野蓟

| 植物别名 |

牛戳口、刺蓟、老牛锤。

| 蒙 文 名 |

赫格日音－阿扎日嘎那。

| 药 材 名 |

牛戳口（药用部位：全草或根）。

| 形态特征 |

多年生草本，高 40 ～ 80 cm。茎直立，具纵沟棱，下部被多细胞长或短节毛，上部多少被蛛丝状丛卷毛。基生叶和下部茎生叶长椭圆形或披针状椭圆形，羽状半裂或深裂，侧裂片 6 ～ 7 对，边缘具不规则三角形刺齿及缘毛状针刺，有时呈近 2 回羽状分裂状态；向上的叶渐小。全部叶两面异色，上面深绿色，干后变黑色，沿脉疏被多细胞长或短节毛，后渐脱落，下面灰色，疏被蛛丝状绵毛。头状花序单生于茎顶，或在茎枝先端排列成伞房状；总苞钟状，直径 2 cm，总苞片 5 ～ 7 层，外层及中层者三角状披针形，先端具短刺尖，边缘有睫毛，内层者较长，条状披针形，全部总苞片背面有黑色黏腺；小花紫红色，狭管部与檐部等长。瘦果偏斜倒披针形，

长 3.5 ~ 4 mm，淡黄色；冠毛长达 2 cm。花果期 7 ~ 8 月。

| **生境分布** | 生于海拔 140 ~ 1 100 m 的草原带或森林草原带的退耕撂荒地上，也生于丘陵坡地、河谷阶地的草原化草地。分布于内蒙古兴安盟（科尔沁右翼中旗）、通辽市（开鲁县）、赤峰市（敖汉旗、巴林右旗、克什克腾旗、喀喇沁旗、宁城县）、锡林郭勒盟（苏尼特左旗）。

| **资源情况** | 野生资源一般。药材来源于野生。

| **采收加工** | 夏、秋季采挖，鲜用或切段晒干。

| **功能主治** | 甘，凉。归肝、肺、肾经。凉血止血，消肿解毒。用于咯血，衄血，尿血，跌打损伤，痈疮肿毒。

| **用法用量** | 内服煎汤，15 ~ 30 g。外用适量，捣敷。

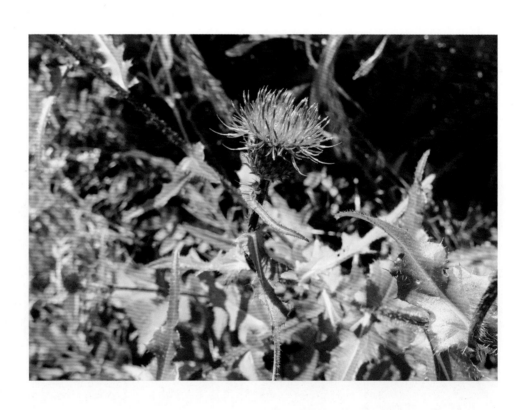

菊科 Compositae 蓟属 Cirsium

烟管蓟
Cirsium pendulum Fisch. ex. DC.

| **植物别名** | 大蓟。

| **蒙 文 名** | 温吉格日 – 阿札日嘎那。

| **药 材 名** | 烟管蓟（药用部位：全草或根）。

| **形态特征** | 多年生草本，高1m左右。茎直立，具纵沟棱，疏被蛛丝状毛，上部有分枝。基生叶与茎下部叶花期凋萎，宽椭圆形至宽披针形，先端尾状渐尖，基部渐狭成具翅的短柄，2回羽状深裂，裂片和齿端以及边缘均有刺，两面被短柔毛和腺点；茎中部叶椭圆形，长10～20cm，无柄；上部叶渐小，裂片条形。头状花序直径3～4cm，下垂，多数在茎上部排列成总状，有长梗或短梗，梗长达15cm，密被蛛丝状毛；总苞卵形，长约2cm，宽1.5～4cm，

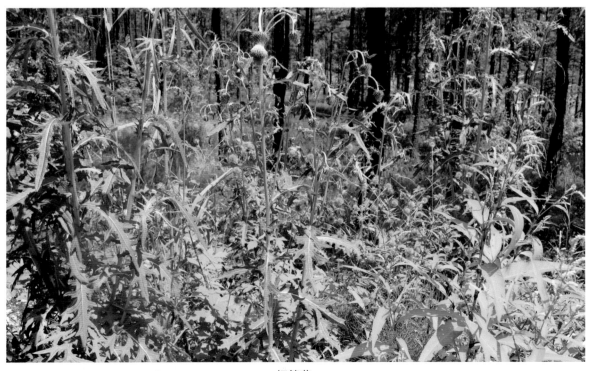

烟管蓟

基部凹形；总苞片 8 层，条状披针形，先端具刺尖，常向外反曲，中肋暗紫色，背部多少有蛛丝状毛，边缘有短睫毛，外层者较短，内层者较长；花冠紫色，长 17 ~ 23 mm。瘦果矩圆形，稍扁，灰褐色；冠毛长 20 ~ 28 mm，淡褐色。花果期 7 ~ 9 月。

| 生境分布 | 生于海拔 300 ~ 2 240 m 的森林草原带的河漫滩草甸、滨湖草甸、沟谷或林缘草甸中。分布于内蒙古呼伦贝尔市（额尔古纳市、根河市、鄂伦春自治旗、牙克石市、陈巴尔虎旗、鄂温克族自治旗、新巴尔虎左旗、新巴尔虎右旗、海拉尔区）、兴安盟（扎赉特旗、科尔沁右翼前旗）、通辽市（扎鲁特旗、科尔沁左翼后旗）、赤峰市（阿鲁科尔沁旗、克什克腾旗、喀喇沁旗、宁城县、敖汉旗）、锡林郭勒盟（锡林浩特市、阿巴嘎旗）、呼和浩特市、鄂尔多斯市（准格尔旗、鄂托克旗）。

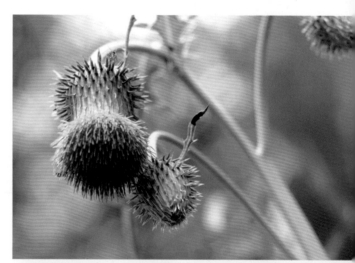

| 资源情况 | 野生资源一般。药材来源于野生。

| 采收加工 | 春、夏季采收地上部分，秋后采根，鲜用或切段晒干。

| 功能主治 | 甘、苦，凉。归心、胃、肝经。解毒，止血，补虚。用于疮肿，疟疾，外伤出血，体虚。

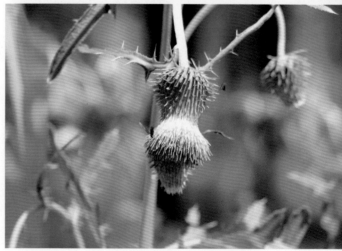

| 用法用量 | 内服煎汤，4.5 ~ 9 g，鲜品 30 ~ 60 g；或加酒煨服；或鲜品捣汁。外用适量，鲜品捣敷。

菊科 Compositae 蓟属 Cirsium

牛口刺

Cirsium shansiense Petrak

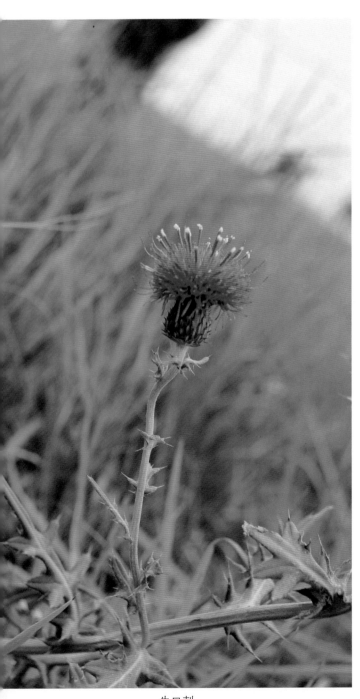

牛口刺

植物别名

火刺蓟、硬条叶蓟、山西蓟。

蒙 文 名

乌日格苏图 – 阿扎日嘎那。

药 材 名

牛口刺（药用部位：全草）。

形态特征

多年生草本，高 0.3 ~ 1.5 m。根直伸，直径可达 2 cm。茎直立，上部分枝或有时不分枝，全部茎枝有条棱。中部茎生叶卵形、披针形、长椭圆形、椭圆形或线状长椭圆形，基部扩大抱茎，偏斜三角形或偏斜半椭圆形，中部侧裂片较大。全部茎生叶两面异色，上面绿色，被多细胞长或短节毛，下面灰白色，被密厚的绒毛。头状花序多数在茎枝先端排成明显或不明显的伞房花序。总苞卵形或卵球形，无毛。总苞片 7 层，覆瓦状排列，向内层逐渐加长，最外层者长三角形，先端渐尖成针刺，内层及最内层者披针形或宽线形，先端膜质扩大，红色。全部苞片外面有黑色黏腺。小花粉红色或紫色。瘦果偏斜椭圆状倒卵形，先端偏截形。冠毛浅褐色，多层，基部联合成环，整体脱落。冠毛长羽毛状，向先端渐细。花果期 5 ～ 11 月。

| **生境分布** | 生于海拔 1 300 ～ 3 400 m 的山坡、山顶、山脚、山谷林下、灌木林下、草地、河边湿地、溪边或路旁。分布于内蒙古呼和浩特市、鄂尔多斯市（伊金霍洛旗、乌审旗）、阿拉善盟。

| **资源情况** | 野生资源较少。药材来源于野生。

| **采收加工** | 夏、秋季花盛开时采割，除去老茎，晒干，以秋季采者为佳。

| **药材性状** | 本品茎呈圆柱形，基部直径可达 1.2 cm；表面绿褐色或棕褐色，有数条纵棱，被丝状毛；断面灰白色，髓部疏松或中空。叶皱缩，多破碎，完整叶片展平后呈倒披针形或倒卵状椭圆形，羽状深裂，边缘具不等长的针刺；上表面灰绿色或黄棕色，下表面色较浅，两面均具灰白色丝状毛。头状花序顶生，球形或椭圆形，总苞黄褐色，羽状冠毛灰白色。气微，味淡。

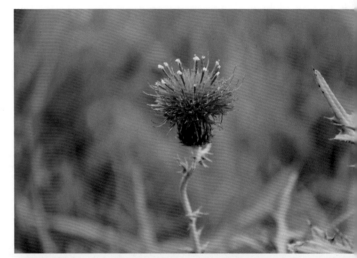

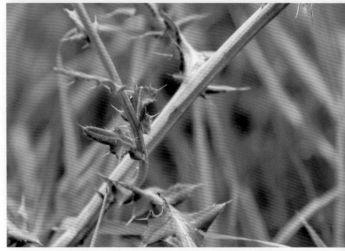

| **功能主治** | 凉血，止血，祛瘀，消痈肿。用于吐血，衄血，尿血，血淋，血崩，带下，肠风，肠痈，痈疡肿毒，疔疮。

| **用法用量** | 内服煎汤，7.5 ～ 15 g，鲜品 50 ～ 100 g；或捣汁；或研末。外用适量，捣敷；或捣汁涂。

菊科 Compositae 蓟属 Cirsium

刺儿菜
Cirsium segetum Bunge

| 植物别名 | 大刺儿菜、小蓟。

| 蒙 文 名 | 巴嘎 – 阿扎日嘎那。

| 药 材 名 | 小蓟（药用部位：地上部分）。

| 形态特征 | 多年生草本。根茎长。茎直立，高 50 ~ 100 cm，近无毛或疏被蛛丝状毛，上部有分枝。基生叶花期枯萎；下部叶及中部叶矩圆形，长 5 ~ 12 cm，宽 2 ~ 5 cm，先端钝，具刺尖，基部渐狭，边缘有缺刻状齿或羽状浅裂，上面绿色，下面浅绿色，两面无毛或疏被蛛丝状毛，有时下面被稠密的绵毛；上部叶渐变小，矩圆形或披针形，全缘或有齿，无柄或有短柄。雌雄异株，头状花序小，多数集生于枝端，单性；雄花序较小，总苞长 1.3 cm，雌花序总苞长 16 ~ 20 mm，外

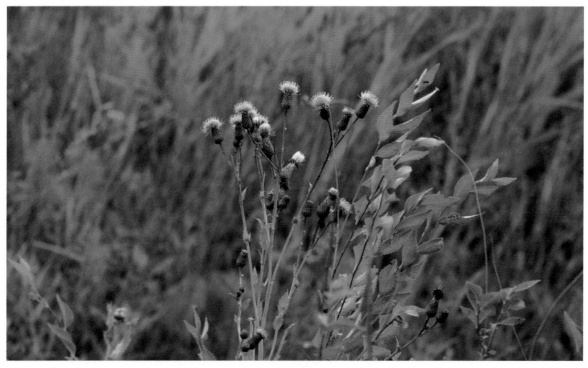

刺儿菜

层总苞片短，披针形，先端尖锐，内层总苞片条状披针形，先端略扩大，花冠紫红色。瘦果倒卵形，无毛，冠毛白色或基部褐色，长 7 ～ 9 mm，果期长于花冠。花果期 7 ～ 9 月。

| **生境分布** | 生于海拔 170 ～ 2 650 m 的森林草原带和草原带的退耕撂荒地上，也生于严重退化的放牧场和耕作粗放的各类农田。内蒙古各地均有分布。

| **资源情况** | 野生资源一般。药材来源于野生。

| **采收加工** | 夏、秋季花开时采割，除去杂质，晒干。

| **药材性状** | 本品茎呈圆柱形，有的上部分枝，长 5 ～ 30 cm，直径 0.2 ～ 0.5 cm；表面灰绿色或带紫色，具纵棱及白色柔毛；质脆，易折断，断面中空。叶互生，无柄或有短柄；叶片皱缩或破碎，完整者展平后呈长椭圆形或长圆状披针形，长 3 ～ 12 cm，宽 0.5 ～ 3 cm；全缘或微齿裂至羽状深裂，齿尖具针刺；上表面绿褐色，下表面灰绿色，两面均具白色柔毛。头状花序单个或数个顶生；总苞钟状，苞片 5 ～ 8 层，黄绿色；花紫红色。气微，味微苦。

| **功能主治** | 甘、苦，凉。归心、肝经。凉血止血，散瘀解毒消痈。用于衄血，吐血，尿血，血淋，便血，崩漏，外伤出血，痈肿疮毒。

| **用法用量** | 内服煎汤，5 ～ 12 g，鲜品 30 ～ 60 g，或捣汁。外用适量，捣敷。止血宜炒炭用。

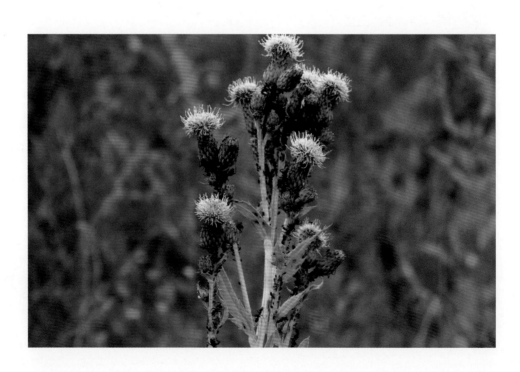

菊科 Compositae 蓟属 Cirsium

大刺儿菜 *Cirsium setosum* (Willd.) MB.

| **植物别名** | 大蓟、刺蓟、刺儿菜。

| **蒙文名** | 阿古兰－阿吉日干那。

| **药材名** | 大蓟（药用部位：地上部分）。

| **形态特征** | 多年生草本，高 50 ~ 100 cm，具长的根茎。茎直立，具纵沟棱，近无毛或疏被蛛丝状毛，上部有分枝。基生叶花期枯萎；下部叶及中部叶矩圆形；上部叶渐变小。雌雄异株，头状花序多数集生于茎的上部，排列成疏松的伞房状，雄株头状花序较小，雌株头状花序较大；总苞钟形，长 16 ~ 20 mm，总苞片 8 层，外层者较短，内层者较长；雌花花冠紫红色，管部长为檐部的 4 ~ 5 倍。瘦果浅褐色；冠毛白色或基部带褐色。花果期 7 ~ 9 月。

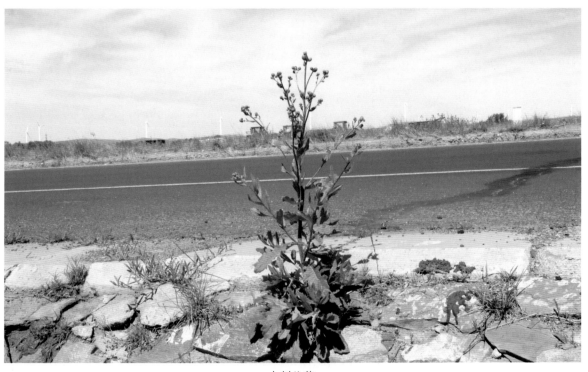

大刺儿菜

| 生境分布 | 中生植物。生于草原带、森林草原带的撂荒地上、严重退化的放牧场和耕作粗放的各类农田。分布于内蒙古乌兰察布市（察哈尔右翼前旗、凉城县、商都县、四子王旗）、包头市（固阳县、九原区）、呼和浩特市（土默特左旗）、巴彦淖尔市（乌拉特中旗）。

| 资源情况 | 资源较丰富。

| 采收加工 | 夏、秋季花开时采割，除去杂质，晒干。

| 功能主治 | 凉血止血，散瘀，解毒消痈。用于衄血，吐血，尿血，便血，崩漏，外伤出血，疮痈肿毒。

| 用法用量 | 内服煎汤，9 ～ 15 g。

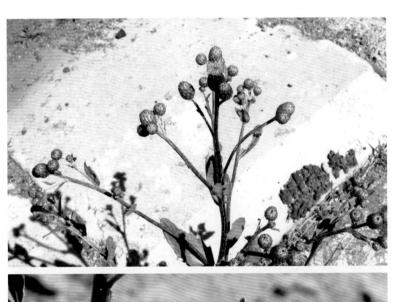

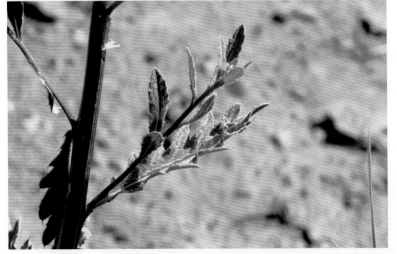

菊科 Compositae 飞廉属 Carduus

节毛飞廉 *Carduus acanthoides* L.

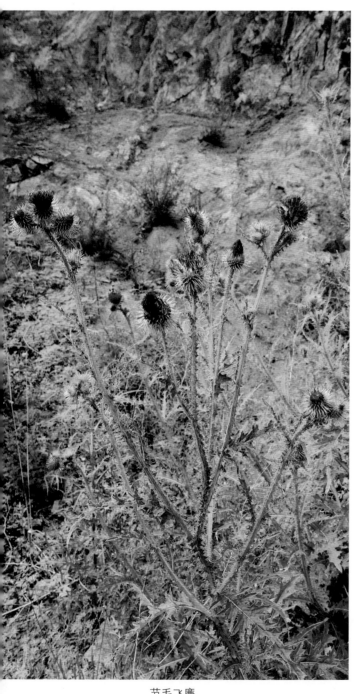

节毛飞廉

| 植物别名 |

飞廉、飞轻、飞廉蒿。

| 蒙 文 名 |

乌苏图 – 侵瓦音 – 乌日格苏。

| 药 材 名 |

飞廉（药用部位：全草或根、果实）。

| 形态特征 |

二年生或多年生草本，全株被白色蛛丝状毛。茎具翼，有刺。叶片披针形或倒披针形，羽状浅裂，裂片近等大，整齐对生，边缘有齿，齿上有针刺；下部叶具短柄，上部叶无柄抱茎。头状花序多为单生，较大；花序下有宽条形叶状总苞片，长超过头状花序；总苞片数层，先端具刺；花紫红色。瘦果椭圆形，稍扁，具光泽；冠毛白色，多层，基部合生。花果期 5 ~ 10 月。

| 生境分布 |

生于海拔 260 ~ 3 500 m 的山坡、草地、林缘、灌丛中、山谷、山沟、水边或田间。内蒙古各地均有分布。

| **资源情况** | 野生资源一般。药材来源于野生。

| **功能主治** | 全草或根，微苦，凉。祛风，清热，利湿，凉血止血，活血消肿。用于感冒，咳嗽，头痛眩晕，热淋，膏淋，带下，黄疸，吐血，衄血，尿血，月经过多，崩漏，跌打损伤，疔疮疖肿，痔疮肿痛，烧伤。果实，利胆。用于胆绞痛。

| **用法用量** | 内服煎汤，9～30g，鲜品30～60g；或入丸、散剂；或浸酒。外用适量，煎汤洗；或鲜品捣敷；或烧存性，研末掺。

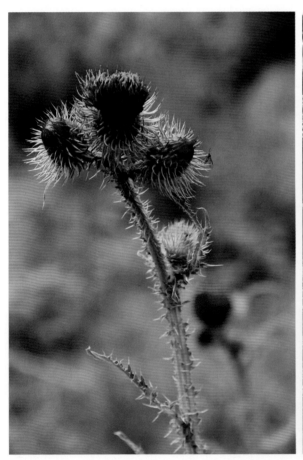

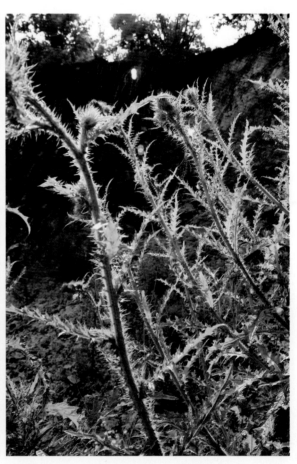

菊科 Compositae 麻花头属 Serratula

麻花头 *Serratula centauroides* L.

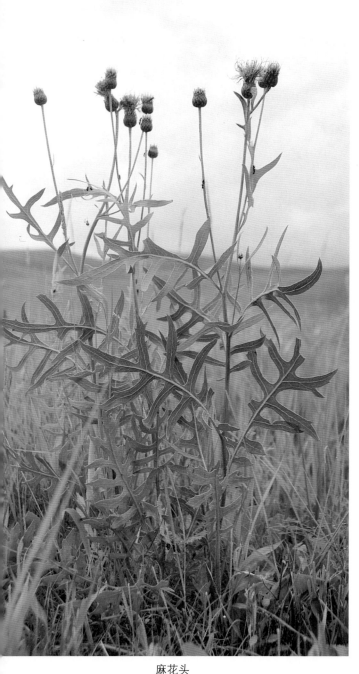

麻花头

| 植物别名 |

草地麻花头、花菜、花儿柴。

| 蒙 文 名 |

洪古日-扎拉。

| 药 材 名 |

麻花头（药用部位：全草或根）。

| 形态特征 |

多年生草本。茎直立，高 30 ～ 60 cm，不分枝或上部少分枝，有棱，下部具软毛。基生叶有长柄，常残存于茎基部，叶片椭圆形，长 8 ～ 12 cm，宽 3 ～ 5 cm，羽状深裂，裂片全缘或有疏齿，两面无毛或仅下面脉上及边缘被疏软毛；上部叶无柄，裂片狭细。头状花序数个，单生于茎及枝端，具长梗；总苞卵形，直径 2 ～ 3 cm；总苞片 5 层，外层者较短，卵状三角形，锐尖，内层者披针形，先端有膜质附属物；花冠淡紫色，长约 25 mm，筒部与檐部近等长。瘦果有棱，长约 5 mm，淡黄色；冠毛数层，刚毛状，不等长，长 5 ～ 6 mm，淡黄色。

| **生境分布** | 生于海拔 1 100 ～ 1 590 m 的山坡林缘、草原、草甸、路旁或田间。分布于内蒙古呼伦贝尔市（额尔古纳市、鄂伦春自治旗、牙克石市、陈巴尔虎旗、新巴尔虎左旗、新巴尔虎右旗、海拉尔区、满洲里市、根河市、阿荣旗、扎赉诺尔区）、兴安盟（乌兰浩特市、突泉县、科尔沁右翼中旗、科尔沁右翼前旗）、通辽市（科尔沁左翼后旗、霍林郭勒市）、赤峰市（阿鲁科尔沁旗、元宝山区、松山区、红山区、宁城县、巴林右旗、克什克腾旗、敖汉旗、喀喇沁旗）、锡林郭勒盟（东乌珠穆沁旗、西乌珠穆沁旗、锡林浩特市、正蓝旗、镶黄旗、太仆寺旗、多伦县）、乌兰察布市（四子王旗、察哈尔右翼中旗、卓资县、兴和县）、呼和浩特市（武川县）、包头市（达尔罕茂明安联合旗）、鄂尔多斯市（伊金霍洛旗、康巴什区）、巴彦淖尔市（乌拉特中旗、乌拉特前旗、杭锦后旗）。 |

| **资源情况** | 野生资源较丰富。药材来源于野生。 |

| **功能主治** | 全草，清热解毒，止血，止泻。用于痈肿，疔疮，泻痢。根，用于邪热壅肺，发热，咳喘，痘疹。 |

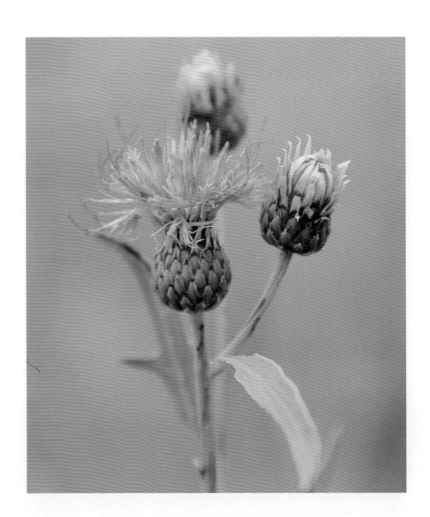

菊科 Compositae 麻花头属 Serratula

伪泥胡菜 *Serratula coronata* L.

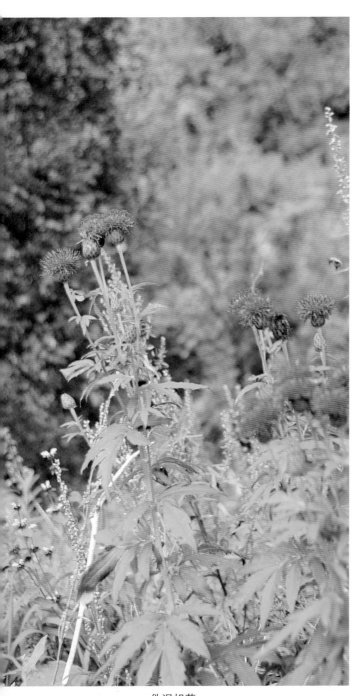

伪泥胡菜

| 植物别名 |

假升麻、黄升麻、升麻。

| 蒙 文 名 |

蹄得木图－洪古日－扎拉。

| 药 材 名 |

伪泥胡菜（药用部位：根、茎、叶）。

| 形态特征 |

多年生草本，高 70 ～ 150 cm。根茎粗厚，横走。茎直立，上部有伞房状花序分枝，极少不分枝，全部茎枝无毛。全部叶裂片边缘有锯齿或大锯齿，两面绿色，有短糙毛或脱毛。头状花序异型，少数在茎枝先端排成伞房花序，少有植株仅含有 1 头状花序而单生茎顶的；总苞碗状或钟状，直径 1.5 ～ 3 cm，无毛，上部无收缢；全部苞片外面紫红色；边缘花雌性，雄蕊发育不全，中央盘花两性，有发育的雌蕊和雄蕊，全部小花紫色，雌花花冠长 2.6 cm，细管部长 1.2 cm，檐部长 1.4 cm，花冠裂片线形，长 5 mm；两性小花花冠长 2 cm，花冠裂片披针形或线状披针形，长 5 mm。瘦果倒披针状长椭圆形，长 7 mm，宽 2 mm，有多数高起的细条纹。

冠毛黄褐色，长达 1.2 cm；冠毛刚毛糙毛状，分散脱落。花果期 8 ～ 10 月。

| 生境分布 | 生于森林地区、森林草原或干旱、半干旱地区的山地。分布于内蒙古呼伦贝尔市（根河市、额尔古纳市、牙克石市、陈巴尔虎旗、鄂温克族自治旗、新巴尔虎左旗）、兴安盟（突泉县、科尔沁右翼前旗、科尔沁右翼中旗）、通辽市（科尔沁左翼后旗）、赤峰市（阿鲁科尔沁旗、巴林右旗、克什克腾旗、喀喇沁旗、宁城县）、锡林郭勒盟（东乌珠穆沁旗、西乌珠穆沁旗、锡林浩特市、正蓝旗）、乌兰察布市（卓资县、凉城县）、鄂尔多斯市（准格尔旗、乌审旗、伊金霍洛旗）、呼和浩特市（新城区、回民区、赛罕区）。

| 资源情况 | 野生资源一般。药材来源于野生。

| 功能主治 | 清热解毒。用于咽喉肿痛，呕吐，疝气，疟疾，淋证，肿瘤。

| 用法用量 | 内服煎汤，9 ～ 15 g。

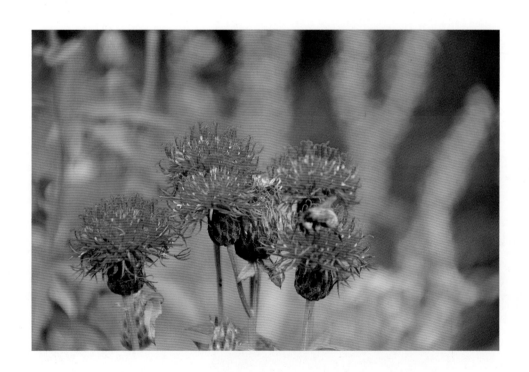

菊科 Compositae 山牛蒡属 Synurus

山牛蒡 *Synurus deltoides* (Ait.) Nakai

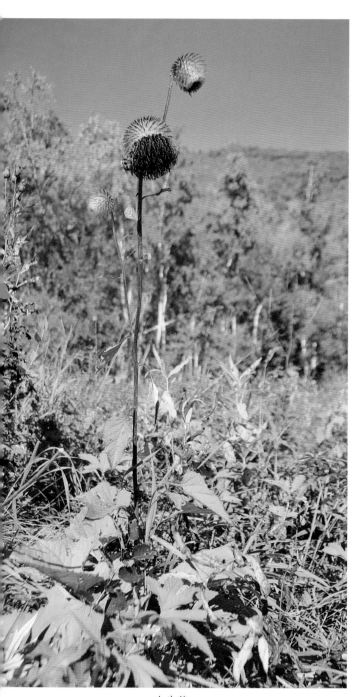

山牛蒡

| 植物别名 |

刺球菜、老鼠愁。

| 蒙 文 名 |

汗达盖－乌拉。

| 药 材 名 |

山牛蒡（药用部位：根、花、果实）。

| 形态特征 |

多年生草本，高 50 ～ 100 cm。茎单生，
直立，多少被蛛丝状毛，上部稍分枝。基
生叶花期枯萎，下部叶有长柄，卵形或卵
状矩圆形，先端尖，基部稍呈戟形，边缘
有不规则缺刻状齿，上面有短毛，下面密
生灰白色毡毛，上部叶有短柄，披针形。
头状花序单生于茎顶，直径 4 cm，下垂；
总苞钟状，总苞片多层，带紫色，被蛛丝
状毛，条状披针形，锐尖，宽 5 mm，外层
者短；花冠筒状，深紫色，长 2.5 cm，筒
部比檐部短。瘦果长椭圆形。

| 生境分布 |

生于海拔 550 ～ 2 200 m 的山坡林缘、林下
或草甸。分布于内蒙古呼伦贝尔市（额尔古

纳市、牙克石市、陈巴尔虎旗、鄂温克族自治旗、新巴尔虎左旗）、兴安盟（突泉县、科尔沁右翼前旗）、赤峰市（阿鲁科尔沁旗、巴林右旗、巴林左旗、翁牛特旗、克什克腾旗、敖汉旗、喀喇沁旗、宁城县）、锡林郭勒盟（东乌珠穆沁旗）。

| 资源情况 |

野生资源一般。药材来源于野生。

| 采收加工 |

秋季采挖，除去茎叶，洗净，晾干。

| 功能主治 |

辛，温。清热解毒，消肿散结。根，用于感冒，顿咳，带下。花、果实用于瘰疬。

| 用法用量 |

内服煎汤，6 ~ 15 g；或浸酒。

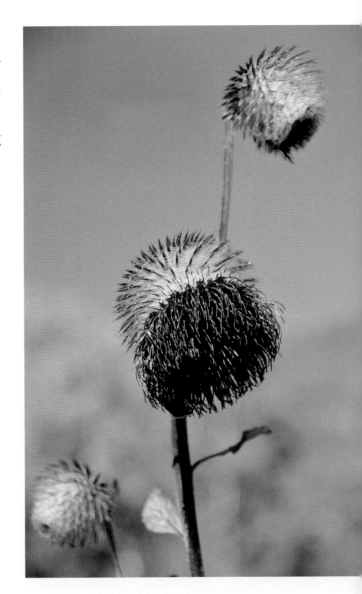

菊科 Compositae 漏芦属 Stemmacantha

漏芦

Stemmacantha uniflora (L.) Dittrich.

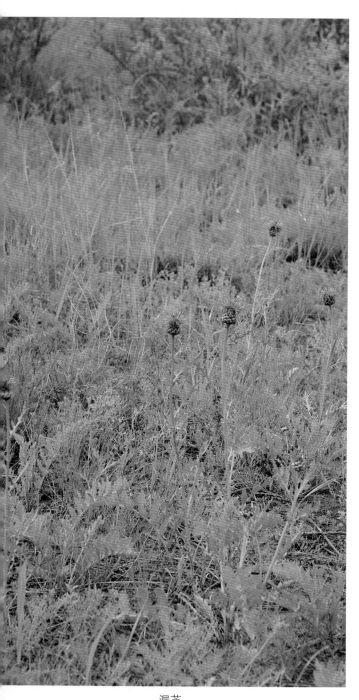

漏芦

| 植物别名 |

祁州漏芦、和尚头、大口袋花。

| 蒙 文 名 |

洪古乐朱日。

| 药 材 名 |

中药 漏芦（药用部位：根及根茎）。
蒙药 洪格勒珠尔、漏芦花（药用部位：花）。

| 形态特征 |

多年生草本，高 30 ~ 100 cm。根茎粗厚。根直伸，直径 1 ~ 3 cm。茎直立，不分枝，簇生或单生。基生叶及下部茎生叶椭圆形，长 10 ~ 24 cm，宽 4 ~ 9 cm，羽状深裂或几全裂，有长叶柄，叶柄长 6 ~ 20 cm；中上部茎生叶渐小，与基生叶及下部茎生叶同形并等样分裂，无柄或有短柄；叶柄灰白色，被稠密的蛛丝状绵毛。头状花序单生茎顶，花序梗粗壮，裸露或有少数钻形小叶；总苞半球形，直径 3.5 ~ 6 cm；总苞片约 9 层，覆瓦状排列，向内层渐长，全部苞片先端有膜质附属物，浅褐色；全部小花两性，管状，花冠紫红色，长 3.1 cm。瘦果 3 ~ 4 棱，楔状，长 4 mm，宽 2.5 mm，先端有果缘。冠毛褐色，

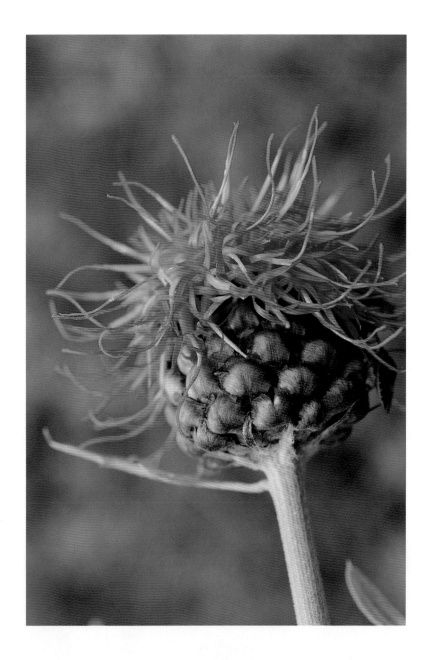

多层，不等长，向内层渐长，长达 1.8 cm，基部联合成环，整体脱落；冠毛刚毛糙毛状。花果期 4 ~ 9 月。

| **生境分布** | 生于海拔 390 ~ 2 700 m 的山坡丘陵地、松林下或桦木林下。分布于内蒙古呼伦贝尔市（额尔古纳市、牙克石市、陈巴尔虎旗、鄂温克族自治旗、新巴尔虎左旗、海拉尔区、满洲里市、扎赉诺尔区）、兴安盟（乌兰浩特市、突泉县、科尔沁右翼前旗）、通辽市（科尔沁左翼后旗、霍林郭勒市）、赤峰市（巴林右旗、克什克腾旗、元宝山区、松山区、红山区、敖汉旗、喀喇沁旗、宁城县、翁牛特旗）、锡林郭勒盟（东乌珠穆沁旗、西乌珠穆沁旗、锡林浩特市）、乌兰察布市（凉城县、

卓资县）、呼和浩特市（武川县、新城区、玉泉区、赛罕区、回民区）、包头市、巴彦淖尔市、鄂尔多斯市（鄂托克旗、准格尔旗、康巴什区）、阿拉善盟。

| **资源情况** | 野生资源一般。药材来源于野生。

| **采收加工** | **中药** 漏芦：秋后采收，除去泥土，鲜用或晒干。
蒙药 漏芦花：5 ～ 7 月开花时采集头状花序，除去总苞片，阴干。

| **药材性状** | **中药** 漏芦：本品根呈倒圆锥状圆柱形，有的稍扭曲或扁压，通常不分枝，完整者长 10 ～ 30 cm，直径 1 ～ 2.5 cm。表面深棕色或黑棕色，粗糙具不规则的纵形沟纹及菱形的网状裂隙，外皮常有剥裂。根头部膨大，有少数茎基及鳞片状的叶基，先端有灰白色绒毛。质轻而脆，易折断，折断时皮部常与木部脱离，皮部色泽较深，木部黄白色，呈放射状，木部射线处多破裂，木部中央因朽蚀而成星状裂纹，显深棕色。气特异，味微苦。

蒙药 漏芦花：本品呈扁球形或类球形，直径 3 ～ 7 cm。头状花序总苞 5 ～ 6 层，最外层者披针形，中层者边缘膜质，卵形或宽卵形，成掌状撕裂，内层者为披针形或条形。全部管状花，易脱落，干缩而弯曲，长 3 ～ 5 cm，基部呈小漏斗状，上部浅紫色，先端分裂成丝条状；花托细长，露出于花冠外，有时可见不成熟的瘦果，长约 3 mm，褐色，冠毛长短不等，淡棕色。花托除去花后，可见许多托毛，银白色，有光泽。无臭，味微苦。

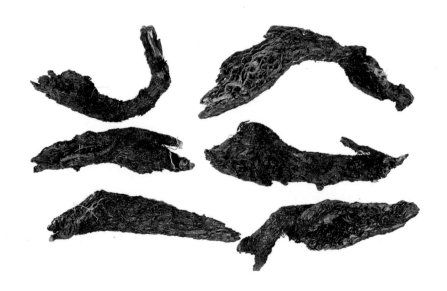

| **功能主治** | **中药** 漏芦: 苦, 寒。归胃经。清热解毒, 消痈, 下乳, 舒筋通脉。用于乳痈肿痛, 痈疽发背, 瘰疬疮毒, 乳汁不通, 湿痹拘挛。

蒙药 漏芦花: 苦, 凉, 糙、稀、钝、柔。杀黏, 止刺痛, 清热, 解毒。用于黏疫, 肠刺痛, 炭疽, 白喉, 麻疹, 毒热, 心热, 讧热, 炽热, 血热, 伤热。

| **用法用量** | **中药** 漏芦: 内服煎汤, 5 ～ 9 g。外用适量, 研末醋调敷; 或鲜品捣敷。

蒙药 漏芦花: 内服煮散剂, 3 ～ 5 g; 或入丸、散剂。

菊科 Compositae 矢车菊属 Centaurea

矢车菊 *Centaurea cyanus* L.

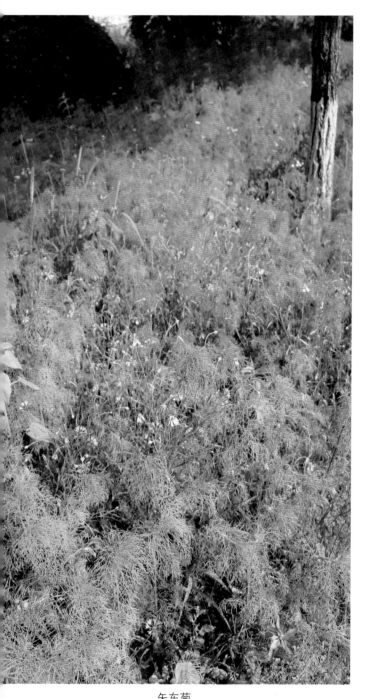

矢车菊

| 植物别名 |

蓝芙蓉、车轮花、荔枝菊。

| 蒙 文 名 |

柽赫日－乌达巴拉。

| 药 材 名 |

矢车菊（药用部位：全草或花）。

| 形态特征 |

一年生草本，高 30 ～ 70 cm，幼时被白色绵毛。基生叶及下部茎生叶长椭圆状倒披针形或披针形，不分裂，全缘无锯齿或边缘疏锯齿至大头羽状分裂，侧裂片 1 ～ 3 对；中部茎叶线形、宽线形或线状披针形，长 4 ～ 9 cm；上部茎叶与中部茎叶同形，但渐小。头状花序多数或少数在茎枝先端排成伞房花序或圆锥花序；总苞椭圆状，有稀疏蛛丝毛；总苞片约 7 层，全部总苞片由外向内椭圆形、长椭圆形，外层与中层者包括先端附属物长 3 ～ 6 mm、宽 2 ～ 4 mm，内层者包括先端附属物长 1 ～ 11 cm、宽 3 ～ 4 mm；边缘花增大，蓝色、白色、红色或紫色，檐部 5 ～ 8 裂，盘花浅蓝色或红色。瘦果椭圆形，长 3 mm，宽 1.5 mm，有细条纹，

被稀疏的白色柔毛。冠毛白色或浅土红色，2列；全部冠毛刚毛状。花果期 2 ~ 8 月。

| 生境分布 |

各地公园、花园及校园有栽培，供观赏。内蒙古通辽市（霍林郭勒市）、赤峰市（敖汉旗、元宝山区、松山区、红山区）、巴彦淖尔市（临河区、杭锦后旗）、鄂尔多斯市（康巴什区）有栽培。

| 资源情况 |

无野生资源，栽培资源一般。药材来源于栽培。

| 功能主治 |

全草，清热解毒，消肿活血。用于痈肿疮毒。花，利尿，解热。

| 用法用量 |

内服适量。外用适量，全草取汁涂敷。

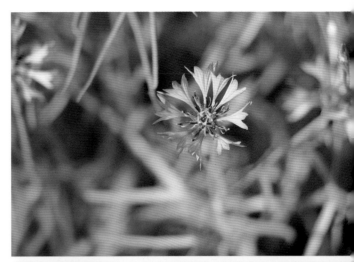

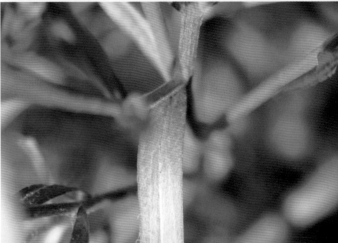

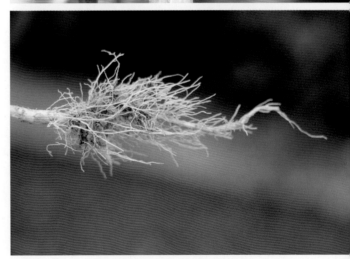

菊科 Compositae 大丁草属 Leibnitzia

大丁草

Leibnitzia anandria (L.) Turcz.

| **植物别名** | 豹子药、苦马菜、米汤菜。

| **蒙 文 名** | 哈达嘎森 – 其其格。

| **药 材 名** | 大丁草（药用部位：全草或根）。

| **形态特征** | 多年生草本。有春秋二型：春型者植株较矮小，高 5 ~ 15 cm，花葶纤细，直立，具条形苞叶数个，基生叶具柄，呈莲座状，卵形或椭圆状卵形，长 1.5 ~ 5.5 cm，宽 1 ~ 2.5 cm，提琴状羽状分裂，顶裂片宽卵形，先端钝，基部心形，边缘具不规则圆齿，齿端有小凸尖，侧裂片小，卵形或三角状卵形；秋型者植株高达 30 cm，叶倒披针状长椭圆形或椭圆状宽卵形，长 2 ~ 15 cm，宽 1.5 ~ 3.5 cm，裂片形状与春型者相似，但顶裂片先端短渐尖，下面无毛或疏被蛛

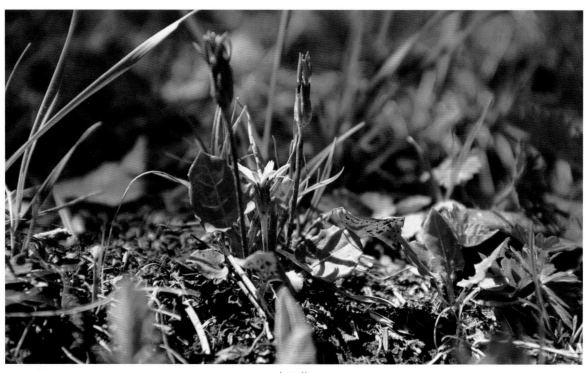

大丁草

丝状毛。春型的头状花序较小，直径 6 ~ 10 mm，秋型者较大，直径 1.5 ~ 2.5 cm；总苞钟状，外层总苞片较短，条形，内层者条状披针形，先端钝尖，边缘带紫红色；舌状花冠紫红色，长 10 ~ 12 mm，管状花冠长约 7 mm。瘦果长 5 ~ 6 mm；冠毛淡棕色，长约 10 mm。春型者花期 5 ~ 6 月，秋型者为 7 ~ 9 月。

| 生境分布 | 生于海拔 650 ~ 2 580 m 的山地林缘草甸或林下，也见于田边、路旁。分布于内蒙古呼伦贝尔市（牙克石市、鄂温克族自治旗、阿荣旗、满洲里市）、兴安盟（乌兰浩特市、突泉县、科尔沁右翼前旗、科尔沁右翼中旗）、通辽市（扎鲁特旗、科尔沁左翼后旗、奈曼旗、霍林郭勒市）、赤峰市（阿鲁科尔沁旗、巴林左旗、巴林右旗、克什克腾旗、红山区、松山区、敖汉旗、喀喇沁旗、宁城县）、锡林郭勒盟（西乌珠穆沁旗）、乌兰察布市（卓资县、凉城县、丰镇市）、呼和浩特市（新城区、赛罕区、武川县、和林格尔县）、包头市、鄂尔多斯市（准格尔旗）、阿拉善盟。

| 资源情况 | 野生资源一般。药材来源于野生。

| 采收加工 | 开花前采收，洗净，鲜用或晒干。

| 药材性状 | 本品卷缩成团，枯绿色。根茎短，下生多数细须根，植株有大小之分，基生叶丛生，莲座状；叶片椭圆状宽卵形，长 2 ~ 5.5 cm，先端钝圆，基部心形，边缘浅齿状。花葶长 8 ~ 19 cm，有的具白色蛛丝毛，有条形苞叶。头状花序单生，直径 2 cm，小植株花序边缘为舌状花，淡紫红色，中央花管状，黄色，植株仅有管状花。瘦果纺锤形，两端收缩。气微，味辛辣、苦。

| 功能主治 | 苦，温。清热利湿，解毒消肿。用于肺热咳嗽，湿热泻痢，热淋，风湿关节痛，痈疖肿毒，臁疮，虫蛇咬伤，烫火伤，外伤出血。

| 用法用量 | 内服煎汤，15 ~ 30 g；或浸酒。外用适量，捣敷。

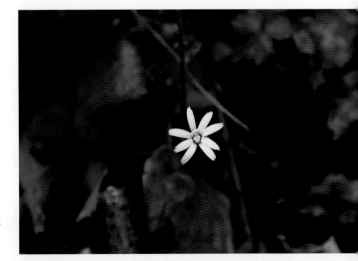

菊科 Compositae 菊苣属 Cichorium

菊苣
Cichorium intybus L.

| **植物别名** | 蓝花菊苣。

| **蒙 文 名** | 乌和日－伊达日。

| **药 材 名** | 菊苣（药用部位：地上部分）。

| **形态特征** | 多年生草本，高 40 ～ 100 cm。茎直立，有条棱。基生叶莲座状，倒披针状长椭圆形，大头状倒向羽状深裂或羽状深裂或不分裂而边缘有稀疏的尖锯齿；茎生叶少数，较小，基部圆形或戟形扩大而半抱茎。头状花序多数；总苞片 2 层；舌状小花蓝色，有色斑。瘦果倒卵状、椭圆状或倒楔形，褐色，有棕黑色色斑；冠毛极短，膜片状。花果期 5 ～ 10 月。

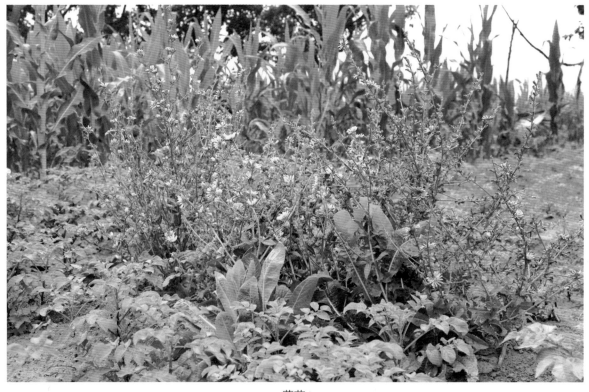

菊苣

| **生境分布** | 中生植物，生于滨海荒地、河边、水沟边或山坡。内蒙古各地均有栽培。

| **资源情况** | 无野生资源。药材来源于栽培。

| **采收加工** | 秋季采割，除去杂质，晒干。

| **功能主治** | 清肝利胆，健胃消食，利尿消肿。用于湿热黄疸，胃痛食少，水肿尿少。

| **用法用量** | 内服煎汤，9 ~ 18 g。外用适量，煎汤洗。

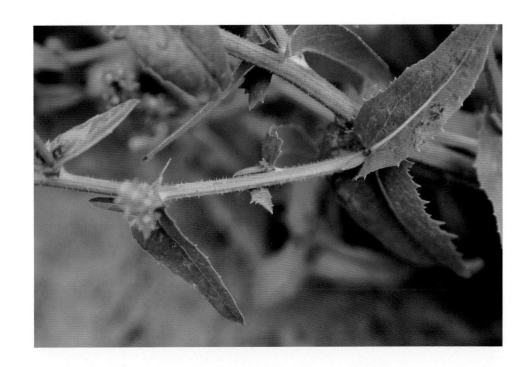

菊科 Compositae 鸦葱属 *Scorzonera*

拐轴鸦葱 *Scorzonera divaricata* Turcz.

| **植物别名** | 叉枝鸦葱、苦葵鸦葱、羊奶及及。

| **蒙 文 名** | 毛瑞 – 哈毕斯嘎那。

| **药 材 名** | 苦葵鸦葱（药用部位：全草或根）。

| **形态特征** | 多年生草本，高 15 ～ 30 cm，灰绿色，有白粉。通常由根颈上部发出多数铺散的茎，自基部多分枝，形成半球形株丛，具纵条棱，近无毛或疏被皱曲柔毛，枝细，有微毛及腺点。叶条形或丝状条形，长 1 ～ 9 cm，宽 1 ～ 3（～ 5）mm，先端长渐尖，常反卷弯曲成钩状，或平展，上部叶短小。头状花序单生于枝顶，具 4 ～ 5（～ 15）小花；总苞圆筒状，长 10 ～ 13 mm，宽约 5 mm；总苞片 3 ～ 4 层，被疏或密的霉状蛛丝状毛，外层者卵形，先端尖，内层者矩圆状披

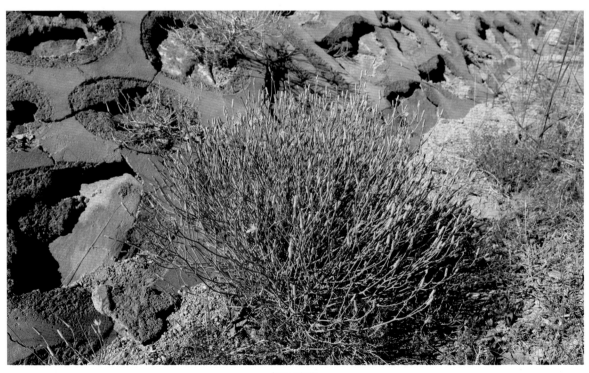

拐轴鸦葱

针形,先端钝;舌状花黄色,干后蓝紫色,长约 15 mm。瘦果圆柱形,长 6 ~ 8
(~ 10) mm,具 10 纵肋,淡褐黄色;冠毛基部不联合成环,非整体脱落,
淡黄褐色,长达 17 mm。花果期 6 ~ 8 月。

| **生境分布** | 生于荒漠草原、草原化荒漠群落或荒漠地带的干河床沟谷、砂质及砂砾质土壤上。分布于内蒙古锡林郭勒盟(苏尼特右旗、二连浩特市)、乌兰察布市(四子王旗)、呼和浩特市、包头市(达尔罕茂明安联合旗、固阳县)、鄂尔多斯市(伊金霍洛旗、乌审旗、准格尔旗、达拉特旗、鄂托克旗、康巴什区、杭锦旗)、巴彦淖尔市(乌拉特后旗、乌拉特前旗、磴口县)、乌海市(海勃湾区、乌达区、海南区)、阿拉善盟(阿拉善左旗、阿拉善右旗、额济纳旗)。

| **资源情况** | 野生资源一般。药材来源于野生。

| **采收加工** | 多在 7 ~ 10 月采收,鲜用或晒干。

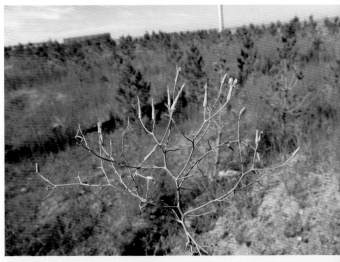

| **药材性状** | 本品根呈长圆柱形,长可达 20 cm 以上,直径 0.6 ~ 1 cm;根头部残留众多棕色毛须(叶基纤维束与维管束)。表面棕黑色,直立,上部具密集的横皱纹,全体具多数瘤状物。质较疏松,断面黄白色,有放射状裂隙。气微,味微苦、涩。

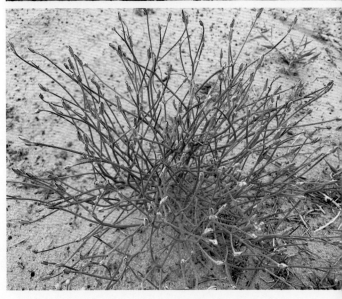

| **功能主治** | 苦、辛,寒。归心经。清热解毒,消肿散结。用于疔疮痈疽,乳痈,跌打损伤,劳伤,扁平疣。

| **用法用量** | 内服煎汤,9 ~ 15 g;或熬膏。外用捣敷;或取汁涂。

菊科 Compositae 鸦葱属 Scorzonera

帚状鸦葱 Scorzonera pseudodivaricata Lipsch.

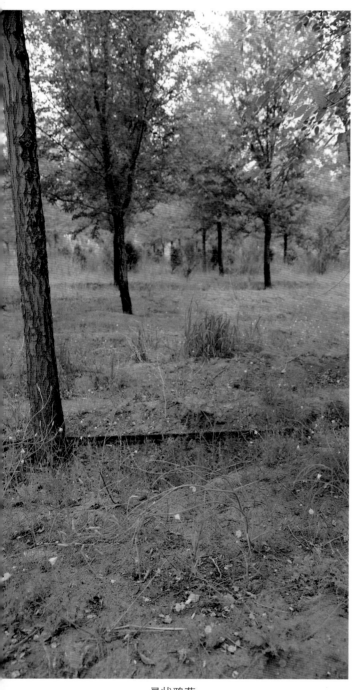

帚状鸦葱

植物别名

假叉枝鸦葱。

蒙 文 名

疏日利格－哈毕斯嘎那。

药 材 名

假叉枝鸦葱（药用部位：根）。

形态特征

多年生草本，高 10 ～ 40 cm。茎自中部呈帚状分枝，细长，具纵条棱，无毛或被短柔毛，生长后期常变硬。基生叶条形，长可达17 cm，基部扩大成棕褐色或麦秆黄色的鞘；茎生叶互生，多少呈镰状弯曲、条形或狭条形，长 1 ～ 9 cm，宽 0.5 ～ 3 mm，先端渐尖，有时反卷弯曲；上部叶短小，呈鳞片状。头状花序单生于枝端，具 7 ～ 12 小花，多数在茎顶排列成疏松的聚伞圆锥状；总苞圆筒状，长 1.5 ～ 2 cm，宽 3 ～ 6 mm；总苞片 5 层，无毛或被霉状蛛丝状毛，外层者小，三角形，先端稍尖，中层者卵形，内层者矩圆状披针形，先端钝；舌状花黄色，长约 20 mm。瘦果圆柱形，长 5 ～ 10 mm，淡褐色，有时稍弯，无毛或仅在先端被疏柔毛，肋上有棘瘤状突起物或无突起物；冠毛污白色或淡黄褐色，长 15 ～ 20 mm。花果期 7 ～ 8 月。

| **生境分布** | 生于海拔 1 600 ～ 3 000 m 的荒漠草原至荒漠地带的石质残丘上。分布于内蒙古锡林郭勒盟（苏尼特左旗、苏尼特右旗）、乌兰察布市（四子王旗、凉城县）、呼和浩特市（武川县）、包头市（达尔罕茂明安联合旗）、鄂尔多斯市（鄂托克旗）、巴彦淖尔市（乌拉特前旗、乌拉特中旗、磴口县）、乌海市（海勃湾区、海南区、乌达区）、阿拉善盟（阿拉善左旗、阿拉善右旗）。

| **资源情况** | 野生资源一般。药材来源于野生。

| **采收加工** | 多在 7 ～ 10 月采收，鲜用或晒干。

| **功能主治** | 清热解毒。用于疔疮痈肿，五劳七伤。

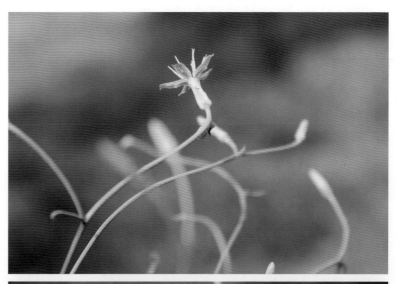

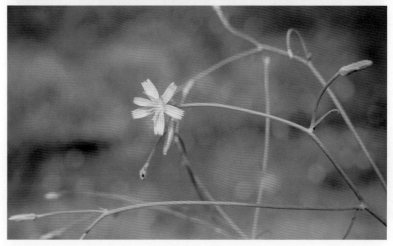

菊科 Compositae 鸦葱属 Scorzonera

毛梗鸦葱 *Scorzonera radiata* Fisch.

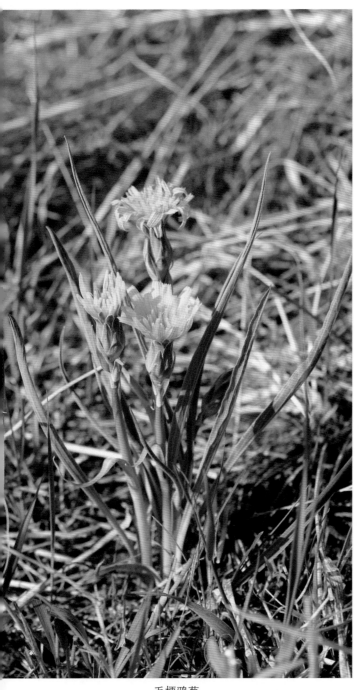

毛梗鸦葱

| 植物别名 |

狭叶鸦葱、草防风。

| 蒙 文 名 |

那林－哈毕斯嘎那。

| 药 材 名 |

草防风（药用部位：根）。

| 形态特征 |

多年生草本，高 10 ~ 30 cm。根粗壮，圆柱形。根颈部被黑褐色或褐色膜质鳞片状残叶。茎单一，稀 2 ~ 3，直立，具纵沟棱，疏被蛛丝状短柔毛，顶部密被蛛丝状绵毛，后稍脱落。基生叶条形、条状披针形或披针形，长 5 ~ 30 cm，宽 3 ~ 12 mm，先端渐尖，基部渐狭成有翅的叶柄，柄基扩大成鞘状，边缘平展，具 3 ~ 5 脉，两面无毛或疏被蛛丝状毛；茎生叶 1 ~ 3，条形或披针形，较基生叶短而狭，顶部叶鳞片状，无柄。头状花序单生于茎顶，大，长 2.5 ~ 4 cm；总苞筒状，宽 1 ~ 1.5 cm；总苞片 5 层，先端尖或稍钝，常带红褐色，边缘膜质，无毛或被蛛丝状短柔毛，外层者卵状披针形，较小，内层者条形；舌状花黄色，长 2.5 ~ 3.7 cm。

瘦果圆柱形，黄褐色，长 7 ～ 10 mm，无毛；冠毛污白色，长达 17 mm。花果期 5 ～ 7 月。

| **生境分布** | 生于山地林下、林缘、草甸及河滩砾石地。分布于内蒙古呼伦贝尔市（额尔古纳市、鄂伦春自治旗、牙克石市、阿荣旗、海拉尔区、扎赉诺尔区）、兴安盟（科尔沁右翼前旗、阿尔山市）、赤峰市（喀喇沁旗、敖汉旗）、锡林郭勒盟（阿巴嘎旗、东乌珠穆沁旗）、鄂尔多斯市（伊金霍洛旗）。

| **资源情况** | 野生资源一般。药材来源于野生。

| **采收加工** | 春、秋季采挖，除去杂质，晒干。

| **药材性状** | 本品根呈长圆柱形，长可达 20 cm 以上，直径 0.6 ～ 1 cm；根头部残留众多棕色毛须（叶基纤维束与维管束）。表面棕黑色，直立，上部具密集的横皱纹，全体具多数瘤状物。质较疏松，断面黄白色，有放射状裂隙。气微，味微苦、涩。

| **功能主治** | 甘、苦，温。发表散寒，祛风除湿。用于风湿，感冒，筋骨疼痛。

| **用法用量** | 外用，6 ～ 12 g，鲜汁液外涂。

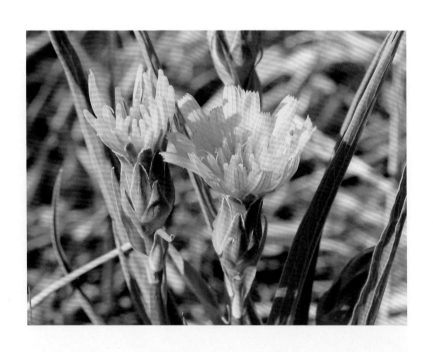

菊科 Compositae 鸦葱属 Scorzonera

丝叶鸦葱

Scorzonera curvata (Popl.) Lipsch.

| **蒙 文 名** | 好您－哈比斯干那。 |

| **药 材 名** | 丝叶鸦葱（药用部位：全草或根）。 |

| **形态特征** | 多年生草本，高 4 ~ 7 cm。根圆柱状，黑褐色。茎单生或簇生，光滑无毛；茎基被纤维状撕裂的鞘状残遗物。基生叶莲座状，丝状或丝状线形，灰绿色；茎生叶少数，鳞片状，钻状披针形，或几无茎生叶。头状花序；总苞钟状或窄钟状，总苞片约 4 层；舌状小花黄色。瘦果圆柱状，有多数纵肋，沿肋有脊瘤或无脊瘤，无毛；冠毛浅褐色，与瘦果连接处有蛛丝状毛环，刚毛上部为细锯齿状。花期 5 ~ 6 月。 |

| **生境分布** | 旱生植物。生于草原地带的丘陵坡地及干燥山坡。分布于内蒙古乌兰察布市（四子王旗）、包头市（达尔罕茂明安联合旗）。 |

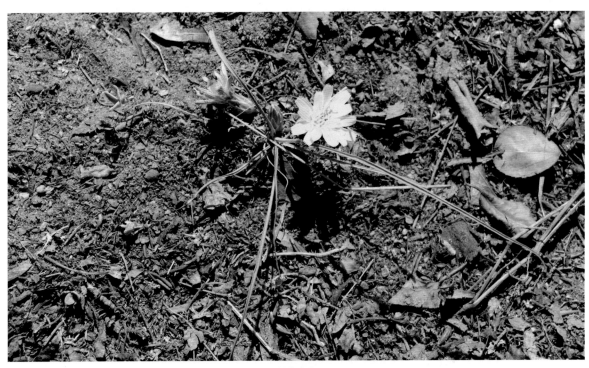

丝叶鸦葱

| **资源情况** | 资源较丰富。

| **采收加工** | 夏、秋季采收，鲜用或晒干。

| **功能主治** | 清热解毒，消肿，通乳。用于疔毒恶疮，乳痈，乳汁不下，结核性淋巴结炎，肺结核，跌打损伤，蛇虫咬伤。

| **用法用量** | 内服煎汤，10～15 g。外用适量，鲜品捣敷；或捣汁搽。

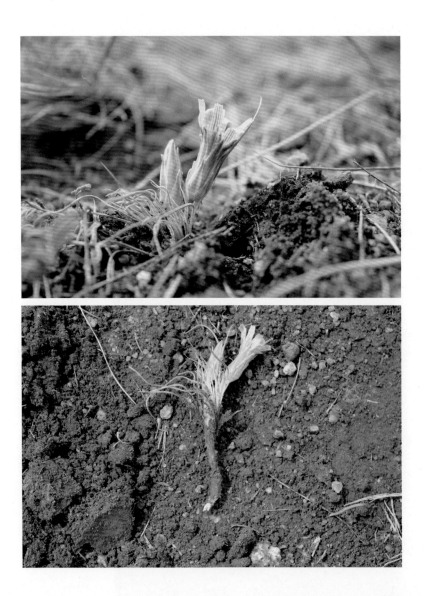

菊科 Compositae 鸦葱属 Scorzonera

桃叶鸦葱
Scorzonera sinensis Lipsch. et Krasch. ex Lipsch.

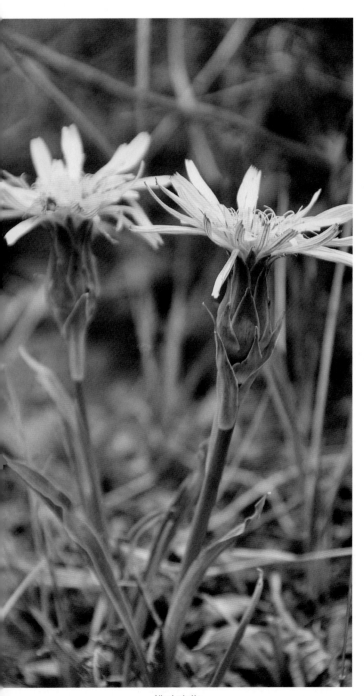

桃叶鸦葱

| 植物别名 |

老虎嘴。

| 蒙 文 名 |

毛仁 – 哈毕斯嘎那。

| 药 材 名 |

老虎嘴（药用部位：根）。

| 形态特征 |

多年生草本，高 5 ~ 10 cm。根粗壮，圆柱形，深褐色。根颈部被稠密而厚实的纤维状残叶，黑褐色。茎单生或 3 ~ 4 聚生，具纵沟棱，有白粉。基生叶灰绿色，常呈镰状弯曲，披针形或宽披针形，长 5 ~ 20 cm，宽 1 ~ 2 cm，基部渐狭成有翅的叶柄，柄基扩大成鞘状而抱茎，边缘显著呈波状皱曲，有白粉，具弧状脉；茎生叶小，长椭圆状披针形，鳞片状，近无柄，半抱茎。头状花序单生于茎顶，长 2 ~ 3.5 cm；总苞筒形，长 2 ~ 3 cm，宽 8 ~ 15 mm；总苞片 4 ~ 5 层，先端钝，缘膜质，无毛或被微毛，外层者短，三角形或宽卵形，最内层者长披针形或条状披针形；舌状花黄色，外面玫瑰色，长 2 ~ 3 cm。瘦果圆柱状，长 12 ~ 14 mm，暗黄色或白色，稍弯曲，无毛，无喙；冠毛白色，长约 15 mm。花果期 5 ~ 6 月。

| 生境分布 | 生于海拔 280 ~ 2 500 m 的山坡、丘陵地、沙丘、荒地或灌木林下。分布于内蒙古兴安盟（科尔沁右翼前旗）、通辽市（霍林郭勒市）、赤峰市（阿鲁科尔沁旗、巴林右旗、克什克腾旗、松山区、红山区、翁牛特旗、喀喇沁旗、宁城县、敖汉旗）、锡林郭勒盟（锡林浩特市、苏尼特左旗、正蓝旗）、乌兰察布市、呼和浩特市、包头市（达尔罕茂明安联合旗）、鄂尔多斯市（准格尔旗）、巴彦淖尔市、乌海市（海勃湾区）、阿拉善盟（阿拉善左旗）。

| 资源情况 | 野生资源一般。药材来源于野生。

| 采收加工 | 秋季至春季苗株未出土前挖出，除去茎、叶、须根及泥土，晒干。

| 药材性状 | 本品根呈长圆柱形，长可达 20 cm 以上，直径 6 ~ 10 mm；表面棕黑色，有纵横皱纹，上部具密集的横皱纹，根头部残留众多棕色毛须（叶基纤维束与维管束）。质较疏松，断面黄白色。气微，味微苦、涩。

| 功能主治 | 辛，凉。归肺、肝经。祛风除湿，理气活血，清热解毒，通乳，消肿。用于风热感冒，咽喉肿痛，乳痈，疔疮。

| 用法用量 | 内服煎汤，9 ~ 15 g。

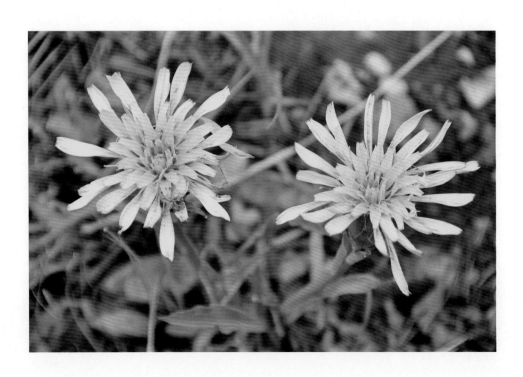

菊科 Compositae 鸦葱属 Scorzonera

鸦葱
Scorzonera austriaca Willd.

| **植物别名** | 罗罗葱、谷罗葱、兔儿奶。

| **蒙 文 名** | 塔拉音 – 哈毕斯嘎那。

| **药 材 名** | 鸦葱（药用部位：根）。

| **形态特征** | 多年生草本，高 5 ~ 35 cm。根粗壮，圆柱形，深褐色。根颈部被
稠密而厚实的纤维状残叶，黑褐色。茎直立，具纵沟棱，无毛。基
生叶灰绿色，条形、条状披针形、披针形以至长椭圆状卵形，长
3 ~ 30 cm，基部渐狭成有翅的柄；茎生叶 2 ~ 4，较小，条形或
披针形，无柄，基部扩大而抱茎。头状花序单生于茎顶，长 1.8 ~
4.5 cm；总苞宽圆柱形，宽 0.5 ~ 1（~ 1.5）cm；总苞片 4 ~ 5 层，
无毛或先端被微毛及缘毛，边缘膜质，外层者卵形或三角状卵形，

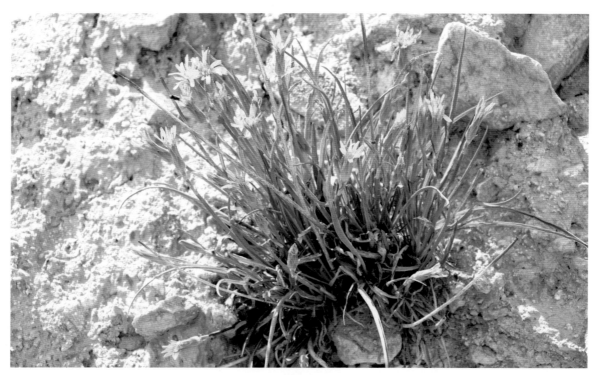

鸦葱

先端钝或尖，内层者长椭圆形或披针形，先端钝；舌状花黄色，干后紫红色，长 20 ~ 30 mm，舌片宽 3 mm。瘦果圆柱形，长 12 ~ 15 mm，黄褐色，稍弯曲，无毛或仅在先端被疏柔毛，具纵肋，肋棱有瘤状突起或光滑，冠毛污白色至淡褐色，长 12 ~ 20 mm。花果期 5 ~ 7 月。

| 生境分布 | 生于海拔 400 ~ 2 000 m 的山坡、草滩或河滩地。分布于内蒙古呼伦贝尔市（额尔古纳市、海拉尔区、鄂温克族自治旗、满洲里市、牙克石市、新巴尔虎左旗、新巴尔虎右旗、陈巴尔虎旗）、兴安盟（科尔沁右翼前旗、扎赉特旗、乌兰浩特市、突泉县）、通辽市（科尔沁左翼后旗、霍林郭勒市）、赤峰市（阿鲁科尔沁旗、巴林右旗、克什克腾旗、红山区、元宝山区、翁牛特旗、喀喇沁旗、宁城县、敖汉旗）、锡林郭勒盟（东乌珠穆沁旗、西乌珠穆沁旗、锡林浩特、阿巴嘎旗、正蓝旗、正镶白旗、镶黄旗、太仆寺旗、多伦县）、乌兰察布市（卓资县）、呼和浩特市（武川县）、包头市（达尔罕茂明联合旗）、阿拉善盟（阿拉善右旗）。

| 资源情况 | 野生资源一般。药材来源于野生。

| 采收加工 | 多在 7 ~ 10 月采收，鲜用或晒干。

| 药材性状 | 本品根呈长圆柱形，长可达 20 cm 以上，直径 0.6 ~ 1 cm；根头部残留众多棕色毛须（叶基纤维束与维管束）。表面棕黑色，直立，上部具密集的横皱纹，全体具多数瘤状物。质较疏松，断面黄白色，有放射状裂隙。气微，味微苦、涩。

| 功能主治 | 苦、辛，寒。归心经。清热解毒，祛风除湿，消肿散结，通乳，理气平喘。用于感冒发热，哮喘，五劳七伤，乳汁不足，妇女闭经，跌打损伤，乳腺炎，疔疮痈疽，风湿关节痛，带状疱疹，扁平疣，毒蛇或蚊虫咬伤。

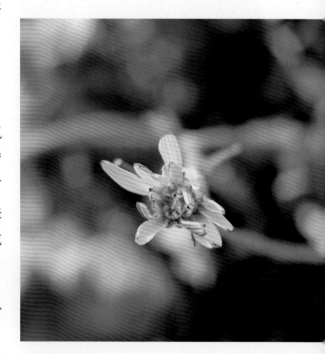

| 用法用量 | 内服煎汤，9 ~ 15 g；或熬膏。外用适量，捣敷；或取汁涂。

菊科 Compositae 鸦葱属 Scorzonera

华北鸦葱
Scorzonera albicaulis Bunge

| **植物别名** | 笔管草、白茎鸦葱、细叶鸦葱。

| **蒙 文 名** | 乌麻日图 – 哈毕斯嘎那。

| **药 材 名** | 仙茅根（药用部位：根）。

| **形态特征** | 多年生草本，高 20 ～ 90 cm。根圆柱状，暗褐色，根颈部有少数上年枯叶柄。茎直立，中空，具沟纹，被蛛丝状毛或绵毛，后脱落近无毛。叶条形或宽条形，先端渐尖，基部渐狭成有翅的长柄，柄基稍扩大，边缘平展，具 5 ～ 7 脉，无毛或疏被蛛丝状毛，基生叶长达 40 cm，宽 0.7 ～ 2 cm；茎生叶与基生叶类似，上部叶渐小。头状花序数个，在茎顶和侧生花梗先端排成伞房状，有时成长伞形；总苞钟状筒形，长 2.5 ～ 4.5 cm，宽 8 ～ 15 mm；总苞片 5 层，先端锐尖，边缘膜质，

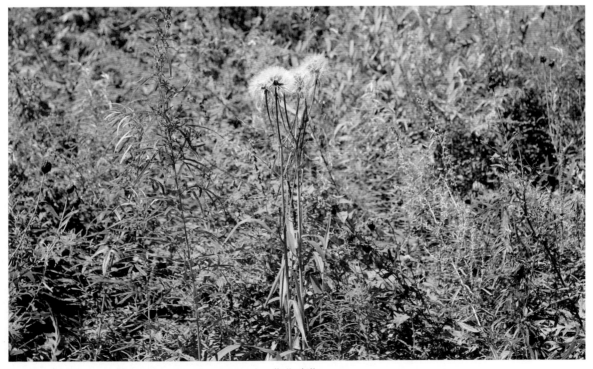

华北鸦葱

被霉状蛛丝状毛或近无毛，外层者小，三角状卵形，中层者卵状披针形，内层者甚长，条状披针形；舌状花黄色，干后变红紫色，长 20 ~ 35 mm。瘦果圆柱形，长达 25 mm，黄褐色，稍弯，上部狭窄成喙，具多数纵肋；冠毛黄褐色，长约 2 cm。花果期 7 ~ 8 月。

| 生境分布 | 生于海拔 250 ~ 2 500 m 的山地林下、林缘、灌丛、草甸或路旁。分布于内蒙古呼伦贝尔市（根河市、海拉尔区、额尔古纳市、鄂伦春自治旗、牙克石市、陈巴尔虎旗、扎兰屯市、鄂温克族自治旗）、兴安盟（乌兰浩特市、突泉县、科尔沁右翼前旗、科尔沁右翼中旗、扎赉特旗）、通辽市（科尔沁左翼后旗）、赤峰市（克什克腾旗、巴林左旗、巴林右旗、翁牛特旗、宁城县）、锡林郭勒盟（东乌珠穆沁旗、西乌珠穆沁旗、锡林浩特市、苏尼特左旗、多伦县）、乌兰察布市（兴和县、凉城县）、呼和浩特市（武川县）、鄂尔多斯市（达拉特旗、杭锦旗、准格尔旗）。

| 资源情况 | 野生资源一般。药材来源于野生。

| 采收加工 | 多在 7 ~ 10 月采收，鲜用或晒干。

| 功能主治 | 甘，温。祛风除湿，理气活血。用于外感风寒，发热头痛，哮喘，风湿痹痛，倒经，疔疮，带状疱疹，关节痛。

| 用法用量 | 常用剂量 3 ~ 9 g。

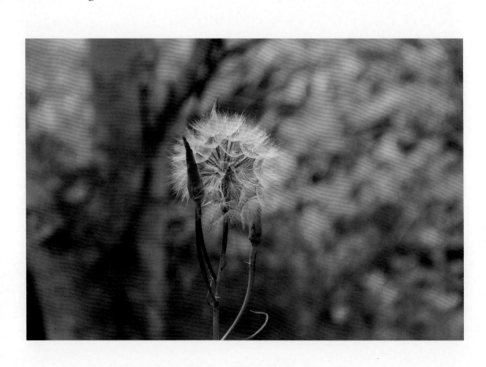

菊科 Compositae 鸦葱属 Scorzonera

蒙古鸦葱
Scorzonera mongolica Maxim.

| **植物别名** | 羊奶子、羊角菜、滨雅葱。

| **蒙 文 名** | 蒙古勒 – 哈毕斯嘎那。

| **药 材 名** | 蒙古鸦葱（药用部位：全草或根）。

| **形态特征** | 多年生草本，高 6 ~ 20 cm。根直伸，圆柱状，黄褐色；根颈部被鞘状残叶，褐色或乳黄色，里面被薄或厚的绵毛。茎少数或多数，直立或自基部斜升，不分枝或上部有分枝。叶肉质，具不明显的 3 ~ 5 脉；基生叶披针形或条状披针形，长 5 ~ 10 cm，宽 2 ~ 9 mm，先端渐尖或锐尖，具短尖头，基部渐狭成短柄，柄基扩大成鞘状；茎生叶互生，有时对生，向上渐变小，条状披针形或条形，无柄。头状花序单生于茎顶或枝端，具 12 ~ 15 小花；总苞

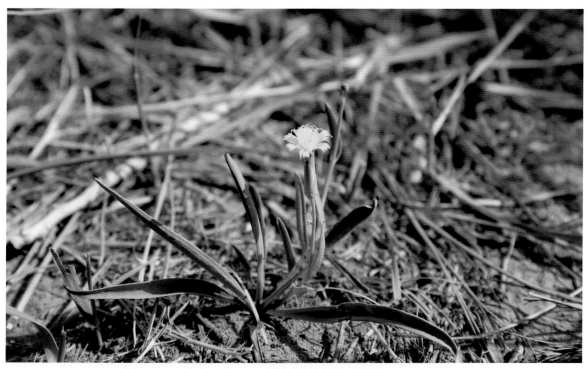

蒙古鸦葱

圆筒形，长 18 ～ 30 mm，宽 3 ～ 7 mm；总苞片 3 ～ 4 层，无毛或被微毛及蛛丝状毛，外层者卵形，内层者长椭圆状条形；舌状花黄色，干后红色，稀白色，长 18 ～ 20 mm。瘦果圆柱状，长 6 ～ 7 mm，黄褐色，先端被疏柔毛，无喙；冠毛淡黄色，长 20 ～ 30 mm。花果期 4 ～ 8 月。

| 生境分布 | 生于海拔 50 ～ 2 790 m 的荒漠草原至荒漠地带的盐化低地、湖盆边缘或河滩地上。分布于内蒙古锡林郭勒盟（苏尼特左旗、苏尼特右旗）、乌兰察布市（四子王旗）、鄂尔多斯市（鄂托克旗）、包头市（达尔罕茂明安联合旗）、鄂尔多斯市（杭锦旗）、巴彦淖尔市（乌拉特中旗、磴口县、临河区、杭锦后旗）、乌海市（海勃湾区、乌达区、海南区）、阿拉善盟（阿拉善右旗、阿拉善左旗、额济纳旗）。

| 资源情况 | 野生资源一般。药材来源于野生。

| 采收加工 | 多在 7 ～ 10 月采收，鲜用或晒干。

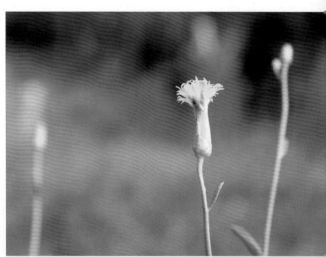

| 药材性状 | 本品根呈长圆柱形，长可达 20 cm 以上，直径 0.6 ～ 1 cm；根头部残留众多棕色毛须（叶基纤维束与维管束）。表面棕黑色，直立，上部具密集的横皱纹，全体具多数瘤状物。质较疏松，断面黄白色，有放射状裂隙。气微，味微苦、涩。

| 功能主治 | 苦、辛，寒。归心经。清热解毒，消肿散结，利尿，通乳。用于疔疮痈疽，乳痈，尿浊，淋证，带下，骨折，齿龈炎。

| 用法用量 | 内服煎汤，9 ～ 15 g；或熬膏。外用适量，捣敷；或取汁涂。

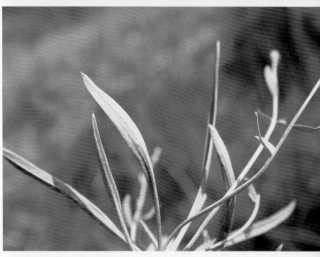

菊科 Compositae 猫儿菊属 Hypochaeris

猫儿菊 *Hypochaeris ciliate* (Thunb.) Makino

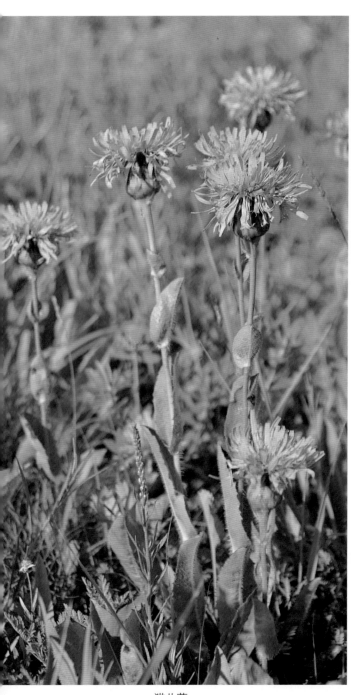

猫儿菊

| 植物别名 |

小蒲公英、黄金菊。

| 蒙 文 名 |

车格车黑。

| 药 材 名 |

猫儿黄金菊（药用部位：根）。

| 形态特征 |

多年生草本。植株高 15 ~ 60 cm。茎直立，具纵沟棱，全部或仅下部被较密的硬毛。基生叶匙状矩圆形或长椭圆形，长 6 ~ 20 cm，宽 1 ~ 4 cm，先端钝或短尖，基部渐狭成柄状，边缘具不规则的小尖齿，两面疏被短硬毛或刚毛，下面中脉上毛较密；下部叶与基生叶相似；中部叶与上部叶矩圆形、椭圆形、宽椭圆形以至卵形或长卵形，无柄，基部耳状抱茎，边缘具尖齿，两面被硬毛。头状花序单生于茎顶；总苞半球形，直径 2.5 ~ 3 cm；总苞片 3 ~ 4 层，外层者卵形或矩圆状卵形，先端钝，背部被硬毛，边缘紫红色，有睫毛，内层者披针形，边缘膜质；舌状花花冠橘黄色，长达 3 cm，狭管部细长，长 15 ~ 17 mm。瘦果长 5 ~ 8 mm，淡黄褐

色，无喙；冠毛黄褐色，长约 15 mm。花果期 7 ~ 8 月。

| **生境分布** | 生于山地林缘、草甸。分布于内蒙古呼伦贝尔市（额尔古纳市、牙克石市、陈巴尔虎旗、鄂温克族自治旗、根河市）、兴安盟（扎赉特旗、科尔沁右翼中旗、阿尔山市）、通辽市（科尔沁左翼后旗、奈曼旗、扎鲁特旗）、赤峰市（阿鲁科尔沁旗、巴林左旗、巴林右旗、翁牛特旗、红山区、松山区、敖汉旗、喀喇沁旗、宁城县）、锡林郭勒盟（东乌珠穆沁旗、锡林浩特市）。

| **资源情况** | 野生资源一般。药材来源于野生。

| **采收加工** | 秋、冬季采收，切片晒干。

| **功能主治** | 淡，平。归肝、脾、肾经。利水消肿。用于水肿、腹水。

| **用法用量** | 内服煎汤，10 ~ 15 g。

| **附   注** | 蒙古族药用本种的根，用于水肿，肿胀。

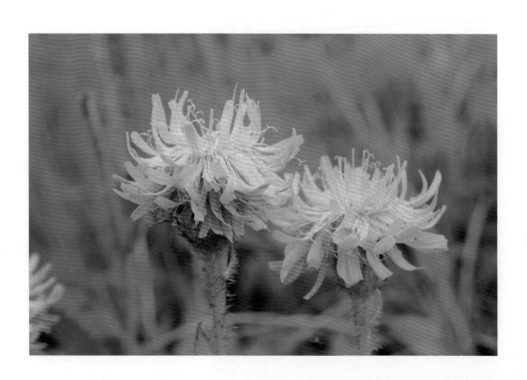

菊科 Compositae 毛连菜属 Picris

日本毛连菜 *Picris japonica* Thunb.

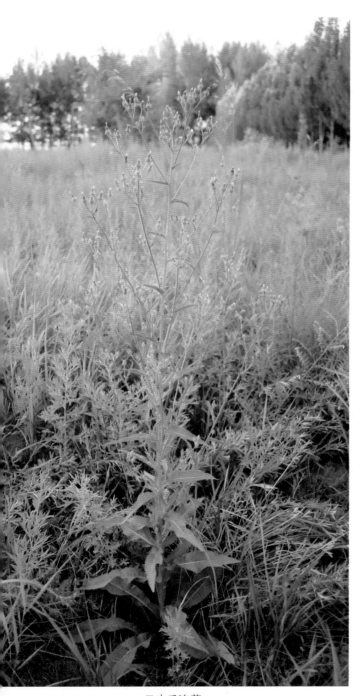

日本毛连菜

| 植物别名 |

枪刀菜、兴安毛连菜。

| 蒙 文 名 |

乌苏里格－查希巴－其其格。

| 药 材 名 |

蒙药 希日－图如（药用部位：全草）。

| 形态特征 |

多年生草本，高 30 ～ 120 cm。茎直立，有纵沟纹，全部茎枝被钩状硬毛。基生叶花期枯萎，脱落；下部茎生叶倒披针形、椭圆状披针形或椭圆状倒披针形，边缘有细尖齿或钝齿或边缘浅波状，两面被分叉的钩状硬毛；中部叶披针形，基部稍抱茎，两面被分叉的钩状硬毛；上部茎叶渐小，线状披针形，具有与中下部茎叶相同的毛被。头状花序多数，在茎枝先端排成伞房花序或伞房圆锥花序，有线形苞叶；总苞圆柱状钟形，总苞片3层，黑绿色，外层者线形，内层者长圆状披针形或线状披针形，边缘宽膜质，全部总苞片外面被黑色或近黑色的硬毛。舌状小花黄色，舌片基部被稀疏的短柔毛。瘦果椭圆状，棕褐色，有高起的纵肋。冠毛污白色，

外层者极短，糙毛状，内层者长，羽毛状。花果期 6 ～ 10 月。

| **生境分布** | 生于海拔 650 ～ 3 650 m 的山坡草地、林缘林下、灌丛中、森林间荒地或田边、河边、沟边或高山草甸。分布于内蒙古呼伦贝尔市、兴安盟（突泉县、科尔沁右翼前旗）、锡林郭勒盟、鄂尔多斯市。

| **资源情况** | 野生资源一般。药材来源于野生。

| **采收加工** | 夏、秋季花开时采收，除去杂质，晒干。

| **药材性状** | 本品茎呈圆柱形，上部多分枝，直径 2 ～ 5 mm，上部黄绿色，基部紫褐色，有纵棱，密被钩状分枝的硬毛；质脆，易折断，断面边缘黄绿色，髓部白色。叶互生，多破碎，上部完整叶披针形及条状披针形，长 6 ～ 12 cm，宽 1 ～ 3 cm，无柄，稍抱茎，边缘具浅齿，两面被钩状分枝的硬毛。头状花序，直径 1 ～ 1.5 cm；总苞筒状钟形，长 8 ～ 12 mm，宽约 10 mm，总苞片 3 层，被疏毛，外表面墨绿色，内表面绿色，边缘膜质；舌状花，黄色，瘦果棕色至红褐色，狭纺锤形，稍弯曲，有纵棱及横皱纹；冠毛灰白色，2 层，外层者较短，内层者较长，羽状。气微，味微苦。

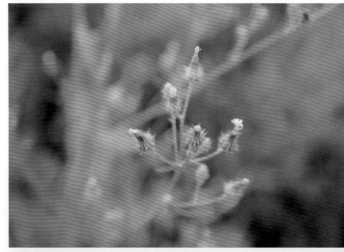

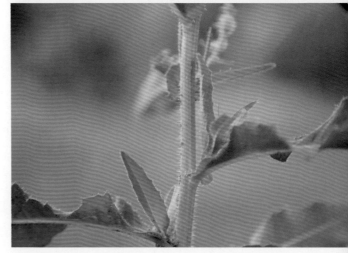

| **功能主治** | 苦，凉，糙。杀黏，止痛，清热，消肿，解毒。用于瘟疫，结喉，乳腺炎，脑刺痛，腮腺炎，阵刺痛。

| **用法用量** | 内服煎汤，3 ～ 6 g。

菊科 Compositae 苦苣菜属 Sonchus

苦苣菜 *Sonchus oleraceus* L.

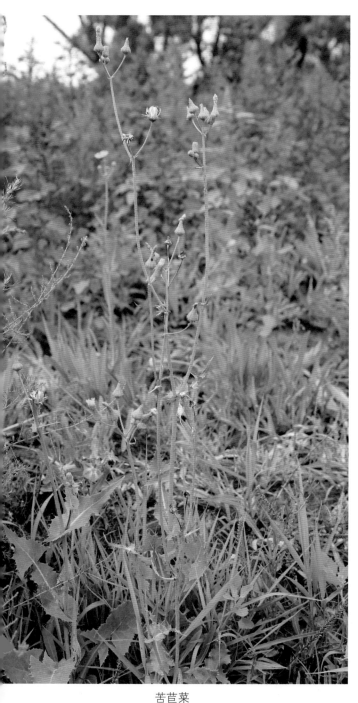

苦苣菜

| 植物别名 |

苦菜、滇苦菜。

| 蒙 文 名 |

嘎希棍 – 伊得日。

| 药 材 名 |

苦菜（药用部位：全草）。

| 形态特征 |

一年或二年生草本，高 30 ～ 100 cm。根纺锤形。茎直立，不分枝或上部分枝。叶柔软无毛，长椭圆状披针形，长 10 ～ 18（～ 22）cm，宽 5 ～ 7（～ 12）cm，羽状深裂，大头羽状全裂或羽状半裂，顶裂片大或先端裂片侧生裂片等大，少有叶不分裂的，边缘有刺状尖齿，下部的叶柄有翅，基部扩大抱茎，中上部的叶无柄，基部宽大成戟状耳形而抱茎。头状花序数个，在茎顶排列成伞房状，直径约 2 cm，梗或总苞下部疏生腺毛；总苞钟状，长 10 ～ 12 mm，宽 6 ～ 10（～ 25）mm，暗绿色；总苞片 2 ～ 3 列；舌状花黄色，两性，结实。瘦果长椭圆状倒卵形，压扁，亮褐色、褐色或肉色，边缘具微齿，两面

各有 3 隆起的纵肋，肋间有细皱纹；冠毛毛状，白色。花果期 6 ~ 9 月。

| **生境分布** | 生于海拔 170 ~ 3 200 m 的山坡、山谷林缘、林下、平地田间、空旷处或近水处。分布于内蒙古呼伦贝尔市（扎赉诺尔区）、兴安盟（科尔沁右翼中旗）、赤峰市（敖汉旗、克什克腾旗）、通辽市（开鲁县）、乌兰察布市（兴和县、凉城县）、呼和浩特市（玉泉区）、包头市、鄂尔多斯市（准格尔旗、康巴什区、杭锦旗）、乌海市（海勃湾区、乌达区、海南区）、阿拉善盟（阿拉善左旗、阿拉善右旗）。

| **资源情况** | 野生资源一般。药材来源于野生。

| **采收加工** | 春、夏、冬季均可采收，鲜用或晒干。

| **药材性状** | 本品根呈纺锤形，灰褐色，有多数须根。茎呈圆柱形，上部呈压扁状，长 45 ~ 95 cm，直径 4 ~ 8 mm，表面黄绿色，茎基部略带淡紫色，具纵棱，上部有暗褐色腺毛；质脆，易折断，断面中空。叶互生，皱缩破碎，完整叶展平后呈椭圆状广披针形，琴状羽裂，裂片边缘有不整齐的短刺状齿。有的在茎顶可见头状花序，舌状花淡黄色，或有的已结果。气微，味微咸。

| **功能主治** | 苦，寒。归心、脾、胃、大肠经。清热解毒，凉血止血。用于肠炎，痢疾，黄疸，淋证，咽喉肿痛，痈疮肿毒，乳腺炎，痔瘘，吐血，衄血，咯血，尿血，便血，崩漏。

| **用法用量** | 内服煎汤，15 ~ 30 g。外用适量，鲜品捣敷；或煎汤熏洗；或取汁涂搽。

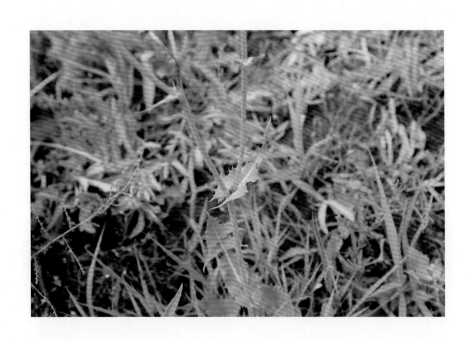

菊科 Compositae 苦苣菜属 Sonchus

苣荬菜 *Sonchus arvensis* L.

| **植物别名** | 取麻菜、甜苣、苦菜。

| **蒙 文 名** | 嘎希棍 – 闹高。

| **药 材 名** | 苣荬菜（药用部位：全草）。

| **形态特征** | 多年生草本，高 20 ～ 80 cm。茎直立，具纵沟棱。叶灰绿色，基生叶与茎下部叶宽披针形、矩圆状披针形或长椭圆形，长 4 ～ 20 cm，宽 1 ～ 3 cm，先端钝或锐尖，具小尖头，基部渐狭成柄状，柄基稍扩大，半抱茎，具稀疏的波状牙齿或羽状浅裂，裂片三角形，边缘有小刺尖齿，两面无毛；中部叶与基生叶相似，但无柄，基部多少呈耳状，抱茎；最上部叶小，披针形或条状披针形。头状花序多数或少数在茎顶排列成伞房状，有时单生，直径 2 ～ 4 cm。总苞钟状，

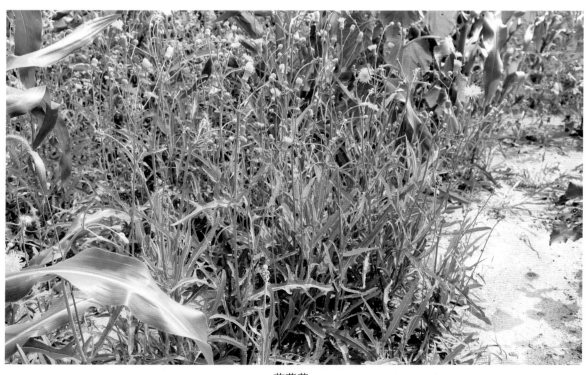

苣荬菜

长 1.5 ~ 2 cm，宽 10 ~ 15 mm；总苞片 3 层，背部被短柔毛或微毛，外层者较短，长卵形，内层者较长，披针形；舌状花黄色，长约 2 cm。瘦果矩圆形，长约 3 mm，褐色，稍扁，两面各有 3 ~ 5 纵肋，微粗糙；冠毛白色，长达 12 mm。花果期 6 ~ 9 月。

| **生境分布** | 生于田间、村舍附近或路边。为中生性农田杂草。内蒙古各地均有分布。

| **资源情况** | 野生资源一般。药材来源于野生。

| **采收加工** | 春季开花前连根拔起，洗净，晒干。

| **药材性状** | 本品为带根全草。根茎呈四柱形，下部渐细，长 3 ~ 10 cm，表面淡黄棕色，上部有近环状突起的基生叶痕，先端有皱缩或破碎的基生叶，叶下面灰绿色，上面略深，无花或偶带破碎的残花。质脆，易碎。以色青绿、无花、无杂质者为佳。

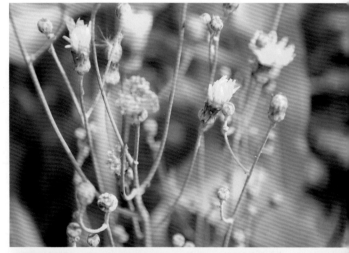

| **功能主治** | 苦，寒。清热解毒，补虚止咳。用于细菌性痢疾，喉炎，虚弱咳嗽，内痔脱出，带下。

| **用法用量** | 内服煎汤，9 ~ 15 g；鲜品 30 ~ 60 g；或鲜品绞汁。外用适量，煎汤熏洗；或鲜品捣敷。

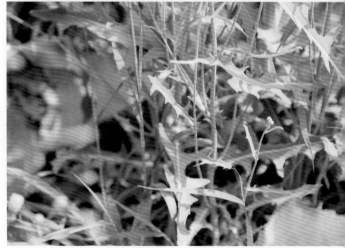

菊科 Compositae 山莴苣属 Lagedium

山莴苣

Lagedium sibiricum (L.) Sojak

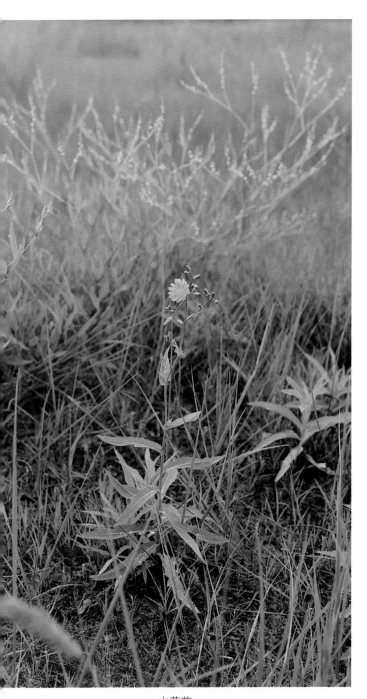

山莴苣

植物别名

苦菜、鸭子食、苦马地丁。

蒙文名

奥兰 – 嘎拉贡 – 伊达日阿。

药材名

山莴苣（药用部位：全草或根）。

形态特征

多年生草本，高 20 ~ 90 cm。根垂直直伸。茎直立，通常单生。叶披针形、长披针形或长椭圆状披针形，长 7 ~ 12 cm，宽 0.5 ~ 2 cm，无柄，心形、心状耳形或箭头状半抱茎，边缘全缘或几全缘，向上的叶渐小，全部叶两面光滑无毛。头状花序含舌状小花约 20，多数在茎枝先端排成伞房花序或伞房圆锥状；总苞片 3 ~ 4 层，不呈明显的覆瓦状排列，中外层者三角形、三角状卵形，内层者长披针形，全部苞片外面无毛；舌状小花蓝色或蓝紫色。瘦果长椭圆形或椭圆形，褐色或橄榄色，压扁，长约 4 mm，宽约 1 mm，果颈长约 1 mm，边缘加宽加厚成厚翅。冠毛污白色，2 层，冠毛刚毛纤细，锯齿状，不脱落。花果期 7 ~ 9 月。

| 生境分布 | 生于林中、林缘、田间、草甸、河岸或湖边等处。分布于内蒙古呼伦贝尔市（额尔古纳市、海拉尔区、陈巴尔虎旗、扎兰屯市、牙克石市、鄂温克族自治旗）、兴安盟（阿尔山市、乌兰浩特市、突泉县、科尔沁右翼前旗）、通辽市（扎鲁特旗、霍林郭勒市）、赤峰市（喀喇沁旗、宁城县、元宝山区、松山区、红山区）、锡林郭勒盟（锡林浩特市、正蓝旗）、呼和浩特市、鄂尔多斯市（准格尔旗、杭锦旗）。|

| 资源情况 | 野生资源一般。药材来源于野生。|

| 采收加工 | 夏、秋季开花时采收全草，秋后至春、夏季开花前挖根，除去杂质，晒干。|

| 药材性状 | 本品茎呈长条形而抽皱，叶互生，无柄，叶形多变，叶缘不分裂、深裂或全裂，基部扩大成戟形半抱茎。有的可见头状花序或果序。果实黑色有灰白色长冠毛。气微，味微甜而后苦。根呈圆锥形，多自顶部分枝。长 5 ~ 15 cm，直径 0.7 ~ 1.7 cm。先端有圆盘形的芽或芽痕。表面灰黄色或灰褐色，具细纵皱纹和横向点状须根痕；经加工蒸煮则呈黄棕色，半透明状。质坚实，较易折断。折断面近平坦，隐约可见不规则的形成层环纹。有时有放射状裂隙。气微臭，味微甜而后苦。|

| 功能主治 | 苦，寒。清热解毒，活血祛瘀。用于阑尾炎，扁桃体炎，子宫颈炎，产后瘀血作痛，崩漏，痔疮下血；外用于疮疖肿毒。|

| 用法用量 | 内服煎汤，9 ~ 15 g。外用适量，研末外撒或捣敷。|

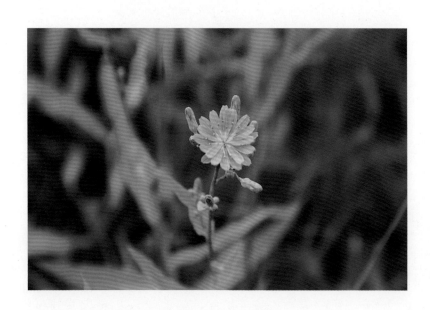

菊科 Compositae 乳苣属 Mulgedium

乳苣 *Mulgedium tataricum* (L.) DC.

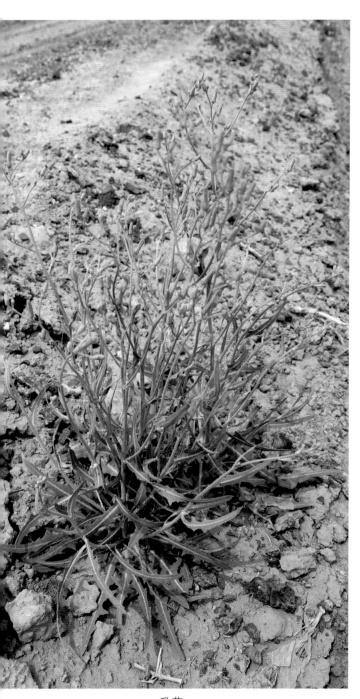

乳苣

| 植物别名 |

紫花山莴苣、苦菜、蒙山莴苣。

| 蒙 文 名 |

嘎鲁棍－伊达日阿。

| 药 材 名 |

乳苣（药用部位：全草或根）。

| 形态特征 |

多年生草本，高 15 ~ 60 cm。具垂直或稍弯
曲的长根茎。茎直立，具纵沟棱，无毛，不
分枝或有分枝。茎下部叶稍肉质，灰绿色，
长椭圆形、矩圆形或披针形，长 3 ~ 14 cm，
宽 0.5 ~ 3 cm，先端锐尖或渐尖，有小尖
头，基部渐狭成具狭翅的短柄，柄基扩大而
半抱茎，羽状或倒向羽状深裂或浅裂，侧裂
片三角形或披针形，边缘具浅刺状小齿，上
面绿色，下面灰绿色，无毛；中部叶与下部
叶同形，少分裂或全缘，先端渐尖，基部具
短柄或无柄而抱茎，边缘具刺状小齿；上部
叶小，披针形或条状披针形；有时叶全部全
缘而不分裂。头状花序多数，在茎顶排列成
开展的圆锥状，梗不等长，纤细；总苞长
10 ~ 15 mm，宽 3 ~ 5 mm；总苞片 4 层，

紫红色，先端稍钝，背部有微毛，外层者卵形，
内层者条状披针形，边缘膜质；舌状花蓝紫色
或淡紫色，长 15 ～ 20 mm。瘦果矩圆形或长椭
圆形，长约 5 mm，稍压扁，灰色至黑色，无
边缘或具不明显的狭窄边缘，有 5 ～ 7 纵肋，
果喙长约 1 mm，灰白色；冠毛白色，长 8 ～
12 mm。花果期 6 ～ 9 月。

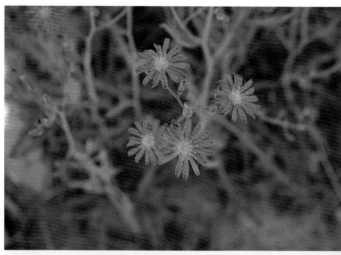

| 生境分布 |

生于海拔 1 200 ～ 4 300 m 的河滩、湖边、盐化
草甸、田边、固定沙丘等处。内蒙古各地均有
分布。

| 资源情况 |

野生资源一般。药材来源于野生。

| 功能主治 |

清热解毒，利胆退黄，活血祛瘀，排脓。用于
湿热黄疸，痢疾，肠炎，阑尾炎，吐血，衄血，
疮疖，痈肿，肺脓肿。

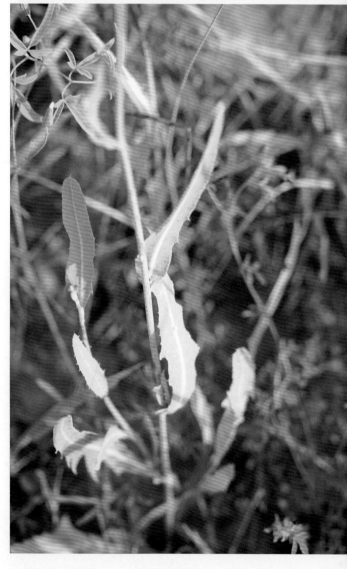

菊科 Compositae 山柳菊属 Hieracium

山柳菊 *Hieracium umbellatum* L.

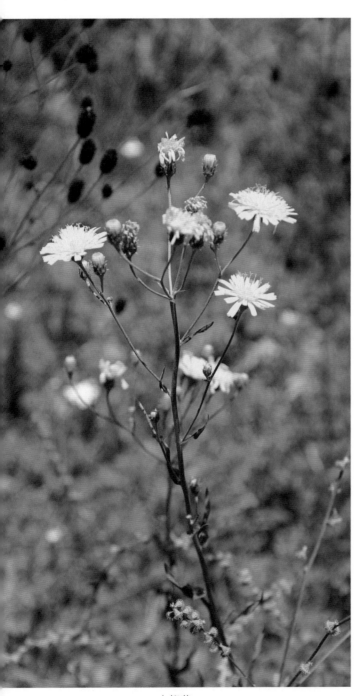

山柳菊

| 植物别名 |

伞花山柳菊、柳叶蒲公英、柳菊蒲公英。

| 蒙 文 名 |

哈日查嘎那。

| 药 材 名 |

山柳菊（药用部位：全草或根）。

| 形态特征 |

多年生草本，植株高 40 ~ 100 cm。茎直立，具纵沟棱。基生叶花期枯萎；茎生叶披针形、条状披针形或条形，长 3 ~ 11 cm，宽 0.5 ~ 1.5 cm，先端锐尖或渐尖，基部楔形至近圆形，具疏锯齿，稀全缘，上面绿色，有短糙硬毛，下面淡绿色，沿脉亦被糙硬毛，无柄；上部叶变小，披针形至狭条形，全缘或有齿。头状花序多数，在茎顶排列成伞房状，梗长 1 ~ 6 cm，纤细，密被短柔毛混生短糙硬毛；总苞宽钟状或倒圆锥形，长 8 ~ 11 mm；总苞片 3 ~ 4 层，黑绿色，先端钝或稍尖，有微毛，外层者较短，披针形，内层者矩圆状披针形；舌状花黄色，长 15 ~ 20 mm，下部有长柔毛。瘦果五棱圆柱形，长约 3 mm，黑紫色，具光泽，有 10 棱，

无毛；冠毛浅棕色，长 6 ~ 7 mm。花果期 8 ~ 9 月。

| **生境分布** | 生于山地草甸、林缘、林下。分布于内蒙古呼伦贝尔市（莫力达瓦达斡尔族自治旗、额尔古纳市、牙克石市、鄂温克族自治旗、陈巴尔虎旗、新巴尔虎左旗、新巴尔虎右旗、海拉尔区、根河市）、兴安盟（科尔沁右翼前旗）、通辽市（霍林郭勒市）、赤峰市（阿鲁科尔沁旗、克什克腾旗、巴林右旗、松山区、宁城县、敖汉旗、喀喇沁旗、红山区）、锡林郭勒盟（东乌珠穆沁旗、西乌珠穆沁旗）、乌兰察布市（丰镇市、兴和县、察哈尔右翼中旗、凉城县）、呼和浩特市（武川县、和林格尔县）、包头市、鄂尔多斯市（达拉特旗）。

| **资源情况** | 野生资源一般。药材来源于野生。

| **采收加工** | 夏、秋季采收，除去泥土，洗净，多鲜用，或晒干。

| **功能主治** | 苦，凉。清热解毒，利湿，消积。用于疮痈疔肿，腹痛积块，尿路感染，痢疾，气喘。

| **用法用量** | 内服煎汤，9 ~ 15 g。外用适量，捣敷。

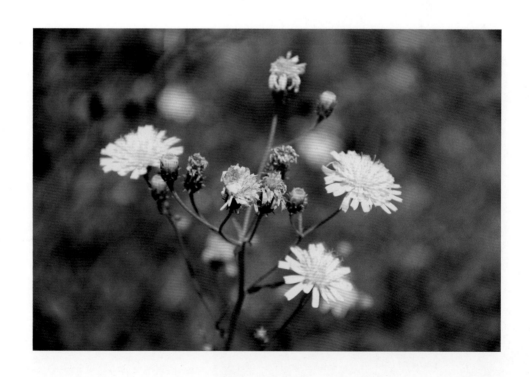

菊科 Compositae 还阳参属 Crepis

还阳参
Crepis rigescens Diels

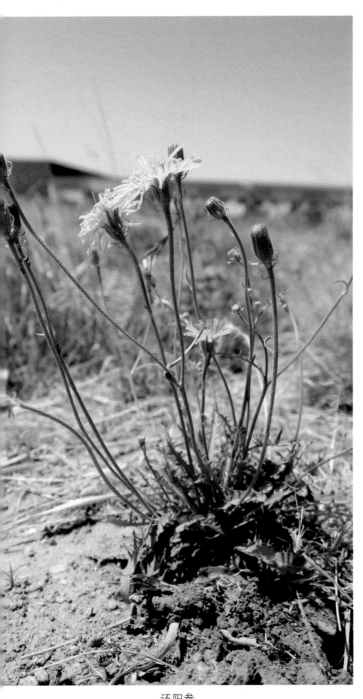

还阳参

| 植物别名 |

滇川还阳参。

| 蒙 文 名 |

宝给－额布苏。

| 药 材 名 |

还阳参（药用部位：全草或根）。

| 形态特征 |

多年生草本，高 20 ~ 40 cm。茎直立，木质，不分枝或分枝。叶无柄；茎基部叶小，鳞片状；中部叶条形，长 6 ~ 10 cm，宽 3 ~ 4 mm，全缘或有细齿，稍反卷，无毛或有短柔毛。头状花序小，均有 12 小花，排成疏圆锥花序，梗长 0.5 ~ 3.5 mm；总苞圆柱形至钟状，长 8 ~ 9 mm，宽 2 ~ 2.2 mm；外层总苞片 6，条形或披针形，长为内层的 1/2，内层总苞片 8 ~ 12，披针形，近扁平，褐色，长 3.5 ~ 4 mm，有 10 ~ 16 纵肋；冠毛淡黄白色，长约 5 mm。舌状小花黄色，花冠管外面无毛。瘦果纺锤形，长 4 mm，黑褐色，向先端收窄，先端无喙，有 10 ~ 16 近等粗的纵肋，肋上被稀疏的小刺毛。冠毛白色，长 4.5 mm，微粗糙。花果期 4 ~ 7 月。

| 生境分布 | 生于高山坡开旷的石隙中。分布于内蒙古呼伦贝尔市（鄂温克族自治旗、满洲里市、新巴尔虎右旗）、兴安盟（突泉县、科尔沁右翼前旗）、通辽市（霍林郭勒市）、赤峰市（克什克腾旗、阿鲁科尔沁旗）、锡林郭勒盟（阿巴嘎旗、苏尼特左旗）、乌兰察布市（四子王旗、商都县、集宁区、卓资县、凉城县）、呼和浩特市（新城区、玉泉区、赛罕区）、包头市（达尔罕茂明安联合旗、固阳县）、鄂尔多斯市（准格尔旗、达拉特旗、康巴什区、杭锦旗）、巴彦淖尔市（乌拉特中旗、乌拉特后旗）、阿拉善盟（阿拉善右旗）。 |

| 资源情况 | 野生资源一般。药材来源于野生。 |

| 采收加工 | 夏、秋季采收全草，秋季采根，洗净，鲜用或晒干。 |

| 药材性状 | 本品全草呈皱缩卷曲团状。根呈圆锥形，多碎断，棕褐色。茎单生或 2 ~ 4 簇生，不分枝或分枝。叶基生，多皱缩破碎，完整者呈倒披针形，边缘羽状浅裂，基部渐狭，下延呈柄状，下表面主脉明显；茎生叶条形，最上部叶小，多脱落。头状花序单生枝端；总苞钟状，内层苞片边宽膜质；舌状花黄色。瘦果纺锤形，暗紫色或黑色，长 5 ~ 6 mm，宽 1 mm，先端无喙；冠毛白色，长 7 ~ 8 mm。气微，味微苦。 |

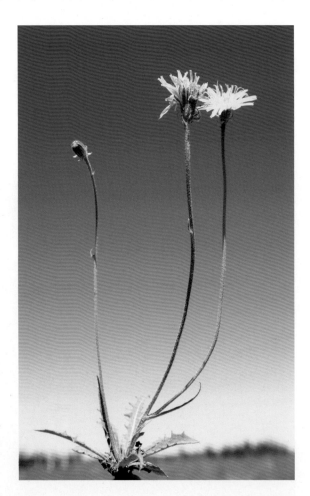

| 功能主治 | 苦，微寒。止咳平喘，健脾消食，下乳。用于小儿疳积，乳汁不足，吐血，衄血，尿血，崩漏，瘰疬，疔疮痈毒，支气管炎，肺结核。 |

| 用法用量 | 内服煎汤，15 ~ 30 g；或入膏、丸剂。外用适量，熬膏涂敷。 |

菊科 Compositae 黄鹌菜属 *Youngia*

碱黄鹌菜 *Youngia stenoma* (Turcz.) Ledeb.

| 蒙 文 名 | 胡吉日苏格－杨给日嘎那。

| 药 材 名 | 碱黄鹌菜（药用部位：全草）。

| 形态特征 | 多年生草本，高 10 ~ 40 cm。茎直立，具纵沟棱，无毛。叶质厚，灰绿色，基生叶与茎下部叶条形或条状倒披针形，长 3 ~ 10 cm（连叶柄），宽 0.2 ~ 0.5 cm，基部渐狭成具窄翅的长柄，全缘或有微牙齿，两面无毛；中部叶与上部叶较小，条形或狭条形，先端渐尖，全缘，中部叶具短柄，上部叶无柄。头状花序具 8 ~ 12 小花，多数在茎顶排列成总状或狭圆锥状，梗细，长 0.5 ~ 2 cm；总苞圆筒状，无毛，先端鸡冠状，背面近先端有角状突起，外层者 5 ~ 6，短小，卵形或矩圆状披针形，先端尖；内层者 8，较长，矩圆状条形，先端钝，有缘毛，边缘宽膜质；舌状花的舌片先端的齿紫色，

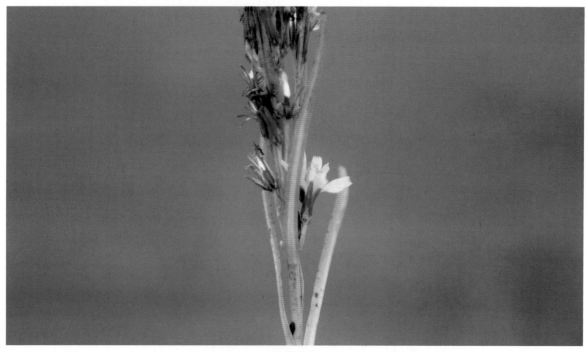

碱黄鹌菜

长 11 ～ 12.5 mm。瘦果纺锤形，长 4 ～ 5.5 mm，暗褐色，具 11 ～ 14 不等形的纵肋，沿肋密被小刺毛，向上收缩成喙状；冠毛白色，长 6 ～ 7 mm。花果期 7 ～ 9 月。

| 生境分布 | 生于草原沙地或盐碱性的低湿地。分布于内蒙古呼伦贝尔市（陈巴尔虎旗、新巴尔虎左旗、新巴尔虎右旗）、赤峰市（阿鲁科尔沁旗、巴林右旗、克什克腾旗、敖汉旗）、锡林郭勒盟（东乌珠穆沁旗、正蓝旗）、鄂尔多斯市（伊金霍洛旗、乌审旗）、阿拉善盟（阿拉善左旗、额济纳旗）。

| 资源情况 | 野生资源一般。药材来源于野生。

| 采收加工 | 夏、秋季采收，除去杂质，洗净泥土，切段晒干。

| 功能主治 | 微苦，寒。清热解毒，消肿止痛。用于疔疮肿毒。

| 用法用量 | 外用适量，研末，蛋清调敷。

| 附 注 | 蒙古族药用本种全草，用于疔疮肿毒。

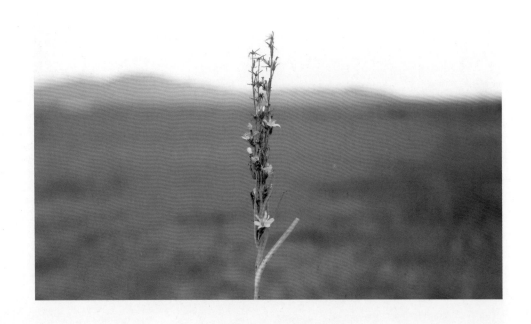

菊科 Compositae 黄鹌菜属 Youngia

细叶黄鹌菜 Youngia tenuifolia (Willd.) Babcock et Stebbins

| 植物别名 | 蒲公幌。

| 蒙 文 名 | 那林－杨给日嘎那。

| 药 材 名 | 细叶黄鹌菜（药用部位：全草）。

| 形态特征 | 多年生草本，高 10 ～ 45 cm。根颈部被覆枯叶柄及褐色绵毛。茎直立，木质，上部分枝。基生叶丛生，长 5 ～ 20 cm，宽 2 ～ 6 cm，羽状全裂或羽状深裂，侧裂片 6 ～ 12 对，裂片披针形或条形，基部渐狭成柄；上部叶不分裂，条形或丝状。头状花序极小，排成聚伞状圆锥花序，梗细长，具 1 ～ 2 苞叶；总苞圆柱形，外层总苞片 5 ～ 8，卵形或披针形，不等长，长为内层的 1/4 ～ 1/2，先端鸡冠状，背面近先端有小爪，舌状花黄色，长 10 ～ 20 mm。瘦果黑色或褐色，长

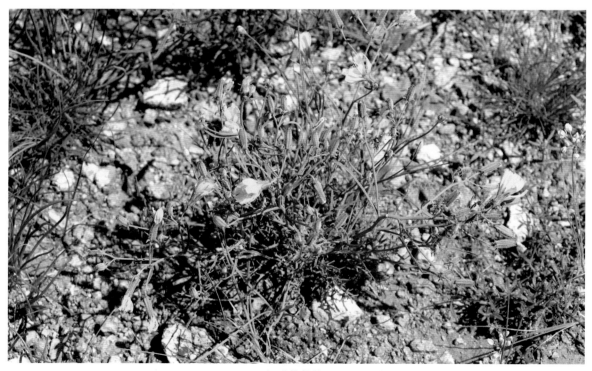

细叶黄鹌菜

3.7 ~ 7.5 mm，具 10 ~ 12 粗细不等的纵肋，冠毛白色，或带黄白色。花果期 7 ~ 9 月。

| **生境分布** | 生于山坡草甸、高山与河滩草甸、水边及沟底砾石地。分布于内蒙古呼伦贝尔市（额尔古纳市、根河市、扎兰屯市、牙克石市、陈巴尔虎旗、鄂温克族自治旗、新巴尔虎左旗、新巴尔虎右旗、海拉尔区、满洲里市）、兴安盟（科尔沁右翼前旗、科尔沁右翼中旗）、赤峰市（阿鲁科尔沁旗、克什克腾旗、巴林右旗）、锡林郭勒盟（东乌珠穆沁旗、西乌珠穆沁旗、锡林浩特市、太仆寺旗）、乌兰察布市（凉城县）、呼和浩特市、包头市（达尔罕茂明安联合旗、固阳县）、巴彦淖尔市（乌拉特中旗）、阿拉善盟。

| **资源情况** | 野生资源一般。药材来源于野生。

| **采收加工** | 春季采收全草，除去杂质，洗净泥土，切段晒干。

| **功能主治** | 酸、苦，凉。归肝、肺、脾经。清热解毒，消肿止痛。外用于烫火伤。

| **附　　注** | 在 FOC 中，本种被修订为细叶假还阳参 *Crepidiastrum tenuifolium* (Willdenow) Sennikov。

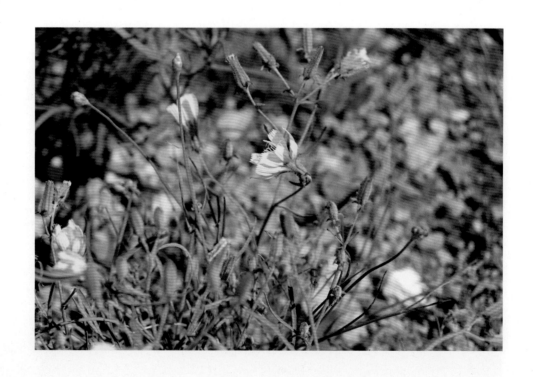

菊科 Compositae 黄鹌菜属 Youngia

叉枝黄鹌

Youngia tenuicaulis (Babcock et Stebbins) Czer.

| 蒙 文 名 | 萨拉嘎特 – 杨给日嘎那。

| 药 材 名 | 叉枝黄鹌菜（药用部位：全草）。

| 形态特征 | 多年生草本，高 30 ~ 60 cm。地下茎粗壮、木质。茎丛生或从基部
分枝，光滑，具纵条棱，下部木质，上部多分枝。基生叶花期常枯
萎；中部及上部叶披针形或狭披针形，长 3 ~ 8 cm，宽 0.5 ~ 1.5 cm，
先端渐尖，基部渐狭，边缘具细锯齿，两面近无毛或被短柔毛，细
脉明显，无柄。头状花序多数，在茎顶排列成密集的复伞房状，花
序梗纤细，苞叶条形；总苞钟形，长 3 ~ 4 mm，宽 3 ~ 4 mm，总
苞片 8 ~ 10，披针形，光滑，边缘膜质，外层小总苞片 1 ~ 3，长
为总苞片之半，舌状花亮黄色，3 ~ 5，长约 10 mm，舌片长椭圆形，
长约 5 mm；管状花约 10，长约 8 mm。瘦果圆柱形，长约 2 mm，

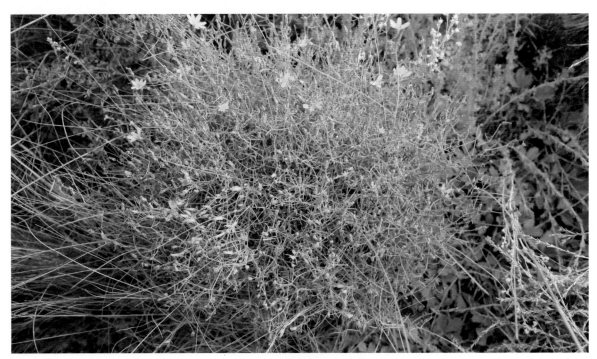

叉枝黄鹌

具纵沟纹，光滑或被微毛；冠毛白色，长 3 ~ 5 mm。花果期 7 ~ 9 月。

| **生境分布** | 生于海拔 1 400 ~ 4 900 m 的山坡草地或河滩砾石地。分布于内蒙古包头市、阿拉善盟。

| **资源情况** | 野生资源一般。药材来源于野生。

| **采收加工** | 春季采收全草，除去杂质，鲜用或切段，晒干。

| **功能主治** | 清热解毒，消肿止痛。外用于烫火伤。

| **附　　注** | 在 FOC 中，本种被修订为叉枝假还阳参 *Crepidiastrum akagii* (Kitagawa) J. W. Zhang & N. Kilian

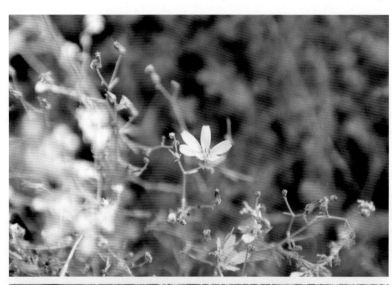

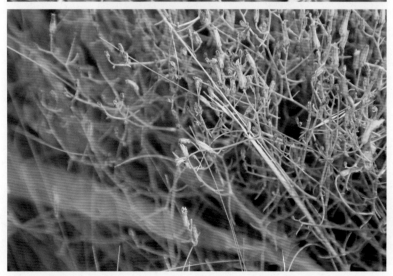

菊科 Compositae 翅果菊属 *Pterocypsela*

翅果菊

Pterocypsela indica (L.) Shih

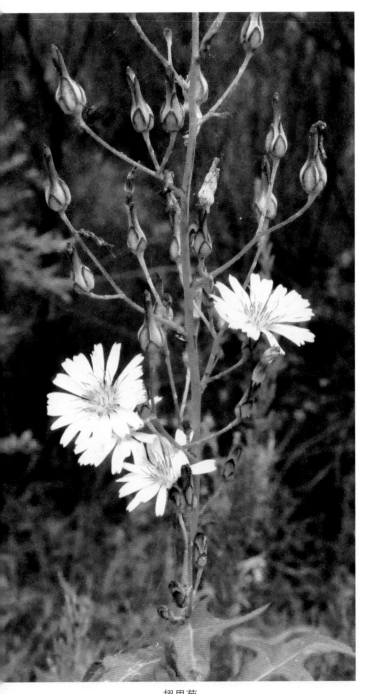

翅果菊

| 植物别名 |

山莴苣、鸭子食。

| 蒙 文 名 |

恩特格 – 伊达日阿。

| 药 材 名 |

山莴苣（药用部位：全草）、白龙头（药用部位：根）。

| 形态特征 |

一年生或二年生草本，高 20 ～ 100 cm。根数个，纺锤形。茎单生，直立，具纵条棱，上部多分枝，无毛或疏被毛。叶互生，变化大，下部叶花期枯萎早落；中部叶无柄，条形，条状披针形或长椭圆形，长 10 ～ 30 cm，宽 1.5 ～ 8 cm，先端渐尖，基部扩大呈戟形半抱茎，全缘或具少数长而尖的裂齿，两面无毛，或下面脉上疏被毛，带粉白色；上部叶渐变小，条状披针形或条形。头状花序含 20 ～ 27 小花，多数在茎顶排列成圆锥状；总苞近圆筒形，长 13 ～ 15 mm，直径 5 ～ 6 mm，总苞片 3 ～ 4 层，上缘带红紫色，外层者较短，宽卵形，内层者矩圆状披针形，先端钝；舌状花淡黄色。瘦果

椭圆形，长 3 ～ 4.5 mm，黑色，压扁，边缘加宽变为薄翅，每面有 1 细脉纹，先端喙粗短，长约 0.5 mm；冠毛白色，长 7 ～ 8 mm。花果期 7 ～ 10 月。

| **生境分布** | 生于山谷、山坡林缘及林下、灌丛中或水沟边、山坡草地或田间。分布于内蒙古兴安盟（科尔沁右翼前旗、科尔沁右翼中旗、突泉县）、通辽市（开鲁县）、赤峰市（喀喇沁旗、阿鲁科尔沁旗、宁城县、敖汉旗）。

| **资源情况** | 野生资源较少。药材来源于野生。

| **采收加工** | 山莴苣：夏、秋季开花时采收，除去杂质，晒干。
白龙头：秋后至春、夏季开花前挖根，除去杂质，晒干。

| **功能主治** | 山莴苣：苦，凉。清热解毒，活血祛瘀。用于肠痈，乳痈，带下，产后瘀血作痛，崩漏，痔疮下血，痈疖肿毒。
白龙头：苦，凉。清热凉血，消肿解毒。用于乳蛾，妇女血崩，疖肿，乳痈。

| **用法用量** | 山莴苣、白龙头：内服煎汤，9 ～ 15 g。外用适量，鲜品捣敷。

菊科 Compositae 翅果菊属 Pterocypsela

多裂翅果菊 Pterocypsela laciniata (Houtt.) Shih

| 植物别名 | 苦麻菜、苦苣、山莴苣。

| 蒙 文 名 | 伊得日格讷。

| 药 材 名 | 多裂翅果菊（药用部位：全草）。

| 形态特征 | 多年生草本。根粗厚，分枝呈萝卜状。茎单生，直立，粗壮，上部
圆锥状花序分枝；全部茎枝无毛。全部茎生叶或中下部茎生叶极少
1回羽状深裂，全形披针形、倒披针形或长椭圆形。头状花序多数，
在茎枝先端排成圆锥花序；总苞果期卵球形，总苞片4～5层，全
部总苞片边缘或上部边缘染红紫色；舌状小花21，黄色。瘦果椭
圆形，压扁，棕黑色，边缘有宽翅，每面有1高起的细脉纹，先端
急尖成粗喙；冠毛2层，白色。花果期7～10月。

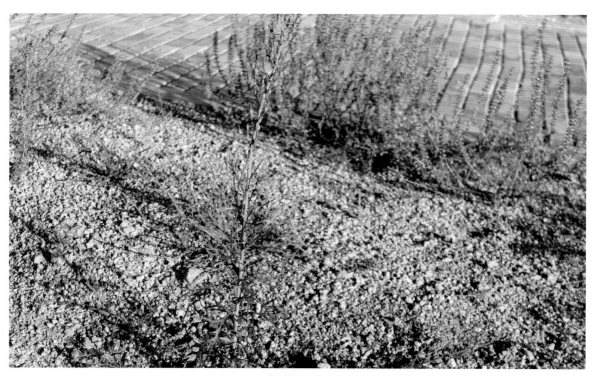

多裂翅果菊

| **生境分布** | 中生植物。生于沟谷、草甸等。分布于呼伦贝尔市（新巴尔虎右旗）、锡林郭勒盟（多伦县）等。

| **资源情况** | 野生资源一般，有栽培资源。药材来源于野生和栽培。

| **采收加工** | 夏、秋季采收，除去杂质，洗净泥土，晒干。

| **功能主治** | 清热解毒，活血止血。用于咽喉肿痛，肠痈，疮疖肿毒，宫颈炎，产后瘀血腹痛，崩漏，痔疮出血。

| **用法用量** | 内服煎汤，1 ~ 3 g。

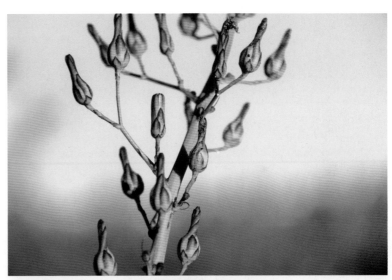

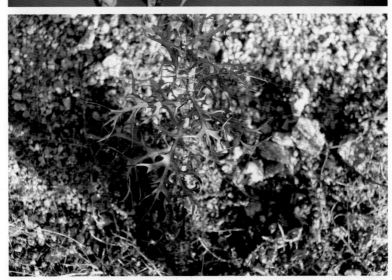

菊科 Compositae 莴苣属 Lactuca

莴苣 *Lactuca sativa* L.

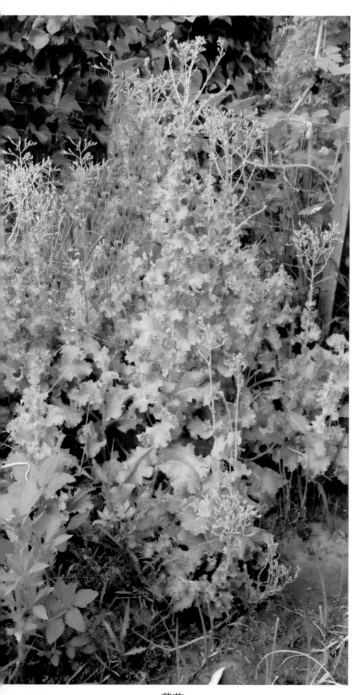

莴苣

| 植物别名 |

生菜、白苣、莴苣菜。

| 蒙 文 名 |

西路黑－闹高。

| 药 材 名 |

中药 莴苣（药用部位：茎叶）、莴苣子（药用部位：种子。别名：苣胜子）。

蒙药 舒鲁黑－淖高音－乌热（药用部位：果实）。

| 形态特征 |

一年生或二年生草本，高 30 ～ 90 cm。茎直立，上部圆锥状花序分枝。基生叶及下部茎生叶大，不分裂，倒披针形、椭圆形或椭圆状倒披针形，无柄，基部心形或箭头状半抱茎，边缘波状或有细锯齿，向上的渐小，与基生叶及下部茎生叶同形或披针形；圆锥花序分枝下部的叶及圆锥花序分枝上的叶极小，卵状心形，无柄。头状花序多数或极多数，在茎顶排成圆锥花序；总苞果期卵球形；总苞片 5 层，最外层者宽三角形，外层者三角形或披针形，中层者披针形至卵状披针形，内层者线状长椭圆形，全部总苞片先端急

尖，外面无毛；舌状花约 15，花冠黄色。瘦果倒披针形，压扁，浅褐色，先端急尖成细喙，喙细丝状，与瘦果几等长。冠毛 2 层，纤细，微糙毛状，白色。花果 7 ~ 8 月。

| **生境分布** | 生于海拔 502 ~ 1 680 m 的荒地、路旁、河滩砾石地、山坡石缝中或草地。内蒙古少数城市郊区有少量栽培，作蔬菜用。

| **资源情况** | 无野生资源，栽培资源较丰富。药材来源于栽培。

| **采收加工** | **中药** 莴苣：春、夏季采收茎叶，鲜用或晒干。
莴苣子：秋季采收果实，打下种子，除去杂质，晒干。

| **药材性状** | **中药** 莴苣子：本品呈椭圆状倒卵形或长椭圆形，略扁，长 3 ~ 5 mm，宽 1 ~ 2 mm。表面灰白色或黄白色，少有棕褐色，具光泽，一端渐尖，另一端钝圆，两面具 6 ~ 7 弧形纵肋，上部有开展的柔毛，质坚实，断面类白色；外表皮搓去，成纤维状，除去外皮后，内为棕色种仁，富油性。无臭，味微甜。

| **功能主治** | **中药** 莴苣：苦、甘，凉。归胃、小肠经。生津止渴，利尿，通乳，解毒。用于消渴，小便不利，尿血，酒精中毒，蛇咬伤。
莴苣子：苦、辛，微温。归胃、肝经。活血化瘀，通乳。用于跌打损伤，扭伤腰痛，骨折，乳汁不通。
蒙药 舒鲁黑－淖高音－乌热：微甘，平，轻、糙、钝、燥。清肺热，消食开胃，镇赫依。用于肺热咳嗽，痰中带血，消化不良，不思饮食，失眠。

| **用法用量** | **中药** 莴苣：内服煎汤，30 ~ 60 g。外用适量，捣敷。
莴苣子：内服煎汤，6 ~ 15 g；或研末，每次 3 g。外用适量，研末涂擦；或煎汤熏洗。
蒙药 舒鲁黑－淖高音－乌热：内服煮散剂，3 ~ 5 g；或入丸、散剂。

菊科 Compositae 苦荬菜属 Ixeris

苦荬菜
Ixeris polycephala Cass.

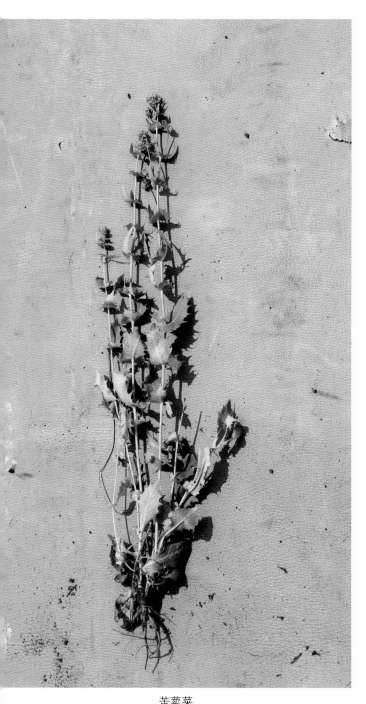

苦荬菜

| 植物别名 |

取麻菜、甜苣、苦菜。

| 蒙 文 名 |

哈日－伊达日啊。

| 药 材 名 |

苦荬菜（药用部位：全草）。

| 形态特征 |

一年生或二年生草本，高 30 ～ 80 cm，无毛。茎直立，多分枝。基生叶花期凋萎；下部叶与中部叶质薄，倒长卵形、宽椭圆形、矩圆形或披针形，长 3 ～ 10 cm，宽 2 ～ 4 cm，先端锐尖或钝，基部渐狭成短柄，或无柄而抱茎，边缘疏具波状浅齿，稀全缘，上面绿色，下面灰绿色，有白粉；最上部叶变小，基部宽具圆耳而抱茎。头状花序多数，在枝端排列成伞房状，具细梗；总苞圆筒形，长 6 ～ 8 mm，宽 2 ～ 3 mm；总苞片无毛，先端尖或钝，外层者 3 ～ 6，短小，卵形，内层者 7 ～ 9，较长，条状披针形；舌状花黄色，10 ～ 17，长 7 ～ 9 mm。瘦果纺锤形，长 2.5 ～ 3 mm，黑褐色，喙长 0.2 ～ 0.4 mm，通常与果身同色；冠毛白色，长 3 ～ 4 mm。

花果期 8 ～ 9 月。

| **生境分布** | 生于低海拔的山坡、田野、路旁。分布于内蒙古通辽市（霍林郭勒市）、赤峰市（喀喇沁旗、宁城县、敖汉旗）。

| **资源情况** | 野生资源一般。药材来源于野生。

| **采收加工** | 春季采收，拔起全草，除去泥土，鲜用或阴干。

| **药材性状** | 本品长约 50 cm。茎呈圆柱形，直径 1 ～ 4 mm，多分枝，光滑无毛，有纵棱；表面紫红色至青紫色；质硬而脆，断面髓部呈白色。叶皱缩，完整者展开后呈舌状卵形，长 4 ～ 8 cm，宽 1 ～ 4 cm，先端急尖，基部耳状，微抱茎，边缘具不规则锯齿，无毛，表面黄绿色。头状花序着生枝顶，黄色，冠毛白色；总苞圆筒形。果实纺锤形或圆形，稍扁平。气微，味苦、微酸涩。

| **功能主治** | 苦，寒。归心、肺经。清热解毒，利湿消痞。用于肺热咽痛，痞块，疔疮肿毒，乳痈，肠痈，目赤肿痛，风疹。

| **用法用量** | 内服煎汤，9 ～ 15 g，鲜品 30 ～ 60 g；或鲜品绞汁。外用适量，捣敷；或捣汁涂；或研末调搽；或煎汤洗或漱。

菊科 Compositae 苦荬菜属 Ixeris

丝叶苦荬菜
Ixeris chinensis (Thunb.) Nakai subsp. *graminifolia* (Ledeb.) Kitam.

| 植物别名 | 丝叶山苦荬、丝叶小苦荬。

| 蒙 文 名 | 希日和格丽格 – 陶赖 – 伊大日。

| 药 材 名 | **中药** 山苦荬（药用部位：全草）。
蒙药 苏斯 – 额布斯（药用部位：全草）。

| 形态特征 | 多年生草本，全体无毛。茎少数或多数簇生，直立或斜生。基生叶莲座状，很窄，丝状条形，通常全缘，稀具羽裂片。头状花序多数，排列成稀疏的伞房状，花序梗细；总苞片无毛，先端尖；舌状花20 ～ 25，花冠黄色、白色或变淡紫色。瘦果狭披针形，稍扁，红棕色；冠毛白色。花果期6 ～ 7 月。

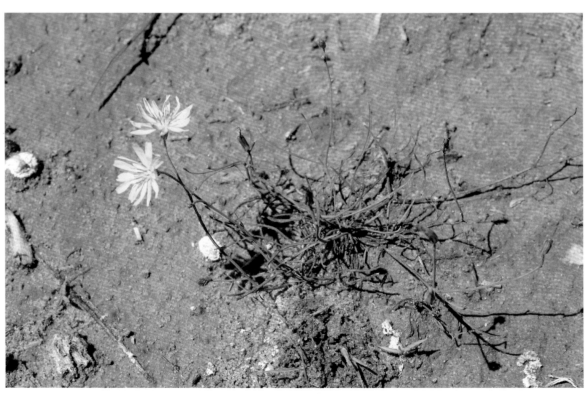

丝叶苦荬菜

| **生境分布** | 中旱生植物。生于砂质草原、石质山坡、砂质地、田野、路边。分布于内蒙古乌兰察布市（化德县）、巴彦淖尔市（乌拉特后旗）。

| **资源情况** | 野生资源较少。药材来源于野生。

| **采收加工** | **中药** 山苦荬：夏、秋季采收，洗净，切段，鲜用或晒干。

| **功能主治** | **中药** 山苦荬：清热解毒，凉血，化瘀。用于痢疾，泄泻，肠痈，盆腔炎，肺热咳嗽，吐血，疮痈疖肿，跌打损伤。
　　　　　　 蒙药 苏斯－额布斯：平息希日，清热。用于希日热，血热，黄疸。

| **用法用量** | **中药** 山苦荬：内服煎汤，10 ～ 15 g。外用适量，鲜品捣敷。
　　　　　　 蒙药 苏斯－额布斯：多入丸、散剂。

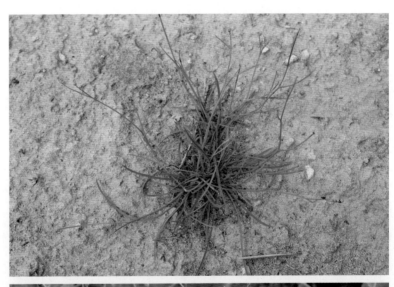

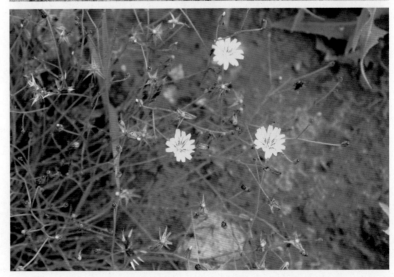

菊科 Compositae 苦荬菜属 Ixeris

晚抱茎苦荬菜
Ixeris sonchifolia (Bunge) Hance var. *serotina* (Maxim.) Kitag.

| **植物别名** | 苦碟子、苦荬菜、尖裂黄瓜菜。

| **蒙文名** | 那木日色格－陶赖－伊达日。

| **药材名** | **中药** 地锦草（药用部位：全草）。
蒙药 巴道拉（药用部位：全草）。

| **形态特征** | 多年生草本，高 30 ~ 50 cm，无毛。根圆锥形，褐色。茎较粗壮，具纵条纹。叶裂片分裂较深，基生叶多数，铺散，基部渐狭成具窄翅的柄；茎生叶较狭小，基部扩大成耳形或戟形而抱茎。头状花序多数，排列成伞房状；总苞长约 5 mm，总苞片无毛，外层者 5，短小，卵形，内层者 8 ~ 9，较长，条状披针形，背部各具 1 中肋；舌状花淡黄色。瘦果纺锤形，黑褐色，喙短，长约为果身的 1/8，通常

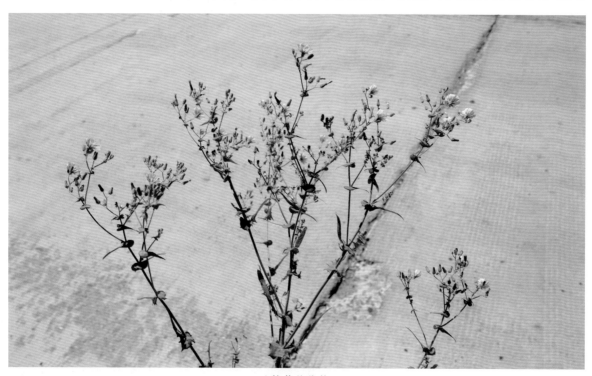

晚抱茎苦荬菜

为黄白色；冠毛白色。花果期 6 ~ 7 月。

| 生境分布 | 中生草本。生于草原带的林下、草甸。分布于内蒙古呼伦贝尔市（科尔沁左翼后旗）、锡林郭勒盟（锡林浩特市）、乌兰察布市（兴和县）。

| 资源情况 | 野生资源一般。药材来源于野生。

| 采收加工 | **中药** 地锦草：早春采收，洗净，鲜用或晒干。

| 药材性状 | **中药** 地锦草：本品无毛。根呈长圆锥形；表面棕色至棕褐色，具纵皱纹及须根；质硬，不易折断，断面黄白色。茎呈细长圆柱形；表面暗绿色至深棕褐色，有纵棱，节明显；质轻脆，易折断，断面边缘淡黄色，髓部白色。叶互生，多皱缩破碎，完整者呈卵状矩圆形或矩圆形，先端锐尖或钝尖，基部耳状或戟状抱茎，上表面绿色，下表面浅绿色，纸质。头状花序多数，具细梗；总苞片 2 层；舌状花黄色。瘦果纺锤形；冠毛白色。气微，味微甘、苦。

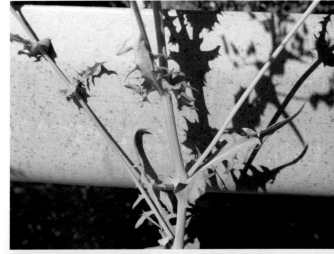

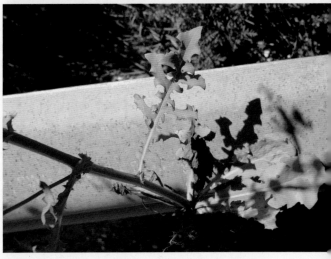

| 功能主治 | **中药** 地锦草：清热解毒，消肿止痛。用于头痛，牙痛，吐血，衄血，痢疾，肠痈，胸腹痛，痈疮肿毒，外伤肿痛。

蒙药 巴道拉：杀虫，开音。用于虫积，喑哑。

| 用法用量 | **中药** 地锦草：内服煎汤，10 ~ 30 g。外用适量，鲜品捣敷；或煎汤熏洗。

蒙药 巴道拉：多入丸、散剂。

菊科 Compositae 小苦荬属 Ixeridium

丝叶小苦荬
Ixeridium graminifolium (Ledeb.) Tzvel.

| 植物别名 | 丝叶苦荬菜、丝叶山苦荬。

| 蒙 文 名 | 希日和格力格 – 图来 – 伊达日啊。

| 药 材 名 | 丝叶小苦荬（药用部位：全草）。

| 形态特征 | 多年生草本，高 10 ～ 20 cm。根垂直直伸。茎直立，自基部多分枝，分枝弯曲斜升，全部茎枝无毛。基生叶丝形或线状丝形；茎生叶极少，与基生叶同形，全部两面无毛，全缘，无锯齿。头状花序多数或少数，在茎枝顶端排成伞房状花序或单生枝端；总苞圆柱状，长 7 ～ 7.5 mm；总苞片 2 ～ 3 层，外层及最外层者短，卵形，长 1 mm，宽不足 0.8 mm，先端急尖，内层者长，线状长椭圆形，长 7 ～ 7.5 mm，宽不足 1 mm，先端急尖，全部苞片外面无毛；舌

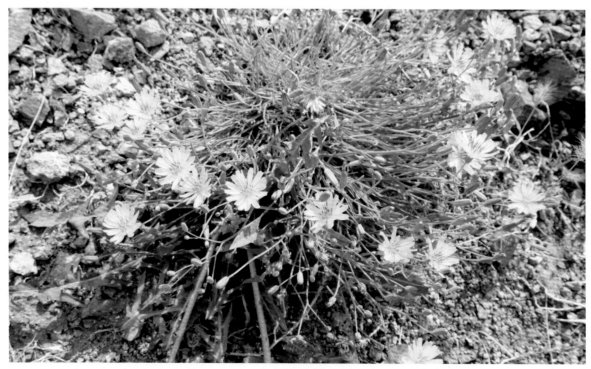

丝叶小苦荬

状小花黄色，极少白色，舌状小花 15 ~ 25。瘦果褐色，长椭圆形，长 3 mm，宽 0.6 mm，有 10 高起钝肋，肋上部有小刺毛，向先端渐尖成细喙，喙细丝状，长 3 mm。冠毛白色，纤细，糙毛状，长 4 mm。花果期 6 ~ 8 月。

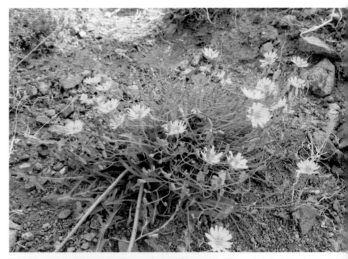

| 生境分布 |

生于海拔 1 200 m 的路旁、田野、河岸、沙丘或草甸上。内蒙古各地均有分布。

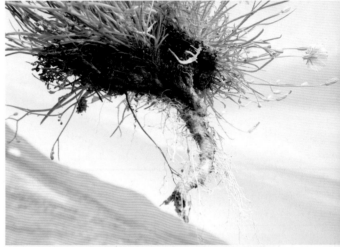

| 资源情况 |

野生资源一般。药材来源于野生。

| 功能主治 |

清热解毒，凉血，排脓。用于疔疮疖肿。

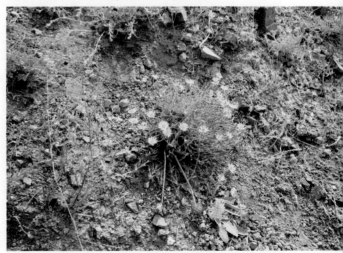

菊科 Compositae 小苦荬属 *Ixeridium*

中华小苦荬 *Ixeridium chinense* (Thunb.) Tzvel.

| **植物别名** | 小苦苣、苦菜、山苦荬。

| **蒙 文 名** | 敦达都－图来－伊达日啊。

| **药 材 名** | 山苦荬（药用部位：全草）。

| **形态特征** | 多年生草本，高5～47 cm。根垂直直伸，通常不分枝。根茎极短缩。茎直立单生或少数茎成簇生，基部直径1～3 mm，上部伞房花序状分枝。基生叶长椭圆形，包括叶柄长2.5～15 cm，宽2～5.5 cm。茎生叶2～4，极少为1或无，长披针形，不裂，耳状抱茎；全部叶两面无毛。头状花序通常在茎枝先端排成伞房花序，含舌状小花21～25。总苞圆柱状，长8～9 mm；总苞片3～4层，外层及最外层者宽卵形，长1.5 mm，宽0.8 mm，先端急尖，内层长椭圆状倒

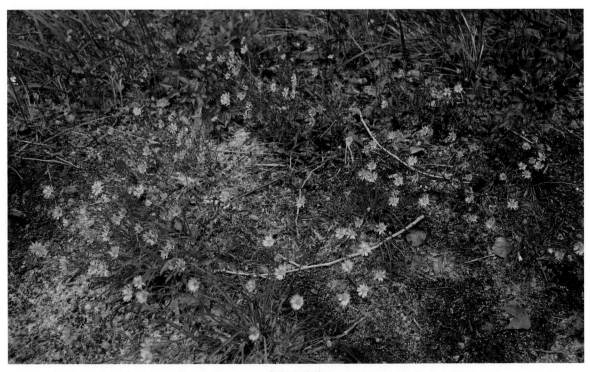

中华小苦荬

披针形，长 8 ~ 9 mm，宽 1 ~ 1.5 mm，先端急尖。舌状小花黄色，干时带红色。瘦果褐色，长椭圆形，长 2.2 mm，宽 0.3 mm，有钝肋，肋上有小刺毛，先端急尖成细喙，喙细，细丝状，长 2.8 mm。冠毛白色，微糙，长 5 mm。花果期 1 ~ 10 月。

| 生境分布 | 生于山野、田间、撂荒地、路旁、河边灌丛或岩石缝隙。内蒙古各地均有分布。

| 资源情况 | 野生资源一般。药材来源于野生。

| 采收加工 | 秋季采收，洗净，阴干，切段。

| 药材性状 | 本品长 20 ~ 40 cm。茎多数，光滑无毛，基部簇状分枝。叶多皱缩，完整基生叶展平后线状披针形或倒披针形，长 7 ~ 15 cm，宽 1 ~ 4 cm，先端尖锐，基部下延成窄叶柄，边缘具疏小齿或不规则羽裂，有时全缘；茎生叶无叶柄。头状花序排列疏伞房状聚伞花序，未开放的总苞呈圆筒状，长 7 ~ 9 mm，总苞片 2 层，外层者极小，卵形，内层者线状披针形，边缘薄膜质。瘦果狭披针形，稍扁平，红棕色，具长喙，冠毛白色。气微，味苦。

| 功能主治 | 寒，苦。归胃经。清热解毒，消肿，凉血止血，调经活血，祛腐排脓生肌，化瘀。用于肠痈，肺脓疡，肺热咳嗽，肠炎，痢疾，胆囊炎，盆腔炎，疮疖肿毒，阴囊湿疹，吐血，衄血，血崩，跌打损伤。

| 用法用量 | 内服煎汤，10 ~ 15 g；或研末，每次 3 g。外用适量，捣敷；或研末调涂；或煎汤熏洗。

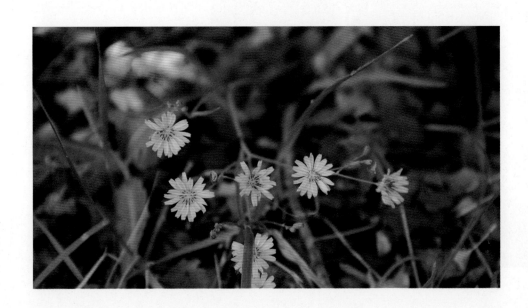

菊科 Compositae 小苦荬属 Ixeridium

抱茎小苦荬 *Ixeridium sonchifolium* (Maxim.) Shih

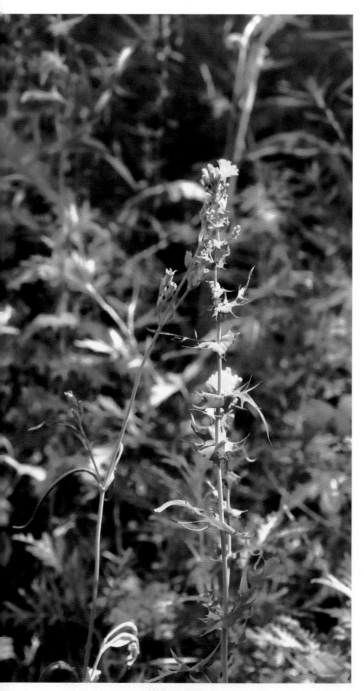

抱茎小苦荬

| 植物别名 |

抱茎苦荬菜、苦碟子、苦荬菜。

| 蒙 文 名 |

陶日格－图来－伊达日阿。

| 药 材 名 |

中药 苦碟子（药用部位：全草）。
蒙药 巴道拉（药用部位：全草）。

| 形态特征 |

多年生草本，高 15 ~ 60 cm。茎单生，直立。基生叶莲座状，匙形、长倒披针形或长椭圆形，长 3 ~ 15 cm，宽 1 ~ 3 cm，边缘有锯齿；中下部茎生叶长椭圆形、匙状椭圆形、倒披针形或披针形，羽状浅裂或半裂，心形或耳状抱茎；上部茎生叶及接花序分枝处的叶心状披针形，全缘，向基部心形或圆耳状扩大抱茎。头状花序多数或少数，在茎枝先端排成伞房花序或伞房圆锥花序，含舌状小花约 17。总苞圆柱形；总苞片 3 层，外层及最外层者短，卵形或长卵形，先端急尖，内层者长披针形，先端急尖，全部总苞片外面无毛；舌状小花黄色。瘦果黑色，纺锤形，长 2 mm，上部沿肋有

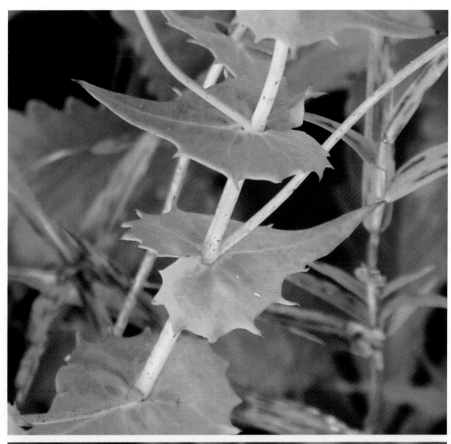

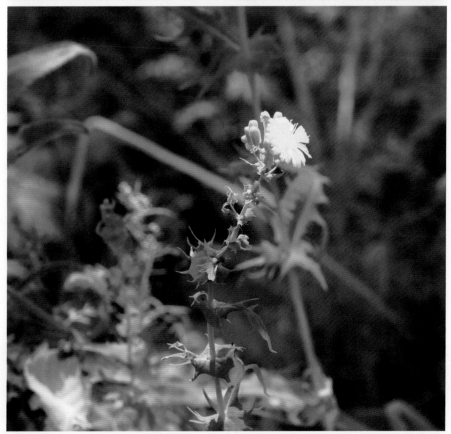

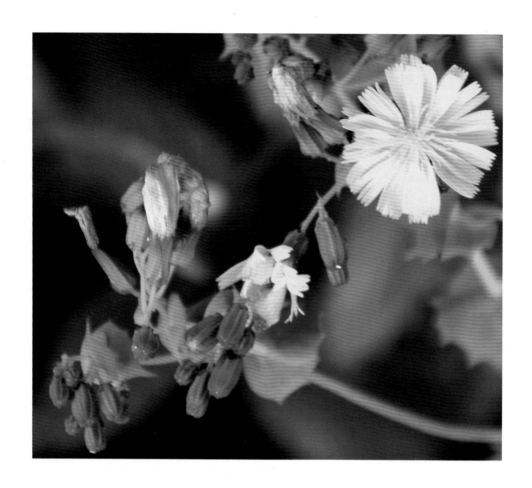

上指的小刺毛，向上渐尖成细喙，喙细丝状。冠毛白色，微糙毛状，长 3 mm。花果期 3 ~ 5 月。

| **生境分布** | 生于海拔 100 ~ 2 700 m 的山坡或平原路旁、林下、河滩地、岩石上或庭院中。分布于内蒙古呼伦贝尔市（额尔古纳市、牙克石市、鄂温克族自治旗、新巴尔虎左旗、满洲里市）、兴安盟（乌兰浩特市、突泉县、科尔沁右翼前旗）、通辽市（科尔沁左翼后旗）、赤峰市（阿鲁科尔沁旗、巴林右旗、克什克腾旗、红山区、松山区、喀喇沁旗、敖汉旗）、锡林郭勒盟（锡林郭勒市、苏尼特左旗、正蓝旗、太仆寺旗）、乌兰察布市（兴和县、察哈尔右翼中旗）、呼和浩特市（清水河县、和林格尔县）、包头市（土默特右旗）、鄂尔多斯市（达拉特旗、准格尔旗、杭锦旗）、巴彦淖尔市（杭锦后旗）、阿拉善盟（阿拉善左旗）。

| **资源情况** | 野生资源一般。药材来源于野生。

| **采收加工** | 夏、秋季采收，除去杂质，阴干。

| **药材性状** | **中药** 苦碟子：本品无毛，根呈长圆锥形，表面棕色至棕褐色，具纵皱纹及须根；质硬、不易折断，断面黄白色。茎呈细长圆柱形，表面暗绿色至深棕褐色，有纵棱，节明显；质轻脆，易折断，断面边缘淡黄色，髓部白色。叶互生多皱缩破碎，完整者呈卵状矩圆形或矩圆形，先端锐尖或钝尖，基部耳状或戟状抱茎，上表面绿色，下表面浅绿色，纸质。头状花序多数，具细梗；总苞片2层。舌状花黄色。瘦果纺锤形；冠毛白色。气微，味微甘、苦。 |

| **功能主治** | **中药** 苦碟子：苦、辛，微寒。清热解毒，收敛止血。用于头痛，牙痛，吐血，衄血，痢疾，泄泻，肠痛，胸腹痛，痈疮肿毒，外伤肿痛，肺结核咯血，支气管扩张咯血，胃溃疡出血，各种化脓性炎症。 |
| | **蒙药** 巴道拉：苦、辛，凉，锐。开胃，解毒，接骨，破痞。用于食欲不振，毒热，骨伤，希日痞，牙痛。 |

| **用法用量** | **中药** 苦碟子：内服煎汤，10～30 g。外用适量，鲜品捣敷；或煎汤熏洗。 |
| | **蒙药** 巴道拉：内服煮散剂，3～5 g；或入丸、散剂。 |

菊科 Compositae 蒲公英属 Taraxacum

白花蒲公英 *Taraxacum leucanthum* (Ledeb.) Ledeb.

蒙 文 名	查干 – 巴格巴盖 – 其其格。
药 材 名	白花蒲公英（药用部位：全草）。
形态特征	多年生矮小草本。根颈部被大量黑褐色残存叶基，叶线状披针形，近全缘至具浅裂，少为半裂，具很小的齿，长 3 ~ 5 cm，宽 2 ~ 5 mm，两面无毛。花葶 1 至数个，长 2 ~ 6 cm，无毛或在先端疏被蛛丝状柔毛；头状花序直径 25 ~ 30 mm；总苞长 9 ~ 13 mm，总苞片干后变淡墨绿色或墨绿色，先端具小角或增厚；外层总苞片卵状披针形，稍宽于至约等宽于内层总苞片，具宽的膜质边缘；舌状花通常白色，稀淡黄色，边缘花舌片背面有暗色条纹，柱头干时黑色。瘦果倒卵状长圆形，枯麦秆黄色至淡褐色或灰褐色，长 4 mm，上部 1/4 具小刺，先端逐渐收缩为长 0.5 ~ 1.2 mm 的喙基，喙较粗壮，长 3 ~ 6 mm。

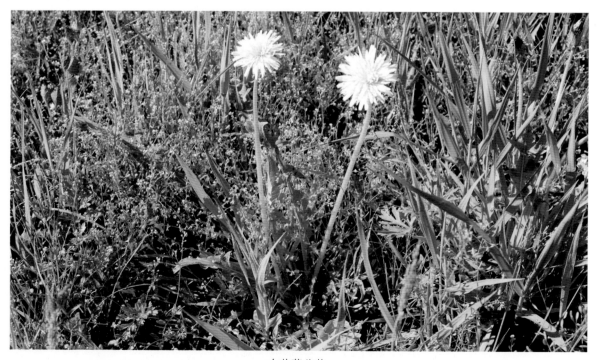

白花蒲公英

冠毛长 4 ~ 5 mm，带淡红色或稀为污白色。花果期 6 ~ 8 月。

| **生境分布** | 生于海拔 2 500 ~ 6 000 m 的山坡湿润草地、沟谷、河滩草地或沼泽草甸处。内蒙古各地均有分布。

| **资源情况** | 野生资源一般。药材来源于野生。

| **采收加工** | 春季至秋季花初开时采挖，除去杂质，洗净，晒干。

| **功能主治** | 苦、甘，寒。归肝、胃经。清热解毒，消肿散结，利尿通淋。用于疔疮肿毒，乳痈，瘰疬，目赤，咽痛，肺痈，肠痈，湿热黄疸，热淋涩痛。

| **用法用量** | 内服捣汁，或入散剂，10 ~ 15 g。外用适量，捣敷。

| **附　注** | 本种的全草在部分地区作蒲公英药材使用。

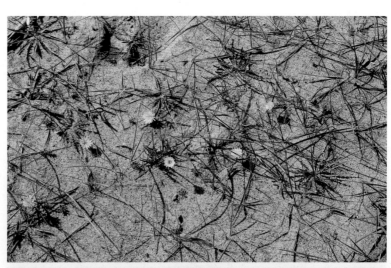

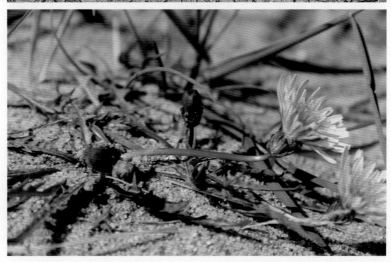

菊科 Compositae 蒲公英属 Taraxacum

粉绿蒲公英 *Taraxacum dealbatum* Hand.-Mazz.

| 蒙 文 名 | 闹高布图日 – 巴格巴盖 – 其其格。

| 药 材 名 | 粉绿蒲公英（药用部位：全草）。

| 形态特征 | 多年生草本。根颈部密被黑褐色残存叶基，叶基腋部有丰富的褐色
皱曲毛。叶倒披针形或倒披针状线形，长5～15 cm，宽5～20 mm，
羽状深裂，顶裂片线状戟形，全缘，先端急尖或渐尖，叶柄常显紫
红色。花葶1～7，常带粉红色，先端被密蛛丝状短毛；头状花序
直径15～20 mm；总苞钟状，总苞片先端常显紫红色，无角；外层
总苞片淡绿色，卵状披针形至披针形，长4～7 mm，伏贴，边缘白
色膜质，等宽或稍宽于内层总苞片；内层总苞片绿色，长为外层总
苞片的2倍；舌状花淡黄色或白色，基部喉部及舌片下部外面被短

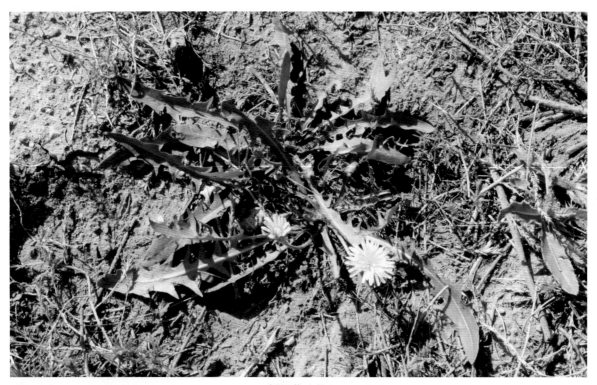

粉绿蒲公英

柔毛，边缘花舌片背面有紫色条纹，柱头深黄色。瘦果淡黄褐色或浅褐色，上部 1/3 有不多的小刺，其余部分具小瘤状突起；冠毛白色，长 6 ～ 7 mm。花果期 6 ～ 8 月。

| **生境分布** | 生于盐渍化草甸或河边。分布于内蒙古鄂尔多斯市（达拉特旗、鄂托克旗、杭锦旗）、巴彦淖尔市（磴口县）。

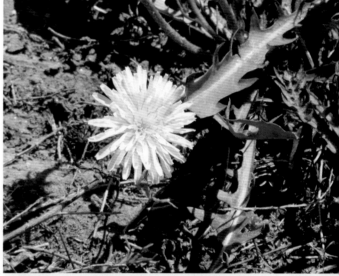

| **资源情况** | 野生资源较少。药材来源于野生。

| **采收加工** | 春季至秋季花初开时采挖，除去杂质，洗净，晒干。

| **功能主治** | 苦、甘，寒。归肝、胃经。清热解毒，消肿散结，利尿通淋。用于疔疮肿毒，乳痈，瘰疬，目赤，咽痛，肺痈，肠痈，湿热黄疸，热淋涩痛。

| **用法用量** | 内服捣汁，或入散剂，10 ～ 15 g。外用适量，捣敷。

| **附　　注** | 本种的全草在部分地区作蒲公英药材使用。

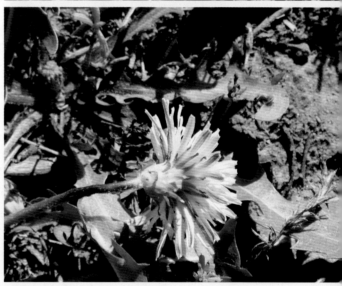

菊科 Compositae 蒲公英属 Taraxacum

华蒲公英 *Taraxacum borealisinense* Kitam.

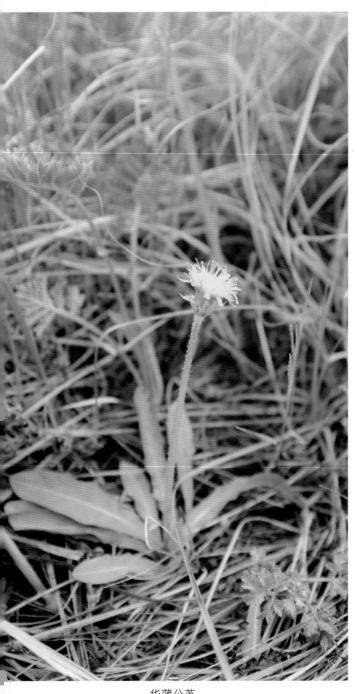

华蒲公英

| 植物别名 |

碱地蒲公英、扑灯儿。

| 蒙 文 名 |

胡吉日色格－巴格巴盖－其其格。

| 药 材 名 |

中药 蒲公英（药用部位：全草）。
蒙药 毕力格图－那布其（药用部位：全草）。

| 形态特征 |

多年生草本。根颈部有褐色残存叶基。叶倒卵状披针形或狭披针形，稀线状披针形，长4～12 cm，宽6～20 mm，边缘叶羽状浅裂、全缘或具波状齿，内层叶倒向羽状深裂，顶裂片较大，长三角形或戟状三角形，每侧裂片3～7，狭披针形或线状披针形，叶柄和下面叶脉常为紫色。花葶1至数个，高5～20 cm，长于叶，先端被蛛丝状毛或近无毛；头状花序直径20～25 mm；总苞小，长8～12 mm，淡绿色；总苞片3层，先端淡紫色；外层总苞片卵状披针形，有窄或宽的白色膜质边缘；内层总苞片披针形，长为外层总苞片的2倍；舌状花黄色，稀白色，边缘花舌片背面有紫色条纹，舌片长约

8 mm，宽 1 ~ 1.5 mm。瘦果倒卵状披针形，淡褐色，长 3 ~ 4 mm；冠毛白色，长 5 ~ 6 mm。花果期 6 ~ 8 月。

| **生境分布** | 生于海拔 300 ~ 2 900 m 的稍潮湿的盐碱地或原野、砾石中。内蒙古各地均有分布。

| **资源情况** | 野生资源一般。药材来源于野生。

| **采收加工** | 春、夏季开花前或刚开花时采收，除去泥土，阴干。

| **功能主治** | **中药** 蒲公英：苦、甘，寒。归肝、胃经。清热解毒，消肿散结，利尿通淋。用于疗疮肿毒，乳痈，瘰疬，目赤，咽痛，肺痈，肠痈，湿热黄疸，热淋涩痛。
蒙药 毕力格图 - 那布其：苦、微甘，凉。平息协日，清热，解毒，开胃。用于乳痈，淋巴结肿，希日热，黄疸，瘟疫，口渴，食欲不振，急性中毒，包如巴达干，胃热，陈热。

| **用法用量** | **中药** 蒲公英：内服捣汁或入散剂，10 ~ 15 g。外用适量，捣敷。
蒙药 毕力格图 - 那布其：内服煮散剂，3 ~ 5 g；或入丸、散剂。

| **附 注** | 本种为 2020 年版《中国药典》收载的蒲公英药材的基原之一。

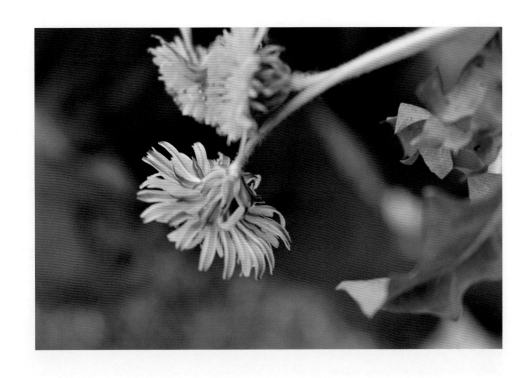

菊科 Compositae 蒲公英属 *Taraxacum*

亚洲蒲公英 *Taraxacum asiaticum* Dahlst.

| **植物别名** | 婆婆丁、深裂蒲公英。

| **蒙文名** | 阿孜音－巴格巴盖－其其格。

| **药材名** | 亚洲蒲公英（药用部位：全草）。

| **形态特征** | 多年生草本。根颈部有暗褐色残存叶基。叶线形或狭披针形，长4～20 cm，宽3～9 mm，具波状齿。花葶数个，高10～30 cm，与叶等长或长于叶，先端光滑或被蛛丝状柔毛；头状花序直径30～35 mm；总苞长10～12 mm，基部卵形；外层总苞片宽卵形、卵形或卵状披针形，有明显的宽膜质边缘，先端有紫红色突起或较短的小角；内层总苞片线形或披针形，较外层总苞片长2～2.5倍，先端有略钝的突起或不明显的小角；舌状花黄色，稀白色，边

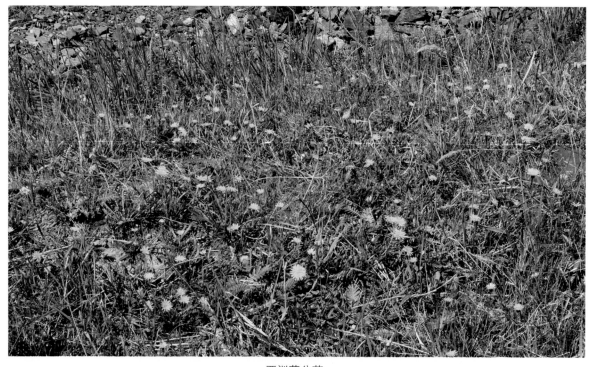

亚洲蒲公英

缘花舌片背面有暗紫色条纹，柱头淡黄色或暗绿色。瘦果倒卵状披针形，麦秆
黄色或褐色，长 3 ~ 4 mm，上部有短刺状小瘤，下部近光滑，先端逐渐收缩为
长 1 mm 的圆柱形喙基，喙长 5 ~ 9 mm；冠毛污白色，长 5 ~ 7 mm。花果期
4 ~ 9 月。

| 生境分布 | 生于草甸、河滩或林地边缘。内蒙古各地均有分布。

| 资源情况 | 野生资源一般。药材来源于野生。

| 采收加工 | 春季至秋季花初开时采挖，除去杂质，洗净，晒干。

| 功能主治 | 苦、甘，寒。归肝、胃经。清热解毒，消肿散结，利尿通淋。用于疔疮肿毒，乳痈，
瘰疬，目赤，咽痛，肺痈，肠痈，湿热黄疸，热淋涩痛。

| 用法用量 | 内服捣汁，或入散剂，10 ~ 15 g。外用适量，捣敷。

| 附　　注 | 在 FOC 中，本种被修订为深裂蒲公英 *Taraxacum scariosum* (Tausch) Kirschner et
Štepanek。本种的全草在部分地区作蒲公英药材使用。

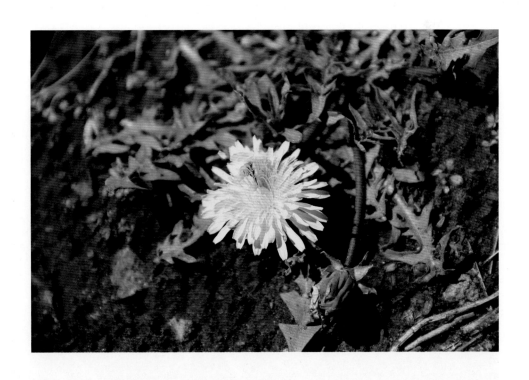

菊科 Compositae 蒲公英属 Taraxacum

兴安蒲公英 *Taraxacum falcilobum* Kitag.

| 蒙 文 名 | 兴安－巴格巴盖－其其格。

| 药 材 名 | 蒲公英（药用部位：全草）。

| 形态特征 | 多年生草本，植株纤细。边缘叶线形或狭线形，全缘或具齿，内层叶狭窄，多裂；每侧裂片 4 ～ 8。舌状花黄色；总苞淡绿色，外层总苞片疏松、伏贴，常覆瓦状排列，先端略增厚或有小角；内层总苞片先端无角状突起，或有不明显的角状突起。瘦果麦秆黄色，稀黄色，长 3 ～ 4 mm，先端逐渐收缩为较长的喙基，喙长 6 ～ 7 mm；瘦果中部以下具小瘤状突起；冠毛白色。

| 生境分布 | 生于山野、路边草地、稍干燥的沙地。分布于内蒙古呼伦贝尔市（海拉尔区、新巴尔虎右旗、牙克石市）、兴安盟（阿尔山市、乌兰浩特市、

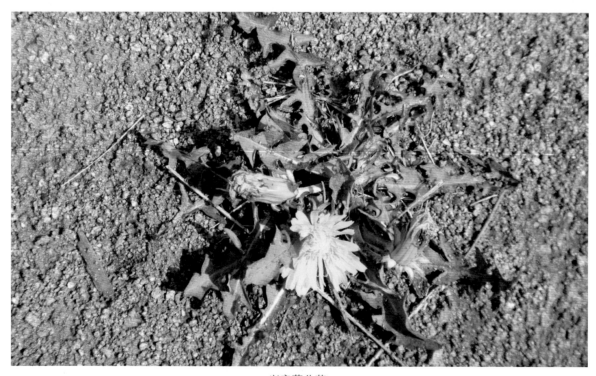

兴安蒲公英

科尔沁右翼前旗、科尔沁右翼中旗）、呼和浩特市（新城区）、鄂尔多斯市（准格尔旗、杭锦旗）。

| **资源情况** | 野生资源一般。药材来源于野生。

| **采收加工** | 春季至秋季花初开时采挖，除去杂质，洗净，晒干。

| **功能主治** | 苦、甘，寒。归肝、胃经。清热解毒，消肿散结，利尿通淋。用于疔疮肿毒，乳痈，瘰疬，目赤，咽痛，肺痈，肠痈，湿热黄疸，热淋涩痛。

| **用法用量** | 内服捣汁，或入散剂，10 ～ 15 g。外用适量，捣敷。

菊科 Compositae 蒲公英属 *Taraxacum*

异苞蒲公英 *Taraxacum heterolepis* Nakai et Koidz. ex Kitag.

| 蒙 文 名 | 温道－巴嘎拉格其图－巴格巴盖－其其格。

| 药 材 名 | 蒲公英（药用部位：全草）。

| 形态特征 | 多年生草本。叶倒披针形至线形，长 10 ～ 25 cm，宽 5 ～ 30 mm，不规则羽状深裂，先端裂片三角形，侧裂片平展或稍倒向，三角形至线形，边缘具疏齿或全缘，裂片间有小裂片或细齿，叶两面无毛。花葶高 10 ～ 15 cm，疏被白色蛛丝状绵毛；头状花序直径约 35 mm；总苞钟形，长 13 mm；外层总苞片披针形，伏贴，先端尖，具窄的膜质边缘，光滑或有极稀的缘毛，增厚或略具小角；内层总苞片线形，基部略宽，长 20 mm，宽 2 mm，先端暗红色，多少增厚；舌状花黄色，边缘花舌片背面有模糊的颜色。瘦果倒圆锥形，褐色，

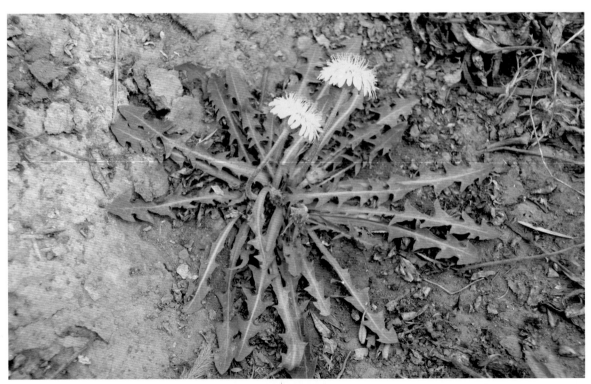

异苞蒲公英

长 4.5 mm，宽 0.7 mm，两面具 2 深沟，上部
具刺状突起，下部光滑，先端逐渐收缩为长
1 mm 的圆锥形至圆柱形喙基，喙长 10 mm；
冠毛白色至淡褐色，长 5 ~ 7 mm。花果期
4 ~ 6 月。

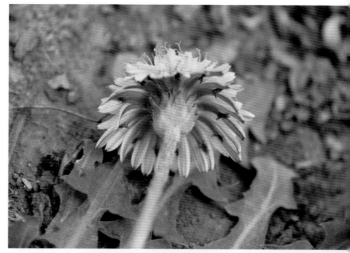

| 生境分布 |

生于山坡、路旁或湿地。分布于内蒙古呼伦贝
尔市（新巴尔虎右旗、海拉尔区、扎赉诺尔区）、
锡林郭勒盟（锡林浩特市）。

| 资源情况 |

野生资源较少。药材来源于野生。

| 采收加工 |

春季至秋季花初开时采挖，除去杂质，洗净，
晒干。

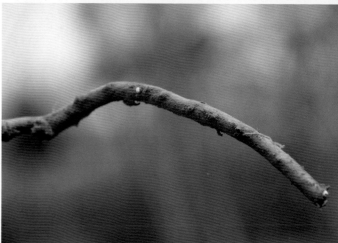

| 功能主治 |

苦、甘，寒。归肝、胃经。清热解毒，消肿散结，
利尿通淋。用于疔疮肿毒，乳痈，瘰疬，目赤，
咽痛，肺痈，肠痈，湿热黄疸，热淋涩痛。

| 用法用量 |

内服捣汁，或入散剂，10 ~ 15 g。外用适量，捣敷。

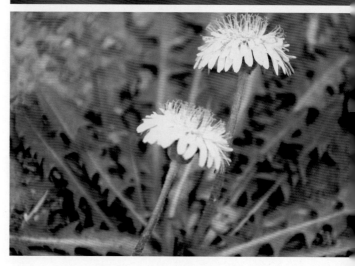

菊科 Compositae 蒲公英属 Taraxacum

多裂蒲公英 *Taraxacum dissectum* (Ledeb.) Ledeb.

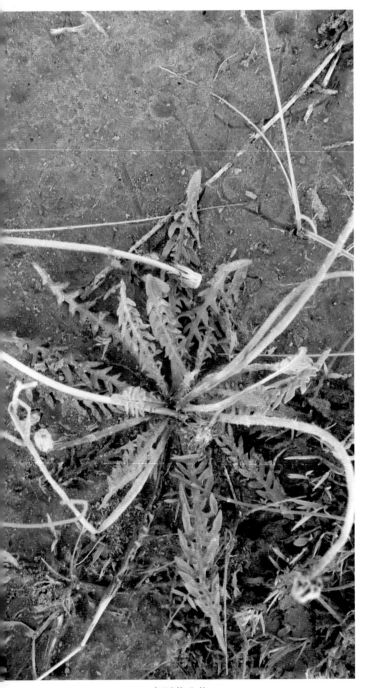

多裂蒲公英

| 蒙 文 名 |

敖尼图－巴格巴盖－其其格。

| 药 材 名 |

多裂蒲公英（药用部位：全草）。

| 形态特征 |

多年生草本。根颈部密被黑褐色残存叶基，叶腋有褐色细毛。叶线形，长 2 ~ 5 cm，宽 3 ~ 10 mm，羽状全裂，先端裂片长三角状戟形，每侧裂片 3 ~ 7，裂片线形。花葶 1 ~ 6，长于叶，高 4 ~ 7 cm，花时常整个被丰富的蛛丝状毛；头状花序直径 10 ~ 25 mm；总苞钟状，长 8 ~ 11 mm，总苞片绿色，先端常显紫红色；外层总苞片卵圆形至卵状披针形，长 5 ~ 6 mm，宽 3.5 ~ 4 mm，伏贴，中央部分绿色；内层总苞片长为外层总苞片的 2 倍；舌状花黄色或亮黄色，舌片长 7 ~ 8 mm，宽 1 ~ 1.5 mm，基部筒长约 4 mm，边缘花舌片背面有紫色条纹，柱头淡绿色。瘦果淡灰褐色，长 4.4 ~ 4.6 mm，中部以上具大量小刺，以下具小瘤状突起，先端逐渐收缩为长 0.8 ~ 1 mm 的喙基，喙长 4.5 ~ 6 mm；冠毛白色，长 6 ~ 7 mm。

| 生境分布 | 生于草原及荒漠草原地带的盐渍化草甸、水井边、砾质沙地，为常见的伴生种。分布于内蒙古兴安盟（科尔沁右翼中旗）、锡林郭勒盟（东乌珠穆沁旗、苏尼特左旗）、乌兰察布市（凉城县）、巴彦淖尔市（临河区、杭锦后旗）、鄂尔多斯市（康巴什区、鄂托克旗、达拉特旗、东胜区、杭锦旗）、阿拉善盟（阿拉善左旗）。

| 资源情况 | 野生资源一般。药材来源于野生。

| 采收加工 | 春季至秋季花初开时采挖，除去杂质，洗净，晒干。

| 功能主治 | 苦、甘，寒。归肝、胃经。清热解毒，消肿散结，利尿通淋。用于疔疮肿毒，乳痈，瘰疬，目赤，咽痛，肺痈，肠痈，湿热黄疸，热淋涩痛。

| 用法用量 | 内服捣汁，或入散剂，10～15 g。外用适量，捣敷。

| 附　　注 | 本种的全草在部分地区作蒲公英药材使用。

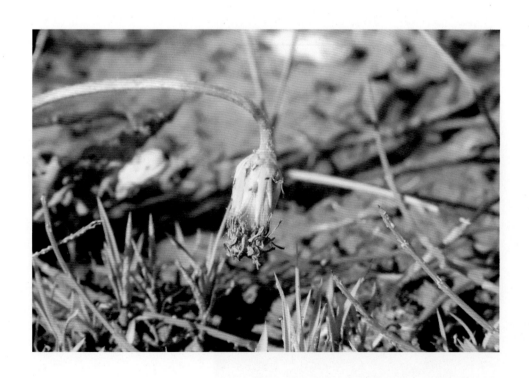

菊科 Compositae 蒲公英属 Taraxacum

蒲公英 *Taraxacum mongolicum* Hand.-Mazz.

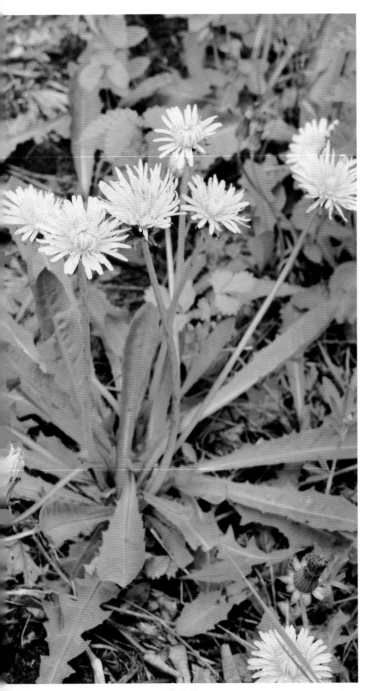

蒲公英

植物别名

蒙古蒲公英、婆婆丁、姑姑英。

蒙 文 名

巴格巴盖－其其格。

药 材 名

中药 蒲公英（药用部位：全草）。
蒙药 毕力格图－那布其（药用部位：
全草）。

形态特征

多年生草本。根圆柱状，黑褐色。叶倒卵
状披针形、倒披针形或长圆状披针形，长
4～20 cm，宽1～5 cm，边缘具波状齿或
羽状深裂，每侧裂片3～5。花葶1至数个，
与叶等长或稍长，高10～25 cm，上部紫
红色；头状花序直径30～40 mm；总苞钟
状，长12～14 mm，淡绿色；总苞片2～3
层，外层总苞片卵状披针形或披针形，长
8～10 mm，宽1～2 mm；内层总苞片线
状披针形，长10～16 mm，宽2～3 mm；
舌状花黄色，舌片长约8 mm，宽约1.5 mm，
边缘花舌片背面具紫红色条纹，花药和柱头
暗绿色。瘦果倒卵状披针形，暗褐色，长

4 ~ 5 mm，宽 1 ~ 1.5 mm；冠毛白色，长约 6 mm。花期 4 ~ 9 月，果期 5 ~
10 月。

| **生境分布** | 生于山坡草地、路边、田野、河岸沙地。内蒙古各地均有分布。

| **资源情况** | 野生资源一般，栽培资源一般。药材来源于野生和栽培。

| **采收加工** | 春、夏季开花前或刚开花时采收，除净泥土，阴干。

| **药材性状** | **中药** 蒲公英：本品呈皱缩卷曲的团块。根呈圆锥状，多弯曲，长 3 ~ 7 cm；
表面棕褐色，抽皱；根头部有棕褐色或黄白色的茸毛，有的已脱落。叶基生，
多皱缩破碎，完整叶片呈倒披针形，绿褐色或暗灰绿色，先端尖或钝，边缘浅
裂或羽状分裂，基部渐狭，下延成柄状，下表面主脉明显。花茎 1 至数条，每
条顶生头状花序，总苞片多层，内层者较长，花冠黄褐色或淡黄白色。有的可
见多数具白色冠毛的长椭圆形瘦果。

| **功能主治** | **中药** 蒲公英：苦、甘，寒。归肝、胃经。清热解毒，消肿散结，利尿通淋。
用于疔疮肿毒，乳痈，瘰疬，目赤，咽痛，肺痈，肠痈，湿热黄疸，热淋涩痛。
现代用于胃炎，胃溃疡，肝炎，胆囊炎，淋巴结炎，扁桃体炎，支气管炎，感
冒发热，便秘，尿路感染，肾盂肾炎，阑尾炎，蛇虫咬伤。
蒙药 毕力格图 – 那布其：苦、微甘，凉。平息协日，清热，解毒，开胃。用
于乳痈，淋巴结肿，希日热，黄疸，瘟疫，口渴，食欲不振，急性中毒，包如
巴达干，胃热，陈热。

| **用法用量** | **中药** 蒲公英：内服捣汁，
或入散剂，10 ~ 15 g。外用
适量，捣敷。
蒙药 毕力格图 – 那布其：
内服煮散剂，3 ~ 5 g；或入
丸、散剂。

| **附　　注** | 本种为 2020 年版《中国药
典》收载的蒲公英药材的基
原之一。

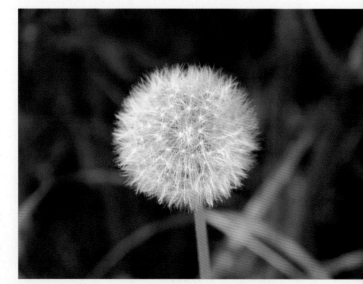

菊科 Compositae 蒲公英属 Taraxacum

芥叶蒲公英 *Taraxacum brassicaefolium* Kitag.

| 蒙 文 名 | 达迷格里格 – 巴格巴盖 – 其其格。

| 药 材 名 | 芥叶蒲公英（药用部位：全草）。

| 形态特征 | 多年生草本。叶宽倒披针形或宽线形，长 10 ~ 35 cm，宽 2.5 ~ 6 cm，羽状深裂或大头羽状半裂；侧裂片正三角形或线形，全缘或有小齿；先端裂片正三角形，极宽，全缘。花葶数个，高 30 ~ 50 cm，较粗壮，疏被蛛丝状柔毛，后光滑，常为紫褐色；头状花序直径达 55 mm；总苞宽钟状，长 22 mm，基部圆形或截圆形；外层总苞片狭卵形或线状披针形；内层总苞片线状披针形；花序托有小的卵形膜质托片；舌状花黄色，边缘花舌片背面具紫色条纹。瘦果倒卵状长圆形，淡绿褐色，长约 4 mm，上部具刺状突起，中部有短而钝的小瘤，下部

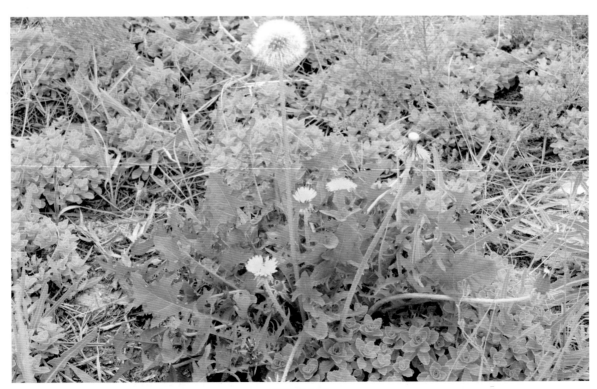

芥叶蒲公英

渐光滑，先端突然缢缩为圆柱形喙基，长 0.5 ~ 0.7 mm，喙长 10 ~ 15 mm；冠毛白色，长 7 ~ 9 mm。花果期 4 ~ 6 月。

| **生境分布** | 生于山地草甸、林缘、河边砂质湿地。分布于内蒙古呼伦贝尔市（额尔古纳市、牙克石市、海拉尔区）、兴安盟（科尔沁右翼前旗）、赤峰市（宁城县、阿鲁科尔沁旗、克什克腾旗）。

| **资源情况** | 野生资源一般。药材来源于野生。

| **采收加工** | 春季至秋季花初开时采挖，除去杂质，洗净，晒干。

| **功能主治** | 苦、甘，寒。归肝、胃经。清热解毒，消肿散结，利尿通淋。用于疔疮肿毒，乳痈，瘰疬，目赤，咽痛，肺痈，肠痈，湿热黄疸，热淋涩痛。

| **用法用量** | 内服捣汁，或入散剂，10 ~ 15 g。外用适量，捣敷。

| **附　注** | 本种的全草在内蒙古作蒲公英药材使用。

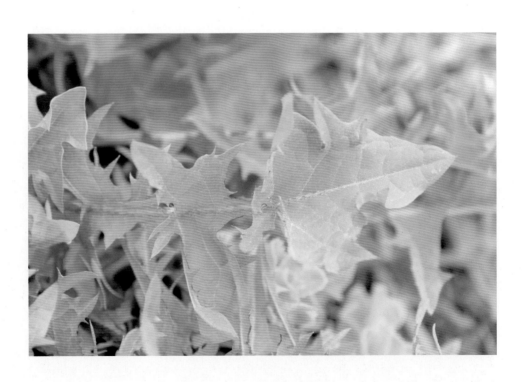

菊科 Compositae 蒲公英属 Taraxacum

白缘蒲公英 *Taraxacum platypecidum* Diels

| **植物别名** | 热河蒲公英、山蒲公英。

| **蒙文名** | 乌日根－巴格巴盖－其其格。

| **药材名** | 白缘蒲公英（药用部位：全草）。

| **形态特征** | 多年生草本。根颈部有黑褐色残存叶柄。叶宽倒披针形或披针状倒披针形，长 10 ～ 30 cm，宽 2 ～ 4 cm，羽状分裂，每侧裂片 5 ～ 8，裂片三角形，全缘或有疏齿。花葶 1 至数个，高达 45 cm，上部密被白色蛛丝状绵毛；头状花序直径 40 ～ 45 cm；总苞宽钟状，长 15 ～ 17 mm，总苞片 3 ～ 4 层，先端有或无小角；外层总苞片宽卵形，内层总苞片长圆状线形或线状披针形，长约为外层总苞片的 2 倍；舌状花黄色，边缘花舌片背面有紫红色条纹，花柱和柱头暗绿

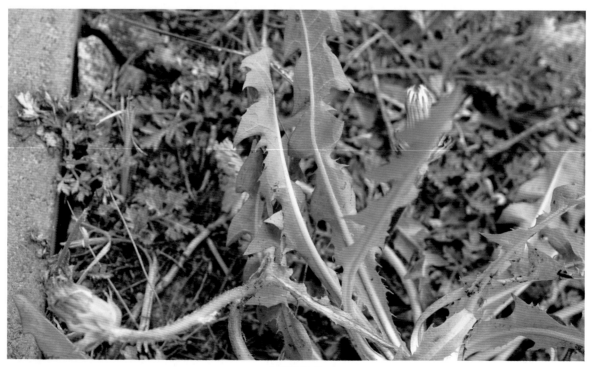

白缘蒲公英

色，干时多少黑色。瘦果淡褐色，长约 4 mm，宽 1 ~ 1.4 mm，上部有刺状小瘤，先端突然缢缩为圆锥形至圆柱形的喙基，喙基长约 1 mm，喙纤细，长 8 ~ 12 mm；冠毛白色，长 7 ~ 10 mm。花果期 3 ~ 6 月。

| **生境分布** | 生于山地阔叶林下或沟谷草甸。分布于内蒙古呼伦贝尔市、通辽市（霍林郭勒市）、赤峰市（敖汉旗、红山区）、乌兰察布市（卓资县）、呼和浩特市、鄂尔多斯市（杭锦旗）、阿拉善盟。

| **资源情况** | 野生资源一般。药材来源于野生。

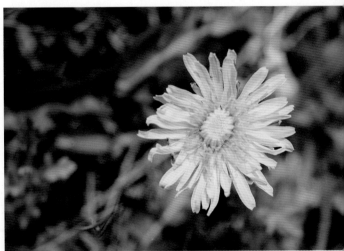

| **采收加工** | 春季至秋季花初开时采挖，除去杂质，洗净，晒干。

| **功能主治** | 苦、甘，寒。归肝、胃经。清热解毒，消肿散结，利尿通淋。用于疔疮肿毒，乳痈，瘰疬，目赤，咽痛，肺痈，肠痈，湿热黄疸，热淋涩痛。现代用于感冒发热，急性扁桃体炎，急性支气管炎，胃炎，肝炎，胆囊炎，尿路感染。

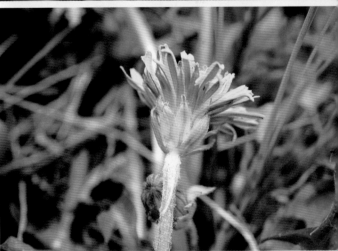

| **用法用量** | 内服捣汁，或入散剂，10 ~ 15 g。外用适量，捣敷。

| **附　　注** | 本种的全草在部分地区作蒲公英药材使用。

菊科 Compositae 蒲公英属 Taraxacum

东北蒲公英 *Taraxacum ohwianum* Kitam.

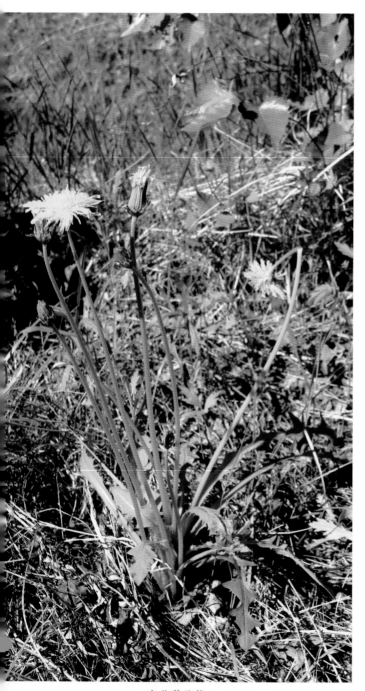

东北蒲公英

| 植物别名 |

婆婆丁。

| 蒙 文 名 |

满吉－巴格巴盖－其其格。

| 药 材 名 |

东北蒲公英（药用部位：全草）。

| 形态特征 |

多年生草本。根粗长。叶倒披针形，长9～20 cm，宽2～5 cm，两面被疏柔毛，羽状深裂或羽状浅裂，侧裂片4～5对，稍下倾，具疏齿，稀全缘，裂片之间有缺刻或齿，先端的裂片大，扁菱形或三角形，全缘。花葶多数；头状花序下面有疏绒毛；总苞在花期长13～15 mm，果期长15～20 mm，外层总苞片宽卵形或披针状卵形，被疏长柔毛，先端尖或稍钝，淡粉色，无或有不明显的小角，内层矩圆状条形，长于总苞片2～2.5倍，无小角；舌状花黄色。瘦果淡褐色，长3～3.5 mm，具纵沟，上部有尖小瘤；喙长8～12 mm；冠毛污白色。

| **生境分布** | 生于山野、山坡路旁或溪流边。分布于内蒙古呼伦贝尔市（扎赉诺尔区）、兴安盟（突泉县、科尔沁右翼前旗、科尔沁右翼中旗、阿尔山市）、赤峰市（喀喇沁旗、宁城县、敖汉旗）、锡林郭勒盟（西乌珠穆沁旗）、呼和浩特市。 |

| **资源情况** | 野生资源一般。药材来源于野生。 |

| **采收加工** | 春季至秋季花初开时采挖，除去杂质，洗净，晒干。 |

| **功能主治** | 苦、甘，寒。归肝、胃经。清热解毒，消肿散结，利尿通淋。用于疔疮肿毒，乳痈，瘰疬，目赤，咽痛，肺痈，肠痈，湿热黄疸，热淋涩痛。 |

| **用法用量** | 内服捣汁，或入散剂，10 ~ 15 g。外用适量，捣敷。 |

| **附　注** | 本种的全草在部分地区作蒲公英药材使用。 |

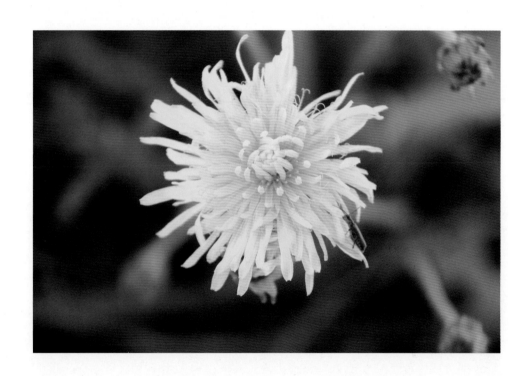

香蒲科 Typhaceae 香蒲属 Typha

香蒲
Typha orientalis Presl.

| **植物别名** | 东方香蒲。

| **蒙 文 名** | 道日那音－哲格斯。

| **药 材 名** | 蒲黄（药用部位：花粉。别名：蒲厘花粉、蒲棒花粉、蒲草黄）。

| **形态特征** | 多年生沼生或水生草本。根茎乳白色。地上茎粗壮，向上渐细，高
1.3 ～ 2 m。叶条形，光滑无毛，上部扁平，下部腹面微凹，背面逐
渐隆起成凸形，横切面呈半圆形，细胞间隙大，海绵状；叶鞘抱茎。
雌雄花序紧密连接；雄花序轴具白色弯曲柔毛，自基部向上具 1 ～ 3
叶状苞片，花后脱落；雌花序基部具 1 叶状苞片，花后脱落；雄花
通常由 3 雄蕊组成，有时 2，或 4 雄蕊合生，花药长约 3 mm，2 室，

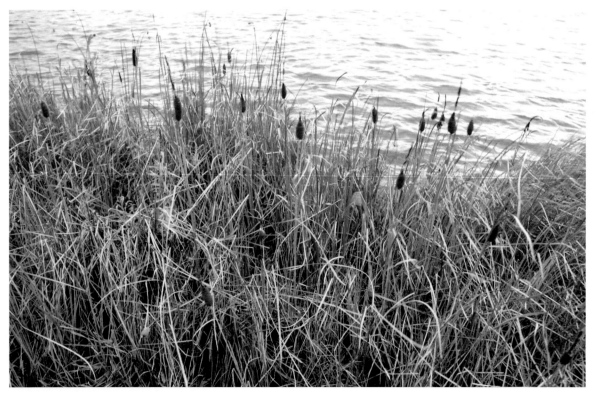

香蒲

条形，花粉粒单体，花丝很短，基部合生成短柄；雌花无小苞片；孕性雌花柱头匙形，子房纺锤形至披针形，子房柄细弱；不孕雌花子房近圆锥形，先端圆形；白色丝状毛通常单生。小坚果椭圆形至长椭圆形，果皮具长形褐色斑点；种子褐色。花果期 5 ~ 9 月。

| **生境分布** | 生于湖泊、池塘、沟渠、沼泽及河流缓流带。分布于内蒙古呼伦贝尔市（牙克石市、鄂温克族自治旗、新巴尔虎左旗）、通辽市（科尔沁区、科尔沁左翼后旗、霍林郭勒市）、鄂尔多斯市（鄂托克旗）、巴彦淖尔市（乌拉特后旗）、乌海市。

| **资源情况** | 野生资源一般。药材来源于野生。

| **采收加工** | 花初开时，剪下蒲棒先端的雄花，晒干。

| **药材性状** | 本品为黄色粉末。质轻，入水漂浮于水面，手捻之有滑润感，易附于手指上。气微，味淡。

| **功能主治** | 甘，平。归肝、心经。止血，祛瘀，利尿。用于衄血，咯血，吐血，尿血，崩漏，痛经，产后血瘀，脘腹刺痛，跌打损伤等。

| **用法用量** | 内服煎汤，5 ~ 20 g；或入丸、散剂。外用研末撒；或调敷。

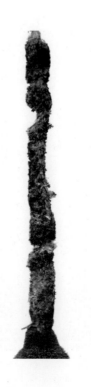
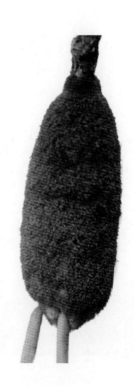

香蒲科 Typhaceae 香蒲属 Typha

宽叶香蒲 *Typha latifolia* L.

| 蒙 文 名 | 乌日根 – 哲格斯。

| 药 材 名 | 蒲黄（药用部位：花粉。别名：蒲厘花粉、蒲棒花粉、蒲草黄）。

| 形态特征 | 多年生水生或沼生草本。根茎乳黄色，先端白色。地上茎粗壮，高 1 ~ 2.5 m。叶条形，光滑无毛，上部扁平，背面中部以下逐渐隆起；叶鞘抱茎。雌雄花序紧密相接；花期雄花序比雌花序粗壮，花序轴具灰白色弯曲柔毛，叶状苞片 1 ~ 3，上部短小，花后脱落；雌花序长 5 ~ 22.6 cm，花后发育；雄花通常由 2 雄蕊组成，花药长约 3 mm，长矩圆形，花粉粒为正四合体，纹饰网状，花丝短于花药，基部合生成短柄；雌花无小苞片；孕性雌花柱头披针形，子房披针

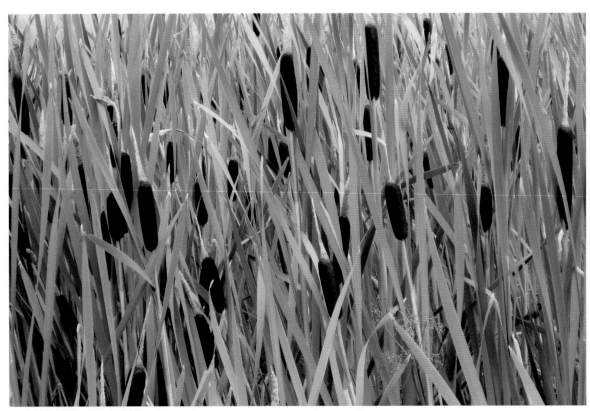

宽叶香蒲

形，子房柄纤细；不孕雌花子房倒圆锥形，宿存，子房柄较粗壮，不等长；白色丝状毛明显短于花柱。小坚果披针形，褐色，果皮通常无斑点；种子褐色，椭圆形，长不超过 1 mm。花果期 5 ~ 9 月。

| **生境分布** | 生于湖泊、池塘、沟渠、河流缓流浅水带、湿地和沼泽。分布于内蒙古呼伦贝尔市（牙克石市、海拉尔区）、兴安盟（科尔沁右翼前旗、扎赉特旗、突泉县）、通辽市（库伦旗）、赤峰市（阿鲁科尔沁旗）。

| **资源情况** | 野生资源一般。药材来源于野生。

| **采收加工** | 花初开时，剪下蒲棒先端的雄花，晒干。

| **药材性状** | 本品为黄色粉末。质轻，入水漂浮于水面，手捻之有滑润感，易附于手指上。气微，味淡。

| **功能主治** | 甘，凉。归肝、心经。止血，祛瘀，利尿。用于衄血，咯血，吐血，尿血，崩漏，痛经，产后血瘀，脘腹刺痛，跌打损伤等。

| **用法用量** | 内服煎汤，5 ~ 20 g；或入丸、散剂。外用研末撒；或调敷。

香蒲科 Typhaceae 香蒲属 Typha

无苞香蒲 *Typha laxmannii* Lepech.

| **植物别名** | 蒲草。

| **蒙 文 名** | 呼和 – 哲格斯。

| **药 材 名** | 蒲黄（药用部位：花粉。别名：蒲厘花粉、蒲棒花粉、蒲草黄）。

| **形态特征** | 多年生沼生或水生草本。根茎乳黄色或浅褐色，先端白色。地上茎光滑无毛，下部背面隆起，横切面半圆形，细胞间隙较大，近叶鞘处明显海绵质；叶鞘抱茎较紧。雌雄花序远离；雄穗状花序明显长于雌花序，花序轴具白色、灰白色、黄褐色柔毛，基部和中部具 1 ~ 2 纸质叶状苞片，花后脱落；雌花序基部具 1 叶状苞片，通常比叶片宽，花后脱落；雄花由 2 ~ 3 雄蕊合生，花丝很短；雌花无小苞片；

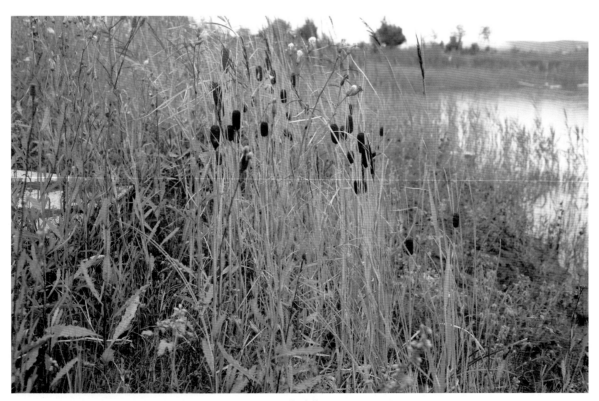

无苞香蒲

孕性雌花柱头匙形，褐色，边缘不整齐，子房针形，长 1 ~ 1.2 mm，子房柄纤细；不孕雌花子房倒圆锥形，长约 1 mm，先端平，不发育柱头很小，宿存；白色丝状毛与花柱近等长。果实椭圆形；种子褐色，具小突起。花果期 6 ~ 9 月。

| 生境分布 | 生于湖泊、池塘、河流浅水处、沼泽、湿地及排水沟内。分布于内蒙古呼伦贝尔市（鄂伦春自治旗、牙克石市、额尔古纳市、鄂温克族自治旗）、兴安盟（扎赉特旗、科尔沁右翼前旗）、通辽市（科尔沁左翼后旗）、赤峰市（敖汉旗、翁牛特旗、巴林右旗、克什克腾旗）、锡林郭勒盟（东乌珠穆沁旗、锡林浩特市、苏尼特左旗）、乌兰察布市（察哈尔右翼前旗、丰镇市、凉城县）、呼和浩特市（赛罕区、玉泉区）、鄂尔多斯市（准格尔旗、达拉特旗、杭锦旗、乌审旗、鄂托克旗）、阿拉善盟（阿拉善左旗）。

| 资源情况 | 野生资源丰富。药材来源于野生。

| 采收加工 | 夏季花初开时，剪下蒲棒先端的雄花，晒干，碾碎，除去杂质，筛取细花粉。

| 药材性状 | 本品为黄色粉末。质轻，入水漂浮于水面，手捻之有滑润感，易附于手指上。气微，味淡。

| 功能主治 | 辛，平。归肝、大肠经。止血，祛瘀，利尿。用于衄血，咯血，吐血，尿血，崩漏，痛经，产后血瘀，脘腹刺痛，跌打损伤等。

| 用法用量 | 内服煎汤，5 ~ 9 g，包煎。外用适量，敷患处。

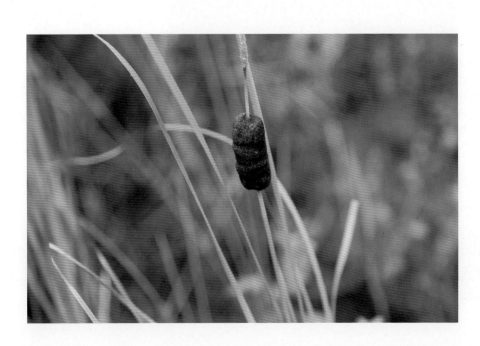

香蒲科 Typhaceae 香蒲属 Typha

水烛
Typha angustifolia L.

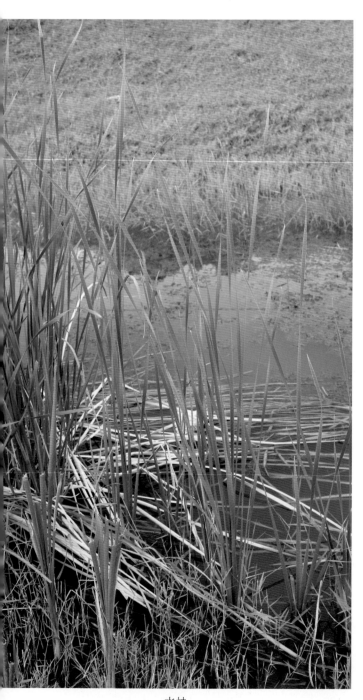

水烛

| 植物别名 |

狭叶香蒲、蒲草。

| 蒙 文 名 |

毛仁 – 哲格斯。

| 药 材 名 |

蒲黄（药用部位：花粉。别名：蒲厘花粉、
蒲棒花粉、蒲草黄）。

| 形态特征 |

多年生沼生或水生草本。地上茎直立，粗壮，
高 1.5 ~ 2.5 m。叶片上部扁平，中部以下腹
面微凹，背面向下逐渐隆起成凸形，呈海绵
状；叶鞘抱茎。雌雄花序相距 2.5 ~ 6.9 cm；
雄花序轴具褐色扁柔毛，单出或分叉，叶状
苞片 1 ~ 3，花后脱落；雌花基部具 1 叶状
苞片，通常比叶片宽，花后脱落；雄花由 3
雄蕊合生，有时为 2 或 4，花药长约 2 mm，
长矩圆形，花粉粒单体，近球形、卵形或三
角形；雌花具小苞片；孕性雌花柱头窄条形
或披针形，子房纺锤形，具褐色斑点，子房
柄纤细；不孕雌花子房倒圆锥形，具褐色斑
点，先端黄褐色，不育柱头短尖；白色丝状
毛着生于子房柄基部。小坚果长椭圆形，

具褐色斑点，纵裂；种子深褐色。花果期 6 ~ 9 月。

| 生境分布 | 生于湖泊、河流、池塘浅水处、沼泽、沟渠，当水体干枯时可生于湿地及地表龟裂环境中。分布于内蒙古呼伦贝尔市（额尔古纳市、牙克石市）、兴安盟（扎赉特旗、科尔沁右翼前旗、科尔沁右翼中旗）、通辽市（科尔沁左翼后旗）、赤峰市（阿鲁科尔沁旗、敖汉旗、翁牛特旗、巴林右旗）、锡林郭勒盟（西乌珠穆沁旗、锡林浩特市、苏尼特左旗、苏尼特右旗）、乌兰察布市（丰镇市）、呼和浩特市（赛罕区、玉泉区）、包头市（九原区）、鄂尔多斯市（准格尔旗、达拉特旗、乌审旗、鄂托克旗、杭锦旗）、巴彦淖尔市（乌拉特前旗）、阿拉善盟（额济纳旗）。

| 资源情况 | 野生资源一般。药材来源于野生。

| 采收加工 | 花初开时，剪下蒲棒先端的雄花，晒干。

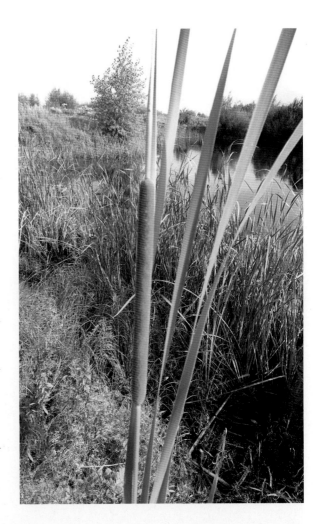

| 药材性状 | 本品为黄色粉末。质轻，入水漂浮于水面，手捻之有滑润感，易附于手指上。气微，味淡。

| 功能主治 | 甘，凉。归肝、心经。止血，祛瘀，利尿。用于衄血，咯血，吐血，尿血，崩漏，痛经，产后血瘀，脘腹刺痛，跌打损伤等。

| 用法用量 | 内服煎汤，5 ~ 20 g；或入丸、散剂。外用研末撒；或调敷。

香蒲科 Typhaceae 香蒲属 Typha

小香蒲 *Typha minima* Funk.

| 蒙 文 名 | 浩您－哲格斯。

| 药 材 名 | 蒲黄（药用部位：花粉。别名：蒲厘花粉、蒲棒花粉、蒲草黄）。

| 形态特征 | 多年生沼生或水生草本。根茎姜黄色或黄褐色，先端乳白色。地上茎直立，细弱，高 16 ~ 65 cm。叶通常基生，鞘状，无叶片，短于花葶；叶鞘边缘膜质，叶耳向上伸展。雌雄花序远离；雄花序轴无毛，基部具 1 叶状苞片，花后脱落；雌花序叶状苞片明显宽于叶片。雄花无被，雄蕊通常单生，有时 2 ~ 3 合生，基部具短柄，长约 0.5 mm，向下渐宽，花药长 1.5 mm，花粉粒呈四合体，纹饰颗粒状；雌花具小苞片；孕性雌花柱头条形，长约 0.5 mm，花柱长约 0.5 mm，子房长 0.8 ~ 1 mm，纺锤形，子房柄长约 4 mm，纤细；不孕雌花子

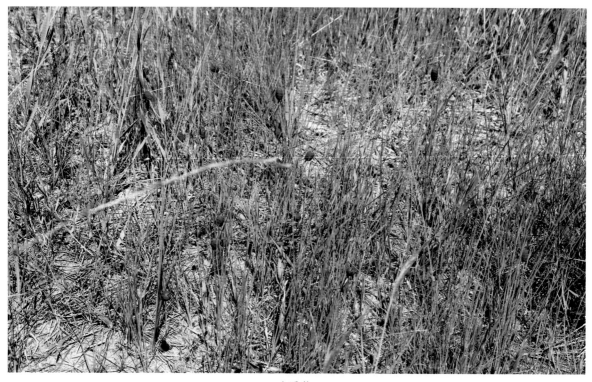

小香蒲

房长 1 ～ 1.3 mm，倒圆锥形；白色丝状毛先端膨大成圆形，着生于子房柄基部。小坚果椭圆形，纵裂，果皮膜质；种子黄褐色，椭圆形。花果期 5 ～ 9 月。

| 生境分布 | 生于池塘、水泡子、水沟边浅水处及水体干枯后的湿地、低洼处。分布于内蒙古呼伦贝尔市（鄂伦春自治旗）、通辽市（科尔沁左翼后旗）、赤峰市（阿鲁科尔沁旗、翁牛特旗、林西县、巴林右旗）、锡林郭勒盟（锡林浩特市、镶黄旗）、乌兰察布市（商都县、凉城县）、鄂尔多斯市（准格尔旗、达拉特旗、伊金霍洛旗、康巴什区、乌审旗、鄂托克旗）、巴彦淖尔市（临河区、杭锦后旗、磴口县）。

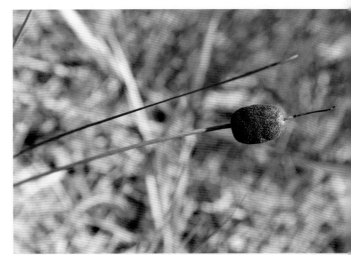

| 资源情况 | 野生资源一般。药材来源于野生。

| 采收加工 | 花初开时，剪下蒲棒先端的雄花，晒干。

| 药材性状 | 本品为黄色粉末。质轻，入水漂浮于水面，手捻之有滑润感，易附于手指上。气微，味淡。

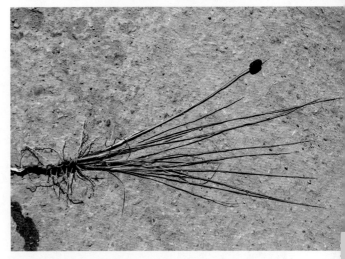

| 功能主治 | 甘，凉。归肝、心经。止血，祛瘀，利尿。用于衄血，咯血，吐血，尿血，崩漏，痛经，产后血瘀，脘腹刺痛，跌打损伤等。

| 用法用量 | 内服煎汤，5 ～ 20 g；或入丸、散剂。外用研末撒；或调敷。

香蒲科 Typhaceae 香蒲属 Typha

达香蒲 *Typha davidiana* (Kronf.) Hand.-Mazz.

| **植物别名** | 蒲草。

| **蒙 文 名** | 大威德 – 哲格苏。

| **药 材 名** | 蒲黄（药用部位：花粉。别名：蒲厘花粉、蒲棒花粉、蒲草黄）。

| **形态特征** | 多年生沼生或水生草本。根茎粗壮。地上茎直立，高约 1 m。叶片长 60 ~ 70 cm，宽 3 ~ 5 mm，质较硬，下部背面呈凸形，横切面呈半圆形，叶鞘长，抱茎。雌雄花序远离；雄花序长 12 ~ 18 cm，花穗轴光滑，基部具 1 叶状苞片，花后与花先后脱落；雌花序长 4.5 ~ 11 cm，直径 1.5 ~ 2 cm，叶状苞片比叶片宽，花后脱落；雌花小苞片匙形或近三角形；孕性雌花柱头条形或披针形，长 1 ~

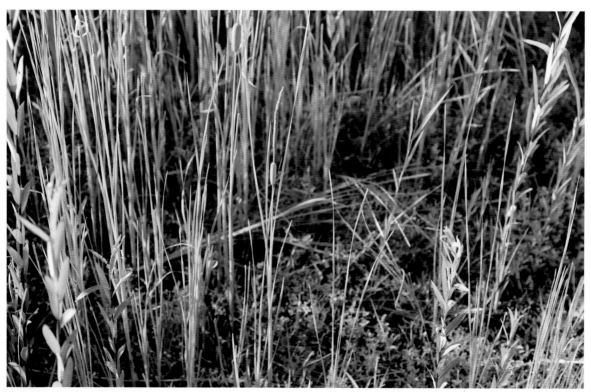

达香蒲

1.2 mm，花柱很短，子房披针形，具深褐色斑点，子房柄长 3 ～ 4 mm；不孕雌花子房倒圆锥形，具褐色斑点；白色丝状毛着生于基部，多少上延，果期通常与小苞片和柱头近等长，长于不孕雌花。果实长 1.3 ～ 1.5 mm，披针形，具棕褐色条纹，果柄不等长；种子纺锤形，长约 1.2 mm，黄褐色，微弯。花果期 5 ～ 9 月。

| 生境分布 | 生于湖泊、河流近岸边、水泡子、水沟及沟边湿地等。分布于内蒙古呼伦贝尔市（牙克石市、额尔古纳市、海拉尔区、新巴尔虎左旗）、兴安盟（科尔沁右翼中旗）、通辽市（科尔沁区）、赤峰市（阿鲁科尔沁旗、敖汉旗、巴林右旗）、巴彦淖尔市（乌拉特中旗）。

| 资源情况 | 野生资源较少。药材来源于野生。

| 采收加工 | 花初开时，剪下蒲棒先端的雄花，晒干。

| 药材性状 | 本品为黄色粉末。质轻，入水漂浮于水面，手捻之有滑润感，易附于手指上。气微，味淡。

| 功能主治 | 甘，凉。归肝、心经。止血，祛瘀，利尿。用于衄血，咯血，吐血，尿血，崩漏，痛经，产后血瘀，脘腹刺痛，跌打损伤等。

| 用法用量 | 内服煎汤，5 ～ 20 g；或入丸、散剂。外用研末撒；或调敷。

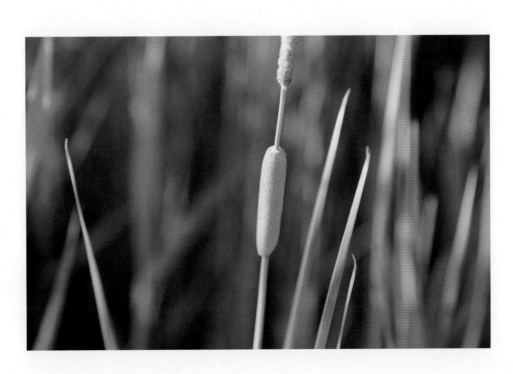

香蒲科 Typhaceae 黑三棱属 Sparganium

黑三棱 *Sparganium stoloniferum* (Graebn.) Buch.-Ham. ex Juz.

| **植物别名** | 京三棱。

| **蒙 文 名** | 哈日 - 古日巴拉吉 - 额布斯。

| **药 材 名** | **中药** 黑三棱（药用部位：块茎。别名：三棱、泡三棱）。
蒙药 哈日 - 高日布勒吉 - 乌布斯（药用部位：块茎）。

| **形态特征** | 多年生沼生或水生草本。块茎膨大，比茎粗 2 ~ 3 倍；根茎粗壮。茎直立，粗壮，高 0.7 ~ 1.2 m，挺水。叶片长 40 ~ 90 cm，宽 0.7 ~ 16 cm，具中脉，上部扁平，下部背面呈龙骨状凸起或呈三棱形，基部鞘状。圆锥花序开展，长 20 ~ 60 cm，具 3 ~ 7 侧枝，每侧枝上着生 7 ~ 11 雄头状花序和 1 ~ 2 雌头状花序，主轴先端

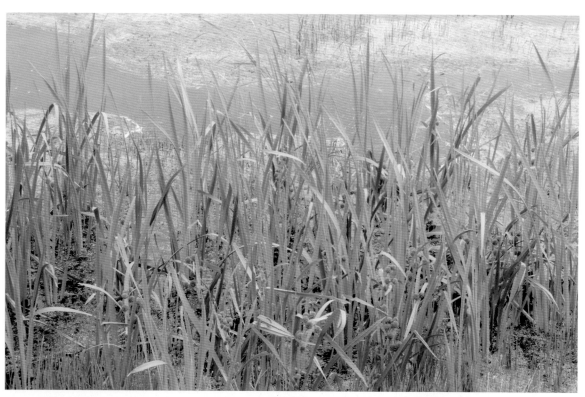

黑三棱

通常具 3 ~ 5 雄头状花序，无雌头状花序；花期雄头状花序呈球形，直径约 10 mm；雄花花被片匙形，膜质，先端浅裂，早落，花丝长约 3 mm，丝状，弯曲，褐色，花药近倒圆锥形；雌花花被着生于子房基部，宿存，柱头分叉或否，长 3 ~ 4 mm，向上渐尖，花柱长约 1.5 mm，子房无柄。果实倒圆锥形，上部通常膨大成冠状，具棱，褐色。花果期 5 ~ 9 月。

| **生境分布** | 生于海拔 1 500 m 以下的湖泊、河沟、沼泽、水塘浅水处。分布于内蒙古呼伦贝尔市（鄂伦春自治旗、牙克石市、额尔古纳市、海拉尔区、鄂温克族自治旗、新巴尔虎左旗、新巴尔虎右旗）、兴安盟（扎赉特旗、科尔沁右翼前旗、科尔沁右翼中旗、突泉县、阿尔山市）、通辽市（科尔沁左翼后旗、库伦旗）、赤峰市（阿鲁科尔沁旗、敖汉旗、巴林右旗）、鄂尔多斯市（准格尔旗、伊金霍洛旗）、锡林郭勒盟（锡林浩特市、太仆寺旗、苏尼特左旗）、呼和浩特市（赛罕区）、乌兰察布市（兴和县、凉城县）。

| **资源情况** | 野生资源一般。药材来源于野生。

| **采收加工** | **中药** 黑三棱：春、秋季采挖，除去枯残茎叶，洗净，削去外皮，或晒至八成干时，放入竹笼里，撞去须根和粗皮，晒干或烘干。

| **药材性状** | **中药** 黑三棱：本品分为光三棱和毛三棱。用刀削去皮、须者为光三棱，呈圆锥形或倒卵圆形，略扁，上圆下尖，下端稍弯曲，长 2 ~ 6 cm，直径 2 ~ 4 cm；表面黄白色或灰黄色，有刀削痕，先端有茎痕，点状须根痕小、密集，略呈横向环状排列。用火烧去长须者为毛三棱，多呈圆锥形，黑棕色，下端略呈鹰嘴状，有残存的不定根，点状不定根痕散在，两侧的根痕较粗，纵列成翼状，节和缩短的节间明显。体重，质坚实。无臭，味淡，嚼之有麻辣感。

| **功能主治** | **中药** 黑三棱：辛、苦，平。归肝、脾经。破血祛瘀，行气消积，止痛。用于血瘀经闭，产后血瘀腹痛，气血凝滞，癥瘕积聚，胸腹胀痛等。
蒙药 哈日－高日布勒吉－乌布斯：清肺，舒肝，凉血，透骨蒸。用于肺热咳嗽，支气管扩张，气喘痰多，黄疸性肝炎，劳热骨蒸等。

| **用法用量** | **中药** 黑三棱：内服煎汤，5 ~ 9 g；或入丸、散剂。
蒙药 哈日－高日布勒吉－乌布斯：多入丸、散剂。

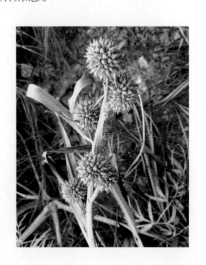

香蒲科 Typhaceae 黑三棱属 Sparganium

小黑三棱 *Sparganium simplex* Huds.

| **植物别名** | 单歧黑三棱。

| **蒙 文 名** | 吉吉格－哈日－古日巴拉吉－额布苏。

| **药 材 名** | **中药** 黑三棱（药用部位：块茎。别名：三棱、泡三棱）。
　　　　　　　蒙药 哈日－高日布勒吉－乌布斯（药用部位：块茎）。

| **形态特征** | 多年生沼生或水生草本。块茎较小，近圆形；根茎细长，横走。茎直立，高 30 ～ 70 cm，通常较细弱。叶片直立，长 40 ～ 80 cm，挺水或浮水，先端渐尖，中下部背面呈龙骨状凸起，基部多少鞘状。花序总状，长 10 ～ 20 cm；雄头状花序 4 ～ 8，排列稀疏；雌头状花序 3 ～ 4，互不相接，下部 1 ～ 2 雌头状花序具总花梗，生于叶

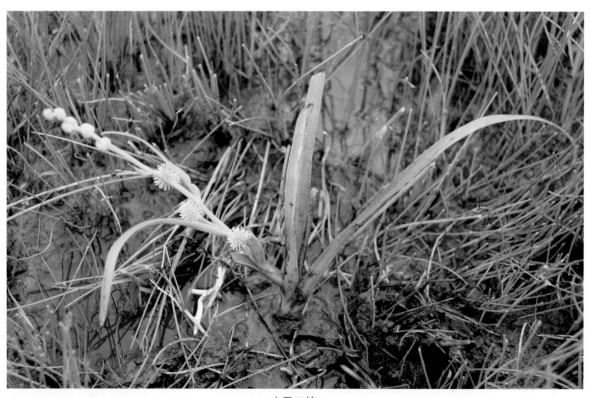

小黑三棱

状苞片腋内，有时总花梗下部多少贴生于主轴；雄花花被片长 2 ~ 2.5 mm，条形或匙形，先端浅裂，花药长 1.5 ~ 1.8 mm，宽约 0.4 mm，矩圆形，花丝长约 4 mm，褐色；雌花花被片匙形，长约 3.5 mm，膜质，先端浅裂，柱头长 1.5 ~ 1.8 mm，花柱长约 1 mm，子房纺锤形。果实深褐色，中部略狭窄，基部具短柄，花被片生于果柄基部。花果期 6 ~ 10 月。

| 生境分布 | 生于湖边、河沟、沼泽及积水湿地。分布于内蒙古呼伦贝尔市（扎兰屯市、额尔古纳市、海拉尔区、鄂温克族自治旗、新巴尔虎右旗）、兴安盟（扎赉特旗、科尔沁右翼前旗）、通辽市（科尔沁区）、锡林郭勒盟（西乌珠穆沁旗、锡林浩特市）。

| 资源情况 | 野生资源一般。药材来源于野生。

| 采收加工 | **中药** 黑三棱：春、秋季采挖，除去枯残茎叶，洗净，削去外皮，或晒至八成干时，放入竹笼里，撞去须根和粗皮，晒干或烘干。

| 药材性状 | **中药** 黑三棱：本品分为光三棱和毛三棱。用刀削去皮、须者为光三棱，呈圆锥形或倒卵圆形，略扁，上圆下尖，下端稍弯曲，长 2 ~ 6 cm，直径 2 ~ 4 cm；表面黄白色或灰黄色，有刀削痕，先端有茎痕，点状须根痕小、密集，略呈横向环状排列。用火烧去长须者为毛三棱，多呈圆锥形，黑棕色，下端略呈鹰嘴状，有残存的不定根，点状不定根痕散在，两侧的根痕较粗，纵列成翼状，节和缩短的节间明显。体重，质坚实。无臭，味淡，嚼之有麻辣感。

| 功能主治 | **中药** 黑三棱：辛、苦，平。归肝、脾经。破血祛瘀，行气消积，止痛。用于血瘀经闭，产后血瘀腹痛，气血凝滞，癥瘕积聚，胸腹胀痛等。

蒙药 哈日 – 高日布勒吉 – 乌布斯：清肺，舒肝，凉血，透骨蒸。用于肺热咳嗽，支气管扩张，气喘痰多，黄疸性肝炎，劳热骨蒸等。

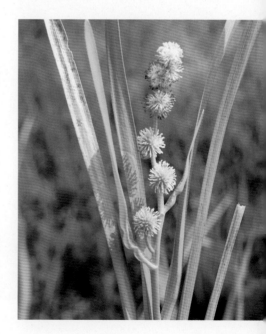

| 用法用量 | **中药** 黑三棱：内服煎汤，5 ~ 9 g；或入丸、散剂。

蒙药 哈日 – 高日布勒吉 – 乌布斯：多入丸、散剂。

眼子菜科 Potamogetonaceae 眼子菜属 Potamogeton

小眼子菜 *Potamogeton pusillus* L.

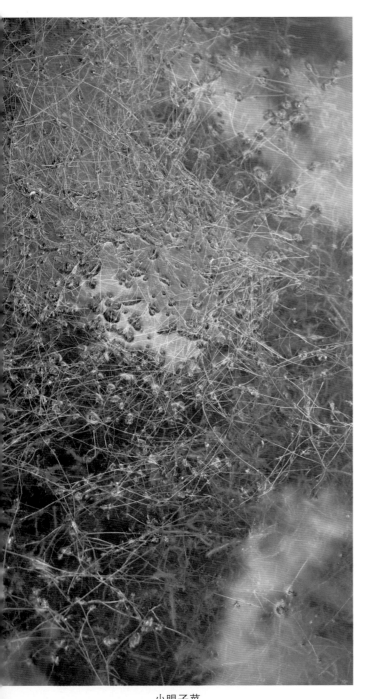

小眼子菜

| 植物别名 |

丝藻、线叶眼子菜。

| 蒙 文 名 |

巴嘎-奥森-呼日西。

| 药 材 名 |

小眼子菜（药用部位：全草。别名：马尾巴草、松花草）。

| 形态特征 |

沉水草本，无根茎。茎椭圆柱形或近圆柱形，纤细，直径约 0.5 mm，具分枝，近基部常匍匐地面，并于节处生出稀疏而纤长的白色须根；茎节无腺体或偶见小而不明显的腺体，节间长 1.5 ~ 6 cm。叶线形，无柄，先端渐尖，全缘；叶脉 1 或 3，中脉明显，两侧伴有通气组织所形成的细纹，侧脉无或不明显；托叶无色透明，膜质，与叶离生，长 0.5 ~ 1.2 cm，套管状而抱茎（或至少在幼时合生为套管状），常早落；休眠芽腋生，呈纤细的纺锤状，长 1 ~ 2.5 cm，下面具 2 或 3 伸展的小苞叶。穗状花序顶生，具 2 ~ 3 轮花，间断排列；花序梗与茎相似或稍粗于茎；花小，花被片 4，绿色；雌蕊 4。果实

斜倒卵形，长 1.5 ～ 2 mm，先端具一稍向后弯的短喙，龙骨脊钝圆。花果期 5 ～ 9 月。

| **生境分布** | 生于池塘、湖泊、沼地、水田及沟渠等静水或缓流中。分布于内蒙古锡林郭勒盟（锡林浩特市）、鄂尔多斯市（杭锦旗）、巴彦淖尔市（乌拉特中旗）。

| **资源情况** | 野生资源一般。药材来源于野生。

| **采收加工** | 夏、秋季采收，洗净，切段，晒干。

| **功能主治** | 苦，寒。归肺、肝、膀胱经。清热消肿，利水通淋。用于火眼，黄疸，瘰疬，肺痈，乳痈，肠痈，小儿蟹气腹痛等。

| **用法用量** | 内服煎汤，15 ～ 30 g。外用适量，敷患处。

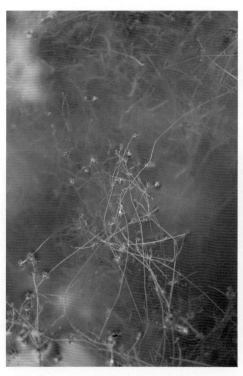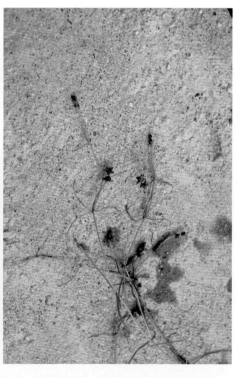

眼子菜科 Potamogetonaceae 眼子菜属 Potamogeton

菹草 *Potamogeton crispus* L.

| 植物别名 | 虾藻、虾草、麦黄草。

| 蒙 文 名 | 乌日其格日－奥森－呼日西。

| 药 材 名 | 菹草（药用部位：全草。别名：虾藻、虾草、麦黄草）。

| 形态特征 | 多年生沉水草本，具近圆柱形的根茎。茎稍扁，多分枝，近基部常
匍匐地面，于节处生出疏或稍密的须根。叶条形，无柄，先端钝
圆，基部约 1 mm 与托叶合生，但不形成叶鞘，叶缘多少呈浅波状，
具疏或稍密的细锯齿；叶脉 3 ~ 5，平行，先端连接，中脉近基部
两侧伴有通气组织形成的细纹，次级叶脉疏而明显可见；托叶薄膜
质，早落；休眠芽腋生，略似松果，革质叶左右 2 列密生，基部扩
张，肥厚，坚硬，边缘具细锯齿。穗状花序顶生，具 2 ~ 4 轮花，

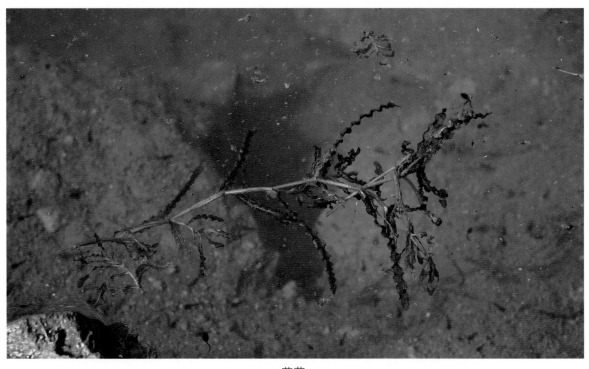

菹草

初时每轮 2 朵对生，花穗轴伸长后常稍不对称；花序梗棒状，较茎细；花小，花被片 4，淡绿色，雌蕊 4，基部合生。果实卵形，长约 3.5 mm，果喙长可达 2 mm，向后稍弯曲，背脊约 1/2 以下具牙齿。花果期 5 ~ 9 月。

| **生境分布** | 生于池塘、水沟、水稻田、灌渠及缓流河水中，水体多呈弱酸性至中性。分布于内蒙古兴安盟（科尔沁右翼中旗）、通辽市（科尔沁区）、赤峰市（阿鲁科尔沁旗、翁牛特旗、克什克腾旗）、锡林郭勒盟（苏尼特左旗）、乌兰察布市（凉城县）、呼和浩特市（赛罕区）、包头市（达尔罕茂明安联合旗）、鄂尔多斯市（准格尔旗、达拉特旗、乌审旗、杭锦旗）、巴彦淖尔市（乌拉特前旗、磴口县）、乌海市、阿拉善盟（阿拉善左旗、阿拉善右旗）。

| **资源情况** | 野生资源一般。药材来源于野生。

| **采收加工** | 夏、秋季采收，除去杂质，鲜用或晒干。

| **功能主治** | 苦，寒。清热利水，止血消肿，驱虫。用于水肿，蛔虫病。

| **用法用量** | 内服煎汤，10 ~ 15 g，鲜品 30 ~ 60 g。外用适量。

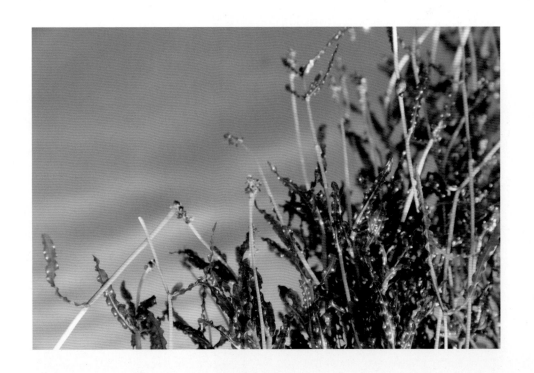

眼子菜科 Potamogetonaceae 眼子菜属 Potamogeton

穿叶眼子菜 *Potamogeton perfoliatus* L.

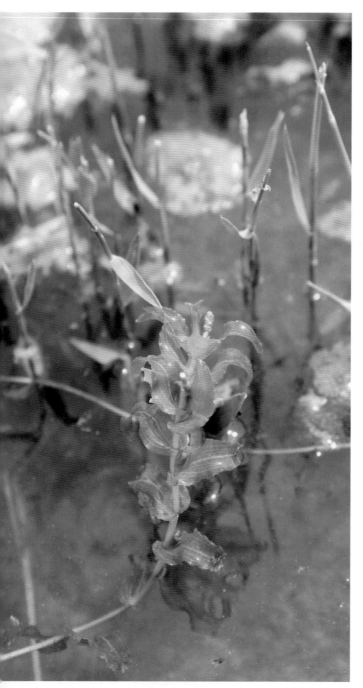

穿叶眼子菜

| 植物别名 |

抱茎眼子菜。

| 蒙 文 名 |

那巴特日黑－奥森－呼日西。

| 药 材 名 |

酸水草（药用部位：全草。别名：眼子菜）。

| 形态特征 |

多年生沉水草本，具发达的根茎。根茎白色，节处生须根。茎圆柱形，直径 0.5 ~ 2.5 mm，上部多分枝。叶卵形、卵状披针形或卵状圆形，无柄，先端钝圆，基部心形，呈耳状抱茎，边缘波状，常具极细微的齿；基出脉 3 或 5，弧形，先端连接，次级脉细弱；托叶膜质，无色，长 3 ~ 7 mm，早落。穗状花序顶生，具 4 ~ 7 轮花，密集或稍密集；花序梗与茎近等粗，长 2 ~ 4 cm；花小，花被片 4，淡绿色或绿色；雌蕊 4，离生。果实倒卵形，长 3 ~ 5 mm，先端具短喙，背部 3 脊，中脊稍锐，侧脊不明显。花果期 6 ~ 9 月。

| **生境分布** | 生于湖泊、池塘、灌渠、河流等，水体多呈弱酸性至中性。分布于内蒙古呼伦贝尔市（根河市）、锡林郭勒盟（西乌珠穆沁旗）、包头市（固阳县）、鄂尔多斯市（鄂托克前旗）、巴彦淖尔市（乌拉特中旗、磴口县）。

| **资源情况** | 野生资源一般。药材来源于野生。

| **采收加工** | 夏、秋季采收，除去杂质，鲜用或晒干。

| **功能主治** | 淡、微辛，凉。归脾经。渗湿解表。用于湿疹，皮肤瘙痒等。

| **用法用量** | 内服煎汤，10 ~ 15 g，鲜品 30 ~ 60 g。外用适量，煎汤熏洗。

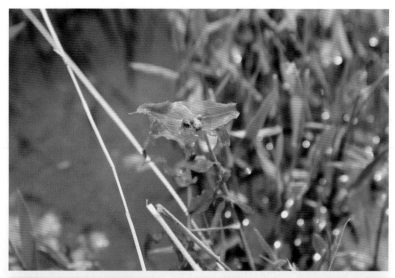

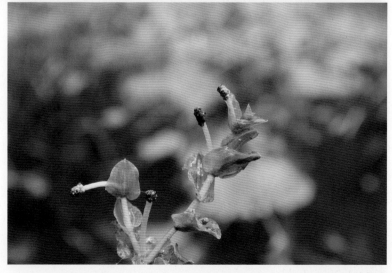

眼子菜科 Potamogetonaceae 眼子菜属 Potamogeton

篦齿眼子菜 *Potamogeton pectinatus* L.

| **植物别名** | 龙须眼子菜、线叶眼子菜、柔花眼子菜。

| **蒙 文 名** | 萨玛力格－奥森－呼日西。

| **药 材 名** | **中药** 篦齿眼子菜（药用部位：全草）。
蒙药 萨门－奥存－呼日西（药用部位：全草）。

| **形态特征** | 沉水草本，具根茎。茎长 10 ~ 15 cm，分枝极多，上部节间长 0.5 ~ 1 cm。叶丝状，长 5 ~ 8 cm，宽约 0.5 mm，先端渐尖，基部与托叶贴生成鞘，叶鞘边缘干膜质，先端具小舌片，长约 5 mm，叶脉 1。穗状花序短，具 3 ~ 4 轮花，间断排列；苞片膜质，长 0.5 ~ 1 mm，先端细尖；花被片近肾形，长约 2.2 mm，宽约 1.2 mm；花药近圆

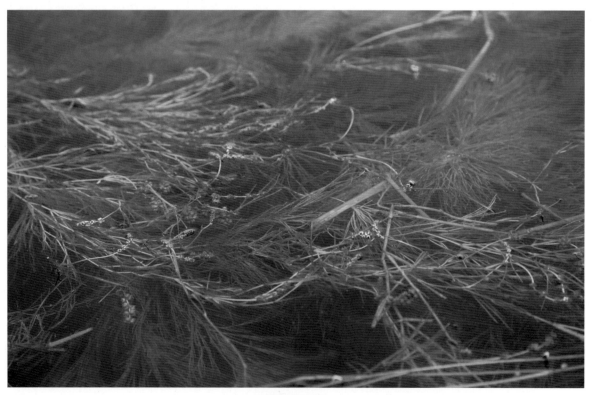

篦齿眼子菜

形，长约 1 mm，花丝基部分离，长 0.5 ~ 1 mm。果实稍扁，斜倒卵形，长约
2 mm，宽约 1.5 mm。花果期 7 ~ 9 月。

| 生境分布 |　生于河沟、水渠、池塘等呈弱酸性或中性的水体中。分布于内蒙古锡林郭勒盟
（西乌珠穆沁旗、锡林浩特市）、包头市（固阳县）、鄂尔多斯市（杭锦旗、
康巴什区）、巴彦淖尔市（乌拉特前旗、磴口县）。

| 资源情况 |　野生资源一般。药材来源于野生。

| 采收加工 |　**中药**　篦齿眼子菜：夏季采收，除去杂质，洗净泥土，晒干，切段。

| 功能主治 |　**中药**　篦齿眼子菜：微苦，凉。清热解毒。用于肺炎，疮疖等。
　　　　　　蒙药　萨门 – 奥存 – 呼日西：清肺，愈伤。用于肺热咳嗽，疮疡，烧伤。

| 用法用量 |　**中药**　篦齿眼子菜：内服煎汤，3 ~ 6 g。外用煎汁熬膏敷。
　　　　　　蒙药　萨门 – 奥存 – 呼日西：多入丸、散剂。

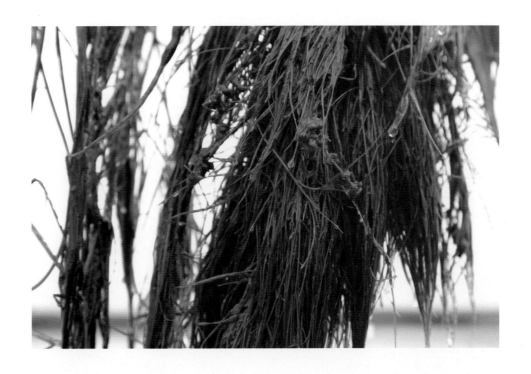

眼子菜科 Potamogetonaceae 水麦冬属 Triglochin

海韭菜 *Triglochin maritimum* L.

| **植物别名** | 那冷门、圆果水麦冬。

| **蒙文名** | 达赖音－西乐－额布苏。

| **药材名** | **中药** 海韭菜（药用部位：全草或果实。别名：那冷门）。
　　　　　　 蒙药 马日查－西乐－额布苏（药用部位：全草或果实）。

| **形态特征** | 多年生草本，植株稍粗壮。根茎短，着生多数须根，常有棕色叶鞘残留物。叶全部基生，条形，长 7 ~ 30 cm，宽 0.1 ~ 0.2 cm，基部具鞘，叶鞘边缘膜质，先端与叶舌相连。花葶直立，较粗壮，圆柱形，光滑，中上部着生多数排列较紧密的花，呈顶生总状花序，无苞片，花梗长约 1 mm，开花后长可达 2 ~ 4 mm。花两性；花被片 6，绿色，

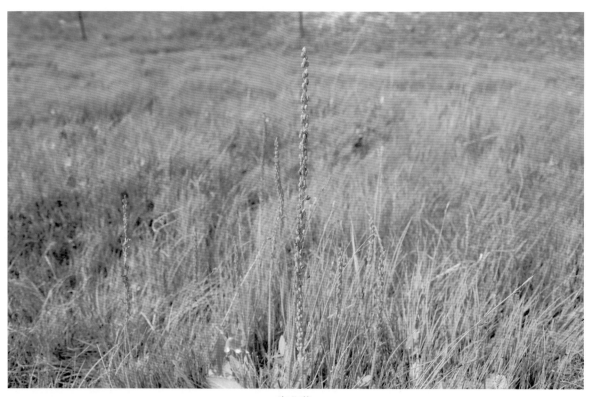

海韭菜

2 轮排列，外轮呈宽卵形，内轮较狭；雄蕊 6，分离，无花丝；雌蕊淡绿色，由 6 合生心皮组成，柱头毛笔状。蒴果六棱状椭圆形或卵形，长 3 ～ 5 mm，直径约 2 mm，成熟后 6 瓣开裂。花果期 6 ～ 10 月。

| 生境分布 | 生于海拔 3 900 m 以下的山坡湿草地、湿沙地或海边盐滩上。分布于内蒙古呼伦贝尔市（新巴尔虎右旗）、赤峰市（阿鲁科尔沁旗、林西县）、锡林郭勒盟（西乌珠穆沁旗、锡林浩特市、太仆寺旗、苏尼特左旗）、鄂尔多斯市（乌审旗、杭锦旗、鄂托克旗）、巴彦淖尔市（乌拉特后旗）。

| 资源情况 | 野生资源一般。药材来源于野生。

| 采收加工 | **中药** 海韭菜：夏、秋季采收全草，除去杂质，晒干，切段；秋季采收果实，晒干。

| 功能主治 | **中药** 海韭菜：清热养阴，生津止渴。用于阴虚潮热，胃热烦渴，口干舌燥等。
蒙药 马日查－西乐－额布苏：止泻，健胃。用于久泄腹痛，嗳气。

| 用法用量 | **中药** 海韭菜：内服煎汤，6 ～ 12 g。
蒙药 马日查－西乐－额布苏：多入丸、散剂。

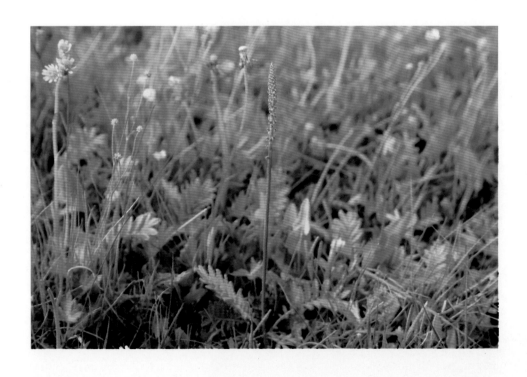

眼子菜科 Potamogetonaceae 水麦冬属 Triglochin

水麦冬
Triglochin palustre L.

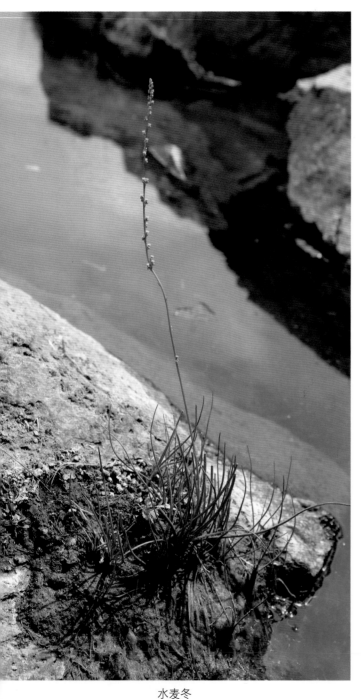

水麦冬

| 植物别名 |

小麦冬。

| 蒙 文 名 |

乌日格苏图 – 西乐 – 额布苏。

| 药 材 名 |

水麦冬（药用部位：果实）。

| 形态特征 |

多年生草本。根茎缩短，秋季增粗，有密而细的须根。叶基生，条形，一般较花葶短，长 10 ~ 40 cm，宽约 1.5 mm，基部具宽叶鞘，叶鞘边缘膜质，宿存叶鞘纤维状，叶舌膜质，叶片光滑。花葶直立，高 20 ~ 60 cm，圆柱形，光滑。总状花序顶生，花多数，排列疏散，花梗长 2 ~ 4 mm；花小，直径约 2 mm，花被片 6，鳞片状，宽卵形，绿色；雄蕊 6，花药 2 室，花丝很短；心皮 3，柱头毛刷状。果实棒状条形，长 6 ~ 10 mm，宽约 1.5 mm。花果期 6 ~ 8 月。

| **生境分布** | 生于咸水湿地或浅水处。分布于内蒙古呼伦贝尔市（莫力达瓦达斡尔族自治旗）、兴安盟（科尔沁右翼前旗）、通辽市（库伦旗、霍林郭勒市）、赤峰市（巴林右旗、林西县、克什克腾旗、松山区）、锡林郭勒盟（西乌珠穆沁旗、阿巴嘎旗、太仆寺旗、苏尼特右旗）、乌兰察布市（化德县、察哈尔右翼后旗、察哈尔右翼前旗、丰镇市、察哈尔右翼中旗、四子王旗）、呼和浩特市（和林格尔县、土默特左旗、赛罕区）、包头市（固阳县）、鄂尔多斯市（准格尔旗、达拉特旗、杭锦旗、鄂托克旗、鄂托克前旗）、巴彦淖尔市（乌拉特中旗、乌拉特后旗、杭锦后旗、临河区、磴口县）、阿拉善盟（阿拉善右旗）。

| **资源情况** | 野生资源较少。药材来源于野生。

| **采收加工** | 秋季采收果实，晒干。

| **功能主治** | 清热利湿，消肿止泻。用于腹泻，眼疾等。

| **用法用量** | 内服，3~9g，研成粉末与其他药配用。

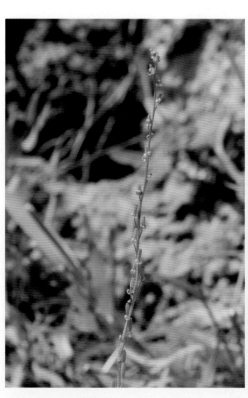

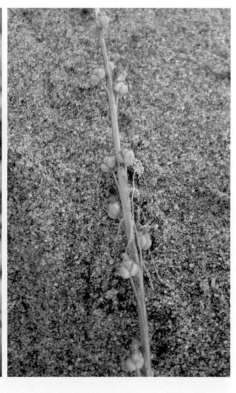

泽泻科 Alismataceae 慈姑属 Sagittaria

浮叶慈姑 Sagittaria natans Pall.

| **植物别名** | 小慈姑。

| **蒙 文 名** | 吉吉格－毕地巴拉。

| **药 材 名** | 慈姑（药用部位：全草或块茎。别名：小慈姑、野慈姑）。

| **形态特征** | 多年生水生浮叶草本。根茎匍匐，沉水叶披针形或叶柄状；浮水叶宽披针形、圆形、箭形，箭形叶在顶裂片与侧裂片之间缢缩，先端急尖、钝圆或微凹，叶脉平行，侧裂片稍不等长，向后直伸或向两侧斜展，末端钝圆或渐尖，基部鞘状，下部具横脉，向上渐无。花葶粗壮，直立，挺水。花序总状，具 2 ~ 6 轮花，苞片基部合生，膜质，先端钝圆或渐尖；花单性，稀两性；外轮花被片广卵形，先端近圆形，

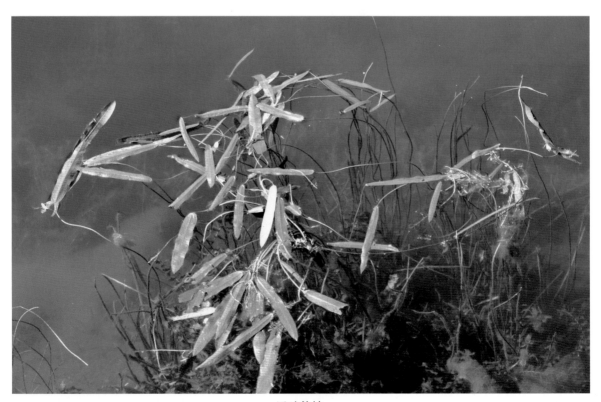

浮叶慈姑

边缘膜质，内轮花被片白色，倒卵形，基部缢缩；雌花 1 ~ 2 轮，粗壮，心皮多数，两侧压扁，分离，密集成球形；花柱自腹侧伸出，斜上；雄花多轮，有时具不孕雌蕊，雄蕊多数，不等长。瘦果两侧压扁，背翅边缘不整齐，斜倒卵形，果喙位于腹侧。花果期 6 ~ 8 月。

| **生境分布** | 生于池塘、水甸子、小溪及沟渠等静水或缓流水体中。分布于内蒙古呼伦贝尔市（牙克石市、陈巴尔虎旗）、兴安盟（科尔沁右翼前旗）。

| **资源情况** | 野生资源较少。药材来源于野生。

| **采收加工** | 夏季采收全草，晒干；秋季采挖块茎，除去杂质，洗净，切片，晒干。

| **功能主治** | 全草，清热解毒，凉血消肿。用于黄疸，瘰疬，蛇咬伤等。块茎，解毒，凉血，消肿。用于狂犬咬伤；外用于疮疡肿痛。

| **用法用量** | 全草，内服煎汤，25 ~ 30 g。块茎，外用适量，捣敷。

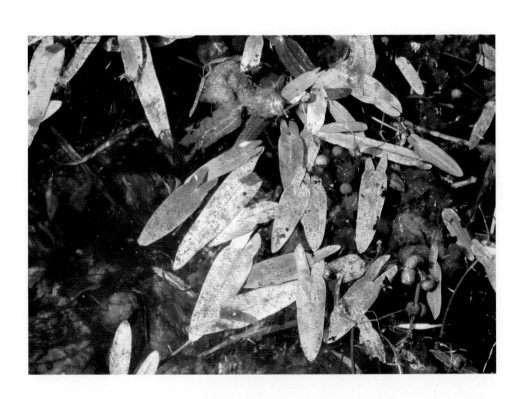

泽泻科 Alismataceae 慈姑属 Sagittaria

野慈姑 *Sagittaria trifolia* L.

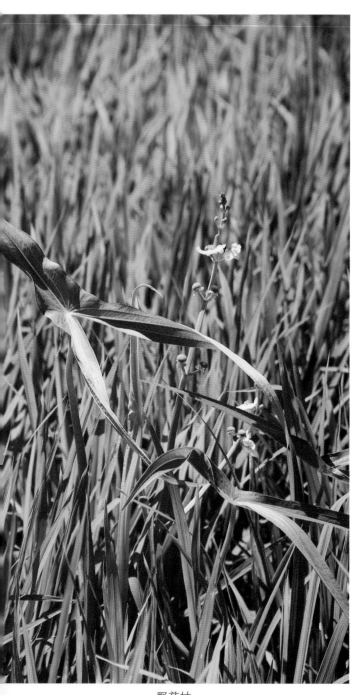

野慈姑

植物别名

剪刀草、水慈姑、燕尾草。

蒙文名

哲日力格－毕地巴拉。

药材名

野慈姑（药用部位：全草或块茎。别名：水慈姑）。

形态特征

多年生水生或沼生草本。根茎横走，较粗壮，末端膨大或否。挺水叶箭形，叶片长短、宽窄变异很大，通常顶裂片短于侧裂片；叶柄基部渐宽，鞘状，边缘膜质，具横脉。花葶直立，粗壮。花序总状或圆锥状，长 5 ~ 20 cm，具分枝 1 ~ 2，具多轮花，每轮具 2 ~ 3 花；苞片 3，基部多少合生，先端尖。花单性，外轮花被片椭圆形或广卵形，内轮花被片白色或淡黄色，基部收缩；雌花通常 1 ~ 3 轮，花梗短粗，心皮多数，两侧压扁，花柱自腹侧斜上；雄花多轮，花梗斜举，长 0.5 ~ 1.5 cm，雄蕊多数，花药黄色，花丝长短不一，通常外轮短，向内渐长。瘦果两侧压扁，倒卵形，具翅，背翅多少不整齐，果喙短，自腹侧斜上；种子褐色。花果期 5 ~ 9 月。

| 生境分布 | 生于湖泊、池塘、沼泽、沟渠、水田等。分布于内蒙古呼伦贝尔市（莫力达瓦达斡尔族自治旗、阿荣旗、扎兰屯市、陈巴尔虎旗、新巴尔虎左旗）、兴安盟（科尔沁右翼前旗、扎赉特旗）、通辽市（库伦旗）、赤峰市（林西县）、锡林郭勒盟（锡林浩特市、苏尼特左旗）、鄂尔多斯市（达拉特旗、乌审旗、鄂托克前旗）、巴彦淖尔市（临河区）。

| 资源情况 | 野生资源一般。药材来源于野生。

| 采收加工 | 夏季采收全草，晒干；秋季采挖块茎，除去杂质，洗净，切片，晒干。

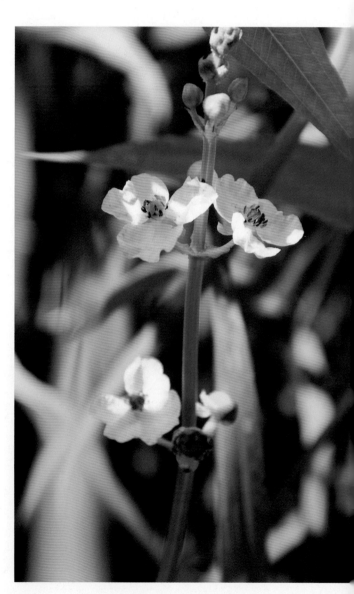

| 药材性状 | 本品干燥根茎呈圆柱状，表面棕褐色，有隆起的结节及锐利的硬刺，节间长 6 ~ 7 cm。有残留侧根痕及向里卷曲的叶柄基部。断面灰白色或粉红色，粉性，有许多棕色小点。味麻、辣。

| 功能主治 | 甘、苦，凉；有小毒。解毒消肿，散结，止血。用于毒蛇咬伤，痈疖肿毒，血管瘤，淋巴结结核，跌打损伤，外伤出血等。

| 用法用量 | 内服煎汤，15 ~ 30 g。外用捣敷；或研末调敷。

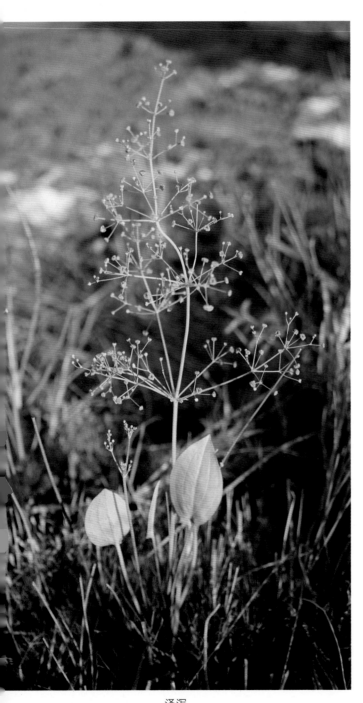

泽泻

泽泻科 Alismataceae 泽泻属 Alisma

泽泻
Alisma plantago-aquatica L.

| 植物别名 |

水泽、水车前。

| 蒙 文 名 |

那木格音－毕地巴拉。

| 药 材 名 |

泽泻（药用部位：块茎、叶）。

| 形态特征 |

多年生水生或沼生草本。块茎直径 1 ～ 3.5 cm。叶通常多数；沉水叶条形或披针形；挺水叶宽披针形、椭圆形至卵形，先端渐尖，稀急尖，基部宽楔形、浅心形，叶脉通常 5，基部渐宽，边缘膜质。花葶高 78 ～ 100 cm；花序长 15 ～ 50 cm，花两性，外轮花被片广卵形，通常具 7 脉，边缘膜质，内轮花被片近圆形，远大于外轮花被片，边缘具不规则粗齿，白色、粉红色或浅紫色；心皮 17 ～ 23，排列整齐，花柱直立，长于心皮，柱头短，椭圆形，黄色或淡绿色；花托平凸，近圆形。瘦果椭圆形或近矩圆形，背部具不明显浅沟，下部平，果喙自腹侧伸出，喙基部凸起，膜质；种子紫褐色，具突起。花果期 6 ～ 9 月。

| **生境分布** | 生于湖泊、河湾、溪流、水塘的浅水带、沼泽、沟渠及低洼湿地。分布于内蒙古呼伦贝尔市（阿荣旗、根河市、牙克石市、扎兰屯市、额尔古纳市、陈巴尔虎旗、海拉尔区、鄂温克族自治旗、新巴尔虎左旗）、兴安盟（扎赉特旗、阿尔山市）、通辽市（奈曼旗）、赤峰市（阿鲁科尔沁旗、林西县、克什克腾旗）、锡林郭勒盟（西乌珠穆沁旗、锡林浩特市、正蓝旗、多伦县、太仆寺旗、苏尼特左旗）、乌兰察布市（凉城县）、鄂尔多斯市（乌审旗）。

| **资源情况** | 野生资源一般。药材来源于野生和栽培。

| **采收加工** | 秋季地上茎叶枯黄时采收块茎，除去须根，立即进行暴晒或烘干，然后放入撞笼撞掉残留的须根和粗皮，使块茎光滑、呈淡黄白色即可；夏季采收叶，鲜用或晒干。

| **药材性状** | 本品块茎呈类球形、椭圆形或卵圆形，长 2 ~ 7 cm，直径 2 ~ 3.5 cm；表面黄白色或淡黄棕色，有不规则的横向环状浅沟纹及多数细小凸起须根痕，底部有的有瘤状芽痕；质坚实，断面黄白色，粉性，有多数细孔；气微，味微苦。叶皱缩卷曲，展平后完整者呈椭圆形、长椭圆形或宽卵形，长 6 ~ 12 cm，宽 4 ~ 8 cm；两面均为绿色或黄绿色，先端锐尖或钝尖，基部圆形或心形，全缘；叶柄长 20 ~ 30 cm，呈细长圆柱状，基部稍膨大成鞘状；质脆，易破碎；气微，味微酸、涩。

| **功能主治** | 块茎，甘、淡，寒。归肾、膀胱经。利水，渗湿，泄热，化浊降脂，降血压。用于小便不利，水肿胀满，呕吐，泻痢，痰饮，脚气，热淋，尿血，高脂血症，高血压等。叶，微咸，平。益肾，止咳，通脉，下乳。用于虚劳，咳嗽，乳汁不下，疮肿等。

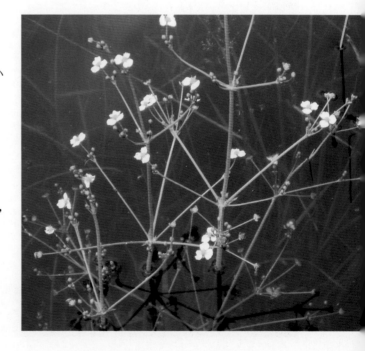

| **用法用量** | 块茎，内服煎汤，6 ~ 10 g。叶，内服煎汤，15 ~ 30 g。外用适量，捣敷。

泽泻科 Alismataceae 泽泻属 Alisma

东方泽泻 *Alisma orientale* (Samuel.) Juz.

| **植物别名** | 泽泻。 |

| **蒙 文 名** | 道日那图 – 乌森 – 图如。 |

| **药 材 名** | 泽泻（药用部位：块茎）。 |

| **形态特征** | 多年生水生或沼生草本。叶多数；挺水叶宽披针形、椭圆形，长3.5 ~ 11.5 cm，宽 1.3 ~ 6.8 cm，先端渐尖，基部近圆形或浅心形，叶柄基部渐宽，边缘窄膜质。花两性；外轮花被片卵形，边缘窄膜质，内轮花被片近圆形，比外轮花被片大，白色、淡红色，边缘波状；花托在果期呈凹凸。瘦果椭圆形，长 1.5 ~ 2 mm，宽 1 ~ 1.2 mm，背部具 1 ~ 2 浅沟，腹部自果喙处凸起，呈膜质翅，两侧果皮纸质， |

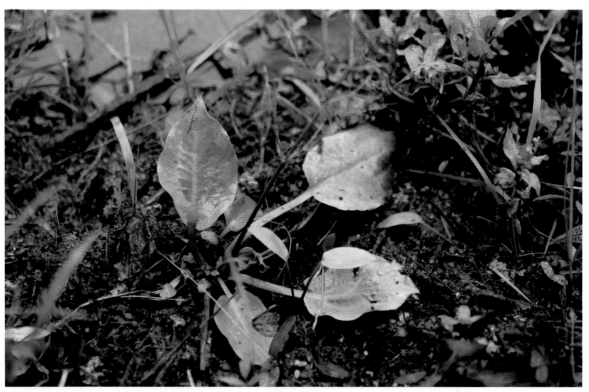

东方泽泻

半透明，果喙长约 0.5 mm，自腹侧中上部伸出；种子紫红色。花果期 5 ~ 9 月。

| **生境分布** | 水生植物。生于海拔几十米至 2 500 m 的湖泊、水塘、沟渠、沼泽中。分布于内蒙古乌兰察布市（凉城县、商都县）、包头市（达尔罕茂明安联合旗）。

| **资源情况** | 野生资源一般。药材来源于野生。

| **采收加工** | 冬季茎叶开始枯萎时采挖，洗净，干燥，除去须根和粗皮。

| **药材性状** | 本品呈类球形、椭圆形或卵圆形，长 2 ~ 7 cm，直径 2 ~ 6 cm。表面淡黄色至淡黄棕色，有不规则的横向环状浅沟纹和多数细小凸起的须根痕，底部有的有瘤状芽痕。质坚实，断面黄白色，粉性，有多数细孔。气微，味微苦。

| **功能主治** | 利水渗湿，泻热，化浊降脂。用于小便不利，水肿胀满，泄泻尿少，痰饮眩晕，热淋涩痛，高脂血症。

| **用法用量** | 内服煎汤，6 ~ 10 g。

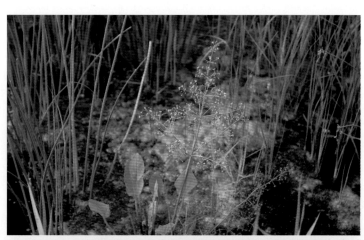

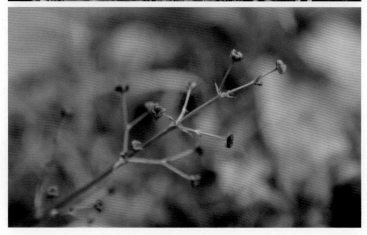

泽泻科 Alismataceae 泽泻属 Alisma

草泽泻
Alisma gramineum Lej.

| **植物别名** | 水车轮菜。 |

| **蒙 文 名** | 那林－奥森－图如。 |

| **药 材 名** | 草泽泻（药用部位：块茎）。 |

| **形态特征** | 多年生沼生草本。块茎较小或不明显。叶多数，丛生；叶片披针形，先端渐尖，基部楔形，基出脉 3 ~ 5；叶柄粗壮，基部膨大成鞘状。花葶高 13 ~ 80 cm；花序长 6 ~ 56 cm，具 2 ~ 5 轮分枝，每轮分枝 3 ~ 9，分枝粗壮。花两性；外轮花被片广卵形，脉隆起，5 ~ 7，内轮花被片白色，大于外轮花被片，近圆形，边缘整齐；花药椭圆形，黄色，花丝长约 0.5 mm，基部宽约 1 mm，向上骤然狭窄；心皮轮生， |

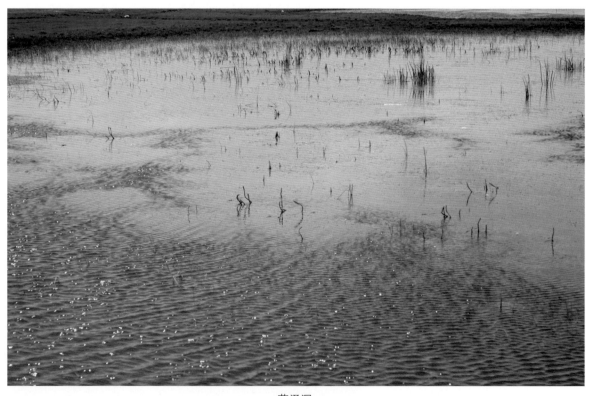

草泽泻

排列整齐，花柱长约 0.4 mm，柱头小，长约为花柱的 1/3 ～ 1/2，向背部反卷；花托平凸。瘦果两侧压扁，倒卵形或近三角形，背部具脊或较平，有时具 1 ～ 2 浅沟，腹部具窄翅，两侧果皮厚纸质，不透明，有光泽；果喙很短，侧生；种子紫褐色，中部微凹。花果期 6 ～ 9 月。

| **生境分布** | 生于湖边、水塘、沼泽、沟边及湿地。分布于内蒙古呼伦贝尔市（扎赉诺尔区）、兴安盟（科尔沁右翼中旗）、赤峰市（阿鲁科尔沁旗、巴林右旗）、锡林郭勒盟（西乌珠穆沁旗、锡林浩特市、苏尼特左旗）、乌兰察布市（商都县）、包头市（达尔罕茂明安联合旗）、鄂尔多斯市（准格尔旗、达拉特旗）、呼和浩特市（托克托县）、包头市（土默特右旗）、巴彦淖尔市（临河区、磴口县）、阿拉善盟（阿拉善左旗、额济纳旗）。

| **资源情况** | 野生资源较少。药材来源于野生。

| **采收加工** | 秋后采挖，洗净，晒干。

| **功能主治** | 甘、淡，寒。利水渗湿，泻热通淋。用于小便淋沥涩痛，水肿，泄泻等。

| **用法用量** | 内服煎汤，3 ～ 15 g。

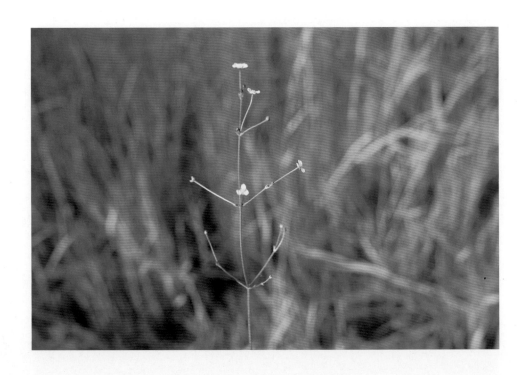

花蔺科 Butomaceae 花蔺属 Butomus

花蔺

Butomus umbellatus L.

| **植物别名** | 花蔺草、猪尾巴菜。

| **蒙 文 名** | 阿拉轻古。

| **药 材 名** | 花蔺（药用部位：茎叶）。

| **形态特征** | 多年生水生草本，通常成丛生长。根茎横走或斜向生长，节生多数须根。叶基生，长 30 ~ 120 cm，宽 0.3 ~ 1 cm，无柄，先端渐尖，基部扩大成鞘状，鞘边缘膜质。花葶圆柱形，长约 70 cm；花序基部 3 苞片卵形，先端渐尖；花柄长 4 ~ 10 cm；外轮花被片较小，萼片状，绿色而稍带红色，内轮花被片较大，花瓣状，粉红色；雄蕊花丝扁平，基部较宽；雌蕊柱头纵折状向外弯曲。蓇葖果成熟时

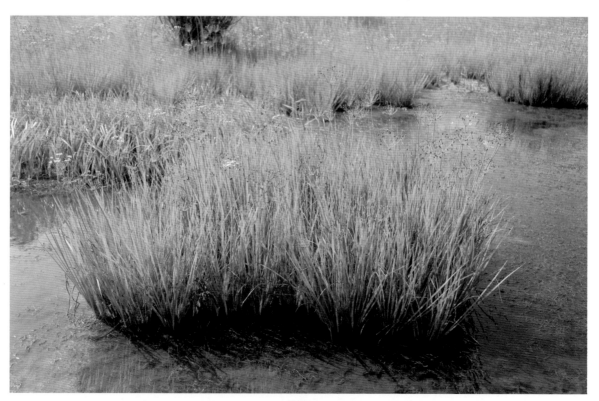

花蔺

沿腹缝线开裂，先端具长喙；种子多数，细小。花果期7～9月。

| **生境分布** | 生于湖泊、水塘、沟渠的浅水中或沼泽。分布于内蒙古呼伦贝尔市（额尔古纳市、鄂温克族自治旗、陈巴尔虎旗、新巴尔虎右旗）、兴安盟（乌兰浩特市、科尔沁右翼前旗、科尔沁右翼中旗）、通辽市（科尔沁左翼后旗、奈曼旗、扎鲁特旗）、赤峰市（敖汉旗、克什克腾旗）、锡林郭勒盟（西乌珠穆沁旗、锡林浩特市、苏尼特左旗）、乌兰察布市（凉城县）、鄂尔多斯市（准格尔旗、伊金霍洛旗、乌审旗）。

| **资源情况** | 野生资源一般。药材来源于野生。

| **采收加工** | 夏季采收，洗净，晒干。

| **功能主治** | 清热解毒，止咳平喘。用于感冒咳嗽，支气管炎。

| **用法用量** | 内服煎汤，6～9 g。

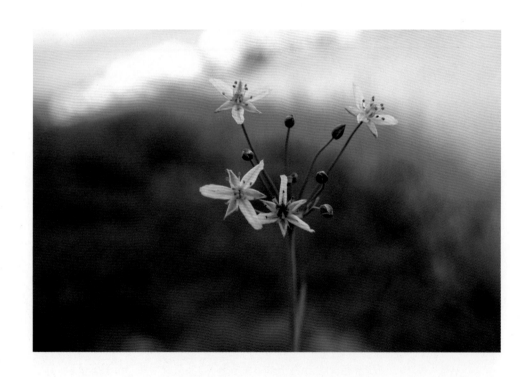

禾本科 Gramineae 稻属 Oryza

稻
Oryza sativa L.

| 植物别名 | 糯、粳、谷芽。

| 蒙 文 名 | 都图日嘎。

| 药 材 名 | 谷芽（药材来源：果实经发芽而成的加工品）、米皮糠（药用部位：果实经加工而脱下的果皮）、稻谷芒（药用部位：果实上的细芒刺）、稻草（药用部位：茎叶）。

| 形态特征 | 一年生草本。秆直立，高 0.5 ～ 1.5 m，随品种而异。叶稍松弛，无毛；叶舌披针形，两侧基部下延成叶鞘边缘，具 2 镰形抱茎的叶耳；叶片线状披针形，无毛，粗糙。圆锥花序大型，疏展，分枝多，棱粗糙，成熟期向下弯垂；小穗含 1 成熟花，两侧压扁，长圆状卵形；颖极小，

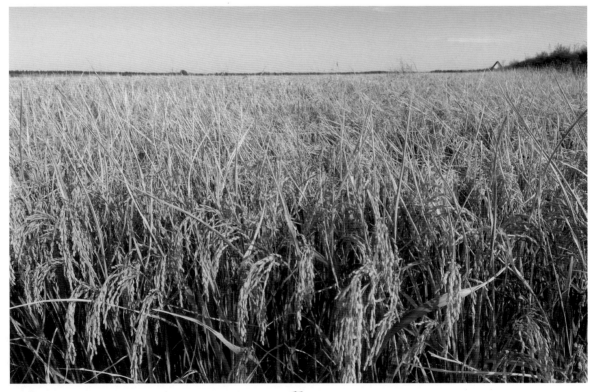

稻

仅在小穗柄先端留下半月形的痕迹。退化外稃 2，锥刺状；两侧孕性花外稃质厚，具 5 脉，中脉成脊，表面有方格状小乳状突起，厚纸质，遍布细毛，有芒或无芒，内稃与外稃同质，具 3 脉，先端尖而无喙；雄蕊 6。颖果长约 5 mm；胚小，长约为颖果的 1/4。

| **生境分布** | 中生植物。内蒙古兴安盟（扎赉特旗、科尔沁右翼前旗、科尔沁右翼中旗）、通辽市、巴彦淖尔市、鄂尔多斯市（乌审旗）、阿拉善盟等有栽培。

| **资源情况** | 无野生资源，栽培资源较丰富。药材来源于栽培。

| **采收加工** | 谷芽：春、秋季采收果实，用水浸泡 1 ~ 2 天，捞出，置于能排水的容器内，盖好，每日淋水 1 次，保持湿润，使其发芽，待须根长 3.3 ~ 7 mm 时，取出晒干。
米皮糠：加工粳米、籼米时收集，晒干。
稻谷芒：脱粒、晒谷或扬谷时收集，晒干。
稻草：收获稻谷时收集脱粒后的稻秆，晒干。

| **药材性状** | 谷芽：本品呈扁长椭圆形，两端略尖，长 7 ~ 9 mm，直径约 3 mm。外稃黄色，有白色细茸毛，具 5 脉。一端有 2 对称的白色条形浆片，长 2 ~ 3 mm，另一浆片内侧伸出 1 ~ 3 弯曲的须根，长 0.5 ~ 1.2 cm。质硬，断面白色，粉性。气微，味淡。

| **功能主治** | 谷芽：消食化积，健脾开胃。用于食积停滞，胀满泄泻，脾虚少食，脚气浮肿。
米皮糠：开胃，下气。用于噎膈，反胃，脚气病。
稻谷芒：利湿退黄。用于黄疸。
稻草：宽中，下气，消食，解毒。用于噎膈，反胃，食滞，腹痛，泄泻，消渴，黄疸，喉痹，痔疮，烫火伤。

| **用法用量** | 谷芽：内服煎汤，9 ~ 15 g，大剂量可用 30 g；或研末。
米皮糠：内服煎汤，9 ~ 30 g；或入丸、散剂。
稻谷芒：内服，适量，炒黄，研末酒冲服。
稻草：内服煎汤，50 ~ 150 g；或烧灰，淋汁澄清。外用适量，煎汤浸洗。

| **附　注** | 本种喜高温、多湿、短日照，对土壤要求不严。

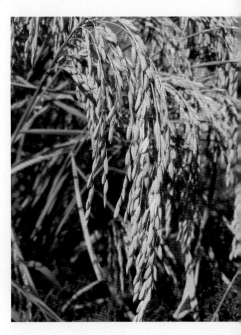

禾本科 Gramineae 赖草属 Leymus

羊草

Leymus chinensis (Trin.) Tzvel.

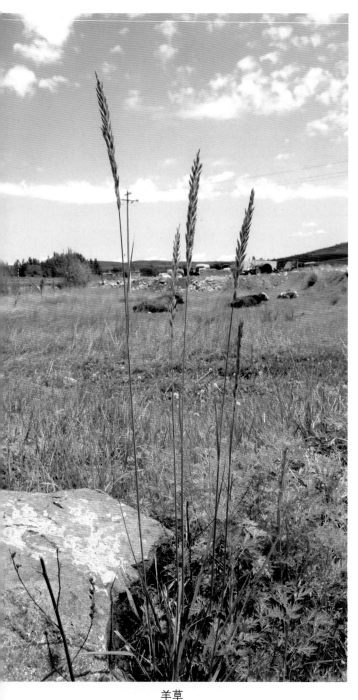

羊草

| 植物别名 |

碱草。

| 蒙 文 名 |

黑雅嘎。

| 药 材 名 |

羊草（药用部位：根茎）。

| 形态特征 |

多年生草本，具下伸或横走根茎。须根具沙套。秆疏丛生或单生，直立。叶鞘光滑；叶舌截平，顶具裂齿，纸质；叶片扁平或内卷，上面及边缘粗糙，下面较平滑。穗状花序直立，穗轴边缘具细小睫毛；上端及基部小穗通常单生，粉绿色，成熟时变黄色，小穗轴节间光滑；颖锥状，等于或短于第1小花，背面中下部光滑，上部粗糙，边缘微具纤毛；外稃披针形，具狭窄膜质边缘，先端渐尖或形成芒状小尖头，背部具不明显的5脉，基盘光滑，内稃与外稃等长。花果期6～8月。

| 生境分布 |

中旱生植物。生于开阔平原、低山丘陵以及河滩和盐渍低地。内蒙古各地均有分布。

| **资源情况** | 野生资源丰富。药材来源于野生和栽培。

| **采收加工** | 夏、秋季采挖，除去须根及泥土，晒干。

| **功能主治** | 清热利湿，止血。用于感冒，淋病，赤白带下，衄血，痰中带血，水肿。

| **用法用量** | 内服煎汤，15 ～ 30 g。

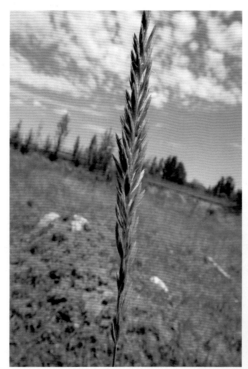 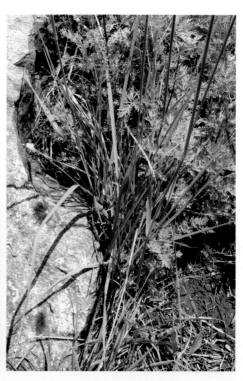

禾本科 Gramineae 芦苇属 Phragmites

芦苇
Phragmites australis (Cav.) Trin. ex Steud.

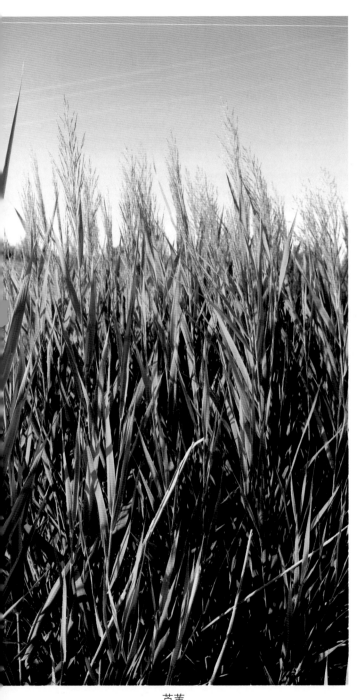

芦苇

| 植物别名 |

芦草、苇子。

| 蒙 文 名 |

胡鲁苏。

| 药 材 名 |

芦根（药用部位：根茎。别名：芦茅根、苇根、芦头）。

| 形态特征 |

多年生草本。秆直立，高 1 ~ 3 m，直径 1 ~ 4 cm，具 20 节或更多，基部和上部的节间较短，最长节间位于下部第 4 ~ 6 节，长 20 ~ 25 cm。下部叶鞘短于节间，上部叶鞘长于节间；叶舌边缘密生 1 圈长约 1 mm 的短纤毛，两侧缘毛长 3 ~ 5 mm，易脱落；叶片披针状线形，长 30 cm，宽 2 cm，无毛，先端长渐尖成丝形。圆锥花序大型，长 20 ~ 40 cm，宽约 10 cm，分枝多数，长 5 ~ 20 cm，着生稠密下垂的小穗；小穗柄长 2 ~ 4 mm，无毛；小穗长约 12 mm，含 4 花；颖具 3 脉，第 1 颖长 4 mm，第 2 颖长约 7 mm；第 1 不孕外稃雄性，长约 12 mm，第 2 外稃长 11 mm，具 3 脉，先端长渐尖，

基盘延长，两侧密生与外稃等长的丝状柔毛，成熟后易自关节上脱落；内稃长约 3 mm，两脊粗糙；雄蕊 3，花药长 1.5 ~ 2 mm，黄色；颖果长约 1.5 mm。

| **生境分布** | 生于江河湖泽、池塘、沟渠沿岸和低湿地。分布于内蒙古呼伦贝尔市（莫力达瓦达斡尔族自治旗、扎兰屯市、牙克石市、海拉尔区）、通辽市（科尔沁区、奈曼旗、开鲁县、霍林郭勒市）、赤峰市（松山区）、锡林郭勒盟（东乌珠穆沁旗、西乌珠穆沁旗、锡林浩特市、正蓝旗、多伦县、苏尼特左旗、镶黄旗、苏尼特右旗、二连浩特市）、乌兰察布市（化德县、商都县、察哈尔右翼前旗、卓资县、凉城县）、呼和浩特市（和林格尔县、托克托县、新城区）、包头市（青山区、达尔罕茂明安联合旗、土默特右旗）、鄂尔多斯市（准格尔旗、达拉特旗、杭锦旗、乌审旗、康巴什区、鄂托克旗、鄂托克前旗）、巴彦淖尔市（乌拉特前旗、乌拉特中旗、临河区、磴口县）、乌海市。

| **资源情况** | 野生资源较丰富。药材来源于野生。

| **采收加工** | 秋季采挖根茎，洗净，晒干。

| **药材性状** | 本品鲜者呈长圆柱形或扁圆柱形，长短不一，直径约 1.5 cm；表面黄白色，有光泽，先端尖，形似竹笋，绿色或黄绿色；全体有节，节间长 10 ~ 17 cm，节上有残留的须根及芽痕；质轻而韧，不易折断，横切面黄白色，中空，周壁厚约 1.5 mm，可见排列成环的细孔，外皮疏松，可以剥离；气无，味甘。干者呈压扁的长圆柱形；表面有光泽，黄白色，节部较硬，显红黄色，节间有纵皱纹；质轻而柔韧，不易折断；气无，味微甘。以条粗壮、色黄白、有光泽、无须根、质嫩者为佳。

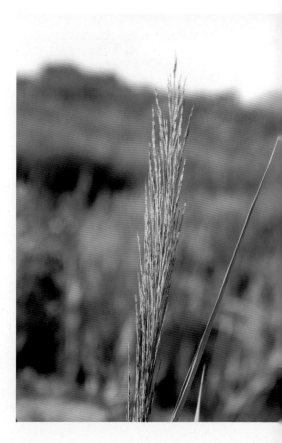

| **功能主治** | 甘，寒。归肺、胃、膀胱经。清热生津，止呕，利尿。用于热病烦渴，胃热呕逆，肺热咳嗽，肺痛，小便不利，热淋等。

| **用法用量** | 内服煎汤，15 ~ 30 g，鲜品 60 ~ 120 g；或鲜品捣汁。外用适量，煎汤洗。

草地早熟禾 *Poa pratensis* L.

| 植物别名 | 六月禾、肯塔基。

| 蒙 文 名 | 塔林－伯叶力格－额布苏。

| 药 材 名 | 草地早熟禾（药用部位：根茎）。

| 形态特征 | 多年生草本，具发达的匍匐根茎。秆疏丛生，直立，高 50 ～ 90 cm，具 2 ～ 4 节。叶鞘平滑或糙涩，长于其节间，并较其叶片长；叶舌膜质，长 1 ～ 2 mm，蘖生叶舌较短；叶片线形，扁平或内卷，先端渐尖，平滑或边缘与上面微粗糙，蘖生叶片较狭长。圆锥花序金字塔形或卵圆形；分枝开展，微粗糙或下部平滑，2 次分枝，小枝上着生 3 ～ 6 小穗；小穗柄较短；小穗卵圆形，绿色至草黄色；

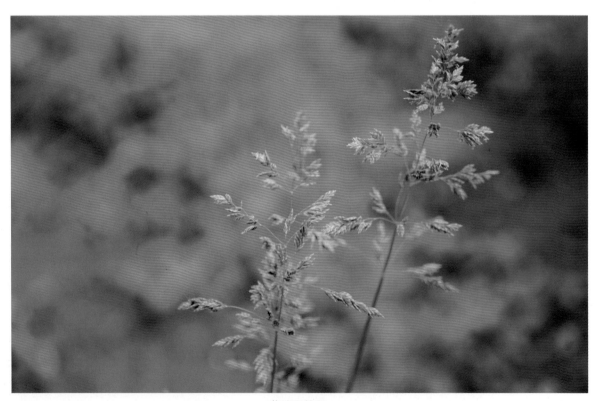

草地早熟禾

颖卵圆状披针形，先端尖，平滑，有时脊上部微粗糙，第 1 颖具 1 脉，第 2 颖具 3 脉；外稃膜质，先端稍钝，具少许膜质，脊与边脉在中部以下密生柔毛，间脉明显，基盘具稠密长绵毛，第 1 外稃长 3 ~ 3.5 mm；内稃稍短于外稃，脊粗糙至具小纤毛。颖果纺锤形，具 3 棱。花果期 6 ~ 8 月。

| **生境分布** | 生于草甸、草甸化草原、山地林缘及林下。分布于内蒙古呼伦贝尔市（鄂伦春自治旗、根河市、额尔古纳市）、兴安盟（乌兰浩特市）、赤峰市（宁城县、喀喇沁旗）、锡林郭勒盟（东乌珠穆沁旗）、乌兰察布市（凉城县）、呼和浩特市（新城区）、包头市（固阳县、昆都仑区、青山区、东河区、石拐区、九原区、白云鄂博矿区）、鄂尔多斯市（准格尔旗）。

| **资源情况** | 野生资源稀少。药材来源于野生。

| **采收加工** | 夏、秋季采挖，除去须根及泥土，鲜用或晒干。

| **功能主治** | 甘、淡，平。清热利尿，生津止渴。用于伤暑发热，口渴，尿赤，消渴。

| **用法用量** | 内服煎汤，10 ~ 15 g，鲜品加倍。

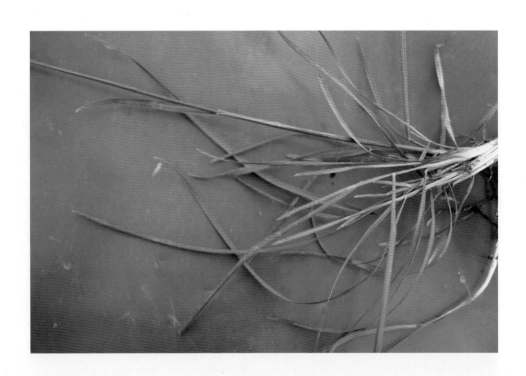

禾本科 Gramineae 早熟禾属 Poa

早熟禾 *Poa annua* L.

| 植物别名 | 发汗草。

| 蒙 文 名 | 伯叶力格 – 额布苏。

| 药 材 名 | 早熟禾（药用部位：全草）。

| 形态特征 | 一年生或冬性禾草。秆直立或倾斜，质软，高6～30 cm，全体平滑无毛。叶鞘稍压扁，中部以下闭合；叶舌长1～5 mm，圆头；叶片扁平或对折，长2～12 cm，宽0.1～0.4 cm，质柔软，常有横脉纹，先端急尖成船形，边缘微粗糙。圆锥花序宽卵形，长3～7 cm，开展；分枝1～3着生于各节，平滑；小穗卵形，含3～5小花，长3～6 mm，绿色；颖质薄，具宽膜质边缘，先端钝，第1颖披针

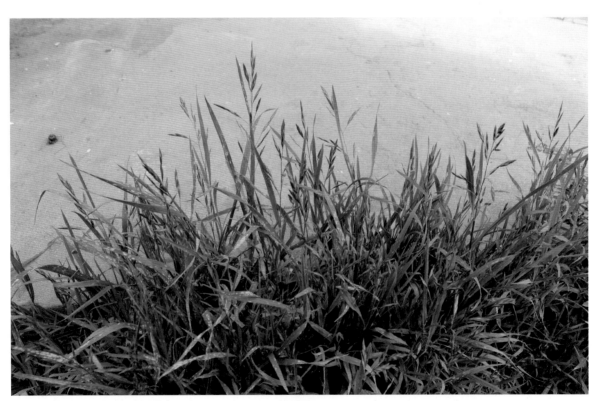

早熟禾

形，长 1.5 ~ 3 mm，具 1 脉，第 2 颖长 2 ~ 4 mm，具 3 脉；外稃卵圆形，先端与边缘宽膜质，具明显的 5 脉，脊与边脉下部具柔毛，间脉近基部有柔毛，基盘无绵毛，第 1 外稃长 3 ~ 4 mm；内稃与外稃近等长，两脊密生丝状毛；花药黄色，长 0.6 ~ 0.8 mm。颖果纺锤形，长约 2 mm。花果期 5 ~ 7 月。

| **生境分布** | 生于海拔 100 ~ 4 800 m 的平原和丘陵的路旁草地、田野水沟或荫蔽荒坡湿地。分布于内蒙古呼伦贝尔市（额尔古纳市）、赤峰市（阿鲁科尔沁旗、巴林右旗）、乌兰察布市（察哈尔右翼后旗、集宁区、察哈尔右翼中旗）、鄂尔多斯市（杭锦旗）、巴彦淖尔市（乌拉特前旗）。

| **资源情况** | 野生资源较丰富。药材来源于野生。

| **采收加工** | 夏季采收，洗净，晒干。

| **功能主治** | 降血糖。用于糖尿病等。

| **用法用量** | 内服煎汤，10 ~ 15 g。

禾本科 Gramineae 早熟禾属 Poa

硬质早熟禾 *Poa sphondylodes* Trin.

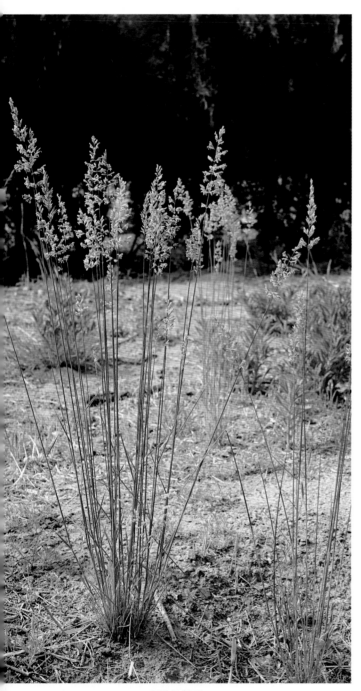

硬质早熟禾

| 植物别名 |

龙须草。

| 蒙 文 名 |

哈图－伯叶力格－额布苏。

| 药 材 名 |

硬质早熟禾（药用部位：全草）。

| 形态特征 |

多年生密丛型草本。秆高 30 ~ 60 cm，具 3 ~ 4 节，顶节位于中部以下，紧接花序以下和节下均多少糙涩。叶鞘基部带淡紫色，顶生者长 4 ~ 8 cm，长于叶片；叶舌长约 4 mm，先端尖；叶片长 3 ~ 7 cm，宽 0.1 cm，稍粗糙。圆锥花序紧缩而稠密，长 3 ~ 10 cm，宽约 1 cm；分枝长 1 ~ 2 cm，4 ~ 5 着生于主轴各节，粗糙；小穗柄短于小穗；小穗绿色，成熟后草黄色，长 5 ~ 7 mm，含 4 ~ 6 小花；颖具 3 脉，先端锐尖，硬纸质，稍粗糙，长 2.5 ~ 3 mm，第 1 颖稍短于第 2 颖；外稃坚纸质，具 5 脉，间脉不明显，先端极窄，膜质，下带黄铜色，脊下部 2/3 和边脉下部 1/2 具长柔毛，第 1 外稃长约 3 mm；内稃与外稃等长或稍长于外稃，脊粗糙，

具微细纤毛，先端稍凹；花药长 1 ~ 1.5 mm。颖果腹面有凹槽。花果期 6 ~ 8 月。

| 生境分布 | 生于山坡草原干燥沙地。分布于内蒙古呼伦贝尔市（根河市、满洲里市）、兴安盟（科尔沁右翼前旗、科尔沁右翼中旗）、赤峰市（翁牛特旗、巴林右旗、宁城县、喀喇沁旗、红山区、克什克腾旗）、锡林郭勒盟（西乌珠穆沁旗、锡林浩特市、苏尼特左旗）、乌兰察布市（察哈尔右翼前旗、察哈尔右翼中旗、凉城县）、包头市（达尔罕茂明安联合旗、固阳县、东河区、昆都仑区、青山区）、鄂尔多斯市（准格尔旗、达拉特旗、东胜区、杭锦旗、鄂托克旗、鄂托克前旗）。

| 资源情况 | 野生资源较丰富。药材来源于野生。

| 采收加工 | 夏季采收，洗净，晒干。

| 功能主治 | 甘、淡，平。归脾、膀胱经。清热解毒，利尿通淋。用于小便淋涩，黄水疮等。

| 用法用量 | 内服煎汤，6 ~ 10 g。

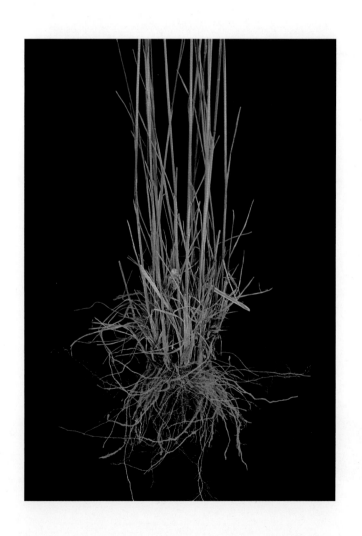

禾本科 Gramineae 碱茅属 Puccinellia

星星草
Puccinellia tenuiflora (Griseb.) Scribn. et Merr.

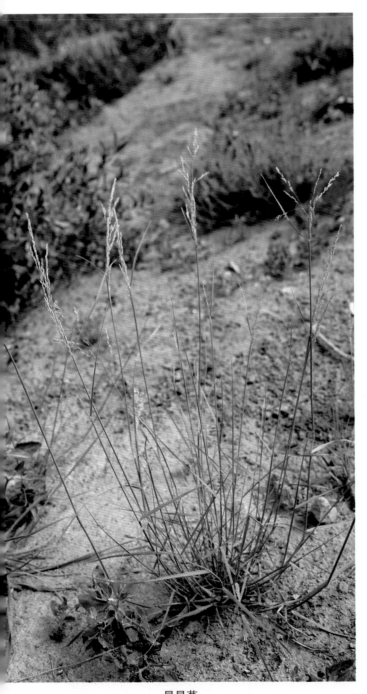

星星草

| 植物别名 |

星草。

| 蒙 文 名 |

那林 – 呼吉日色格 – 乌龙。

| 药 材 名 |

星星草（药用部位：花）。

| 形态特征 |

多年生疏丛型草本。秆直立，高 30 ~ 60 cm，直径约 1 mm，具 3 ~ 4 节，节膝曲，顶节位于下部 1/3 处。叶鞘短于节间，顶生者长 5 ~ 10 cm，平滑无毛；叶舌膜质，长约 1 mm，钝圆；叶片长 2 ~ 6 cm，宽 0.1 ~ 0.3 cm，对折或稍内卷，上面微粗糙。圆锥花序长 10 ~ 20 cm，疏松开展，主轴平滑；分枝 2 ~ 3 生于各节，下部裸露，细弱，平展，微粗糙；小穗柄短而粗糙；小穗含 2 ~ 3 小花，长约 3 mm，带紫色；小穗轴节间长约 0.6 mm；颖质较薄，边缘具纤毛状细齿裂，第 1 颖长约 0.6 mm，具 1 脉，先端尖，第 2 颖长约 1.2 mm，具 3 脉，先端稍钝；外稃具不明显 5 脉，长 1.5 ~ 1.8 mm，宽约 0.8 mm，先端钝，基部无毛；内稃与外

稃等长，平滑无毛或脊上有数个小刺；花药线形，长 1 ～ 1.2 mm。花果期 6 ～ 8 月。

| **生境分布** | 生于海拔 500 ～ 4 000 m 的草原盐化湿地、固定沙滩、沟旁渠岸草地上。分布于内蒙古呼伦贝尔市（额尔古纳市、鄂温克族自治旗、新巴尔虎左旗、满洲里市）、兴安盟（扎赉特旗、科尔沁右翼前旗、科尔沁右翼中旗）、通辽市（科尔沁左翼后旗）、赤峰市（阿鲁科尔沁旗、敖汉旗、翁牛特旗、巴林右旗、克什克腾旗）、锡林郭勒盟（西乌珠穆沁旗、锡林浩特市、多伦县、正蓝旗、苏尼特左旗、苏尼特右旗）、乌兰察布市（凉城县）、呼和浩特市（和林格尔县、清水河县）、包头市（达尔罕茂明安联合旗、固阳县）、巴彦淖尔市（杭锦后旗、磴口县）、鄂尔多斯市（乌审旗、鄂托克旗）、阿拉善盟（阿拉善左旗、阿拉善右旗）。

| **资源情况** | 野生资源较少。药材来源于野生。

| **采收加工** | 夏季采收，晒干。

| **功能主治** | 苦，寒。归心经。清热解毒。用于脓疱疮等。

| **用法用量** | 外用炒黑存性，研细，9 ～ 15 g，油调涂患处。

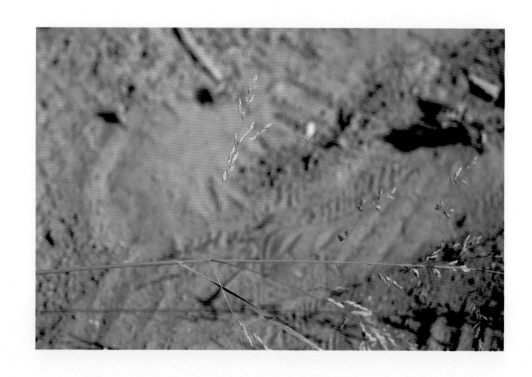

禾本科 Gramineae 臭草属 Melica

臭草 *Melica scabrosa* Trin.

| **植物别名** | 猫毛草、毛臭草。

| **蒙 文 名** | 塔日古 – 额布苏。

| **药 材 名** | 金丝草（药用部位：全草）。

| **形态特征** | 多年生草本。秆高 20 ~ 90 cm，直径 1 ~ 3 mm，基部密生分蘖。叶鞘闭合，近鞘口常撕裂，光滑或微粗糙；叶舌膜质，长 1 ~ 3 mm，先端撕裂而两侧下延；叶片较薄，长 6 ~ 15 cm，宽 0.2 ~ 0.7 cm，两面粗糙或上面疏被柔毛。圆锥花序长 8 ~ 22 cm，宽 1 ~ 2 cm；分枝直立或斜上，主枝长达 5 cm。小穗柄短，被微毛；小穗长 5 ~ 8 mm，具孕性小花 2 ~ 4，先端由数个不育外稃集成小球形；小

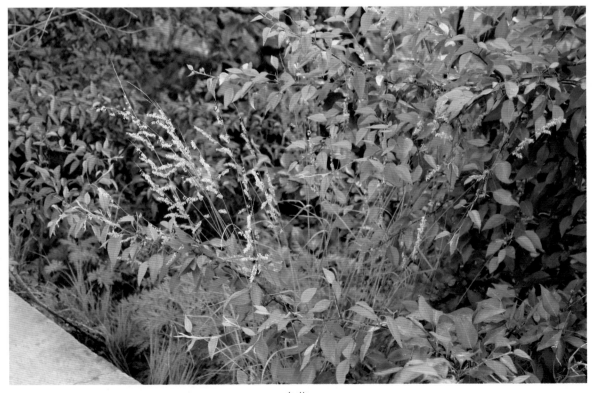

臭草

穗轴节间长约 1 mm；颖膜质，窄披针形，两颖长 4～8 mm，具 3～5 脉，背面中脉常生微小纤毛；外稃草质，7 脉隆起，背面颗粒状粗糙，第 1 外稃长 5～8 mm；内稃短于外稃或与外稃等长，倒卵形，脊被微小纤毛；花药长约 1.3 mm。颖果褐色，纺锤形，有光泽，长约 1.5 mm。花果期 5～8 月。

| 生境分布 | 生于山坡草地、荒芜田野、渠边路旁。分布于内蒙古呼伦贝尔市（根河市、牙克石市、额尔古纳市、鄂温克族自治旗）、兴安盟（扎赉特旗、科尔沁右翼前旗）、赤峰市（阿鲁科尔沁旗、巴林右旗、宁城县、喀喇沁旗、克什克腾旗）、锡林郭勒盟（东乌珠穆沁旗、西乌珠穆沁旗、锡林浩特市）、乌兰察布市（兴和县）、呼和浩特市、包头市（固阳县、昆都仑区、青山区、东河区）、鄂尔多斯市（准格尔旗）。

| 资源情况 | 野生资源一般。药材来源于野生。

| 采收加工 | 夏季采收，鲜用或晒干。

| 功能主治 | 甘，凉。清热利尿，通淋。用于小便赤涩淋痛，水肿，感冒发热，黄疸，消渴等。

| 用法用量 | 内服煎汤，6～15 g。

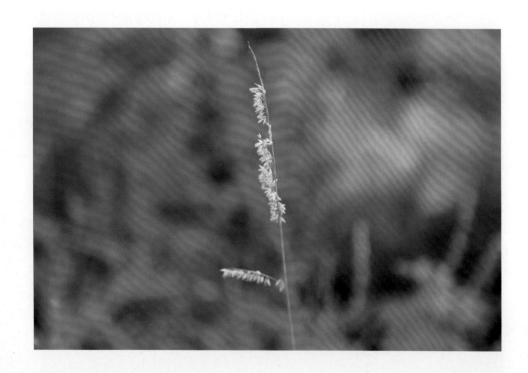

禾本科 Gramineae 雀麦属 Bromus

无芒雀麦 *Bromus inermis* Leyss.

| 植物别名 | 禾萱草、无芒草。

| 蒙 文 名 | 扫日归－扫高布日。

| 药 材 名 | 雀麦（药用部位：全草）。

| 形态特征 | 多年生草本，具横走根茎。秆直立，疏丛生，无毛或节下具倒毛。叶鞘闭合，无毛或有短毛；叶舌长 1 ～ 2 mm；叶片扁平，长 20 ～ 30 cm，宽 0.4 ～ 0.8 cm，先端渐尖，两面与边缘粗糙，无毛或边缘疏生纤毛。圆锥花序长 10 ～ 20 cm，较密集，花后开展；分枝长达 10 cm，微粗糙，着生 2 ～ 6 小穗，3 ～ 5 轮生于主轴各节；小穗含 6 ～ 12 花，长 15 ～ 25 mm；小穗轴节间长 2 ～ 3 mm，生小刺

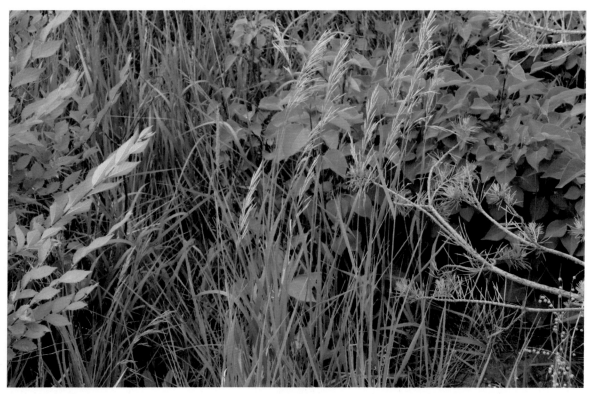

无芒雀麦

毛; 颖披针形, 具膜质边缘, 第 1 颖长 4 ~ 7 mm, 具 1 脉, 第 2 颖长 6 ~ 10 mm, 具 3 脉; 外稃长圆状披针形, 长 8 ~ 12 mm, 具 5 ~ 7 脉, 无毛, 基部微粗糙, 先端无芒、钝或浅凹缺; 内稃膜质, 短于外稃, 脊具纤毛; 花药长 3 ~ 4 mm。颖果长圆形, 褐色, 长 7 ~ 9 mm。花果期 7 ~ 9 月。

| 生境分布 | 生于年降水量 450 ~ 600 mm, 土壤为黑钙土、改良的黄土、褐色土、棕壤、黄壤、红壤的地区。分布于内蒙古呼伦贝尔市、赤峰市 (宁城县)、锡林郭勒盟 (西乌珠穆沁旗)、乌兰察布市 (化德县、商都县、兴和县、察哈尔右翼前旗、丰镇市、察哈尔右翼中旗)、呼和浩特市 (回民区、赛罕区)、包头市 (青山区、固阳县)、鄂尔多斯市 (准格尔旗)、巴彦淖尔市 (杭锦后旗、磴口县)、阿拉善盟 (阿拉善左旗、阿拉善右旗)。

| 资源情况 | 野生资源一般。药材来源于野生。

| 采收加工 | 6 ~ 8 月采收, 洗净, 晒干。

| 功能主治 | 甘, 平。止汗, 催产。用于汗出不止, 难产等。

| 用法用量 | 内服煎汤, 15 ~ 30 g。

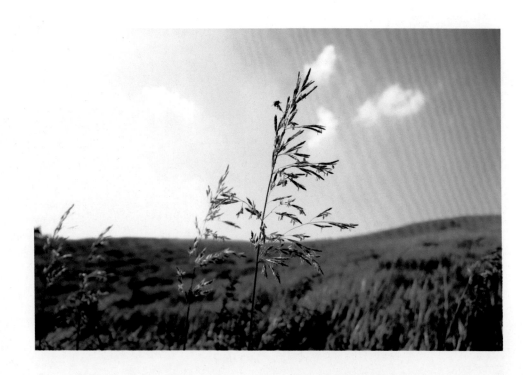

禾本科 Gramineae 雀麦属 Bromus

雀麦 *Bromus japonica* Thunb. ex Murr.

| **植物别名** | 爵麦、杜姥草、牛星草。

| **蒙 文 名** | 扫高布日。

| **药 材 名** | 雀麦（药用部位：全草）。

| **形态特征** | 一年生草本。秆直立，高 40 ~ 90 cm。叶鞘闭合，被柔毛；叶舌先
端近圆形，长 1 ~ 2.5 mm；叶片长 12 ~ 30 cm，宽 0.4 ~ 0.8 cm，
两面生柔毛。圆锥花序疏展，长 20 ~ 30 cm，宽 5 ~ 10 cm，具 2 ~ 8
分枝，向下弯垂；分枝细，长 5 ~ 10 cm，上部着生 1 ~ 4 小穗；
小穗黄绿色，密生 7 ~ 11 小花，长 12 ~ 20 mm，宽约 5 mm；颖近
等长，脊粗糙，边缘膜质，第 1 颖长 5 ~ 7 mm，具 3 ~ 5 脉，第 2

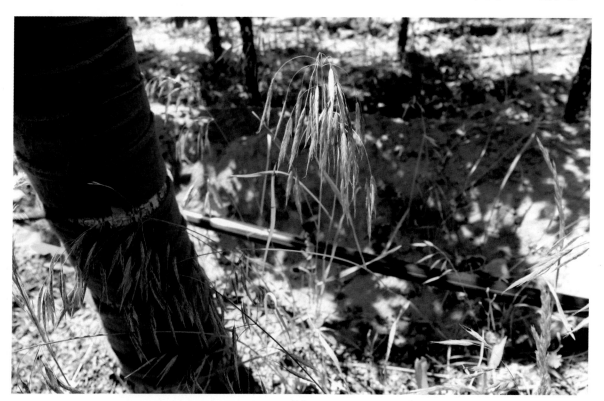

雀麦

颖长 5 ~ 7.5 mm，具 7 ~ 9 脉；外稃椭圆形，草质，边缘膜质，长 8 ~ 10 mm，一侧宽约 2 mm，具 9 脉，微粗糙，先端钝三角形，芒自先端下部伸出，长 5 ~ 10 mm，基部稍扁平，成熟后外弯；内稃长 7 ~ 8 mm，宽约 1 mm，两脊疏生细纤毛；小穗轴短棒状，长约 2 mm；花药长 1 mm。颖果长 7 ~ 8 mm。花果期 7 ~ 8 月。

| 生境分布 | 生于海拔 50 ~ 2 500 m 的山坡林缘、荒野路旁、河漫滩湿地。分布于内蒙古锡林郭勒盟、呼和浩特市（和林格尔县）、鄂尔多斯市（杭锦旗）。

| 资源情况 | 野生资源一般。药材来源于野生。

| 采收加工 | 6 ~ 8 月采收，晒干。

| 功能主治 | 甘，平。止汗，催产。用于汗出不止，难产等。

| 用法用量 | 内服煎汤，15 ~ 30 g。

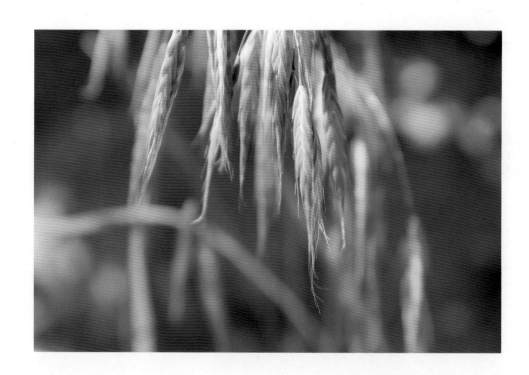

禾本科 Gramineae 赖草属 Leymus

赖草
Leymus secalinus (Georgi) Tzvel.

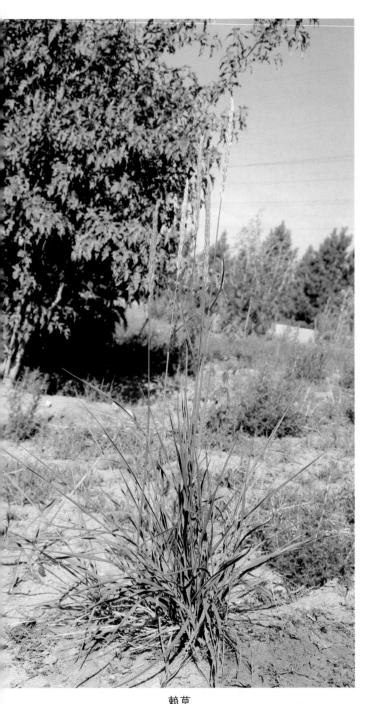

赖草

| 植物别名 |

老拔硷、厚穗硷草。

| 蒙 文 名 |

乌伦－黑雅嘎。

| 药 材 名 |

赖草（药用部位：全草）。

| 形态特征 |

多年生草本。秆单生或丛生，直立，高
40 ~ 100 cm，具 3 ~ 5 节，光滑无毛或在
花序下密被柔毛。叶鞘光滑无毛；叶舌膜
质，长 1 ~ 1.5 mm；叶片长 8 ~ 30 cm，
宽 0.4 ~ 0.7 cm，扁平或内卷，上面及边缘
粗糙或具短柔毛，下面平滑或微粗糙。穗状
花序直立，灰绿色；穗轴被短柔毛，节与边
缘被长柔毛，节间长 3 ~ 7 mm，基部者长
达 20 mm；小穗通常 2 ~ 3 生于各节，长
10 ~ 20 mm，含 4 ~ 7 小花；小穗轴节间
长 1 ~ 1.5 mm，贴生短毛；颖短于小穗，
线状披针形，先端狭窄如芒，不覆盖第 1 外
稃基部，具不明显 3 脉，上半部粗糙，边缘
具纤毛，第 1 颖短于第 2 颖，外稃披针形，
边缘膜质，先端渐尖，背具 5 脉，被短柔毛

或上半部无毛，基盘具长约 1 mm 的柔毛；花药长 3.5 ～ 4 mm。花果期 6 ～ 9 月。

| **生境分布** | 生于山地草原、平原绿洲、沙地。分布于内蒙古通辽市（库伦旗）、赤峰市（阿鲁科尔沁旗）、锡林郭勒盟（西乌珠穆沁旗、锡林浩特市、二连浩特市）、乌兰察布市（化德县、商都县、察哈尔右翼后旗、集宁区、丰镇市、察哈尔右翼中旗）、呼和浩特市（和林格尔县、托克托县）、包头市（青山区、固阳县）、鄂尔多斯市（达拉特旗、鄂托克旗、鄂托克前旗）、巴彦淖尔市（乌拉特中旗、磴口县）。

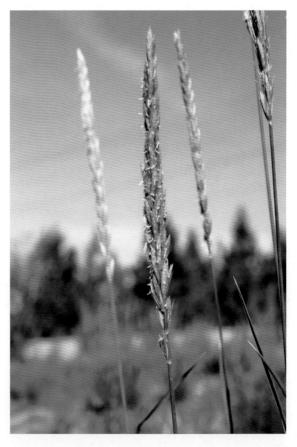

| **资源情况** | 野生资源一般。药材来源于野生。

| **采收加工** | 夏、秋季采收，洗净，晒干。

| **功能主治** | 苦，微寒。清热利湿，止血。用于淋病，赤白带下，哮喘，痰中带血等。

| **用法用量** | 内服煎汤，15 ～ 30 g。

大麦

Hordeum vulgare L.

| 蒙 文 名 | 呼雅格图 - 阿日白。

| 药 材 名 | 麦芽（药用部位：果实。别名：大麦芽）。

| 形态特征 | 一年生草本。秆粗壮，光滑无毛，直立，高 50 ～ 100 cm。叶鞘松弛抱茎，多无毛或基部具柔毛；两侧有 2 披针形叶耳；叶舌膜质，长 1 ～ 2 mm；叶片长 9 ～ 20 cm，宽 0.6 ～ 2 cm，扁平。穗状花序长 3 ～ 8 cm（芒除外），直径约 1.5 cm，小穗稠密，每节着生 3 发育的小穗；小穗均无柄，长 1 ～ 1.5 cm（芒除外）；颖线状披针形，外被短柔毛，先端常延伸为 8 ～ 14 mm 的芒；外稃具 5 脉，先端延伸成芒，芒长 8 ～ 15 cm，边棱具细刺；内稃与外稃几等长。颖果

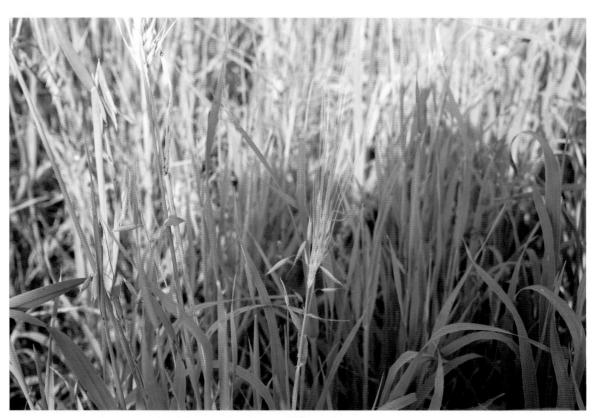

大麦

成熟时黏着于稃内，不脱出。花果期 6 ～ 9 月。

| **生境分布** | 生于疏松、肥沃的弱碱性土壤中。分布于内蒙古锡林郭勒盟（苏尼特左旗）、乌兰察布市（兴和县）、呼和浩特市（清水河县）、包头市（固阳县）。

| **资源情况** | 野生资源一般，栽培资源一般。药材来源于野生和栽培。

| **采收加工** | 秋季采收，鲜用或晒干。

| **功能主治** | 甘、咸，平、凉。归脾、胃经。和胃，宽肠，利尿。用于食滞泄泻，小便淋痛，水肿，烫伤等。

| **用法用量** | 内服煎汤，50 ～ 100 g；或研末。外用炒，研末调敷；或煎汤洗。

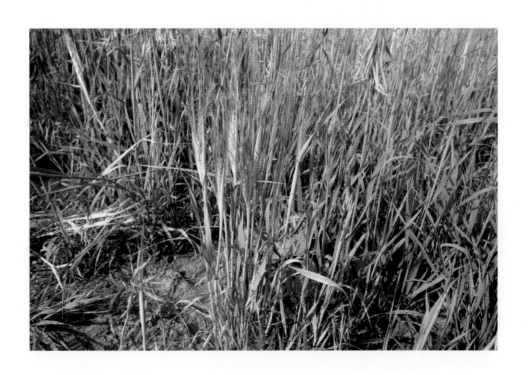

禾本科 Gramineae 小麦属 Triticum

普通小麦 *Triticum aestivum* L.

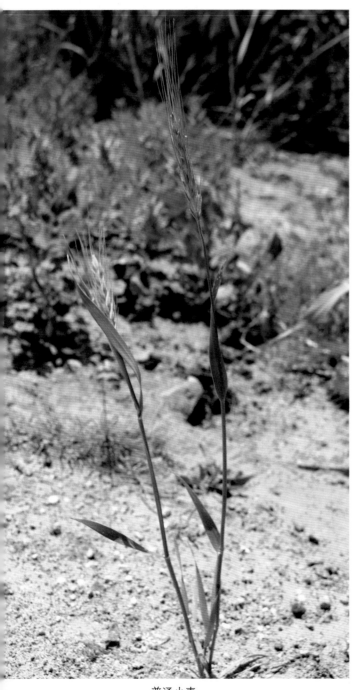

普通小麦

| 植物别名 |

小麦、麸麦、浮麦。

| 蒙 文 名 |

宝古代。

| 药 材 名 |

小麦（药用部位：成熟果实。别名：麦子）、浮小麦（药用部位：未成熟果实。别名：浮麦）。

| 形态特征 |

草本。秆丛生，高 0.6 ~ 1.2 m，具 6 ~ 7 节。叶鞘无毛，下部者长于节间；叶舌长约 1 mm，膜质；叶片长披针形，长 10 ~ 20 cm，宽 0.5 ~ 1 cm。穗状花序长 0.5 ~ 1 cm，宽 1 ~ 1.5 cm。小穗具 3 ~ 9 小花，长约 1 cm，顶生小花不孕；颖卵圆形，长 6 ~ 8 mm，背面主脉上部成脊，先端延伸为短尖头或短芒；外稃长圆状披针形，长 0.8 ~ 1 cm，具 5 ~ 9 脉，先端无芒或具芒，芒长 1 ~ 15 cm，其上密生细短刺；内稃与外稃近等长。颖果长 6 ~ 8 mm。花果期 6 ~ 9 月。

| 生境分布 | 生于土层深厚、结构良好、耕层较深的土地。分布于内蒙古锡林郭勒盟（锡林浩特市）、乌兰察布市（化德县、商都县、察哈尔右翼后旗、察哈尔右翼中旗）、鄂尔多斯市（达拉特旗、杭锦旗）、巴彦淖尔市（乌拉特中旗、乌拉特后旗、杭锦后旗、磴口县）。

| 资源情况 | 野生资源较少，栽培资源丰富。药材来源于栽培。

| 采收加工 | 小麦：秋季采收果穗，晾晒，打下果实，除去杂质，取成熟果实，晒干。
浮小麦：秋季采收果穗，晾晒，打下果实，除去杂质，取未成熟果实，晒干。

| 药材性状 | 小麦：本品长圆形，两端略尖，长达 6 mm，直径 1.5 ~ 2.5 mm。表面浅黄棕色或黄色，稍皱缩，腹面中央有 1 纵行深沟，先端具黄白色柔毛。质硬，断面白色，粉性。气弱，味淡。有时带未脱净的颖片及稃，颖片革质，具锐脊，先端尖突，外稃膜质，先端有芒，内稃厚纸质，无芒。
浮小麦：本品不饱满。

| 功能主治 | 小麦：甘，凉。养心安神，除烦。用于心神不宁，失眠，脏躁，烦躁不安，精神抑郁，悲伤欲哭等。
浮小麦：甘，凉。养心安神，止虚汗。用于神志不安，失眠，自汗，盗汗，骨蒸劳热等。

| 用法用量 | 小麦、浮小麦：内服煎汤，30 ~ 60 g。外用适量，研末调敷烫火伤处。

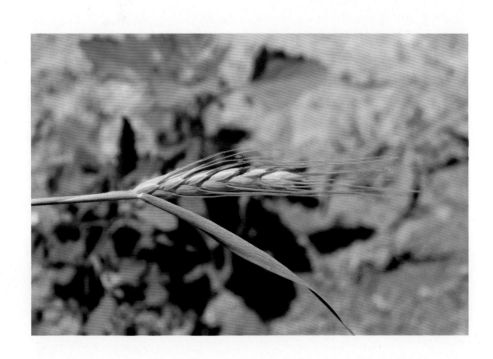

鹅观草

Elymus kamoji (Ohwi) S. L. Chen

| **植物别名** | 弯穗鹅观草、垂穗鹅观草、弯穗大麦草。

| **蒙文名** | 黑雅嘎拉吉。

| **药材名** | 鹅观草（药用部位：全草）。

| **形态特征** | 多年生草本。须根深 15 ~ 30 cm。秆丛生，直立或基部倾斜，高 45 ~ 80 cm。叶鞘光滑，常于外侧边缘具纤毛；叶舌短，截平；叶片扁平，无毛，光滑或稍粗糙。穗状花序弯曲下垂，穗轴边缘粗糙或具小纤毛；颖卵状披针形至矩圆状披针形，具 3 ~ 5 粗壮的脉，边缘白色，膜质；外稃披针形，具宽的膜质边缘，背部无毛，有时基盘两侧可具极微小的短毛，上部具明显的 5 脉，先端具直芒或芒

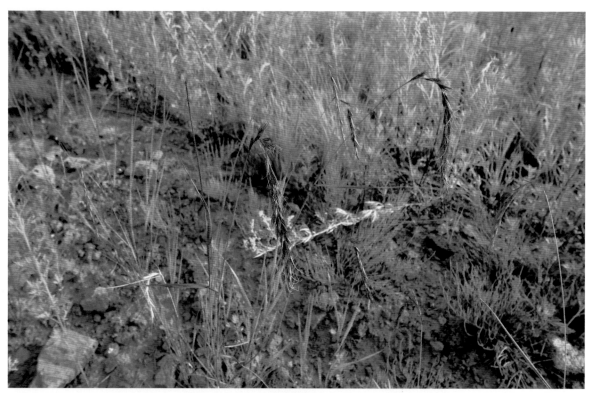

鹅观草

的上部稍有弯曲，内稃比外稃稍长或稍短，先端钝头，脊显著具翼，翼缘具微小纤毛。

| **生境分布** | 中生植物。生于山坡、山沟林缘湿润草地。分布于内蒙古乌兰察布市（察哈尔右翼后旗、凉城县）。

| **资源情况** | 野生资源一般。药材来源于野生。

| **采收加工** | 夏、秋季采收，除去杂质，洗净泥土，晒干。

| **功能主治** | 清热凉血，止痛。用于肺热咳嗽，疾中带血，劳伤疼痛。

| **用法用量** | 内服煎汤，20 ~ 30 g；或浸酒。

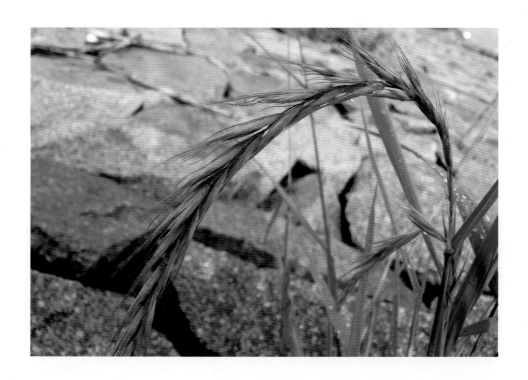

禾本科 Gramineae 冰草属 Agropyron

冰草
Agropyron cristatum (L.) Gaertn.

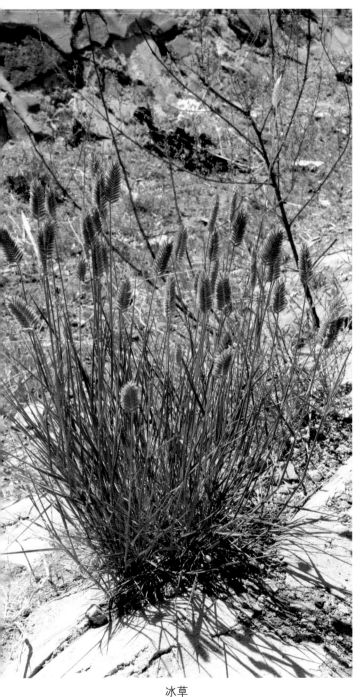

冰草

| 植物别名 |

野麦子、扁穗冰草、羽状小麦草。

| 蒙 文 名 |

油日呼格。

| 药 材 名 |

冰草（药用部位：根）。

| 形态特征 |

多年生草本。秆成疏丛，上部紧接花序部分被短柔毛或无毛，高 20 ~ 60 cm，有时分蘖横走或下伸成长达 10 cm 的根茎。叶片长 5 ~ 15 cm，宽 0.2 ~ 0.5 cm，质较硬而粗糙，常内卷，上面叶脉强烈隆起成纵沟，脉上密被微小短硬毛。穗状花序较粗壮，矩圆形或两端微窄，长 2 ~ 6 cm，宽 0.8 ~ 1.5 cm；小穗紧密平行排列成 2 行，整齐，呈篦齿状，含 5 ~ 7 小花，长 6 ~ 9 mm；颖舟形，脊上连同背部脉间被长柔毛，第 1 颖长 2 ~ 3 mm，第 2 颖长 3 ~ 4 mm，具略短于颖体的芒；外稃被稠密的长柔毛或显著地被稀疏柔毛，先端具短芒，芒长 2 ~ 4 mm；内稃脊上具短小刺毛。花果期 6 ~ 9 月。

| **生境分布** | 生于海拔 600 ~ 4 000 m 的干燥草地、山坡、丘陵以及沙地。分布于内蒙古呼伦贝尔市（鄂伦春自治旗、牙克石市、陈巴尔虎旗、扎赉诺尔区、海拉尔区）、兴安盟（科尔沁右翼前旗、突泉县）、通辽市（科尔沁左翼中旗、科尔沁区、开鲁县）、锡林郭勒盟（锡林浩特市、二连浩特市）、乌兰察布市（化德县、商都县、察哈尔右翼后旗、察哈尔右翼前旗、集宁区、察哈尔右翼中旗）、呼和浩特市（和林格尔县、清水河县、赛罕区）、包头市（九原区、固阳县、石拐区、白云鄂博矿区）、鄂尔多斯市（达拉特旗、东胜区、鄂托克旗）、巴彦淖尔市（临河区、杭锦后旗、乌拉特中旗）。 |

| **资源情况** | 野生资源较丰富。药材来源于野生。 |

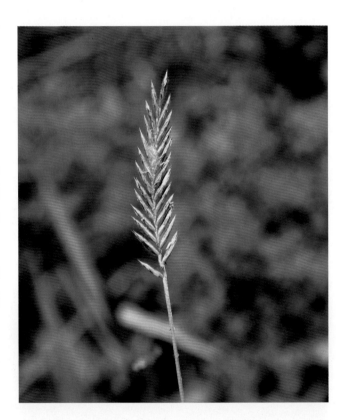

| **采收加工** | 秋季采挖，除去泥土，晒干。 |

| **功能主治** | 甘、微苦，寒。清热利湿，平喘，止血。用于淋病，赤白带下，哮喘，咳痰带血，鼻衄，尿血，肾盂肾炎，功能失调性子宫出血，月经不调，咯血，吐血，外伤出血等。 |

| **用法用量** | 内服煎汤，6 ~ 15 g。 |

禾本科 Gramineae 冰草属 Agropyron

沙芦草 *Agropyron mongolicum* Keng

| 蒙 文 名 | 蒙古勒－优日呼格。

| 药 材 名 | 沙芦草（药用部位：根）。

| 形态特征 | 多年生草本。秆成疏丛，直立，高 20 ～ 60 cm，有时基部横卧而节生根呈匍茎状，具 2 ～ 3（～ 6）节。叶片长 5 ～ 15 cm，宽 0.2 ～ 0.3 cm，内卷成针状，叶脉隆起成纵沟，脉上密被微细刚毛。穗状花序长 3 ～ 9 cm，宽 0.4 ～ 0.6 cm，穗轴节间长 3 ～ 5（～ 10）mm，光滑或生微毛；小穗向上斜升，长 8 ～ 14 mm，宽 3 ～ 5 mm，含（2 ～）3 ～ 8 小花；颖两侧不对称，具 3 ～ 5 脉，第 1 颖长 3 ～ 6 mm，第 2 颖长 4 ～ 6 mm，先端具长约 1 mm 的短尖头，外稃无毛或具稀疏微毛，具 5 脉，先端具短尖头，长约 1 mm，第 1 外稃长

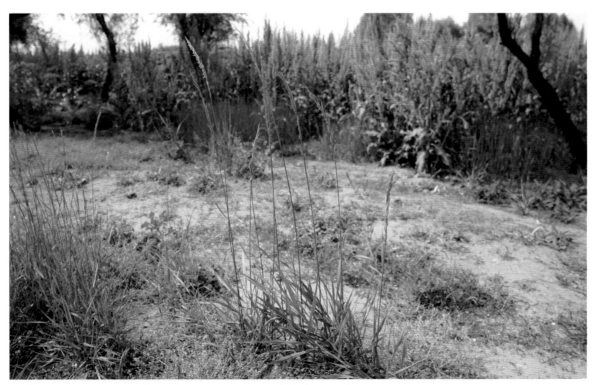

沙芦草

5 ～ 6 mm；内稃脊具短纤毛。花果期 6 ～ 9 月。

| 生境分布 | 生于干燥草原、沙地、石砾质地。分布于内蒙古锡林郭勒盟（西乌珠穆沁旗、二连浩特市）、乌兰察布市（察哈尔右翼后旗、察哈尔右翼中旗）、包头市（青山区、九原区、白云鄂博矿区）、鄂尔多斯市（准格尔旗、杭锦旗、达拉特旗、鄂托克旗、鄂托克前旗）、巴彦淖尔市（乌拉特中旗、磴口县）。

| 资源情况 | 野生资源较少。药材来源于野生。

| 采收加工 | 秋季采挖，除去泥土，晒干。

| 功能主治 | 甘、微苦，寒。清热利湿，平喘，止血。用于淋病，赤白带下，哮喘，咳痰带血，鼻衄，尿血，肾盂肾炎，功能失调性子宫出血，月经不调，咯血，吐血，外伤出血等。

| 用法用量 | 内服煎汤，6 ～ 15 g。

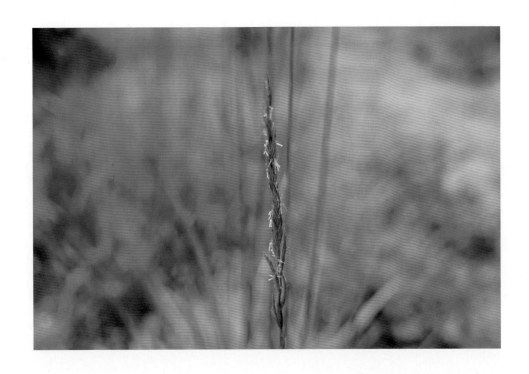

沙生冰草 *Agropyron desertorum* (Fisch.) Schult.

| 蒙 文 名 | 乌苏图 – 楚乐音 – 优日呼格。

| 药 材 名 | 沙生冰草（药用部位：根）。

| 形态特征 | 多年生草本。秆成疏丛，直立，光滑或紧接花序下被柔毛，高 20 ~ 70 cm。叶片长 5 ~ 10 cm，宽 0.1 ~ 0.3 cm，多内卷成锥状。穗状花序直立，长 4 ~ 8 cm，宽 0.5 ~ 1 cm；穗轴节间长 1 ~ 1.5 mm（下部者长可达 3 mm）；小穗长 5 ~ 10 mm，宽 3 ~ 5 mm，含 4 ~ 7 小花；颖舟形，脊上具稀疏短柔毛，第 1 颖长 3 ~ 4 mm，第 2 颖长 4.5 ~ 5.5 mm，芒尖长 1 ~ 2 mm；外稃舟形，长 5.5 ~ 7 mm，通常无毛或有时背部以及边脉上多少具短刺毛，先端具长 1 ~ 1.5 mm 的芒尖；内稃脊上疏被短纤毛。花果期 6 ~ 9 月。

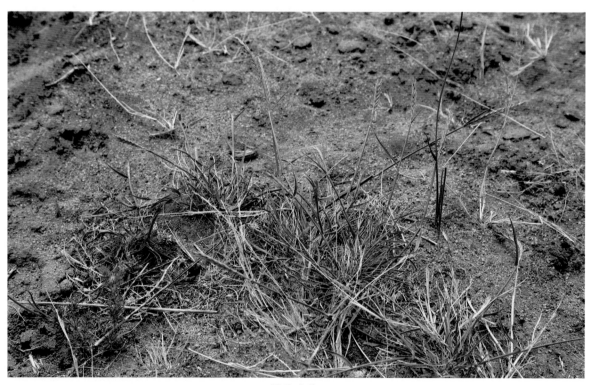

沙生冰草

| **生境分布** | 生于干燥草原、沙地、丘陵地、山坡及沙丘间低地。分布于内蒙古锡林郭勒盟（苏尼特左旗、苏尼特右旗）、乌兰察布市（化德县）、呼和浩特市（清水河县）、包头市（石拐区、固阳县）、鄂尔多斯市（鄂托克旗）、巴彦淖尔市（乌拉特中旗、磴口县）。 |

| **资源情况** | 野生资源较少。药材来源于野生。 |

| **采收加工** | 秋季采挖，除去泥土，晒干。 |

| **功能主治** | 甘、微苦，寒。清热利湿，平喘，止血。用于淋病，赤白带下，哮喘，咳痰带血，鼻衄，尿血，肾盂肾炎，功能失调性子宫出血，月经不调，咯血，吐血，外伤出血等。 |

| **用法用量** | 内服煎汤，6 ~ 15 g。 |

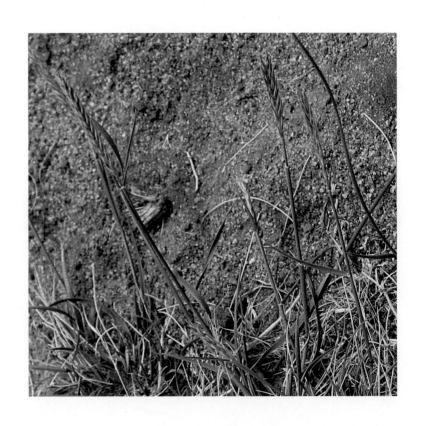

禾本科 Gramineae 燕麦属 Avena

莜麦

Avena chinensis (Fisch. ex Roem. et Schult.) Metzg.

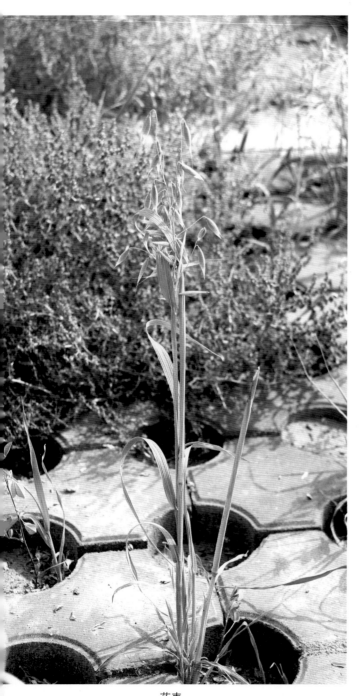

莜麦

| 植物别名 |

油麦、裸燕麦。

| 蒙 文 名 |

尤麦。

| 药 材 名 |

莜麦（药用部位：种仁）。

| 形态特征 |

一年生草本。须根外面常具砂套。秆直立，丛生，高 60 ~ 100 cm，通常具 2 ~ 4节。叶鞘松弛，基生者长于节间，常被微毛，边缘透明，膜质；叶舌透明，膜质，长约 3 mm，先端钝圆或微齿裂；叶片扁平，质软，微粗糙。圆锥花序疏松开展，长12 ~ 20 cm，分枝纤细，具棱角，刺状粗糙；小穗含 3 ~ 6 小花；小穗轴细且坚韧，无毛，常弯曲，第 1 节间长达 1 cm；颖草质，边缘透明，膜质，两颖近相等，具 7 ~ 11 脉；外稃无毛，草质而较柔软，边缘透明，膜质，具 9 ~ 11 脉，先端常 2 裂，第 1 外稃长 20 ~ 25 mm，基盘无毛，背部无芒或上部 1/4 以上伸出 1 芒，细弱，直立或反曲；内稃甚短于外稃，具 2 脊，先端延伸成芒尖，

脊上具密纤毛；雄蕊 3，花药长约 2 mm。颖果长约 8 mm，与稃体分离。花果期 6 ~ 8 月。

| **生境分布** | 生于高海拔、高寒地区的山坡路旁、高山草甸及潮湿处。分布于内蒙古乌兰察布市（化德县、商都县、察哈尔右翼前旗、凉城县）、呼和浩特市（和林格尔县、武川县）、包头市（固阳县）、巴彦淖尔市（乌拉特中期、杭锦后旗）。

| **资源情况** | 野生资源较少，栽培资源丰富。药材来源于栽培。

| **采收加工** | 9 月采收，堆成小埂晾晒，每 2 ~ 3 小时翻 1 次，至晒干。

| **功能主治** | 咸，平、凉。清热除火，调脂，降血压。用于高血压，营养不良，高胆固醇，高脂血症，冠心病，糖尿病等。

| **用法用量** | 内服煎汤，30 ~ 60 g；或制成食品服用。

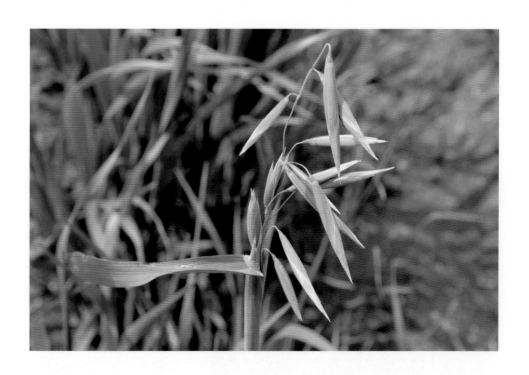

禾本科 Gramineae 燕麦属 Avena

野燕麦 *Avena fatua* L.

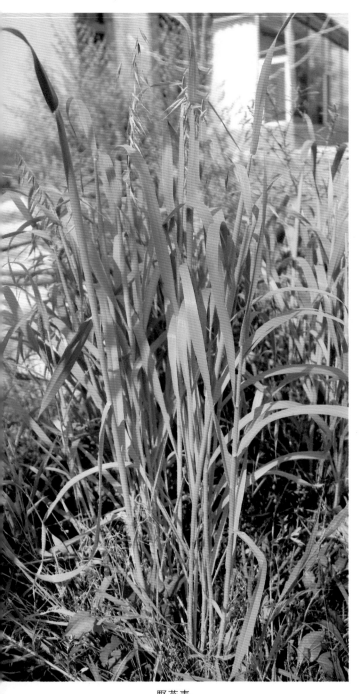

野燕麦

| 植物别名 |

乌麦、铃铛麦。

| 蒙 文 名 |

哲日利格 – 胡西古 – 布达。

| 药 材 名 |

野麦子（药用部位：全草或果实）。

| 形态特征 |

一年生草本。须根较坚韧。秆直立，光滑无毛，高 60 ~ 120 cm，具 2 ~ 4 节。叶鞘松弛，光滑或基部者被微毛；叶舌透明，膜质，长 1 ~ 5 mm；叶片扁平，长 10 ~ 30 cm，宽 0.4 ~ 1.2 cm，微粗糙或上面和边缘疏生柔毛。圆锥花序开展，金字塔形，长 10 ~ 25 cm，分枝具棱角，粗糙；小穗长 18 ~ 25 mm，含 2 ~ 3 小花，其柄弯曲下垂，先端膨胀；小穗轴密生淡棕色或白色硬毛，其节脆硬，易断落，第 1 节间长约 3 mm；颖草质，几相等，通常具 9 脉；外稃质坚硬，第 1 外稃长 15 ~ 20 mm，背面中部以下具淡棕色或白色硬毛，芒自稃体中部稍下处伸出，长 2 ~ 4 cm，膝曲，芒柱棕色，扭转。颖果被淡棕色柔毛，腹面具纵沟，长 6 ~ 8 mm。

花果期 6～9 月。

| 生境分布 | 生于山坡草地、路旁及农田中。分布于内蒙古通辽市（开鲁县、霍林郭勒市）、赤峰市（阿鲁科尔沁旗、敖汉旗、翁牛特旗、喀喇沁旗、克什克腾旗、元宝山区、松山区、红山区）、锡林郭勒盟（锡林浩特市）、乌兰察布市（察哈尔右翼前旗、察哈尔右翼中旗）、包头市（达尔罕茂明安联合旗）。

| 资源情况 | 野生资源一般。药材来源于野生。

| 采收加工 | 夏季采收全草，洗净，晒干；秋季采收果实，晒干。

| 功能主治 | 甘，平。归肝、肺经。收敛止血，固表止汗，补虚损。用于吐血，虚汗，崩漏等。

| 用法用量 | 全草，内服煎汤，15～60 g。果实，内服煎汤，5～30 g。

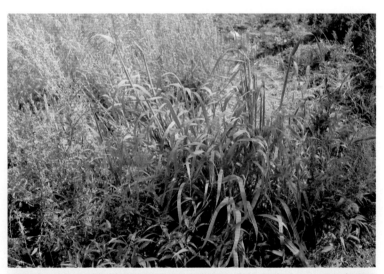

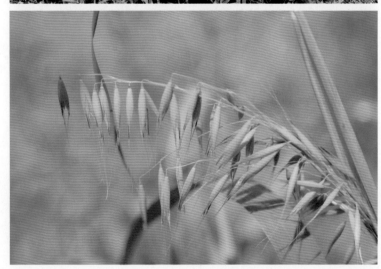

燕麦 *Avena sativa* L.

| 植物别名 | 野麦、铃当麦、香麦。

| 蒙 文 名 | 胡西古－布达。

| 药 材 名 | 燕麦（药用部位：种子）。

| 形态特征 | 一年生草本。秆直立，高 70 ~ 150 cm。叶鞘无毛；叶舌膜质；叶片长 7 ~ 20 cm，宽 0.5 ~ 1 cm。圆锥花序顶生，开展，长达 25 cm，宽 10 ~ 15 cm；小穗长 15 ~ 22 mm，含 1 ~ 2 小花，小穗轴不易脱节；颖质薄，卵状披针形，长 20 ~ 23 mm；外稃质坚硬，无毛，具 5 ~ 7 脉，第 1 外稃长约 13 mm，背部芒长 2 ~ 4 cm，第 2 外稃无芒；内稃与外稃近等长。颖果长圆柱形，长约 10 mm，

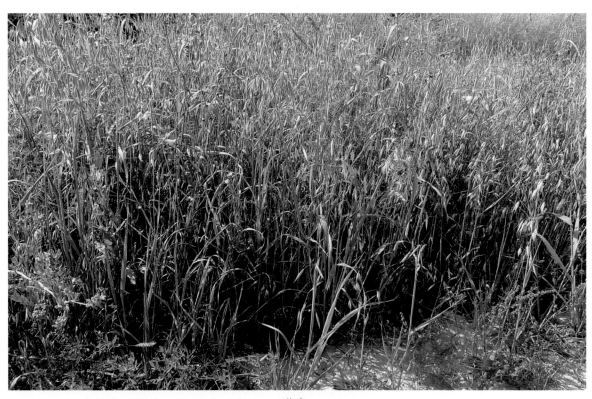

燕麦

黄褐色。花果期 7 ～ 9 月。

| **生境分布** | 生于山区冷凉干旱的川地、平地、山坡、缓坡地。分布于内蒙古包头市（达尔罕茂明安联合旗）。

| **资源情况** | 野生资源较少，栽培资源丰富。药材来源于栽培。

| **采收加工** | 秋季种子成熟时采收，晒干。

| **功能主治** | 退虚热，益气，止汗，解毒。用于体虚多汗，心烦失眠。

| **用法用量** | 内服煎汤，30 ～ 60 g；或制成食品服用。

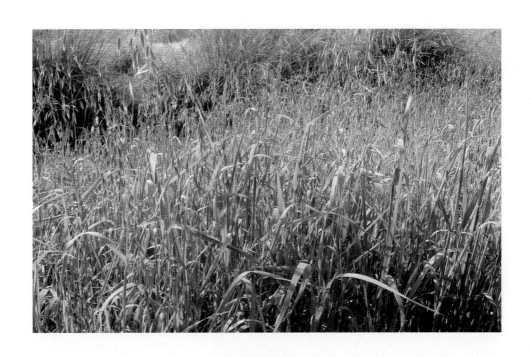

禾本科 Gramineae 黄花茅属 *Anthoxanthum*

光稃香草 *Anthoxanthum glabrum* (Trinius) Veldkamp

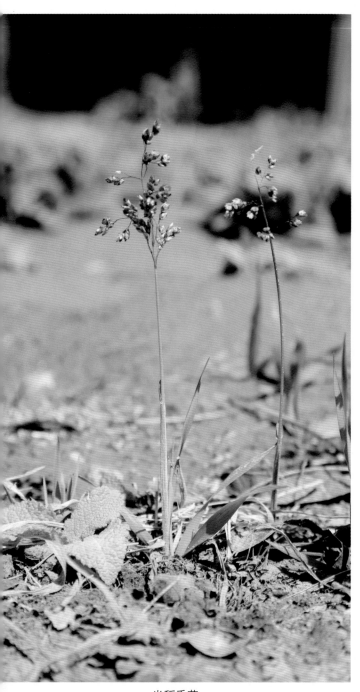

光稃香草

| 植物别名 |

香茅、光稃茅香、黄香草。

| 蒙 文 名 |

给鲁给日－搔日乃。

| 药 材 名 |

光稃茅香（药用部位：全草或根）。

| 形态特征 |

多年生草本。根茎细长；秆高 15 ~ 22 cm，具 2 ~ 3 节，上部常裸露。叶鞘密生微毛，长于节间；叶舌透明，膜质，长 2 ~ 5 mm，先端啮蚀状；叶片披针形，质较厚，上面被微毛，秆生者较短，长 2 ~ 5 cm，宽约 2 mm，基生者较长且窄狭。圆锥花序；小穗黄褐色，有光泽，长 2.5 ~ 3 mm；颖膜质，具 1 ~ 3 脉，等长或第 1 颖稍短；雄花外稃等长于或稍长于颖片，背部向上渐被微毛或几无毛，边缘具纤毛；两性花外稃锐尖，长 2 ~ 2.5 mm，上部被短毛。花果期 6 ~ 9 月。

| 生境分布 |

中生植物。生于草原带、森林草原带的河谷草甸、湿润草地和田野。分布于内蒙古包头

市（东河区、固阳县、九原区、昆都仑区、青山区）。

| **资源情况** | 野生资源一般。药材来源于野生。

| **采收加工** | 夏、秋季采收，除去泥沙，晒干。

| **功能主治** | 清热利尿，凉血止血。用于急、慢性肾炎，浮肿，热淋，吐血，尿血等。

| **用法用量** | 内服煎汤，50 ~ 100 g。

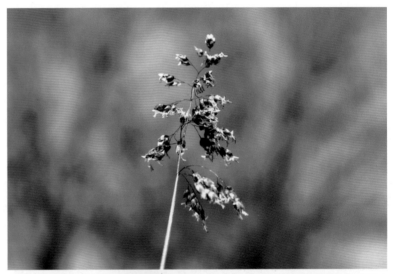

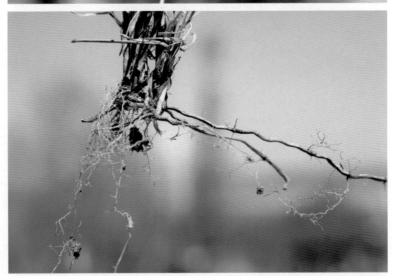

拂子茅
Calamagrostis epigeios (L.) Roth

植物别名	怀绒草、狼尾草、山拂草。
蒙 文 名	哈布塔盖－查干。
药 材 名	拂子茅（用药部位：全草）。
形态特征	多年生草本，具根茎。秆直立，平滑无毛或花序下稍粗糙，高 45 ~ 100 cm，直径 2 ~ 3 mm。叶鞘平滑或稍粗糙，短于或基部者长于节间；叶舌膜质，长 5 ~ 9 mm，长圆形，先端易破裂；叶片扁平或边缘内卷，上面及边缘粗糙，下面较平滑。圆锥花序紧密，圆筒形，劲直，具间断，分枝粗糙，直立或斜向上升；小穗长 5 ~ 7 mm，淡绿色或带淡紫色；两颖近等长或第 2 颖微短，先端渐尖，具 1 脉，

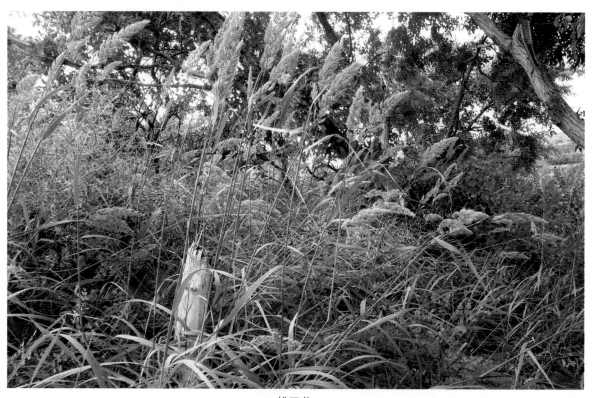

拂子茅

第 2 颖具 3 脉，主脉粗糙；外稃透明，膜质，长约为颖之半，先端具 2 齿，基盘的柔毛与颖近等长，芒自稃体背面中部附近伸出，细直，长 2 ～ 3 mm；内稃长约为外稃的 2/3，先端细齿裂；小穗轴不延伸于内稃之后，或有时仅于内稃基部残留 1 微小的痕迹；雄蕊 3，花药黄色，长约 1.5 mm。花果期 5 ～ 9 月。

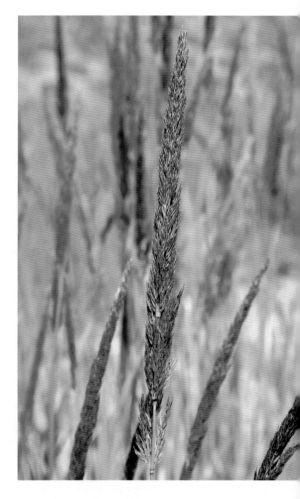

| 生境分布 | 生于森林草原、草原带及半荒漠带的河滩草甸、山地草甸以及沟谷、低地、沙地。内蒙古各地均有分布。

| 资源情况 | 野生资源一般。药材来源于野生。

| 采收加工 | 夏季采收，鲜用或晒干。

| 功能主治 | 催产助生。用于难产，产后出血。

| 用法用量 | 内服煎汤，6 ～ 9 g。

禾本科 Gramineae 棒头草属 Polypogon

长芒棒头草 *Polypogon monspeliensis* (L.) Desf.

| 蒙 文 名 | 扫日特 – 伞柏 – 额布苏。

| 药 材 名 | 棒头草（药用部位：全草）。

| 形态特征 | 一年生草本。秆直立或基部膝曲，大部分光滑无毛，具 4 ~ 5 节，高 8 ~ 60 cm。叶鞘松弛抱茎，大部分短于或下部者长于节间；叶舌膜质，长 2 ~ 8 mm，2 深裂或呈不规则撕裂状；叶片长 2 ~ 13 cm，宽 0.2 ~ 0.9 cm，上面及边缘粗糙，下面较光滑。圆锥花序穗状，长 1 ~ 10 cm，宽 0.5 ~ 2 cm（包括芒）；小穗淡灰绿色，成熟后枯黄色，长 2 ~ 2.5 mm（包括基盘）；颖片倒卵状长圆形，被短纤毛，先端 2 浅裂，芒自裂口处伸出，细长而粗糙，长 3 ~ 7 mm；外稃光滑无毛，长 1 ~ 1.2 mm，先端具微齿，中脉延伸成约与稃体等长而

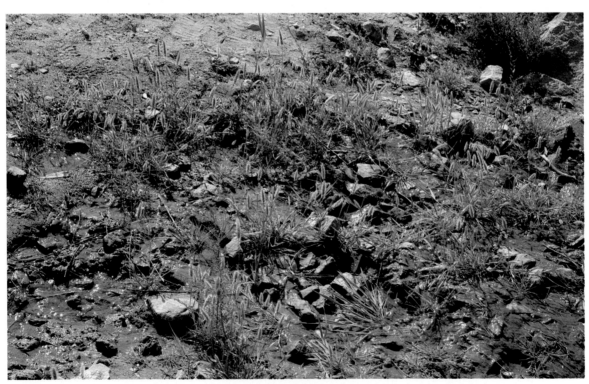

长芒棒头草

易脱落的细芒；雄蕊 3，花药长约 0.8 mm。颖果倒卵状长圆形，长约 1 mm。花果期 5 ～ 9 月。

| 生境分布 | 生于沟边低湿地或丘陵多石处。内蒙古各地均有分布。

| 资源情况 | 野生资源较少。药材来源于野生。

| 采收加工 | 夏季采收，鲜用或晒干。

| 功能主治 | 消肿散瘀，止痛。用于金疮，损伤出血不止。

| 用法用量 | 外用 6 ～ 15 g，捣敷；或研末敷。

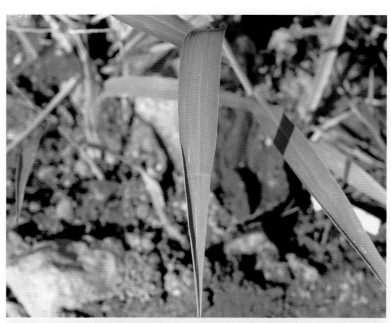

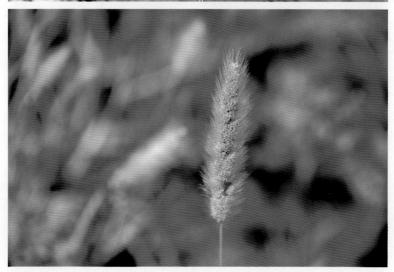

菵草

Beckmannia syzigachne (Steud.) Fern.

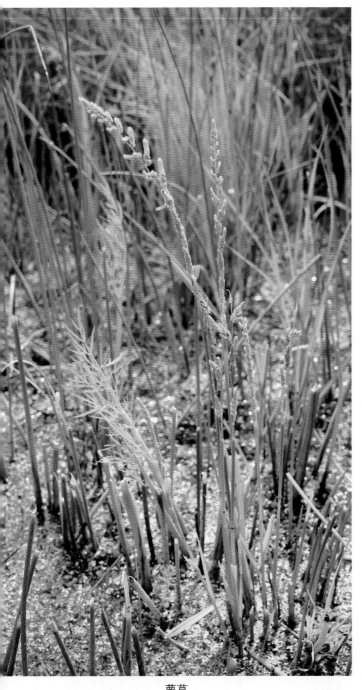

菵草

| 植物别名 |

菵米、水稗子。

| 蒙 文 名 |

莫乐黑音－塔日雅。

| 药 材 名 |

菵米（药用部位：种子）。

| 形态特征 |

一年生草本。秆直立，高 15 ~ 90 cm，具 2 ~ 4 节。叶鞘无毛，多长于节间；叶舌透明，膜质，长 3 ~ 8 mm；叶片扁平，长 5 ~ 20 cm，宽 0.3 ~ 1 cm，粗糙或下面平滑。圆锥花序长 10 ~ 30 cm，分枝稀疏，直立或斜升；小穗扁平，圆形，灰绿色，常含 1 小花，长约 3 mm；颖草质，边缘质薄，白色，背部灰绿色，具淡色横纹；外稃披针形，具 5 脉，常具伸出颖外的短尖头；花药黄色，长约 1 mm。颖果黄褐色，长圆形，长约 1.5 mm，先端具丛生短毛。花果期 5 ~ 9 月。

| 生境分布 |

生于海拔 3 700 m 以下的湿地、水沟边、浅的流水中。分布于内蒙古呼伦贝尔市（莫力达瓦达斡尔族自治旗、扎兰屯市）、兴安盟（科尔沁右翼前旗、突泉县）、通辽市（科尔沁左翼中旗）、锡林郭勒盟（西乌珠穆沁旗、锡林浩特市、苏尼特左旗）、乌兰察布市（化德县、丰镇市、察哈尔右翼中旗）、呼和浩特市（赛罕区）、鄂尔多斯市（准格尔旗）。

| **资源情况** | 野生资源一般。药材来源于野生。

| **采收加工** | 秋季采收，晒干。

| **功能主治** | 甘，寒。清热，利胃肠，益气。用于感冒发热，食滞胃肠，身体乏力等。

| **用法用量** | 内服煎汤，10 ~ 20 g。

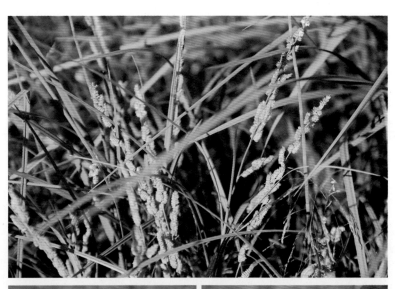

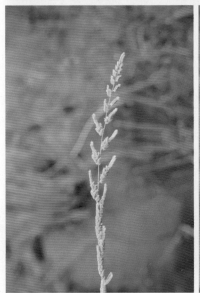

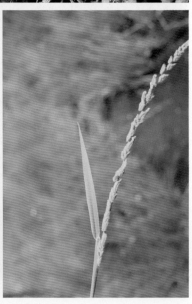

禾本科 Gramineae 看麦娘属 Alopecurus

短穗看麦娘 *Alopecurus brachystachyus* Bieb.

| 蒙 文 名 | 宝古尼-图如图-乌讷根-苏乐。

| 药 材 名 | 看麦娘（药用部位：全草）。

| 形态特征 | 多年生草本。具短根茎。秆直立，少数丛生，光滑，高 15 ～
65 cm，具 3 ～ 5 节。叶鞘短于节间，上部者稍膨大，光滑；叶舌膜
质，长 1 ～ 4 mm；叶片斜上升，上面粗糙，下面平滑，长 3 ～ 15 cm，
宽 0.2 ～ 0.5 cm。圆锥花序长圆形或卵状长圆形，长 1.5 ～ 4 cm，宽
0.6 ～ 1.2 cm；小穗长 3.5 ～ 4 mm，卵状椭圆形；颖基部 1/4 互相
联合，先端钝，脊上具长达 2 mm 的纤毛，两侧密生柔毛；外稃与
颖近等长或稍短于颖，先端边缘具微毛，芒长 5 ～ 8 mm，自稃体下
部伸出，成熟后约在中部膝曲，上部粗糙；雄蕊 3，花药黄色，长

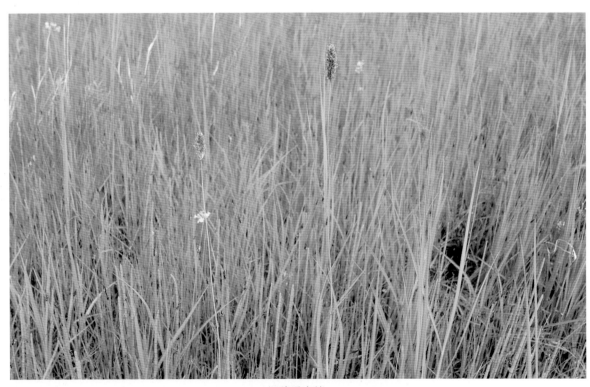

短穗看麦娘

2 ~ 2.5 mm。花果期 6 ~ 9 月。

| **生境分布** | 生于海拔 3 820 m 以下的草地、山坡、高山草地等稍湿润处。分布于内蒙古呼伦贝尔市（牙克石市、额尔古纳市、新巴尔虎左旗）、兴安盟（扎赉特旗、科尔沁右翼前旗、科尔沁右翼中旗）、通辽市（扎鲁特旗、科尔沁区）、赤峰市（阿鲁科尔沁旗、翁牛特旗、巴林右旗、巴林左旗、喀喇沁旗、宁城县、克什克腾旗）、锡林郭勒盟（东乌珠穆沁旗、西乌珠穆沁旗、阿巴嘎旗、正蓝旗）、乌兰察布市（察哈尔右翼中旗、凉城县）、巴彦淖尔市（乌拉特前旗）。

| **资源情况** | 野生资源较少。药材来源于野生。

| **采收加工** | 夏季采收，晒干或鲜用。

| **功能主治** | 淡，凉。利湿消肿，解毒。用于水肿，水痘等；外用于小儿腹泻，消化不良等。

| **用法用量** | 内服煎汤，15 ~ 25 g。外用适量。

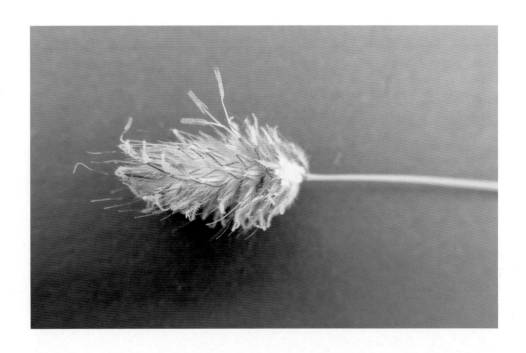

禾本科 Gramineae 看麦娘属 Alopecurus

大看麦娘 *Alopecurus pratensis* Linn.

| **植物别名** | 草原看麦娘。

| **蒙 文 名** | 塔林 – 乌纳根 – 苏乐。

| **药 材 名** | 看麦娘（药用部位：全草）。

| **形态特征** | 多年生草本，具短根茎。秆少数丛生，直立或基部稍膝曲，高达
1.5 m，具 3 ~ 5 节。叶鞘光滑，大部分短于节间，松弛；叶舌膜质，
长 2 ~ 4 mm；叶片上面平滑。圆锥花序灰绿色；小穗椭圆形；颖下
部 1/3 互相联合，脊上具纤毛，侧脉具短毛；外稃等长于或稍长
于颖，先端生微毛，芒近稃体基部伸出，中部膝曲，上部粗糙，显
著外露；雄蕊 3，花药黄色。颖果半椭圆形。花果期 7 ~ 9 月。

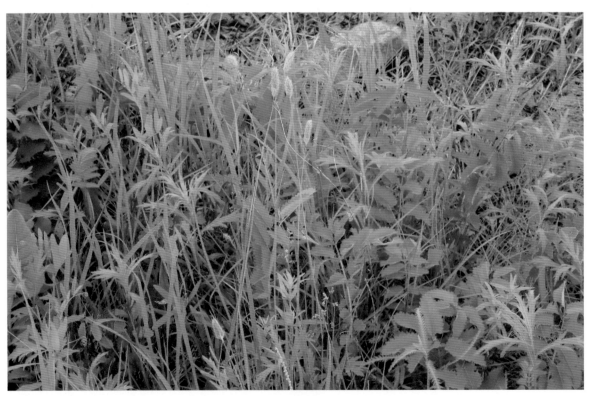

大看麦娘

| 生境分布 | 湿生植物。生于河滩草甸、潮湿草地。分布于内蒙古巴彦淖尔市（乌拉特前旗）。

| 资源情况 | 野生资源一般。药材来源于野生。

| 采收加工 | 春、夏季采收，晒干或鲜用。

| 功能主治 | 清热利湿，止泻，解毒。用于水肿，水痘，泄泻，黄疸性肝炎，赤眼，毒蛇咬伤；外用于小儿腹泻，消化不良。

| 用法用量 | 内服煎汤，30 ～ 60 g。外用适量，捣敷；或煎汤洗。

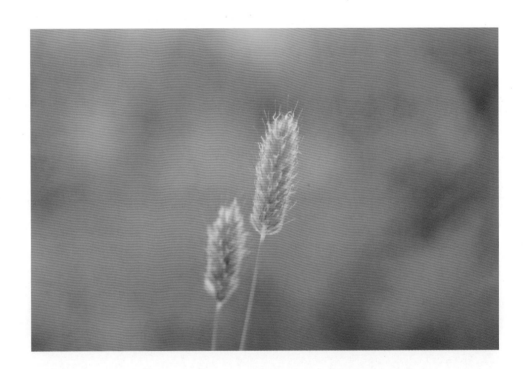

禾本科 Gramineae 看麦娘属 Alopecurus

看麦娘

Alopecurus aequalis Sobol.

| 植物别名 | 牛头猛、山高粱、棒槌草。

| 蒙文名 | 乌讷根 – 苏乐。

| 药材名 | 看麦娘（药用部位：全草）。

| 形态特征 | 一年生草本。秆少数丛生，细瘦，光滑，节处常膝曲，高 15 ～ 40 cm。叶鞘光滑，短于节间；叶舌膜质，长 2 ～ 5 mm；叶片扁平，长 3 ～ 10 cm，宽 0.2 ～ 0.6 cm。圆锥花序圆柱状，灰绿色，长 2 ～ 7 cm，宽 0.3 ～ 0.6 cm；小穗椭圆形或卵状长圆形，长 2 ～ 3 mm；颖膜质，基部互相联合，具 3 脉，脊上有细纤毛，侧脉下部有短毛；外稃膜质，先端钝，与颖等大或稍长于颖，下部边缘互相联合，芒

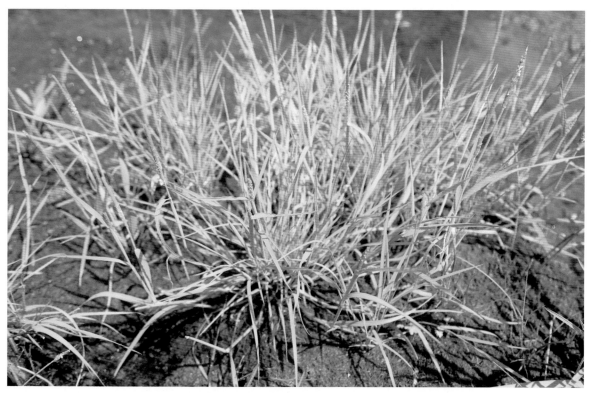

看麦娘

长 1.5 ~ 3.5 mm，约于稃体下部 1/4 处伸出，隐藏或稍外露；花药橙黄色，长 0.5 ~ 0.8 mm。颖果长约 1 mm。花果期 7 ~ 9 月。

| **生境分布** | 生于海拔较低的田边及潮湿地。分布于内蒙古呼伦贝尔市（扎兰屯市、额尔古纳市、海拉尔区）、兴安盟（扎赉特旗、科尔沁右翼前旗、科尔沁右翼中旗）、通辽市（奈曼旗、扎鲁特旗）、赤峰市（阿鲁科尔沁旗、巴林右旗、翁牛特旗、喀喇沁旗、宁城县、克什克腾旗）、锡林郭勒盟（东乌珠穆沁旗）、包头市（固阳县）、鄂尔多斯市（鄂托克旗、鄂托克前旗）。

| **资源情况** | 野生资源一般。药材来源于野生。

| **采收加工** | 夏季采收，晒干或鲜用。

| **功能主治** | 淡，凉。利湿消肿，解毒。用于水肿，水痘等；外用于小儿腹泻，消化不良等。

| **用法用量** | 内服煎汤，15 ~ 25 g。外用适量。

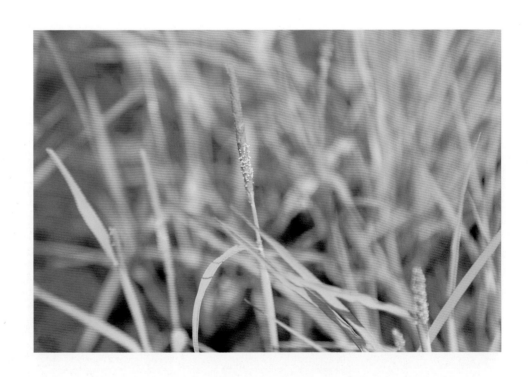

芨芨草 *Achnatherum splendens* (Trin.) Nevski

| **植物别名** | 积机草。

| **蒙 文 名** | 德日苏。

| **药 材 名** | 芨芨草（药用部位：茎、花、种子）。

| **形态特征** | 多年生草本。秆直立，坚硬，内具白色的髓，形成大的密丛，高
50 ~ 250 cm，直径 3 ~ 5 mm，平滑无毛，基部宿存枯萎的黄褐色
叶鞘。叶鞘无毛，具膜质边缘；叶舌三角形或尖披针形；叶片纵卷，
质坚韧，长 30 ~ 60 cm，宽 0.5 ~ 0.6 cm，上面脉纹凸起，微粗糙，
下面光滑无毛。圆锥花序开花时呈金字塔形开展，主轴平滑，或具
角棱而微粗糙；小穗长 4.5 ~ 7 mm，灰绿色，基部带紫褐色，成熟

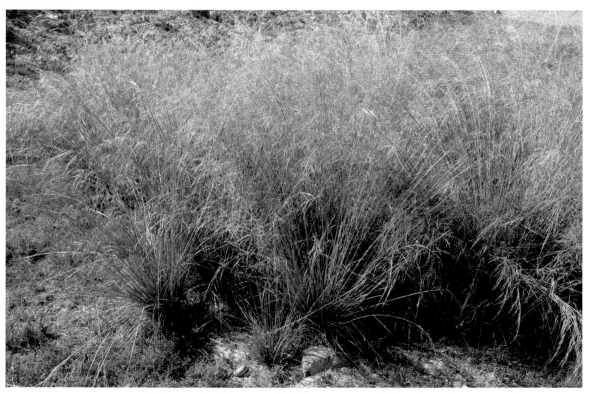

芨芨草

后常变草黄色；颖膜质，披针形，先端尖或锐尖，第 1 颖长 4 ~ 5 mm，具 1 脉，第 2 颖长 6 ~ 7 mm，具 3 脉；外稃长 4 ~ 5 mm，厚纸质，先端具 2 微齿，背部密生柔毛，具 5 脉，基盘钝圆，具柔毛，直立或微弯，粗糙，长 5 ~ 12 mm，易断落；内稃长 3 ~ 4 mm，具 2 脉而无脊，脉间具柔毛；花药长 2.5 ~ 3.5 mm，先端具毫毛。花果期 6 ~ 9 月。

| 生境分布 | 生于海拔 900 ~ 4 500 m 的弱碱性草滩及砂土山坡上。分布于内蒙古赤峰市（阿鲁科尔沁旗）、锡林郭勒盟（西乌珠穆沁旗、锡林浩特市、苏尼特右旗、二连浩特市）、乌兰察布市（化德县、察哈尔右翼后旗、兴和县、察哈尔右翼前旗、四子王旗）、呼和浩特市（和林格尔县、土默特左旗、玉泉区、回民区）、包头市（固阳县）、鄂尔多斯市（准格尔旗、达拉特旗、康巴什区、杭锦旗、鄂托克旗、鄂托克前旗）、巴彦淖尔市（乌拉特中旗、乌拉特后旗、临河区、杭锦后旗、磴口县）。

| 资源情况 | 野生资源较丰富。药材来源于野生。

| 采收加工 | 全年均可采收茎，夏、秋季采收花及种子，晒干。

| 功能主治 | 甘、淡，平。清热，利尿，止血。用于尿路感染，尿闭等。

| 用法用量 | 内服煎汤，茎、花，15 ~ 30 g，种子，10 ~ 15 g。

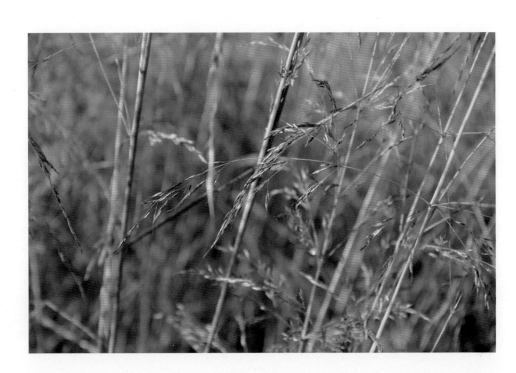

禾本科 Gramineae 芨芨草属 Achnatherum

醉马草
Achnatherum inebrians (Hance) Keng

| **植物别名** | 药草。 |

| **蒙文名** | 德日森 – 浩日。 |

| **药材名** | 醉马草（药用部位：全草或根。别名：疯草）。 |

| **形态特征** | 多年生草本。秆少数丛生，直立，高 60 ~ 120 cm，节下贴生微毛。叶鞘稍粗糙；叶舌膜质，先端截平或具裂齿；叶片平展或边缘内卷，长 10 ~ 40 cm，宽 0.2 ~ 1 cm，质较硬，上面及边缘稍粗糙，脉纹在叶片两面均凸起。圆锥花序紧密成穗状，直立或先端下倾，每节具 6 ~ 7 分枝，分枝基部着生小穗，穗轴及分枝均具细小刺毛，成熟时穗轴抽出甚长；小穗披针形或窄矩圆形，长 5 ~ 6.5 mm，灰绿色， |

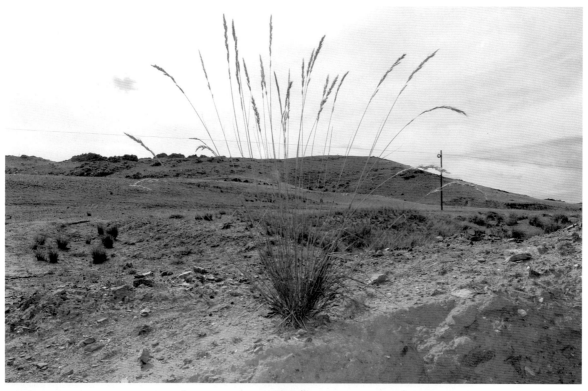

醉马草

成熟后变褐铜色或带紫色；颖几等长，膜质，透明，先端尖，但常破裂，具 3 脉，脉上具细小刺毛；外稃长 3.5 ～ 4 mm，先端具 2 微齿，背部遍生短柔毛，具 3 脉，脉于先端汇合；基盘钝圆，长约 0.5 mm，密生短柔毛；芒长 10 ～ 13 mm，芒针具细小刺毛；内稃脉间具短柔毛；花药条形，先端具毫毛。花果期 7 ～ 9 月。

| **生境分布** | 生于海拔 1 700 ～ 4 200 m 的高草原、山坡草地、田边、路旁、河滩。分布于内蒙古包头市（土默特右旗、固阳县）、鄂尔多斯市（鄂托克旗）、巴彦淖尔市（五原县、乌拉特后旗）、阿拉善盟（阿拉善左旗、阿拉善右旗）。

| **资源情况** | 野生资源一般。药材来源于野生。

| **采收加工** | 夏、秋季采收，晒干或鲜用。

| **功能主治** | 寒，凉；有毒。麻醉，镇静，止痛。用于关节痛，牙痛，神经衰弱，皮肤瘙痒等。

| **用法用量** | 内服煎汤，5 ～ 10 g，鲜品 10 ～ 20 g。外用适量，揉烂塞患牙；或煎汤含漱。

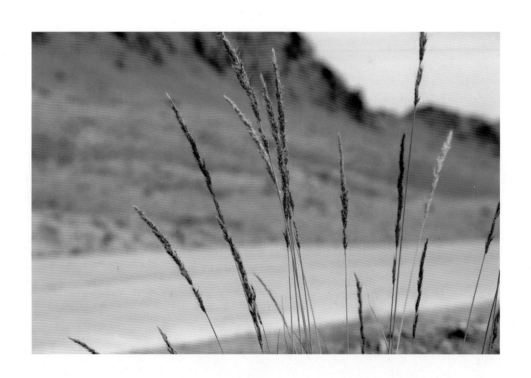

獐毛
Aeluropus sinensis (Debeaux) Tzvel.

| **植物别名** | 小獐毛、马胖草。

| **蒙 文 名** | 图沙－额布苏。

| **药 材 名** | 獐毛（药用部位：全草）。

| **形态特征** | 多年生草本。通常有长匍匐枝，秆高 15 ～ 35 cm，直径 1.5 ～ 2 mm，具多节，节上多少有柔毛。叶鞘通常长于节间或上部者可短于节间，鞘口常有柔毛，其余部分常无毛或近基部有柔毛；叶舌截平，长约 0.5 mm；叶片无毛，通常扁平，长 3 ～ 6 cm，宽 3 ～ 6 mm。圆锥花序穗形，其上分枝密接而重叠，长 2 ～ 5 cm，宽 0.5 ～ 1.5 cm；小穗长 4 ～ 6 mm，有 4 ～ 6 小花；颖及外稃均无毛或仅背脊粗糙，

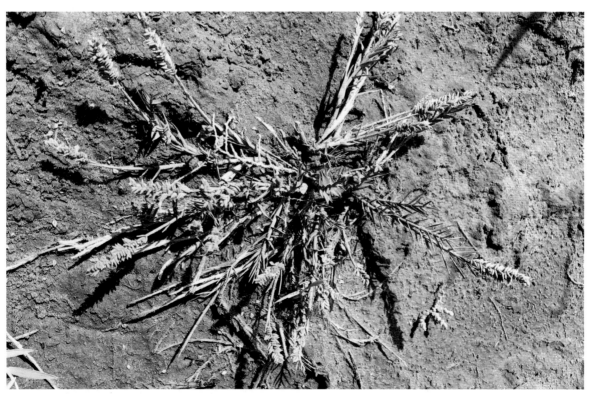

獐毛

第 1 颖长约 2 mm，第 2 颖长约 3 mm，第 1 外稃长约 3.5 mm。

| **生境分布** | 生于海拔 3 200 m 以下的内陆盐碱地。分布于内蒙古锡林郭勒盟（正蓝旗）、乌兰察布市、呼和浩特市（土默特左旗）、鄂尔多斯市（鄂托克旗）、巴彦淖尔市（杭锦后旗）、阿拉善盟。

| **资源情况** | 野生资源较少。药材来源于野生，

| **采收加工** | 夏、秋季采收，除去杂质，晒干，切段。

| **功能主治** | 甘、淡，凉。清热利尿，退黄。用于急、慢性黄疸性肝炎，胆囊炎，肝硬化腹水。

| **用法用量** | 内服煎汤，30 ～ 60 g。

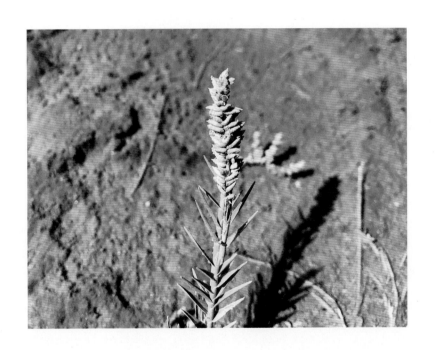

禾本科 Gramineae 画眉草属 Eragrostis

画眉草

Eragrostis pilosa (L.) Beauv.

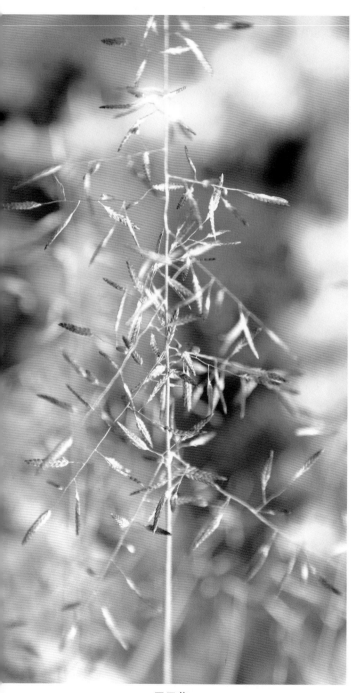

画眉草

| 植物别名 |

星星草。

| 蒙 文 名 |

呼日嘎拉吉－布达那古日。

| 药 材 名 |

画眉草（药用部位：全草或花序）。

| 形态特征 |

一年生草本。秆丛生，直立或基部膝曲，高 15 ～ 60 cm，直径 1.5 ～ 2.5 mm，通常具 4 节，光滑。叶鞘疏松裹茎，长于或短于节间，扁压，叶鞘边缘近膜质，鞘口有长柔毛；叶舌为 1 圈纤毛，长约 0.5 mm；叶片线形，扁平或卷缩，长 6 ～ 20 cm，宽 0.2 ～ 0.3 cm，无毛。圆锥花序开展或紧缩，长 10 ～ 25 cm，宽 2 ～ 10 cm，分枝单生，簇生或轮生，多直立向上，腋间有长柔毛，小穗具柄，长 3 ～ 10 mm，宽 1 ～ 1.5 mm，含 4 ～ 14 小花；颖为膜质，披针形，先端渐尖，第 1 颖长约 1 mm，无脉，第 2 颖长约 1.5 mm，具 1 脉；第 1 外稃长约 1.8 mm，广卵形，先端尖，具 3 脉；内稃长约 1.5 mm，稍作弓形弯曲，脊上有纤毛，迟落或宿存；

雄蕊 3，花药长约 0.3 mm。颖果长圆形，长约 0.8 mm。花果期 7 ～ 9 月。

| **生境分布** | 生于荒芜田野草地上。分布于内蒙古通辽市（科尔沁左翼中旗）、锡林郭勒盟（西乌珠穆沁旗、锡林浩特市、苏尼特左旗、苏尼特右旗）、乌兰察布市（兴和县、察哈尔右翼前旗、丰镇市、凉城县、四子王旗）、呼和浩特市（和林格尔县、土默特左旗、回民区、赛罕区）、包头市（青山区、固阳县）、鄂尔多斯市（达拉特旗、杭锦旗、鄂托克旗）、巴彦淖尔市（乌拉特中旗、磴口县）。

| **资源情况** | 野生资源较丰富。药材来源于野生。

| **采收加工** | 夏、秋季采收，晒干。

| **功能主治** | 甘、淡，凉。归膀胱经。全草，疏风清热，利尿。用于跌打损伤，尿路感染，肾盂肾炎，膀胱炎，膀胱结石，肾结石，结膜炎，角膜炎等。花序，解毒，止痒，利尿通淋，疏风清热。用于黄水疮，热淋，石淋，目赤痒痛等。

| **用法用量** | 内服煎汤，9 ～ 15 g。外用适量，烧存性，研末调搽；或煎汤洗。

禾本科 Gramineae 画眉草属 Eragrostis

多秆画眉草

Eragrostis multicaulis Steudel

| 植物别名 | 无毛画眉草、星星草、蚊子草。

| 蒙文名 | 萨嘎拉嘎日－呼日嘎拉吉。

| 药材名 | 无毛画眉草（药用部位：全草）。

| 形态特征 | 一年生草本，斜上升，高 20 ～ 60 cm，通常具 4 节，光滑。叶鞘稍压扁，鞘口常具长柔毛；叶舌退化为 1 圈纤毛；叶片线形，长 6 ～ 20 cm，宽 2 ～ 3 mm，扁平或内卷，背面光滑，上表面粗糙。圆锥花序较开展，长 15 ～ 25 cm，分枝腋间具长柔毛；小穗成熟后暗绿色或带紫黑色，长 3 ～ 10 mm，有 4 ～ 14 小花；颖披针形，先端钝或第 2 颖稍尖，第 1 颖长约 1 mm，常无脉，第 2 颖长 1 ～

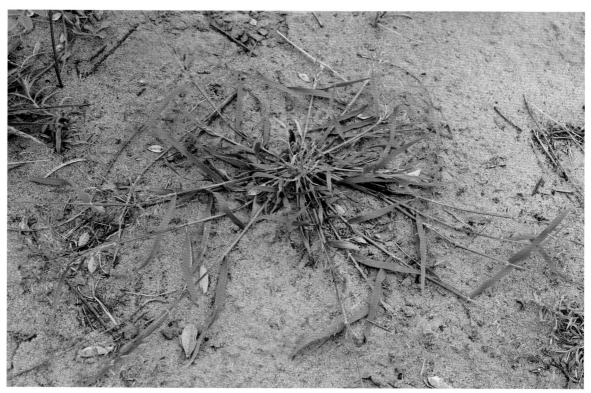

多秆画眉草

1.5 mm，有 1 脉；外稃侧脉不明显，第 1 外稃广卵形，长 1.5 ～ 2 mm，先端尖，具 3 脉，内稃弓形弯曲，长约 1.5 mm，脊上有纤毛，迟落或宿存；雄蕊 3，花药长约 0.3 mm。颖果长圆形，长约 0.8 mm。花果期 7 ～ 9 月。

| **生境分布** | 生于海拔 300 ～ 1 200 m 的山旁、草地、路旁。内蒙古各地均有分布。

| **资源情况** | 野生资源较丰富。药材来源于野生。

| **采收加工** | 夏、秋季采收，洗净，晒干。

| **功能主治** | 甘、淡，凉。解毒，活血，止痛。用于热淋，石淋，目赤痒痛，跌打损伤。

| **用法用量** | 内服煎汤，9 ～ 15 g。外用适量，烧存性，研末调搽；或煎汤洗。

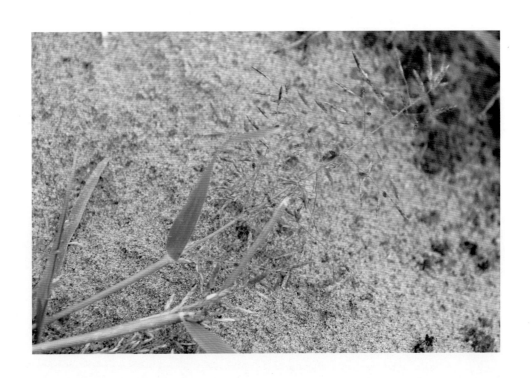

禾本科 Gramineae 画眉草属 Eragrostis

大画眉草

Eragrostis cilianensis (All.) Link. ex Vignolo-Lutati

| **植物别名** | 星星草、西连画眉草。

| **蒙 文 名** | 套如格 – 呼日嘎拉吉。

| **药 材 名** | 大画眉草（药用部位：全草或花序）。

| **形态特征** | 一年生草本。秆粗壮，高 30 ~ 90 cm，直径 3 ~ 5 mm，直立丛生，基部常膝曲，具 3 ~ 5 节，节下有 1 圈明显的腺体。叶鞘疏松裹茎，脉上有腺体，鞘口具长柔毛；叶舌为 1 圈成束的短毛；叶片线形，扁平，无毛，叶脉上与叶缘均有腺体。圆锥花序长圆形或尖塔形，分枝粗壮，单生，上举，腋间具柔毛，小枝和小穗柄上均有腺体；小穗长圆形或卵状长圆形，墨绿色带淡绿色或黄褐色，扁压并弯曲，

大画眉草

有 10 ～ 40 小花，小穗除单生外，常密集簇生；颖近等长，脊上均有腺体；外
稃呈广卵形，先端钝，第 1 外稃长约 2.5 mm，宽约 1 mm，侧脉明显，主脉有
腺体，暗绿色而有光泽；内稃宿存，稍短于外稃，脊上具短纤毛。雄蕊 3，花药
长 0.5 mm。颖果近圆形，直径约 0.7 mm。花果期 7 ～ 9 月。

| 生境分布 | 生于荒芜草地上。内蒙古各地均有分布。

| 资源情况 | 野生资源较丰富。药材来源于野生。

| 采收加工 | 夏、秋季采收，鲜用或晒干。

| 功能主治 | 甘、淡，凉。全草，疏风清热，利尿。用于尿路感染，肾盂肾炎，膀胱炎，膀
胱结石，肾结石，结膜炎，角膜炎等。花序，解毒，止痒，利尿通淋，疏风清热。
用于黄水疮，热淋，石淋，目赤痒痛等。

| 用法用量 | 内服煎汤，15 ～ 30 g，鲜品 60 ～ 120 g。外用适量，煎汤洗。

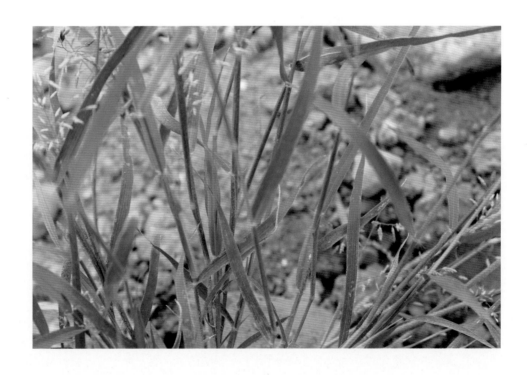

小画眉草 *Eragrostis minor* Host

| 植物别名 | 蚊蚊草。

| 蒙 文 名 | 吉吉格 – 呼日嘎拉吉。

| 药 材 名 | 小画眉草（药用部位：全草）。

| 形态特征 | 一年生草本。秆纤细，丛生，膝曲上升，高 15 ~ 50 cm，直径 1 ~ 2 mm，具 3 ~ 4 节，节下具 1 圈腺体。叶鞘较节间短，疏松裹茎，叶鞘脉上有腺体，鞘口有长毛；叶片线形，平展或卷缩，长 3 ~ 15 cm，宽 0.2 ~ 0.4 cm，下面光滑，上面粗糙并疏生柔毛，主脉及边缘均有腺体。圆锥花序开展而疏松，长 6 ~ 15 cm，宽 4 ~ 6 cm，每节具 1 分枝，分枝平展或上举，腋间无毛，花序轴、小枝及小穗

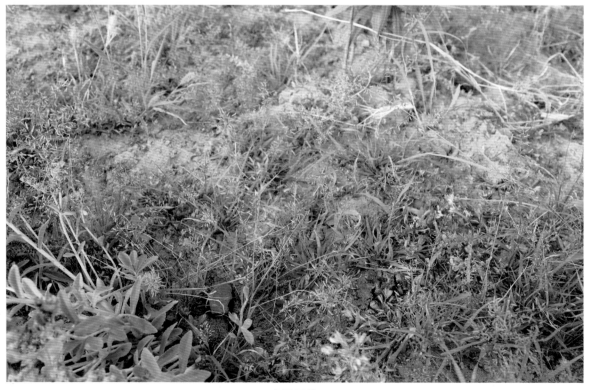

小画眉草

柄均有腺体；小穗长圆形，长 3 ~ 8 mm，宽 1.5 ~ 2 mm，含 3 ~ 16 小花，绿色或深绿色；小穗柄长 3 ~ 6 mm；颖锐尖，具 1 脉，脉上有腺点，第 1 外稃长约 2 mm，广卵形，先端圆钝，具 3 脉，侧脉明显并靠近边缘，主脉上有腺体；内稃长约 1.6 mm，脊上有纤毛；雄蕊 3，花药长约 0.3 mm。颖果红褐色，近球形。花果期 6 ~ 9 月。

| **生境分布** | 生于田野、路边和撂荒地。分布于内蒙古通辽市（开鲁县）、锡林郭勒盟（西乌珠穆沁旗、阿巴嘎旗）、乌兰察布市（商都县、察哈尔右翼后旗、察哈尔右翼中旗）、呼和浩特市（托克托县）、包头市（固阳县）、鄂尔多斯市（乌审旗、康巴什区、杭锦旗、鄂托克前旗）、巴彦淖尔市（临河区、杭锦后旗、乌拉特中旗）。

| **资源情况** | 野生资源较丰富。药材来源于野生。

| **采收加工** | 夏、秋季采收，晒干或鲜用。

| **功能主治** | 淡，凉。归肝经。清热解毒，疏风利尿。用于角膜炎，结膜炎，尿路感染，脓疱疮等。

| **用法用量** | 内服煎汤，15 ~ 30 g，鲜品 60 ~ 120 g；或研末。外用适量，煎汤洗。

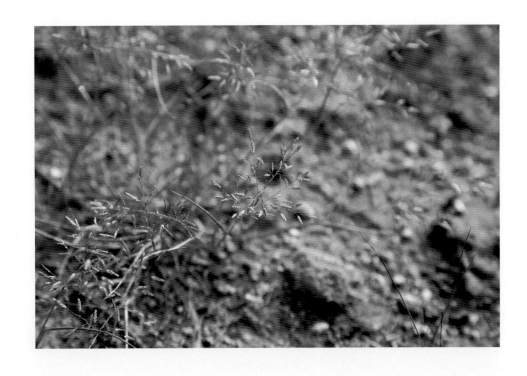

禾本科 Gramineae 穇属 Eleusine

牛筋草

Eleusine indica (L.) Gaertn.

| **植物别名** | 蟋蟀草。

| **蒙 文 名** | 宝古尼 – 少布文 – 塔日雅。

| **药 材 名** | 牛筋草（药用部位：全草。别名：千千踏、粟仔越、野鸡爪）。

| **形态特征** | 一年生草本。根系极发达。秆丛生，基部倾斜，高 10 ～ 90 cm。叶鞘两侧压扁而具脊，松弛，无毛或疏生疣毛；叶舌长约 1 mm；叶片平展，线形，长 10 ～ 15 cm，宽 0.3 ～ 0.5 cm，无毛或上面被疣基柔毛。穗状花序 2 ～ 7 指状着生于秆顶，很少单生，长 3 ～ 10 cm，宽 0.3 ～ 0.5 cm；小穗长 4 ～ 7 mm，宽 2 ～ 3 mm，含 3 ～ 6 小花；颖披针形，具脊，脊粗糙，第 1 颖长 1.5 ～ 2 mm，第 2 颖长 2 ～

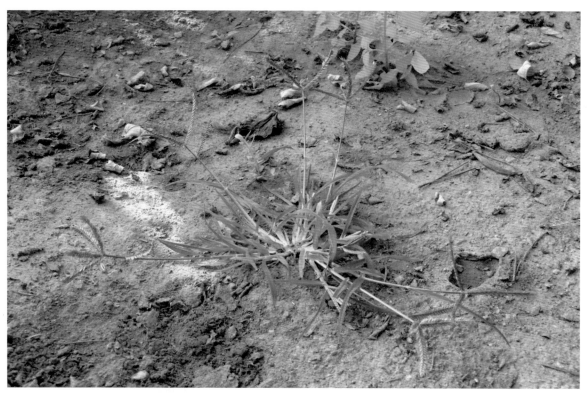

牛筋草

3 mm；第 1 外稃长 3 ～ 4 mm，卵形，膜质，具脊，脊上有狭翼，内稃短于外稃，具 2 脊，脊上具狭翼。囊果卵形，长约 1.5 mm，基部下凹，具明显的波状皱纹；鳞被 2，折叠，具 5 脉。花果期 6 ～ 9 月。

| **生境分布** | 生于荒芜地及道路旁。分布于内蒙古赤峰市（红山区）、呼和浩特市、鄂尔多斯市（准格尔旗、杭锦旗）、巴彦淖尔市（临河区）、阿拉善盟。

| **资源情况** | 野生资源稀少。药材来源于野生。

| **采收加工** | 夏、秋季采收，除去杂质，洗净泥土，晒干。

| **功能主治** | 甘、淡，凉。清热利湿，退黄。用于伤暑发热，黄疸，痢疾，淋病，小便不利。

| **用法用量** | 内服煎汤，9 ～ 30 g。

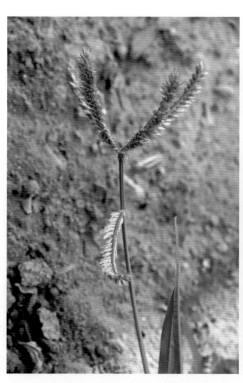
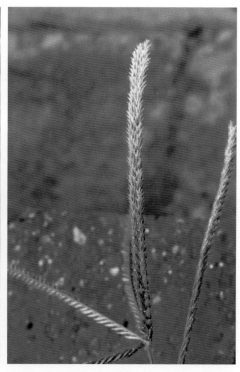

虎尾草 *Chloris virgata* Sw.

| **植物别名** | 棒锤草、刷子头、盘草。

| **蒙 文 名** | 宝拉根 – 苏乐。

| **药 材 名** | 虎尾草（药用部位：全草）。

| **形态特征** | 一年生草本。秆直立或基部膝曲，高 12 ~ 75 cm，直径 1 ~ 4 mm，光滑无毛。叶鞘背部具脊，包卷松弛，无毛；叶舌长约 1 mm，无毛或具纤毛；叶片线形，长 3 ~ 25 cm，宽 3 ~ 6 mm，两面无毛或边缘及上面粗糙。第 1 小花两性；外稃纸质，两侧压扁，呈倒卵状披针形，长 2.8 ~ 3 mm，具 3 脉，沿脉及边缘被疏柔毛或无毛，两侧边缘上部1/3处有长 2 ~ 3 mm 的白色柔毛，先端尖或有时具 2 微齿，

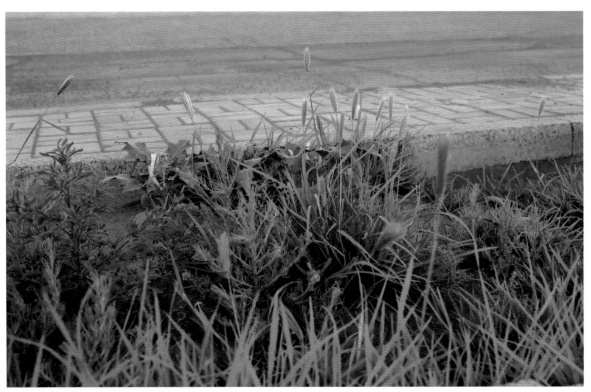

虎尾草

芒自背部先端稍下方伸出，长 5 ～ 15 mm，内稃膜质，略短于外稃，具 2 脊，脊上被微毛，基盘具长约 0.5 mm 的毛。第 2 小花不孕，长楔形，仅存外稃，长约 1.5 mm，先端截平或略凹，芒长 4 ～ 8 mm，自背部边缘稍下方伸出。颖果纺锤形，淡黄色，光滑无毛而半透明，胚长约为颖果的 2/3。花果期 6 ～ 10 月。

| **生境分布** | 中生植物。生于路旁荒野、河岸沙地、土墙及房顶上。内蒙古各地均有分布。

| **资源情况** | 野生资源丰富。药材来源于野生。

| **采收加工** | 夏季采收，除去杂质，洗净泥土，晒干。

| **功能主治** | 清热除湿，杀虫，止痒。

| **用法用量** | 内服煎汤，3 ～ 9 g。外用适量，捣绒敷。

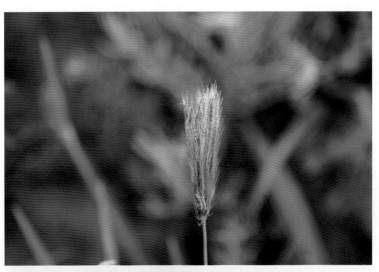

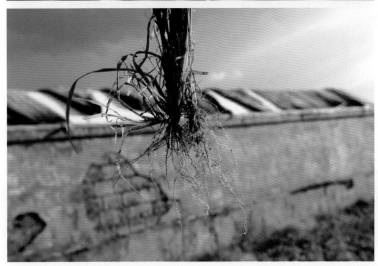

禾本科 Gramineae 黍属 Panicum

稷 *Panicum miliaceum* L.

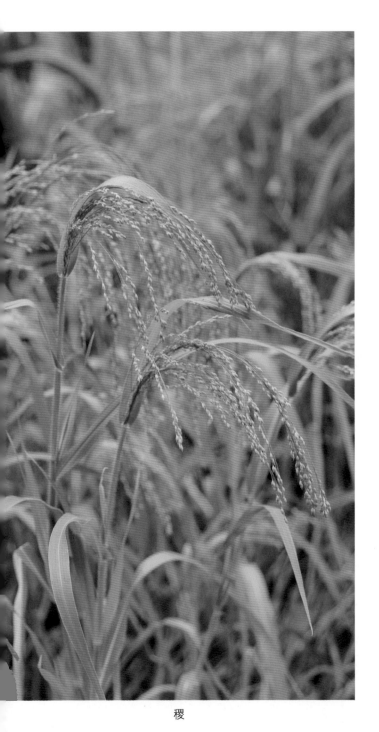

稷

| 植物别名 |

黍、糜子、黄米。

| 蒙 文 名 |

蒙古乐－阿木。

| 药 材 名 |

稷（药用部位：颖果、茎秆、根。别名：糜子、黄米）。

| 形态特征 |

一年生栽培草本。秆粗壮，直立，高 40 ～ 120 cm，单生或少数丛生，节密被髭毛，节下被疣基毛。叶鞘松弛，被疣基毛；叶舌膜质；叶片线形或线状披针形，长 10 ～ 30 cm，宽 0.5 ～ 2 cm，两面具疣基长柔毛或无毛，先端渐尖，基部近圆形，边缘常粗糙。圆锥花序开展或较紧密，具棱槽，边缘具糙刺毛，上部密生小枝与小穗；小穗卵状椭圆形；颖纸质，无毛，第 1 颖正三角形，先端尖或锥尖，通常具 5 ～ 7 脉；第 2 颖与小穗等长，通常具 11 脉，脉先端渐汇合成喙状；第 1 外稃形似第 2 颖，具 11 ～ 13 脉；内稃透明，膜质，短小，先端微凹或深 2 裂；第 2 小花长约 3 mm；第 2 外稃背部圆形，平滑，

具 7 脉，内稃具 2 脉；鳞被较发育，多脉。胚乳长为谷粒的 1/2，种脐点状，黑色。花果期 7 ~ 9 月。

| **生境分布** | 生于各种土壤，对肥力较差的砂土有较强的适应能力。内蒙古各地均有分布。

| **资源情况** | 野生资源一般，栽培资源较丰富。药材来源于栽培。

| **采收加工** | 春、秋季采收，晒干。

| **功能主治** | 颖果，益气补中。用于泻痢，烦渴，吐逆等。茎秆、根，利水消肿，止血。用于小便不利，水肿，妊娠尿血。

| **用法用量** | 颖果，内服煎汤，15 ~ 30 g。茎秆、根，内服煎汤，30 ~ 60 g。

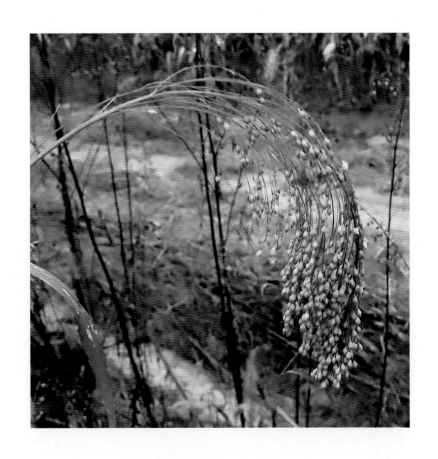

禾本科 Gramineae 黍属 Panicum

黍

Panicum miliaceum L. var. *glutinosa* Bretsch.

| 植物别名 | 黄米、稷、糜子。

| 蒙文名 | 囊给－阿木。

| 药材名 | 黍米（药用部位：果实）、稷（药用部位：茎、根）。

| 形态特征 | 一年生草本。秆直立或有时基部稍倾斜，高 50 ~ 120 cm，有时分枝，节密生须毛，节下具疣毛。叶鞘疏松，被疣毛；叶舌短而厚，长约 1 mm，具长 1 ~ 2 mm 的纤毛；叶片披针状条形，长 10 ~ 30 cm，宽 10 ~ 15 mm，疏生长柔毛或无毛，边缘常粗糙。圆锥花序开展或较紧密，成熟后下垂或直立，长 20 ~ 30 cm，分枝细弱，斜向上升或水平开展，具角棱，边缘具糙刺毛，下部裸露，上部密生小枝和

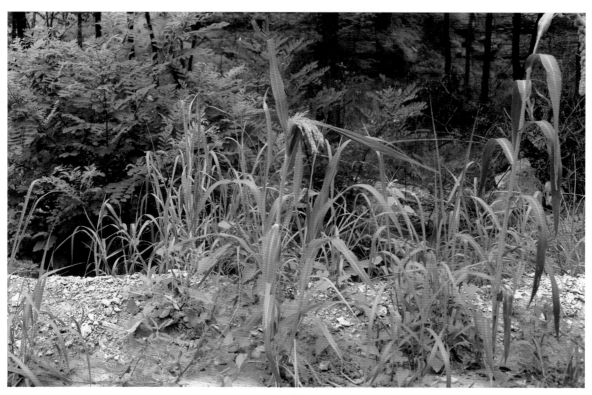

黍

小穗；小穗卵状椭圆形，长 3.5 ~ 5 mm；第 1 颖长为小穗的 1/2 ~ 2/3，具 5 ~ 7 凸起的脉；第 2 颖常具 11 脉，脉在先端汇合成喙状；第 1 外稃多具 13 脉，第 1 内稃如存在，膜质，先端常凹或不整齐状；第 2 外稃乳白色、褐色或棕黑色。颖果圆形或椭圆形，长 3 ~ 3.5 mm，颜色多样。

| **生境分布** | 中生植物。内蒙古各地均有栽培。

| **资源情况** | 无野生资源，栽培资源较丰富。药材来源于栽培。

| **采收加工** | 黍米：秋季果穗成熟时打下果实，除去外皮，晒干。
稷：秋季果穗成熟时采收，茎除去杂质，晒干，根洗净泥土，晒干。

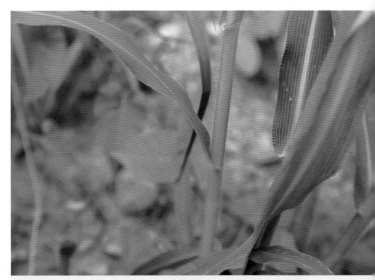

| **功能主治** | 黍米：益气补中。用于泻痢，吐逆；外用于烫伤。
稷：利水消肿，止血。用于小便不利，水肿，妊娠尿血。

| **用法用量** | 黍米：内服煎汤，30 ~ 60 g；或煮粥。外用适量，煮汁涂患处。
稷：内服煎汤，9 ~ 15 g；或烧存性，研末。

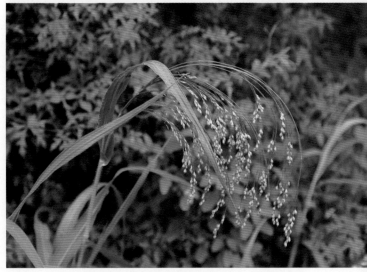

| **附　　注** | 本种适宜栽培于肥沃的土壤中，对水分要求不严，抗旱性强，病虫害少，较耐盐碱。

稗

Echinochloa crusgalli (L.) Beauv.

植物别名	水稗、野稗。
蒙 文 名	奥森 – 浩努格。
药 材 名	稗（药用部位：全草）。
形态特征	一年生草本。多秆丛生，直立或基部倾斜，有时膝曲，高 50 ~ 150 cm，直径 2 ~ 5 mm，光滑无毛。叶鞘疏松，微粗糙或平滑无毛；叶片条形或宽条形，长 20 ~ 50 cm，宽 0.5 ~ 1.5 cm，边缘粗糙。圆锥花序较疏松，常带紫色，呈不规则的塔形，长 9 ~ 20 cm，穗轴较粗壮，基部具硬刺疣毛；小穗密集排列于穗轴的一侧，单生或不规则簇生，卵形，小穗柄粗糙或具硬刺疣毛；第 1 颖基部包

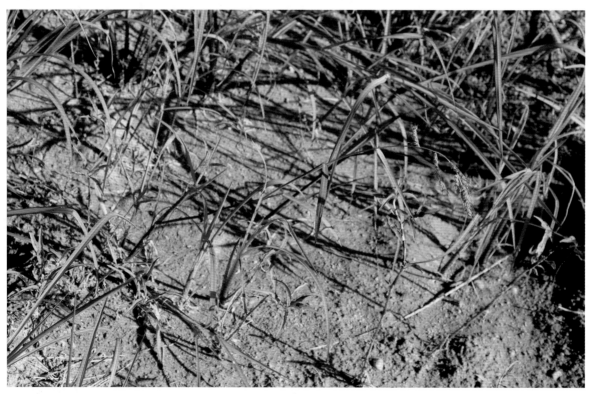

稗

卷小穗，具 5 脉，边脉仅于基部较明显，具较多的短硬毛或硬刺疣毛，第 2 颖与小穗等长，草质，先端渐尖成小尖头；第 1 外稃草质，脉上具硬刺疣毛，脉间被短硬毛，第 1 内稃与其外稃几等长，薄膜质；第 2 外稃外凸内平，革质，上部边缘常平展，内稃先端外露。谷粒椭圆形，易脱落，白色、淡黄色或棕色。花果期 6 ~ 9 月。

| **生境分布** | 生于田野、耕地旁、宅旁、路边、沟渠边水湿地和沼泽地、水稻田中。分布于内蒙古呼伦贝尔市（扎兰屯市、海拉尔区）、通辽市（开鲁县）、锡林郭勒盟（西乌珠穆沁旗、锡林浩特市、苏尼特右旗）、乌兰察布市（丰镇市、四子王旗）、呼和浩特市（土默特左旗）、包头市（固阳县）、鄂尔多斯市（杭锦旗、鄂托克前旗）、巴彦淖尔市（乌拉特后旗、杭锦后旗）、乌海市（海勃湾区、海南区）。

| **资源情况** | 野生资源较少。药材来源于野生。

| **采收加工** | 夏季采收，鲜用或晒干。

| **功能主治** | 消肿，止血。用于金疮，伤损出血不止。

| **用法用量** | 外用 6 ~ 15 g，捣敷；或研末。

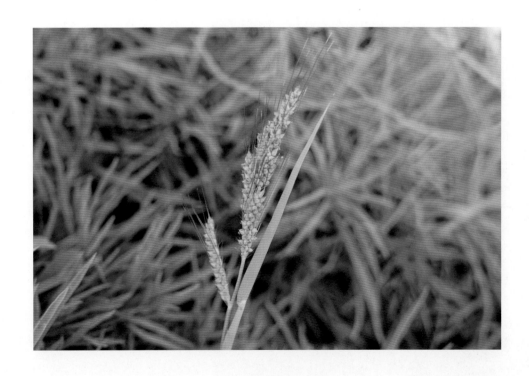

禾本科 Gramineae 稗属 Echinochloa

无芒稗

Echinochloa crusgalli (L.) Beauv. var. *mitis* (Pursh) Peterm.

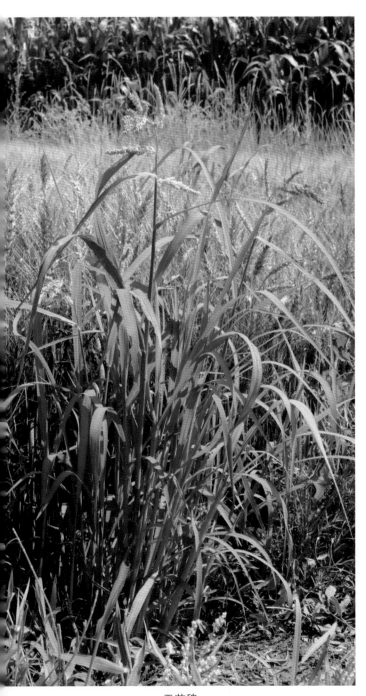

无芒稗

| 植物别名 |

落地稗。

| 蒙 文 名 |

扫日归－奥森－浩努格。

| 药 材 名 |

无芒稗（药用部位：幼苗）。

| 形态特征 |

多年生草本。秆丛生，直立或基部倾斜，高 50 ~ 150 cm，光滑无毛。叶鞘疏松，上部具狭膜质边缘；叶片边缘粗糙。圆锥花序挺直，花穗轴较粗壮，基部具硬刺疣毛，小穗卵状椭圆形，无芒或具极短的芒；第 1 颖长约为小穗的 1/3 ~ 1/2，基部包卷小穗，具 5 脉，具较多的短硬毛，第 2 颖比谷粒长，草质，具 5 脉，脉上具硬刺状疣毛，脉间被短硬毛；第 1 外稃草质，上部具 7 脉，脉上具硬刺疣毛，脉间被短硬毛，先端延伸成一粗壮的芒，第 1 内稃与其外稃几等长，薄膜质，具 2 脊；第 2 外稃外凸内平，革质，内稃先端外露。谷粒淡黄色。花果期 7 ~ 8 月。

| **生境分布** | 生于田野、耕地旁、宅旁、路边、沟渠边水湿地、沼泽地、水稻田中。内蒙古各地均有分布。 |

| **资源情况** | 野生资源丰富。药材来源于野生。 |

| **采收加工** | 夏季采收，鲜用或晒干。 |

| **功能主治** | 止血。用于创伤出血不止。 |

| **用法用量** | 外用 6 ~ 15 g，捣敷；或研末。 |

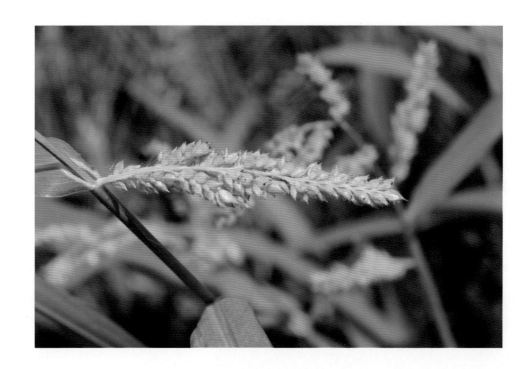

禾本科 Gramineae 稗属 Echinochloa

长芒稗
Echinochloa caudata Roshev.

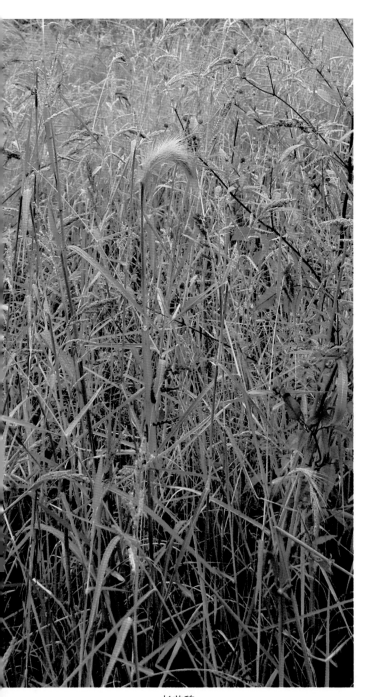

长芒稗

| 植物别名 |

长芒野稗。

| 蒙 文 名 |

扫日特－奥森－浩努格。

| 药 材 名 |

长芒稗（药用部位：全草）。

| 形态特征 |

一年生草本。秆高 1 ~ 2 m。叶鞘无毛或常有疣基毛（或毛脱落仅留疣基），或仅有粗糙毛或仅边缘有毛；叶舌缺；叶片线形，长 10 ~ 40 cm，宽 1 ~ 2 cm，两面无毛，边缘增厚而粗糙。圆锥花序稍下垂，长 10 ~ 25 cm，宽 1.5 ~ 4 cm；主轴粗糙，具棱，疏被疣基长毛；分枝密集，常再分小枝；小穗卵状椭圆形，常带紫色，长 3 ~ 4 mm，脉上具硬刺毛，有时疏生疣基毛；第 1 颖三角形，长为小穗的 1/3 ~ 2/5，先端尖，具 3 脉；第 2 颖与小穗等长，先端具长 0.1 ~ 0.2 mm 的芒，具 5 脉；第 1 外稃草质，先端具长 1.5 ~ 5 cm 的芒，具 5 脉，脉上疏生刺毛，内稃膜质，先端具细毛，边缘具细睫毛；第 2 外稃革质，光亮，边缘包同质的内

秤；鳞被 2，楔形，折叠，具 5 脉；雄蕊 3；花柱基分离。花果期 7 ~ 9 月。

| 生境分布 | 生于田边、路旁及河边湿润处。分布于内蒙古呼伦贝尔市（扎兰屯市、海拉尔区）、兴安盟（扎赉特旗、科尔沁右翼中旗）、通辽市（科尔沁左翼后旗、科尔沁左翼中旗、霍林郭勒市）、赤峰市（敖汉旗、翁牛特旗、巴林右旗、喀喇沁旗、元宝山区、红山区、松山区）、锡林郭勒盟（正蓝旗）、呼和浩特市（土默特左旗、和林格尔县）、包头市（达尔罕茂明安联合旗）、鄂尔多斯市（准格尔旗）。

| 资源情况 | 野生资源丰富。药材来源于野生。

| 采收加工 | 夏、秋季采收全草，除去杂质，洗净泥土，晒干。

| 功能主治 | 辛、甘、苦，微寒；无毒。止血，消肿。用于创伤出血不止。

| 用法用量 | 外用适量，捣敷；或研末敷。

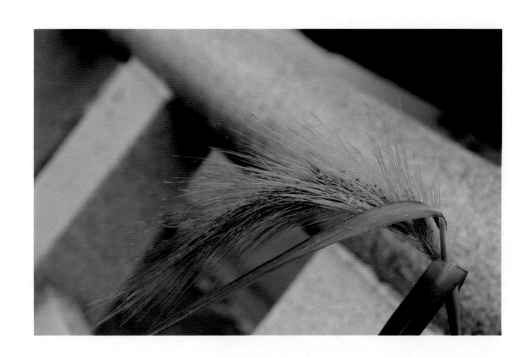

禾本科 Gramineae 野黍属 Eriochloa

野黍

Eriochloa villosa (Thunb.) Kunth

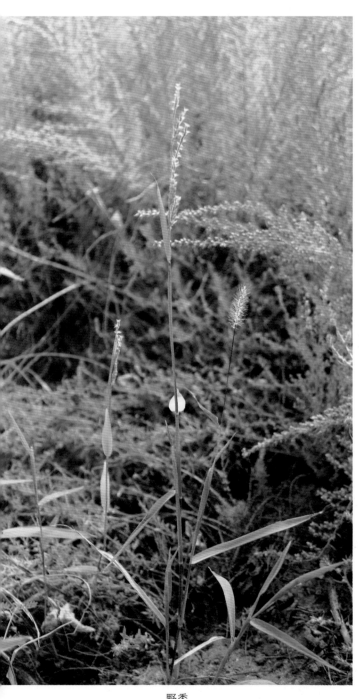

野黍

| 蒙 文 名 |

伊利叶 – 哈日。

| 药 材 名 |

野黍（药用部位：全草）。

| 形态特征 |

一年生草本。秆直立，基部分枝，稍倾斜，高 30 ~ 100 cm。叶鞘无毛或被毛或鞘缘一侧被毛，松弛包茎，节具髭毛；叶舌具长约 1 mm 的纤毛；叶片扁平，长 5 ~ 25 cm，宽 0.5 ~ 1.5 cm，表面具微毛，背面光滑，边缘粗糙。圆锥花序狭长，长 7 ~ 15 cm，由 4 ~ 8 总状花序组成；总状花序长 1.5 ~ 4 cm，密生柔毛，常排列于主轴一侧；小穗卵状椭圆形，长 4.5 ~ 5 mm；基盘长约 0.6 mm；小穗柄极短，密生长柔毛；第 1 颖微小，短于或长于基盘；第 2 颖与第 1 外稃均为膜质，与小穗等长，均被细毛，前者具 5 ~ 7 脉，后者具 5 脉；第 2 外稃革质，稍短于小穗，先端钝，具细点状皱纹；鳞被 2，折叠，长约 0.8 mm，具 7 脉；雄蕊 3；花柱分离。颖果卵圆形，长约 3 mm。花果期 7 ~ 9 月。

| 生境分布 | 生于山坡和潮湿地区。分布于内蒙古呼伦贝尔市（莫力达瓦达斡尔族自治旗、扎兰屯市、海拉尔区）、兴安盟（扎赉特旗、科尔沁右翼前旗、科尔沁右翼中旗）、通辽市（科尔沁左翼后旗、奈曼旗、开鲁县）、赤峰市（阿鲁科尔沁旗、敖汉旗、巴林右旗、喀喇沁旗、宁城县、红山区、松山区）、锡林郭勒盟（西乌珠穆沁旗）、乌兰察布市（化德县、商都县、察哈尔右翼后旗、兴和县、察哈尔右翼前旗、丰镇市）、呼和浩特市（和林格尔县）、包头市（固阳县）、巴彦淖尔市（乌拉特中旗、磴口县）。

| 资源情况 | 野生资源一般。药材来源于野生。

| 采收加工 | 夏、秋季采收，洗净，晒干。

| 功能主治 | 疏风，清热，明目。用于目赤。

| 用法用量 | 内服煎汤，30 ~ 60 g。

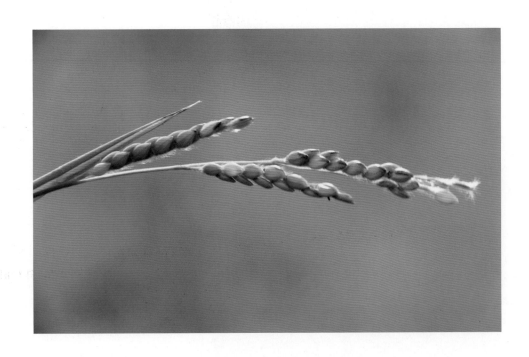

禾本科 Gramineae 白茅属 Imperata

白茅 *Imperata cylindrica* (L.) Beauv.

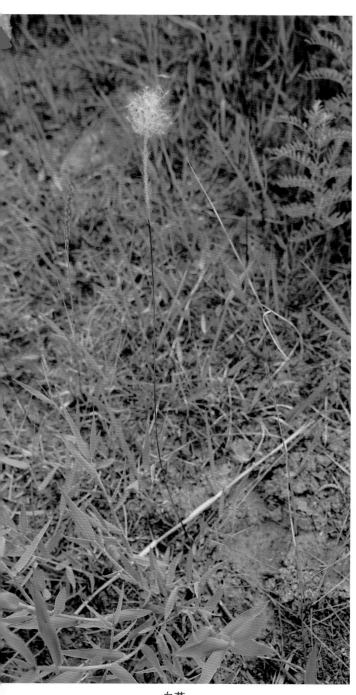

白茅

| 植物别名 |

茅根。

| 蒙 文 名 |

乌拉乐吉。

| 药 材 名 |

中药 白茅（药用部位：根茎）。
蒙药 乌拉乐吉－嘎纳（药用部位：根茎）。

| 形态特征 |

多年生草本，具粗壮的长根茎。秆直立，高
30～80 cm，具1～3节，节无毛。叶鞘聚
集于秆基，甚长于其节间，质较厚，老后破
碎成纤维状；叶舌膜质，长约2 mm，紧贴其
背部或鞘口具柔毛，分蘖叶长约20 cm，宽
约8 mm，扁平，质较薄；秆生叶长1～3 cm，
窄线形，通常内卷，先端渐尖成刺状，下
部渐窄，或具柄，质硬，被白粉，基部上
面具柔毛。圆锥花序稠密，长20 cm，宽达
3 cm，小穗长4.5～5（～6）mm，基盘具
长12～16 mm的丝状柔毛；雄蕊2，花药
长3～4 mm；花柱细长，基部多少联合，
柱头2，紫黑色，羽状，长约4 mm，自小
穗先端伸出。颖果椭圆形，长约1 mm，胚

长为颖果之半。花果期 4 ～ 6 月。

| 生境分布 |

中生植物。生于路旁、撂荒地、山坡、草甸、沙地。分布于内蒙古巴彦淖尔市（磴口县）。

| 资源情况 |

野生资源一般。药材来源于野生。

| 采收加工 |

中药 白茅：春、秋季采挖，洗净，晒干，除去须根和膜质叶鞘，捆成小把。

| 功能主治 |

中药 白茅：凉血止血，清热利尿。用于血热吐血，衄血尿血，热病烦渴，湿热黄疸，水肿尿少，热淋涩痛。

蒙药 乌拉乐吉－嘎纳：利尿，解毒，止血，生津。用于尿闭，淋病，水肿，各种出血，中毒症，体虚。

| 用法用量 |

中药 白茅：内服煎汤，9 ～ 30 g。
蒙药 乌拉乐吉－嘎纳：多入丸、散剂。

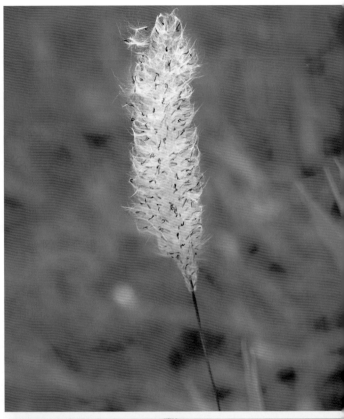

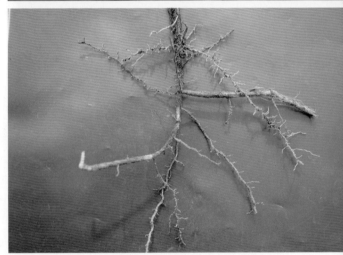

大油芒 Spodiopogon sibiricus Trin.

| **植物别名** | 山黄管、大荻。

| **蒙 文 名** | 阿古兰 – 乌拉乐吉。

| **药 材 名** | 大油芒（药用部位：全草）。

| **形态特征** | 多年生草本，具质坚硬、密被鳞状苞片的长根茎。秆直立，通常单一，高 70 ~ 150 cm，具 5 ~ 9 节。叶鞘大多长于节间，无毛或上部生柔毛，鞘口具长柔毛；叶舌干膜质，截平，长 1 ~ 2 mm；叶片线状披针形，长 15 ~ 30 cm（顶生者较短），宽 8 ~ 15 mm，先端长渐尖，基部渐狭，中脉粗壮隆起，两面贴生柔毛或基部被疣基柔毛。第 2 小花两性，外稃稍短于小穗，无毛，先端深裂达稃体长的

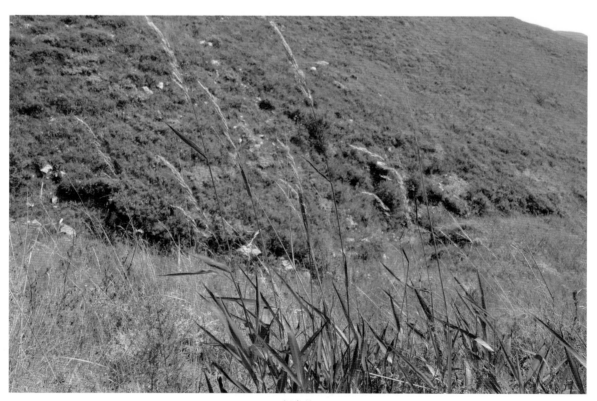

大油芒

2/3，自 2 裂片间伸出 1 芒；内稃先端尖，下部宽大，短于其外稃，无毛；雄蕊 3，花药长约 3 mm；柱头棕褐色，长 2 ~ 3 mm，帚刷状，自近小穗顶部两侧伸出。颖果长圆状披针形，棕栗色，长约 2 mm，胚长约为果体之半。花果期 7 ~ 10 月。

| **生境分布** | 中旱生植物。生于山地阳坡、砾石质草原、山地灌丛、草甸草原。分布于内蒙古乌兰察布市（卓资县）。

| **资源情况** | 野生资源较丰富。药材来源于野生。

| **采收加工** | 夏、秋季采收，除去杂质，洗净泥土，晒干。

| **功能主治** | 止血，催产。用于月经过多，难产，胸闷胀气。

| **用法用量** | 内服煎汤，15 ~ 30 g。

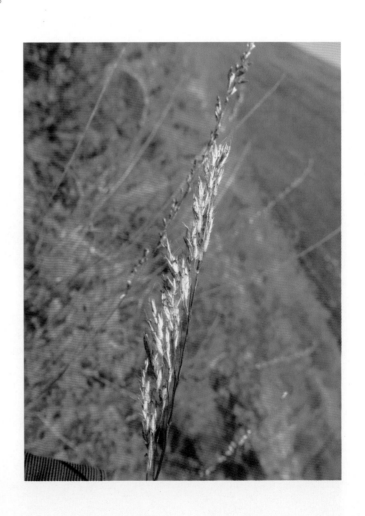

禾本科 Gramineae 荩草属 Arthraxon

荩草

Arthraxon hispidus (Thunb.) Makino

| **植物别名** | 绿竹。

| **蒙 文 名** | 希日－宝都格－额布苏。

| **药 材 名** | 荩草（药用部位：全草）。

| **形态特征** | 一年生草本。秆细弱，无毛，基部倾斜，高 30 ~ 60 cm，具多节，常分枝，基部节着地易生根。叶鞘短于节间，生短硬疣毛；叶舌膜质，边缘具纤毛；叶片卵状披针形，基部心形，抱茎。总状花序细弱，2 ~ 10 呈指状排列或簇生秆顶，总状花序轴节间无毛；无柄小穗卵状披针形，两侧压扁，灰绿色或带紫色；第 1 颖草质，边缘膜质；第 2 颖近膜质，与第 1 颖等长。颖果长圆形，与稃体等长。有柄小

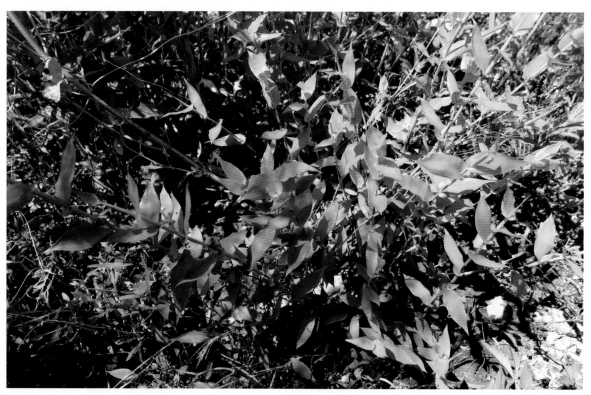

荩草

穗退化至仅剩针状刺。花果期 7 ~ 9 月。

| **生境分布** | 中生植物。生于山坡草地、水边湿地、河滩、沟谷草甸、山地灌丛、沙地、田野。分布于内蒙古呼和浩特市（清水河县）。

| **资源情况** | 野生资源一般。药材来源于野生。

| **采收加工** | 7 ~ 9 月采收，晒干。

| **功能主治** | 止咳定喘，解毒杀虫。用于久咳气喘，肝炎，咽喉炎，口腔炎，鼻炎。淋巴结炎，乳腺炎，疮疡疥癣。

| **用法用量** | 内服煎汤，10 ~ 20 g。外用适量，煎汤洗；或捣敷。

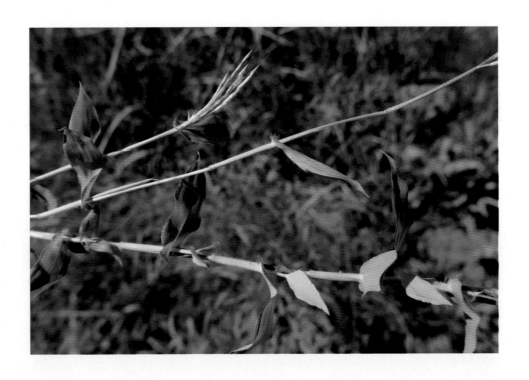

薏苡
Coix lacryma-jobi L.

| **植物别名** | 薏米、苡仁。

| **蒙 文 名** | 图布德 – 陶布其。

| **药 材 名** | 薏苡仁（药用部位：种仁）、薏苡根（药用部位：根）。

| **形态特征** | 一年生粗壮草本。须根黄白色。秆直立丛生，高 1 ~ 2 m，具 10 余
节，节多分枝。叶鞘短于其节间，无毛；叶片扁平宽大，基部圆形
或近心形，中脉粗厚，边缘粗糙，通常无毛。总状花序腋生成束，
直立或下垂。雌小穗位于花序下部，外面包骨质念珠状的总苞，总
苞卵圆形，珐琅质，坚硬，有光泽；第 1 颖卵圆形，先端渐尖成喙
状，具 10 余脉，包围着第 2 颖及第 1 外稃；第 2 外稃短于颖，具 3

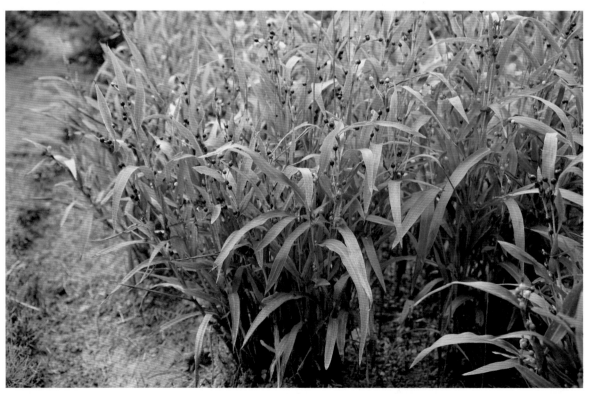

薏苡

脉；雄蕊常退化；雌蕊具细长柱头，从总苞先端伸出，着生于总状花序上部，长 1 ~ 2 cm。无柄雄小穗长 6 ~ 7 mm；第 1 颖草质，边缘内折成脊，先端钝，具多数脉，第 2 颖舟形；外稃与内稃膜质；第 1、2 小花常具 3 雄蕊，花药橘黄色，长 4 ~ 5 mm。花果期 6 ~ 9 月。

| **生境分布** | 生于屋旁湿润处、池塘、河沟、山谷、溪涧或易受涝的农田等。分布于内蒙古赤峰市、呼和浩特市、鄂尔多斯市（准格尔旗）。

| **资源情况** | 野生资源丰富。药材来源于野生。

| **采收加工** | 薏苡仁：秋季果实成熟时采割植株，晒干，打下果实，除去外壳及种皮，收集种仁。
薏苡根：秋季采挖，洗净泥土，晒干。

| **药材性状** | 薏苡仁：本品呈宽卵形或长椭圆形，长 4 ~ 8 mm，宽 3 ~ 6 mm。表面乳白色，光滑，偶有残存的黄褐色种皮。一端钝圆，另一端较宽而微凹，有 1 淡棕色点状种脐。背面圆凸，腹面有 1 条较宽而深的纵沟。质坚实，断面白色，粉性。气微，味微甜。
薏苡根：本品呈细柱形或不规则形，外表皮灰黄色或灰棕色，具纵皱纹及须根痕。切面灰黄色或淡棕色，有众多小孔排列成环或已破裂，外皮易与内部分离。质坚韧。气微，味淡。

| **功能主治** | 薏苡仁：健脾，利尿渗湿，除痹，清热排脓。用于小便不利，水肿，脚气，脾虚泄泻，风湿痹痛，筋脉挛急，肺痈，肠痈，带下。
薏苡根：清热，利湿，杀虫。用于带下，水肿，淋病，虫积腹痛。

| **用法用量** | 薏苡仁：内服煎汤，3 ~ 10 g；或入散剂。
薏苡根：内服煎汤，10 ~ 30 g；或入丸、散剂；或浸酒；或煮粥、作羹。

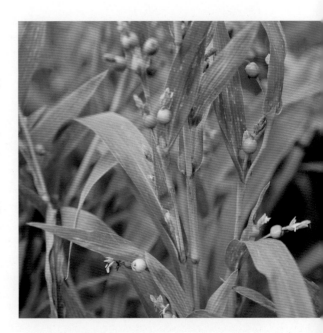

止血马唐 *Digitaria ischaemum* (Schreb.) Schreb.

| **植物别名** | 叉子草、鸡爪子草、熟地草。

| **蒙 文 名** | 哈日－西巴棍－塔布格。

| **药 材 名** | 止血马唐（药用部位：全草）。

| **形态特征** | 一年生草本。秆直立或基部倾斜，高 15 ～ 40 cm，下部常有毛。叶鞘具脊，无毛或疏生柔毛；叶舌长约 0.6 mm；叶片扁平，线状披针形，长 5 ～ 12 cm，宽 0.4 ～ 0.8 cm，先端渐尖，基部近圆形，多少生长柔毛。总状花序长 2 ～ 9 cm，具白色中肋，两侧翼缘粗糙；小穗长 2 ～ 2.2 mm，宽约 1 mm，2 ～ 3 着生于各节；第 1 颖不存在；第 2 颖具 3 ～ 5 脉，与小穗等长或稍短于小穗；第 1 外稃具 5 ～ 7 脉，

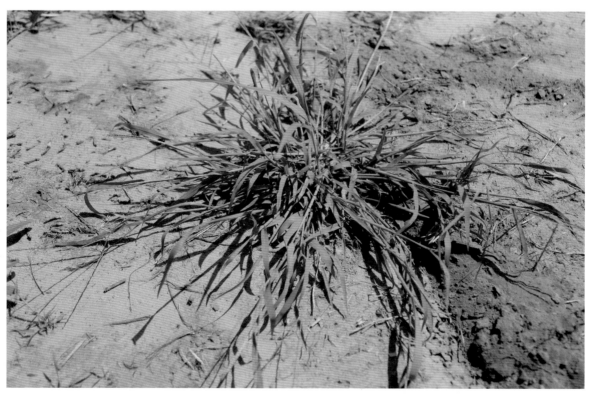

止血马唐

与小穗等长，脉间及边缘具细柱状棒毛与柔毛；第 2 外稃成熟后紫褐色，长约 2 mm，有光泽。花果期 6～9 月。

| **生境分布** | 生于田野、河边湿润处。分布于内蒙古呼伦贝尔市（鄂伦春自治旗、牙克石市、额尔古纳市、新巴尔虎左旗）、兴安盟（扎赉特旗、科尔沁右翼前旗、科尔沁右翼中旗）、通辽市（科尔沁左翼后旗、科尔沁左翼中旗、奈曼旗、扎鲁特旗）、赤峰市（阿鲁科尔沁旗、翁牛特旗、敖汉旗、巴林左旗、巴林右旗、红山区、松山区、喀喇沁旗、宁城县、克什克腾旗）、锡林郭勒盟（西乌珠穆沁旗、锡林浩特市、苏尼特左旗）、乌兰察布市（化德县、兴和县）、呼和浩特市（清水河县、赛罕区）、包头市（东河区、固阳县、达尔罕茂明安联合旗）、鄂尔多斯市（准格尔旗、达拉特旗、杭锦旗、鄂托克旗、鄂托克前旗）、巴彦淖尔市（杭锦后旗、磴口县）。 |

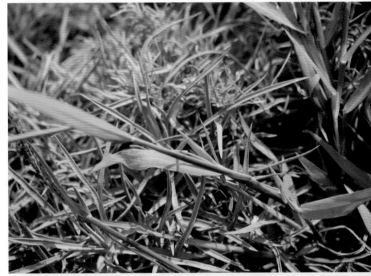

| **资源情况** | 野生资源较少。药材来源于野生。 |

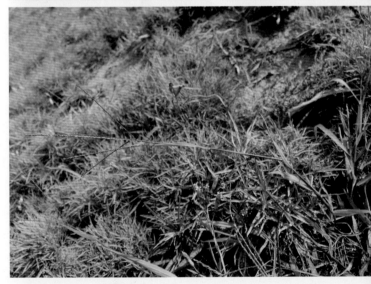

| **采收加工** | 夏、秋季采收，洗净，晒干。 |

| **功能主治** | 涩，寒。归肝经。凉血止血。用于血热妄行的出血证，如鼻衄、咯血、呕血、便血、尿血、痔血、崩漏等。 |

| **用法用量** | 内服煎汤，3～9 g。外用适量，捣敷。 |

禾本科 Gramineae 马唐属 Digitaria

马唐 *Digitaria sanguinalis* (L.) Scop.

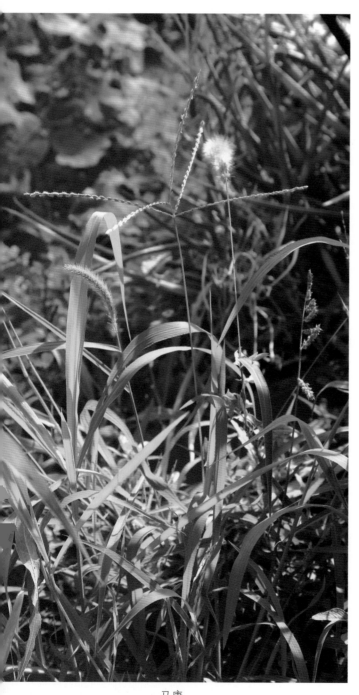

马唐

植物别名

莸草、羊粟、马饭。

蒙文名

西巴棍－塔布格。

药材名

马唐（药用部位：全草）。

形态特征

一年生草本。秆直立或下部倾斜，膝曲上升，高 10 ~ 80 cm，无毛或节生柔毛。叶片线状披针形，基部圆形，具柔毛或无毛。总状花序 4 ~ 12 呈指状着生于主轴上；穗轴两侧具宽翼，边缘粗糙；小穗椭圆状披针形；第 1 颖小，短三角形，无脉；第 2 颖具 3 脉，披针形，脉间及边缘大多具柔毛；第 1 外稃与小穗等长，具 7 脉，中脉平滑，无毛，边脉上具小刺状粗糙，脉间及边缘生柔毛；第 2 外稃近革质，灰绿色，先端渐尖，与第 1 外稃等长。花果期 6 ~ 9 月。

生境分布

生于路旁、田野。分布于内蒙古通辽市（开鲁县）、包头市（固阳县）、鄂尔多斯市（准格尔旗、杭锦旗）。

| **资源情况** | 野生资源较少。药材来源于野生。

| **采收加工** | 夏季采收，除去杂质，洗净泥土，晒干。

| **功能主治** | 调中，明目，润肺，利水，除痹。用于烦渴多饮，目赤肿痛，肺燥咳嗽，小便不利，虚肿，脚气湿痹。

| **用法用量** | 内服煎汤，9 ~ 15 g。

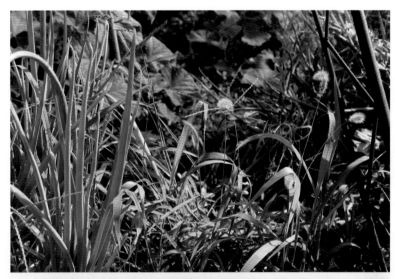

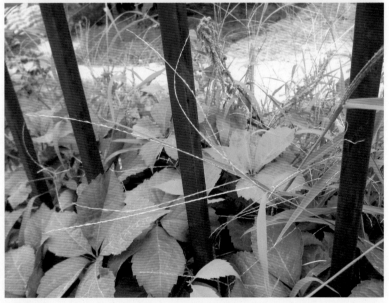

禾本科 Gramineae 狗尾草属 Setaria

狗尾草 *Setaria viridis* (L.) Beauv.

| **植物别名** | 毛莠莠、谷莠子、大尾草。

| **蒙 文 名** | 乌日音－苏乐。

| **药 材 名** | **中药** 狗尾草（药用部位：全草或种子。别名：毛莠莠）。
            蒙药 乌仁素勒（药用部位：全草或种子）。

| **形态特征** | 一年生草本。秆直立或基部膝曲，高 10 ～ 100 cm，基部直径达
            3 ～ 7 mm。叶鞘松弛，无毛或疏具柔毛或疣毛，边缘具较长的密绵
            毛状纤毛；叶片扁平，长三角状狭披针形或线状披针形，先端长渐
            尖或渐尖，基部钝圆形。圆锥花序紧密成圆柱状或基部稍疏离，直
            立或稍弯垂，主轴被较长柔毛，绿色或褐黄色至紫红色或紫色；小

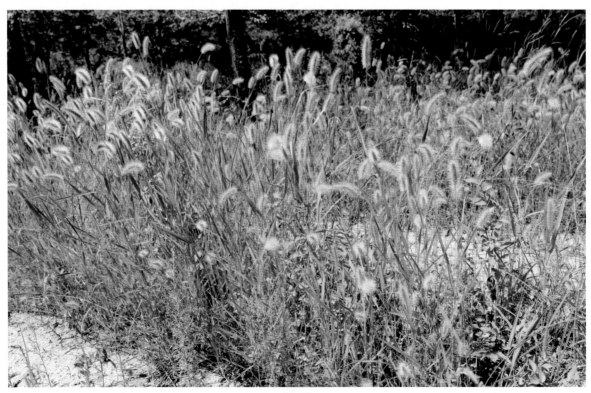

狗尾草

穗 2 ~ 5 簇生于主轴上或更多的小穗着生于短小枝上，椭圆形，先端钝，铅绿色；第 1 颖卵形、宽卵形，长约为小穗的 1/3，先端钝或稍尖，具 3 脉；第 2 颖与小穗几等长，椭圆形，具 5 ~ 7 脉；第 1 外稃具 5 ~ 7 脉，先端钝，其内稃短小狭窄；第 2 外稃椭圆形，先端钝，具细点状皱纹，边缘内卷；鳞被楔形，先端微凹；花柱基分离。颖果灰白色。花果期 5 ~ 9 月。

| **生境分布** | 生于海拔 4 000 m 以下的荒野、道旁。分布于内蒙古呼伦贝尔市（扎兰屯市）、兴安盟（科尔沁右翼中旗）、通辽市（科尔沁左翼中旗、库伦旗、奈曼旗、开鲁县）、锡林郭勒盟（锡林浩特市、阿巴嘎旗、苏尼特右旗、二连浩特市）、乌兰察布市（商都县、察哈尔右翼后旗、兴和县、丰镇市、卓资县、凉城县、四子王旗）、呼和浩特市（和林格尔县、武川县、清水河县、托克托县、玉泉区、赛罕区）、包头市（昆都仑区、九原区、石拐区、白云鄂博矿区）、鄂尔多斯市（达拉特旗、东胜区、康巴什区、杭锦旗、乌审旗、鄂托克旗、鄂托克前旗）、巴彦淖尔市（临河区、杭锦后旗、乌拉特中旗、乌拉特后旗、磴口县）、阿拉善盟（阿拉善左旗）。

| **资源情况** | 野生资源丰富。药材来源于野生。

| **采收加工** | **中药** 狗尾草：夏季采收全草，晒干或鲜用；秋季采收种子，晒干。

| **功能主治** | **中药** 狗尾草：甘、淡，凉、平。归心、肝经。清热明目，利尿，消肿排脓。用于目翳，沙眼，目赤肿痛，黄疸性肝炎，小便不利，淋巴结结核，骨结核等。
蒙药 乌仁素勒：止泻涩肠。用于绞肠痧，痢疾，腹泻，肠刺痛等。

| **用法用量** | **中药** 狗尾草：全草，内服煎汤，6 ~ 12 g，鲜品 30 ~ 60 g。外用适量，煎汤洗；或捣敷。种子，内服煎汤，9 ~ 15 g；或研末。外用适量，炒焦，研末，调敷患处。
蒙药 乌仁素勒：多入丸、散剂。

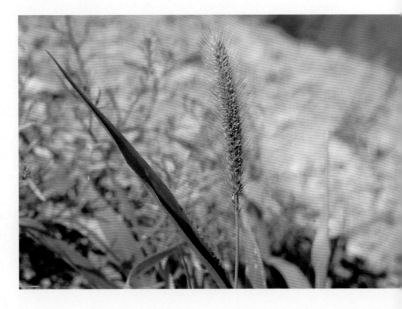

禾本科 Gramineae 狗尾草属 Setaria

厚穗狗尾草 Setaria viridis (L.) Beauv. subsp. *pachystachys* (Franch. et Sav.) Masam. et Yanag

| 蒙 文 名 | 萨呼鲁格－西日－达日。

| 药 材 名 | **中药** 厚穗狗尾草（药用部位：全草）。
　　　　　　蒙药 萨呼鲁格－西日－达日（药用部位：果实）。

| 形态特征 | 一年生草本。秆匍匐状丛生，矮小细弱，基部多数膝曲斜向上升或直立，高5～25 cm。叶鞘松，基部叶鞘被较密的疣毛，边缘具长纤毛；叶舌为1圈纤毛；叶片线形、钻形或狭披针形，长1.5～5 cm，宽2～4 mm，无毛。粗糙。圆锥花序卵形或椭圆形，长1～3 cm，宽1.5 mm（包括刚毛）；小穗长2～2.5 mm，刚毛长6～8 mm，绿色、黄色、紫色；第1颖卵形、宽卵形，具3脉；第2颖与小穗近等长，椭圆形，具5～7脉；第1外稃与小穗等长，具5～7脉；第2外稃椭圆形，

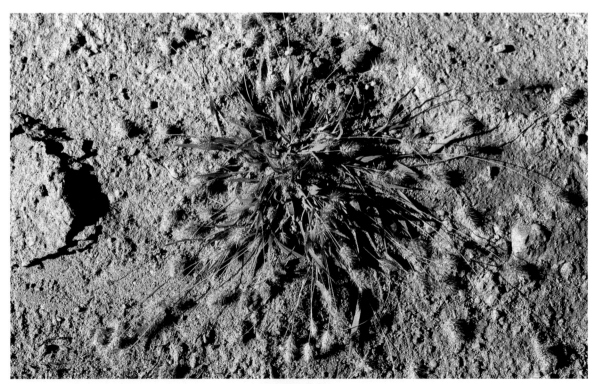

厚穗狗尾草

先端钝，具细点状纹，边缘内卷，狭窄。颖果灰白色。花果期 7～9 月。

| **生境分布** | 中生杂草。生于荒漠带和荒漠草原带的路边、田野。分布于内蒙古呼和浩特市（新城区）、包头市（固阳县、九原区、石拐区、土默特右旗）、阿拉善盟（阿拉善左旗）。

| **资源情况** | 野生资源较少。药材来源于野生。

| **采收加工** | **中药** 厚穗狗尾草：夏、秋季采收，除去杂质，洗净泥土，晒干。
蒙药 萨呼鲁格 – 西日 – 达日：秋季采收，除去杂质，晒干。

| **功能主治** | **中药** 厚穗狗尾草：祛风明目，清热除湿，利尿，消肿排脓。用于风热感冒，目赤肿痛，目翳，沙眼，黄疸性肝炎，小便不利，痈肿，疮癣，瘰疬。
蒙药 萨呼鲁格 – 西日 – 达日：止泻。用于久泄腹痛，嗳气。

| **用法用量** | **中药** 厚穗狗尾草：内服煎汤，15～30 g。外用适量，煎汤洗。
蒙药 萨呼鲁格 – 西日 – 达日：多入丸、散剂。

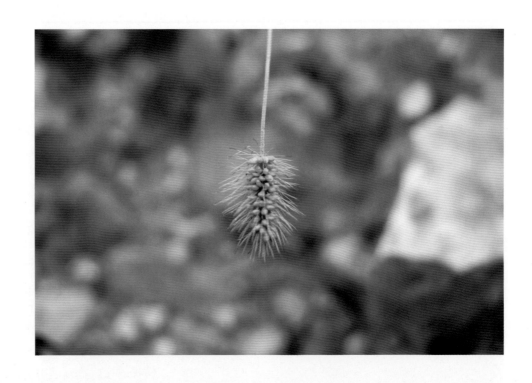

禾本科 Gramineae 狗尾草属 Setaria

巨大狗尾草 Setaria viridis (L.) Beauv. subsp. pycnocoma (Steud.) Tzvel.

| 蒙 文 名 | 套木－希日－达日啊。

| 药 材 名 | 巨大狗尾草（药用部位：全草。别名：毛莠莠）。

| 形态特征 | 一年生草本，粗壮高大，高 60 ～ 90 cm，基部数节具不定根，基部
茎约 7 mm。叶鞘较松，上部不太包秆，无毛，边缘具密生细长纤毛；
叶舌为 1 圈密长纤毛；叶片线形，两面无毛。圆锥花序浅紫色、浅
褐色、绿色，花序大，小穗密集，花序基部簇生小穗的小枝延伸而
稍疏离。花果期 6 ～ 9 月。

| 生境分布 | 生于山坡、路边。分布于内蒙古赤峰市（阿鲁科尔沁旗、松山区）、
乌兰察布市（察哈尔右翼前旗、凉城县）、呼和浩特市（和林格尔县、

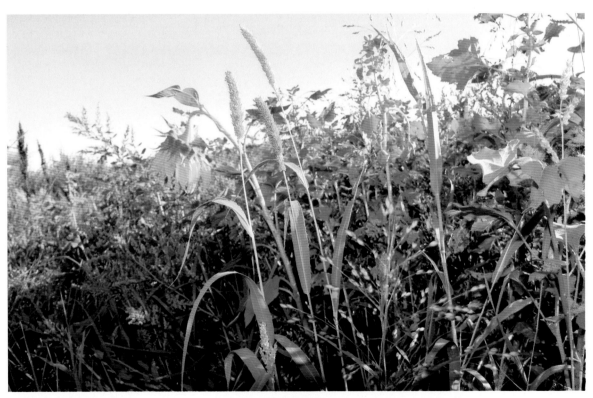

巨大狗尾草

清水河县）、包头市（固阳县）、鄂尔多斯市（杭锦旗）、巴彦淖尔市（杭锦
后旗、乌拉特后旗）。

| **资源情况** | 野生资源丰富。药材来源于野生。

| **采收加工** | 夏、秋季采收，除去杂质，洗净泥土，晒干。

| **功能主治** | 淡，凉。清热解毒，利湿消积，活血止痛。用于风寒感冒，小便不利。

| **用法用量** | 内服煎汤，15 ~ 30 g。外用适量，煎汤洗。

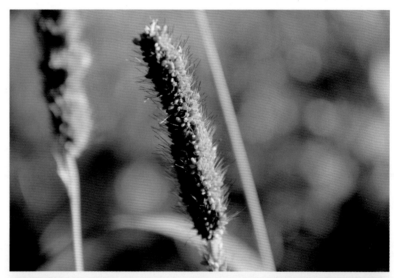

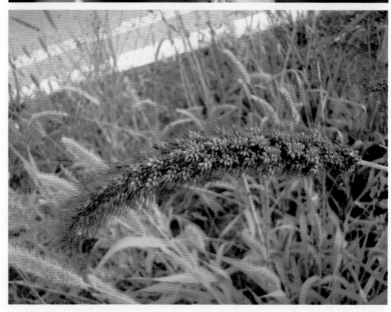

禾本科 Gramineae 狗尾草属 Setaria

断穗狗尾草 *Setaria arenaria* Kitag.

| 蒙 文 名 | 敖胡日 – 希日 – 达日啊。

| 药 材 名 | **中药** 狗尾草（药用部位：全草或种子。别名：毛莠莠）。
蒙药 乌仁素勒（药用部位：全草或种子）。

| 形态特征 | 一年生草本。秆细，微膝曲斜向上升，光滑无毛。叶鞘松弛，基部叶鞘具较细疣毛，枯萎后呈橘黄色，薄纸质；前出叶边缘膜质，脊上具细纤毛；叶舌短；叶片薄，狭长披针形，长 5 ~ 15 cm，宽 0.2 ~ 0.7 cm，先端长渐尖，基部宽圆形，主脉粗成脊状，两面无毛，稍粗糙。圆锥花序紧缩成圆柱形，主轴密具长柔毛，罕或无毛，下部分枝常稍疏离，小穗狭椭圆形；第 1 颖卵形，薄纸质，长为小穗的 1/2 或更短，先端渐尖，具 3 脉；第 2 颖与小穗等长或比小穗稍短，

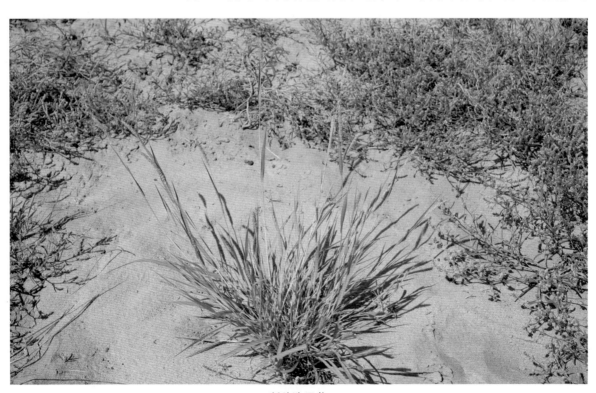

断穗狗尾草

具 5 脉；第 1 外稃与小穗等长，具 5 脉，其内稃膜质，狭披针形；第 2 外稃灰绿色或浅黄色，具极细的横皱纹，先端稍尖；鳞被 2，楔形，先端微凹；花柱基分离。颖果狭椭圆形。花果期 7 ~ 9 月。

| **生境分布** | 生于沙地、沙丘、阳坡或下湿滩地。分布于内蒙古呼伦贝尔市（根河市、扎兰屯市、额尔古纳市、海拉尔区、新巴尔虎左旗）、兴安盟（科尔沁右翼前旗）、通辽市（科尔沁左翼后旗）、赤峰市（翁牛特旗、巴林右旗、克什克腾旗）、锡林郭勒盟（东乌珠穆沁旗、西乌珠穆沁旗、锡林浩特市）、鄂尔多斯市（准格尔旗、杭锦旗、乌审旗、鄂托克旗）、巴彦淖尔市（乌拉特中旗、乌拉特后旗）。

| **资源情况** | 野生资源较丰富。药材来源于野生。

| **采收加工** | **中药** 狗尾草：夏季采收全草，晒干或鲜用；秋季采收种子，晒干。

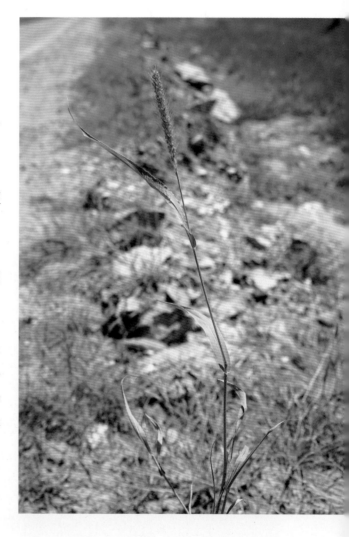

| **功能主治** | **中药** 狗尾草：甘、淡，凉、平。归心、肝经。清热明目，利尿，消肿排脓。用于目翳，沙眼，目赤肿痛，黄疸性肝炎，小便不利，淋巴结结核，骨结核等。
蒙药 乌仁素勒：止泻涩肠。用于肠痧，痢疾，腹泻，肠刺痛等。

| **用法用量** | **中药** 狗尾草：全草，内服煎汤，6 ~ 12 g，鲜品 30 ~ 60 g。外用适量，煎汤洗；或捣敷。种子，内服煎汤，9 ~ 15 g；或研末。外用适量，炒焦，研末，调敷患处。
蒙药 乌仁素勒：多入丸、散剂。

禾本科 Gramineae 狗尾草属 Setaria

粟

Setaria italica (L.) Beauv. var. *germanica* (Mill.) Schred.

| **植物别名** | 谷子、小米。

| **蒙 文 名** | 那日木。

| **药 材 名** | 粟（药用部位：颖果或发芽的颖果。别名：小米）。

| **形态特征** | 一年生栽培草本。秆直立粗壮，高可达 1 m，基部节处生有支柱根，花序下方粗糙。叶鞘无毛；叶舌短，具纤毛；叶片条状披针形，长 10 ～ 35 cm，宽约 1.5 cm，先端渐尖细，基部钝圆，上面粗糙，下面较光滑。圆锥花序穗状下垂，其簇丛明显，常延伸成裂片状或紧密成圆柱状，长 20 ～ 40 cm，宽 1 ～ 4 cm，主轴密生柔毛，刚毛长为小穗的 2 ～ 3 倍；小穗长 2 ～ 3 mm，椭圆形；第 1 颖长为小穗的

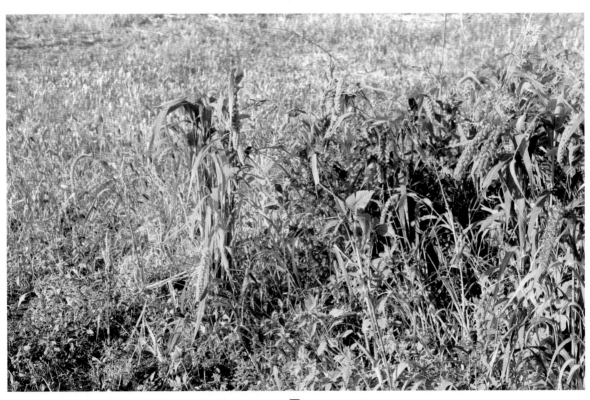

1/3 ~ 1/2，具 3 脉，第 2 颖长仅为小穗的 1/5 ~ 1/4；第 1 外稃与小穗等长，其内稃短小；第 2 外稃与第 1 外稃等长，卵形，黄色、红色或紫黑色，具细点状皱纹，成熟时圆球形，自颖片与第 1 外稃上脱落。花果期 7 ~ 9 月。

| 生境分布 | 生于海拔 1 000 m 以上的地区。分布于内蒙古锡林郭勒盟（西乌珠穆沁旗、二连浩特市）、乌兰察布市（察哈尔右翼前旗）、呼和浩特市（新城区）、包头市（固阳县）、鄂尔多斯市（准格尔旗）、巴彦淖尔市（乌拉特中旗）。

| 资源情况 | 野生资源较少。药材来源于栽培。

| 采收加工 | 秋季采收，晾干。

| 功能主治 | 甘、淡，热。归脾、胃经。颖果，和中，益胃，除热，解毒。用于脾胃虚热，反胃，呕吐，消渴，泄泻等。发芽的颖果，消食，开胃。用于食积不消，脘腹胀满，不思饮食，妊娠呕吐等。

| 用法用量 | 内服煎汤，6 ~ 15 g。

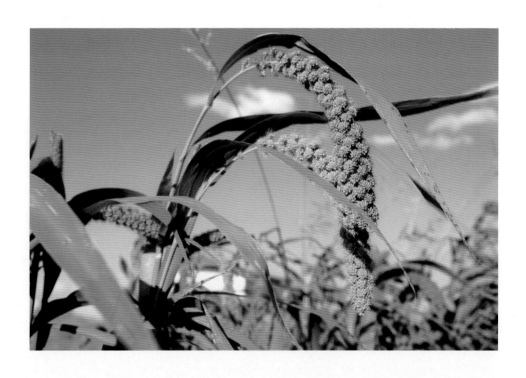

禾本科 Gramineae 狗尾草属 Setaria

金色狗尾草 *Setaria glauca* (L.) Beauv.

| **植物别名** | 金狗尾、狗尾草、狗尾巴。

| **蒙 文 名** | 希日－达日啊。

| **药 材 名** | **中药** 金色狗尾草（药用部位：全草或种子。别名：毛莠莠）。
蒙药 乌仁素勒（药用部位：全草或种子）。

| **形态特征** | 一年生草本。秆直立或基部稍膝曲，高 20 ~ 80 cm，光滑无毛或仅在花序基部粗糙。叶鞘下部扁压，具脊；叶舌退化为一圈长约 1 mm 的纤毛；叶片条状披针形或狭披针形，长 5 ~ 15 cm，宽 0.4 ~ 0.7 cm，上面粗糙或在基部有长柔毛，下面光滑无毛。圆锥花序密集成圆柱状，长 2 ~ 6 cm，宽约 1 cm（包括刚毛），直立，主轴具

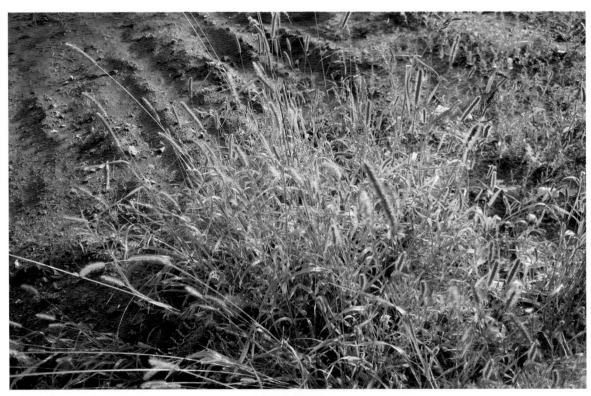

金色狗尾草

短柔毛，刚毛金黄色，粗糙，长 6 ～ 8 mm，5 ～ 20 为一丛；小穗长 3 mm，椭圆形，先端尖，通常在一簇中仅有 1 枚发育；第 1 颖广卵形，先端尖，具 3 脉；第 1 外稃与小穗等长，具 5 脉，内稃膜质，短于小穗或与小穗几等长，且与小穗几等宽；第 2 外稃骨质。谷粒先端尖，成熟时具有明显的横皱纹，背部极隆起。花果期 7 ～ 9 月。

| **生境分布** | 生于田野、路边、荒地、山坡等。分布于内蒙古呼伦贝尔市（鄂伦春自治旗、莫力达瓦达斡尔族自治旗、扎兰屯市、扎赉诺尔区、海拉尔区）、通辽市（科尔沁左翼中旗、霍林郭勒市）、赤峰市（元宝山区、松山区、红山区）、锡林郭勒盟（西乌珠穆沁旗、锡林浩特市、苏尼特左旗、二连浩特市）、乌兰察布市（化德县、商都县、察哈尔右翼前旗、丰镇市）、呼和浩特市（和林格尔县）、包头市（青山区、土默特右旗、固阳县）、鄂尔多斯市（准格尔旗、达拉特旗、杭锦旗、鄂托克前旗）、巴彦淖尔市（临河区、杭锦后旗、磴口县）。

| **资源情况** | 野生资源丰富。药材来源于野生。

| **采收加工** | **中药** 金色狗尾草：夏季采收全草，晒干或鲜用；秋季采收种子，晒干。

| **功能主治** | **中药** 金色狗尾草：甘、淡，凉、平。归心、肝经。清热明目，利尿，消肿排脓。用于目翳，沙眼，目赤肿痛，黄疸性肝炎，小便不利，淋巴结结核，骨结核等。
蒙药 乌仁素勒：止泻涩肠。用于肠痧，痢疾，腹泻，肠刺痛等。

| **用法用量** | **中药** 金色狗尾草：全草，内服煎汤，6 ～ 12 g，鲜品 30 ～ 60 g。外用适量，煎汤洗；或捣敷。种子，内服煎汤，9 ～ 15 g；或研末。外用适量，炒焦，研末，调敷患处。
蒙药 乌仁素勒：多入丸、散剂。

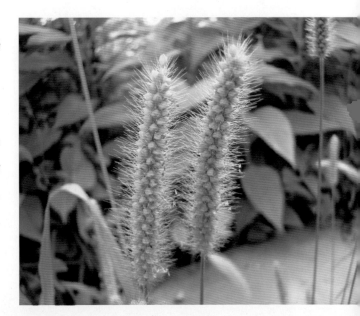

禾本科 Gramineae 狗尾草属 Setaria

短毛狗尾草 *Setaria viridis* (L.) Beauv. var. *breviseta* (Doell) Hitchc.

| 蒙 文 名 | 宝高尼－希日－达日啊。 |

| 药 材 名 | 短毛狗尾草（药用部位：全草。别名：毛莠莠）。 |

| 形态特征 | 一年生草本，低矮，高 4.5 ～ 9（～ 13）cm。花序多生于植株基部的叶鞘内，作丛生状；刚毛明显稀少且短，长不及小穗或与小穗等长。花果期 7 ～ 9 月。 |

| 生境分布 | 生于海拔 1 400 m 的平原上。分布于内蒙古阿拉善盟（阿拉善左旗）。 |

| 资源情况 | 野生资源较少。药材来源于野生。 |

| 采收加工 | 夏季采收，除去杂质，洗净泥土，晒干。 |

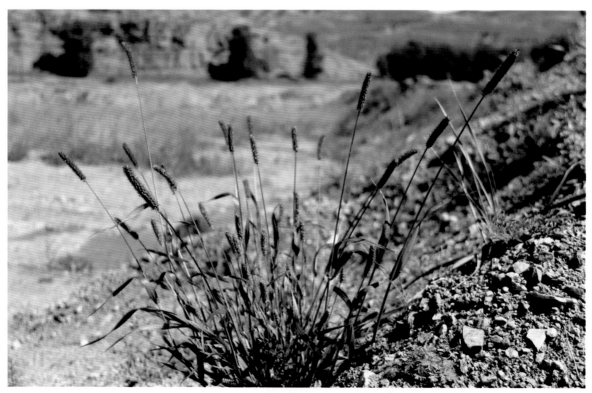

短毛狗尾草

| 药材性状 | 本品秆直立或基部膝曲，通常较细弱。叶鞘较松弛，无毛或具柔毛；叶片扁平，先端渐尖，基部略呈圆形或渐窄，通常无毛。

| 功能主治 | 淡，平；无毒。清热除湿，利尿，消肿排脓。用于风热感冒，目赤肿痛。

| 用法用量 | 内服煎汤，9 ~ 15 g。

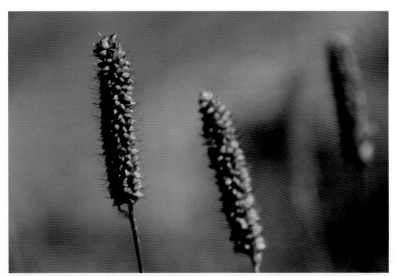

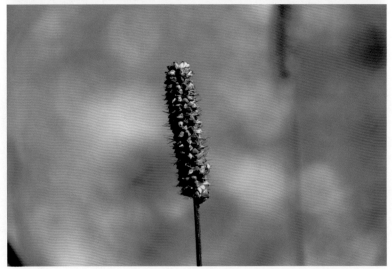

禾本科 Gramineae 狗尾草属 Setaria

紫穗狗尾草 Setaria viridis (L.) Beauv. var. purpurascens Maxim.

| **植物别名** | 紫狗尾草。

| **蒙 文 名** | 宝日－希日－达日啊。

| **药 材 名** | 紫穗狗尾草（药用部位：全草。别名：毛莠莠）。

| **形态特征** | 一年生草本。根为须状，高大植株具支持根。秆直立或基部膝曲，高 10 ~ 100 cm。叶鞘松弛，边缘具较长的密绵毛状纤毛；叶舌极短；叶片扁平，通常无毛或疏被疣毛，边缘粗糙。圆锥花序紧密成圆柱状，主轴被较长柔毛；小穗 2 ~ 5 簇生于主轴上或更多的小穗着生于短小枝上；第 1 颖卵形、宽卵形，具 3 脉；第 2 颖与小穗几等长，椭圆形，具 5 ~ 7 脉；第 1 外稃与小穗等长，具 5 ~ 7 脉；

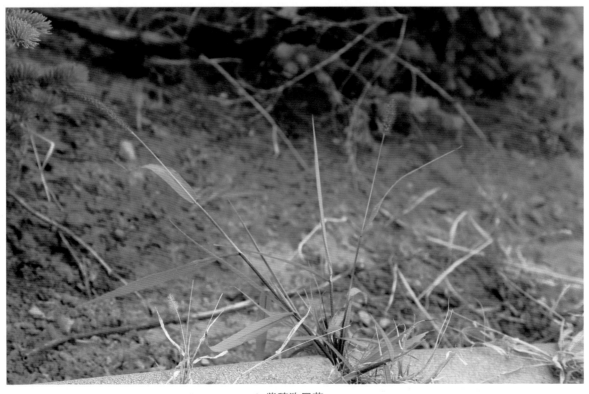

紫穗狗尾草

第 2 外稃椭圆形，先端钝，具细点状皱纹，边缘内卷，狭窄。颖果灰白色。花果期 7 ~ 9 月。

| **生境分布** | 生于沙丘、田野、河边、水边等。内蒙古各地均有分布。

| **资源情况** | 野生资源丰富。药材来源于野生。

| **采收加工** | 夏、秋季采收，除去杂质，洗净泥土，晒干。

| **功能主治** | 淡，凉。清热解毒，利湿消积，活血止痛。用于风寒感冒，跌打损伤。

| **用法用量** | 内服煎汤，15 ~ 30 g。外用适量，煎汤洗。

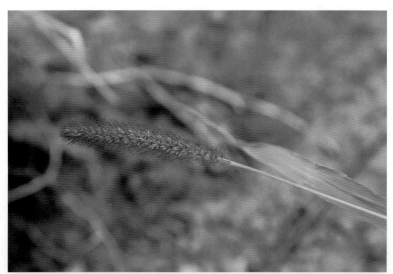

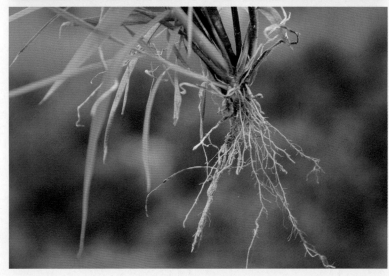

白草
Pennisetum centrasiaticum Tzvel.

| **植物别名** | 倒生草、白花草。

| **蒙 文 名** | 昭巴拉格。

| **药 材 名** | **中药** 白草（药用部位：根茎。别名：倒生草、五龙）。
蒙药 五龙（药用部位：根茎）。

| **形态特征** | 多年生草本。秆直立，单生或丛生，高 20 ~ 90 cm。叶鞘疏松包茎，近无毛，基部者密集近跨生，上部短于节间；叶舌短，具长 1 ~ 2 mm 的纤毛；叶片狭线形，长 10 ~ 25 cm，宽 0.5 ~ 0.8 cm，两面无毛。圆锥花序紧密，直立或稍弯曲；主轴具棱角，无毛或罕疏生短毛；刚毛柔软，灰绿色或紫色；小穗通常单生，卵状披针形；第 1 颖微小，

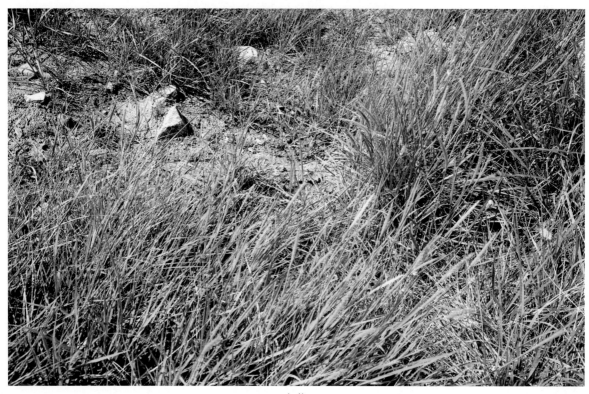

白草

先端钝圆、锐尖或齿裂，脉不明显；第 2 颖长为小穗的 1/3 ～ 3/4，先端芒尖，具 1 ～ 3 脉；第 1 小花雄性，罕中性，第 1 外稃与小穗等长，厚膜质，先端芒尖，具 3 ～ 5 脉，第 1 内稃透明，膜质或退化；第 2 小花两性，第 2 外稃具 5 脉，先端芒尖，与其内稃同为纸质；鳞被 2，楔形，先端微凹；雄蕊 3，花药先端无毫毛。颖果长圆形。花果期 7 ～ 9 月。

| **生境分布** | 生于海拔 800 ～ 4 600 m 的山坡或路旁较干燥处。分布于内蒙古呼伦贝尔市（陈巴尔虎旗、海拉尔区）、兴安盟（科尔沁右翼前旗、科尔沁右翼中旗）、通辽市（科尔沁左翼后旗、科尔沁区、开鲁县）、赤峰市（翁牛特旗、巴林右旗、宁城县、克什克腾旗）、锡林郭勒盟（锡林浩特市、苏尼特左旗、正蓝旗、二连浩特市）、乌兰察布市（化德县、商都县、兴和县、察哈尔右翼前旗、集宁区）、呼和浩特市（和林格尔县）、包头市（青山区、达尔罕茂明安联合旗、固阳县）、鄂尔多斯市（准格尔旗、达拉特旗、杭锦旗、康巴什区、乌审旗、鄂托克旗、鄂托克前旗）、巴彦淖尔市（乌拉特中旗、乌拉特后旗）。

| **资源情况** | 野生资源较丰富。药材来源于野生。

| **采收加工** | 中药 白草：秋季采挖，洗净，以纸遮蔽，晒干。

| **功能主治** | 中药 白草：甘，寒。清热凉血，利尿。用于急性肾小球肾炎，尿血，鼻衄，肺热咳嗽，胃热烦渴等。
蒙药 五龙：利尿，止血，杀虫，敛疮，解毒。用于尿闭，毒热，吐血，衄血，尿血，创伤出血，口舌生疮等。

| **用法用量** | 中药 白草：内服煎汤，15 ～ 24 g。
蒙药 五龙：多入丸、散剂。

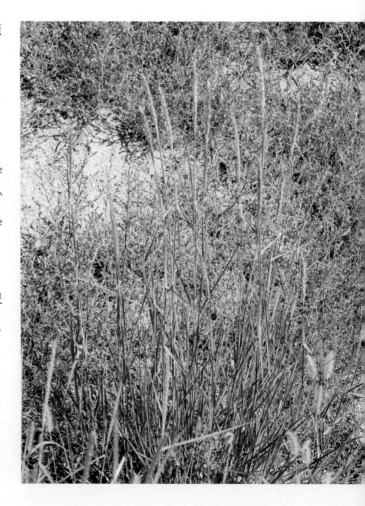

禾本科 Gramineae 荻属 Triarrhena

荻
Triarrhena sacchariflora (Maxim.) Nakai

| 植物别名 | 荻草、荻子、霸土剑。

| 蒙文名 | 乌叶图 – 查干。

| 药材名 | 荻（药用部位：根茎）。

| 形态特征 | 多年生草本。秆直立，高 1 ~ 1.5 m，直径约 5 mm，具 10 余节，节生柔毛。叶鞘无毛；叶舌短，具纤毛；叶片扁平，宽线形，长 20 ~ 50 cm，宽 0.5 ~ 1.8 cm，上面基部密生柔毛，边缘锯齿状粗糙。圆锥花序疏展成伞房状；主轴无毛，腋间生柔毛，直立而后开展；总状花序轴节间长 4 ~ 8 mm，或具短柔毛；小穗柄基部腋间常生柔毛，小穗线状披针形，成熟后带褐色；第 1 颖两脊间具 1 脉或无脉，

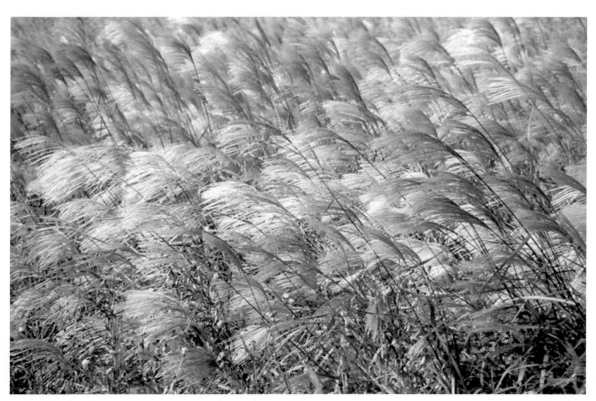

荻

先端膜质，长渐尖，边缘和背部具长柔毛；第 2 颖与第 1 颖近等长，先端渐尖，与边缘皆为膜质，并具纤毛，背部无毛或有少数长柔毛；第 1 外稃稍短于颖，先端尖，具纤毛；第 2 外稃狭窄披针形，第 2 内稃长约为外稃之半，具纤毛；雄蕊 3，花药长约 2.5 mm；柱头紫黑色。颖果长圆形。花果期 7 ~ 9 月。

| 生境分布 | 生于山坡草地、平原岗地、河岸湿地。分布于内蒙古兴安盟（突泉县）、通辽市（科尔沁左翼中旗、科尔沁区、开鲁县）、赤峰市（阿鲁科尔沁旗、敖汉旗、翁牛特旗、巴林右旗、喀喇沁旗、松山区）、鄂尔多斯市。

| 资源情况 | 野生资源一般。药材来源于野生。

| 采收加工 | 秋季采挖，洗净，晒干。

| 功能主治 | 清热，活血。用于妇女干血痨，潮热，产妇失血口渴，牙痛等。

| 用法用量 | 内服煎汤，9 ~ 20 g。

禾本科 Gramineae 高粱属 Sorghum

高粱

Sorghum bicolor (L.) Moench

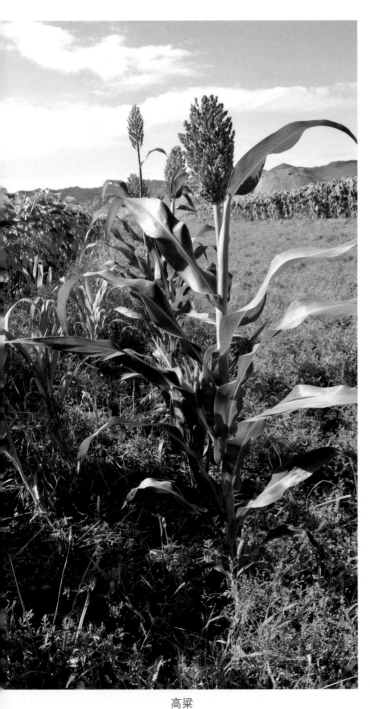

高粱

| 植物别名 |

蜀黍、荻粱、乌禾。

| 蒙 文 名 |

西喜。

| 药 材 名 |

高粱（药用部位：果实。别名：木稷、蜀秫、
芦粟）。

| 形 态 特 征 |

一年生草本。秆实心，充满髓，高 2 ~ 3 m
（也有不足 1 m 者，常因栽培品种不同变
异颇大）。叶鞘无毛，常被白粉；叶舌短，
长 1 ~ 2 mm，硬膜质，先端钝圆，具纤
毛；叶片长可达 50 cm，宽可达 7 cm，无
毛，具锐尖粗糙的边缘，基部与叶舌之间
密被毛。圆锥花序卵形或椭圆形，紧缩似
穗状或略开展，长 12 ~ 25 cm，分枝轮生，
上升；无柄小穗宽卵形至卵状椭圆形，长
5 ~ 6 mm，有柄小穗披针形；颖革质，被
微毛或成熟时光滑无毛；第 1 外稃（不孕
小花）透明，膜质，第 2 外稃透明，膜质，
先端具芒，芒长 3.5 ~ 8 mm，基部扭转或
否。花果期 7 ~ 9 月。

| **生境分布** | 生于温暖湿润环境，宜栽培于疏松、肥沃、富含腐殖质的壤土中。分布于内蒙古锡林郭勒盟（二连浩特市）、乌兰察布市（察哈尔右翼前旗、丰镇市、凉城县）、呼和浩特市（和林格尔县、玉泉区、回民区、赛罕区）、包头市（固阳县）、鄂尔多斯市（准格尔旗、杭锦旗、达拉特旗）、巴彦淖尔市（杭锦后旗、乌拉特后旗）。

| **资源情况** | 野生资源较少，栽培资源较丰富。药材来源于栽培。

| **采收加工** | 秋季采收，脱粒，晒干。

| **功能主治** | 甘、涩，温。归脾、胃、肺经。健脾止泻，化痰安神。用于脾虚泄泻，霍乱，消化不良，痰湿咳嗽，失眠多梦等。

| **用法用量** | 内服煎汤，30 ~ 60 g；或研末。

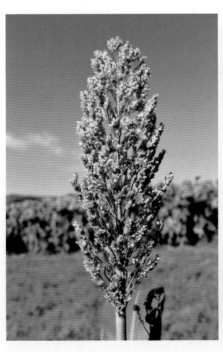
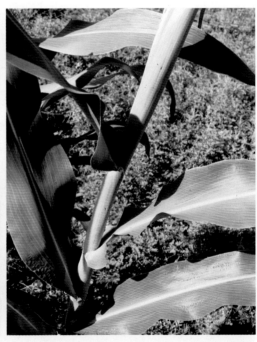

禾本科 Gramineae 玉蜀黍属 Zea

玉蜀黍 *Zea mays* L.

| **植物别名** | 苞米、番麦、玉米。

| **蒙 文 名** | 额尔敦尼－西喜。

| **药 材 名** | 玉蜀黍（药用部位：花柱、根、叶。别名：番麦、御麦、玉麦）。

| **形态特征** | 一年生高大草本。秆直立，通常不分枝，高 1 ~ 4 m，基部各节具气生支柱根。叶鞘具横脉；叶舌膜质，长约 2 mm；叶片扁平宽大，线状披针形，基部圆形、呈耳状，无毛或具疣柔毛，中脉粗壮，边缘微粗糙。顶生雄圆锥花序大型，主轴与总状花序轴及其腋间均被细柔毛；雄小穗孪生，长达 1 cm，被细柔毛；两颖近等长，膜质，约具 10 脉，被纤毛；外稃及内稃透明，膜质，稍短于颖；花药橙黄

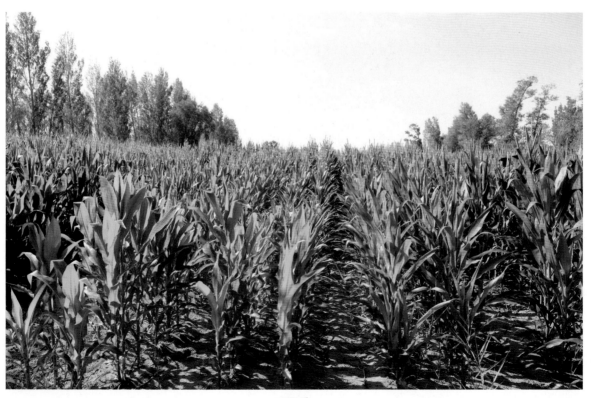

玉蜀黍

色；长约 5 mm。雌花序被多数宽大的鞘状苞片所包藏；雌小穗孪生，两颖等长，宽大，无脉，具纤毛；外稃及内稃透明，膜质；雌蕊具极长而细弱的线形花柱。颖果球形或扁球形，成熟后露出颖片和稃片外，一般长 5 ~ 10 mm，宽略大于长，胚长为颖果的 1/2 ~ 2/3。花果期 7 ~ 9 月。

| 生境分布 | 生于疏松、深厚、有机质丰富的黑钙土、栗钙土和砂质壤土。分布于内蒙古锡林郭勒盟（西乌珠穆沁旗、锡林浩特市、苏尼特左旗、二连浩特市）、乌兰察布市（商都县）、呼和浩特市（和林格尔县）、包头市（固阳县）、鄂尔多斯市（达拉特旗、鄂托克前旗）、巴彦淖尔市（杭锦后旗、磴口县）。

| 资源情况 | 野生资源较少，栽培资源丰富。药材来源于栽培。

| 采收加工 | 果实成熟时采收花柱，晒干；收割玉米后采挖根，洗净泥土，晒干；夏季采收叶，鲜用或阴干。

| 功能主治 | 甘、淡，平。归膀胱、肝、胆经。花柱，利尿，通淋，清湿热，利胆退黄。用于急、慢性肾炎水肿，淋病，黄疸性肝炎，胆囊炎，胆石症，糖尿病，高血压等。根、叶，利尿，通淋，祛瘀排石，止痛。用于热淋，石淋，小便涩痛等。

| 用法用量 | 花柱，内服煎汤，10 ~ 30 g。根，内服煎汤，60 ~ 120 g。

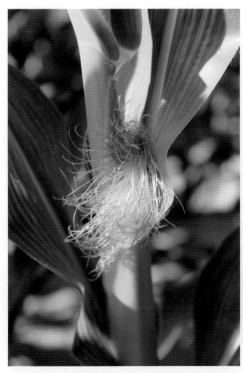
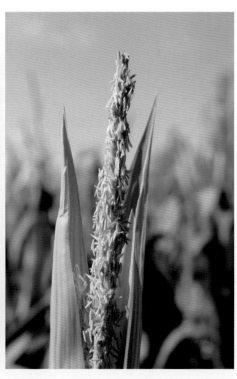

莎草科 Cyperaceae 藨草属 Scirpus

扁秆荆三棱 *Scirpus planiculmis* Fr. Schmidt

| 植物别名 | 三棱草。

| 蒙 文 名 | 哈布塔盖－古日巴拉吉－额布苏。

| 药 材 名 | 扁秆藨草（药用部位：块茎）。

| 形态特征 | 草本，具匍匐根茎和块茎。秆高 60～100 cm，一般较细，三棱形，平滑，靠近花序部分粗糙，基部膨大，具秆生叶。叶扁平，宽 2～5 mm，向先端渐狭，具长叶鞘。叶状苞片 1～3，常长于花序，边缘粗糙；长侧枝聚伞花序缩短成头状，或有时具少数辐射枝，通常具 1～6 小穗；小穗卵形或长圆状卵形，锈褐色，长 10～16 mm，宽 4～8 mm，具多数花；鳞片膜质，长圆形或椭圆形，

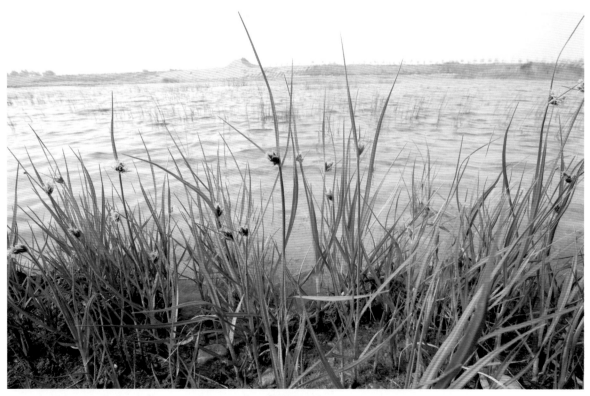

扁秆荆三棱

长 6 ~ 8 mm，褐色或深褐色，外面被稀柔毛，背面具一稍宽的中肋，先端或多
或少缺刻状撕裂，具芒；下位刚毛 4 ~ 6，生倒刺，长为小坚果的 1/2 ~ 2/3；
雄蕊 3，花药线形，长约 3 mm，药隔稍突出花药先端；花柱长，柱头 2。小坚
果宽倒卵形或倒卵形，扁，两面稍凹或稍凸，长 3 ~ 3.5 mm。花期 5 ~ 6 月，
果期 7 ~ 9 月。

| **生境分布** | 生于海拔 1 600 m 以下的湖、河边近水处。分布于内蒙古乌兰察布市（商都县）、
包头市（东河区、青山区、昆都仑区、土默特右旗）、巴彦淖尔市（乌拉特前旗、
乌拉特中旗）。

| **资源情况** | 野生资源丰富。药材来源于野生。

| **采收加工** | 夏、秋季采挖，除去茎叶及须根，洗净泥土，晒干。

| **功能主治** | 止咳，破血通经，行气，消积，止痛。用于慢性支气管炎，癥瘕积聚，产后瘀
血腹痛，闭经，消化不良，胸腹胁痛。

| **用法用量** | 内服煎汤，6 ~ 9 g。

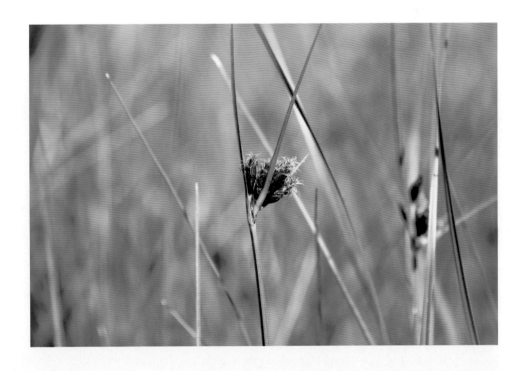

藨草 *Scirpus triqueter* L.

| **植物别名** | 青岛藨草、藨草。

| **蒙 文 名** | 其黑日苏－额布苏。

| **药 材 名** | 荆三棱（药用部位：块茎。别名：三棱、草三棱）。

| **形态特征** | 秆粗壮，高 80 ~ 120 cm，锐三棱形，平滑，基部具鞘，鞘暗褐色
或棕色，纸质或近干膜质，有明显的横脉。叶片缺如。苞片 1，为
秆的延长，常短于花序；简单长侧枝聚伞花序假侧生，具 3 ~ 4 辐
射枝；辐射枝长达 4 cm，每辐射枝上具 1 ~ 5 小穗；小穗长圆形或
圆筒状，长 10 ~ 23 cm，宽约 0.4 cm，棕色，密生多数花；鳞片排
列紧密，椭圆形，先端微缺，膜质，长约 4 mm，黄棕色，下部有紫

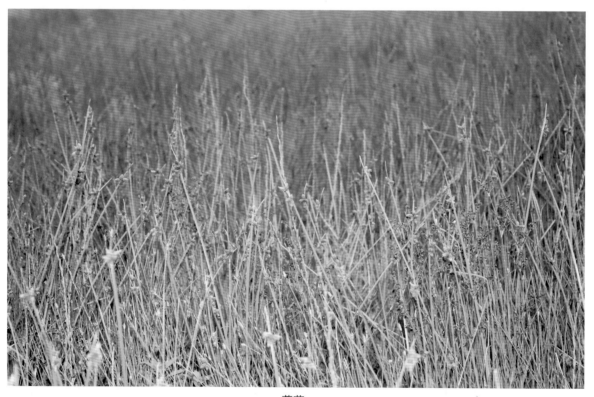

藨草

褐色条纹，背面有 1 中肋，绿色，稍伸出先端，边缘呈啮蚀状；下位刚毛 3，少有 2 或 4，稍短于小坚果，全部有倒刺；雄蕊 3，花丝扁平，花药线形；花柱长，柱头 2 ～ 3。小坚果倒卵形或椭圆形，平凸状，长 2.5 ～ 3 mm，褐色，有光泽。花果期 7 ～ 9 月。

| 生境分布 | 生于海拔约 200 m 的河边湿地上。分布于内蒙古呼伦贝尔市（鄂温克族自治旗）、兴安盟（乌兰浩特市、科尔沁右翼前旗、科尔沁右翼中旗）、赤峰市（阿鲁科尔沁旗、敖汉旗、翁牛特旗、巴林右旗、克什克腾旗、红山区）、锡林郭勒盟（西乌珠穆沁旗、镶黄旗）、乌兰察布市（商都县、察哈尔右翼前旗、察哈尔右翼中旗、凉城县）、呼和浩特市（清水河县）、包头市（达尔罕茂明安联合旗）、鄂尔多斯市（准格尔旗、乌审旗）、巴彦淖尔市（乌拉特前旗、磴口县）、阿拉善盟（阿拉善左旗）。

| 资源情况 | 野生资源一般。药材来源于野生。

| 采收加工 | 秋季采挖，除去根茎及须根，洗净或削去外皮，晒干。

| 功能主治 | 辛、苦，平。归肝、脾经。祛瘀通经，破血消癥，行气消积。用于血滞经闭，痛经，产后瘀血腹痛，跌打瘀肿，腹中包块，食积腹痛等。

| 用法用量 | 内服煎汤，5 ～ 10 g。

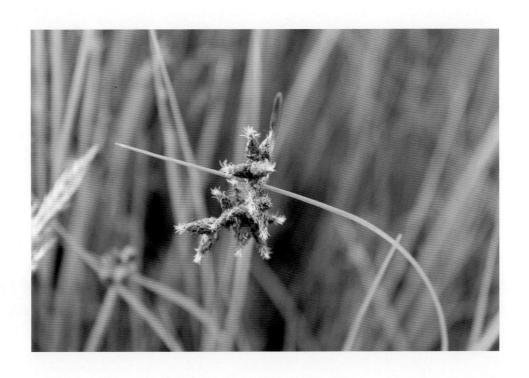

莎草科 Cyperaceae 藨草属 Scirpus

水葱 *Scirpus validus* Vahl

| **植物别名** | 水丈葱、南水葱。

| **蒙 文 名** | 奥森－葱根。

| **药 材 名** | 水葱（药用部位：地上部分）。

| **形态特征** | 草本。匍匐根茎粗壮，具许多须根。秆高大，圆柱状，高 1 ~ 2 m，平滑，基部具 3 ~ 4 叶鞘，鞘长可达 38 cm，管状，膜质，最上面 1 叶鞘具叶片。叶片线形。苞片 1，为秆的延长，直立，钻状，常短于花序，极少数稍长于花序；长侧枝聚伞花序简单或复出，假侧生，具 4 ~ 13 或更多辐射枝；辐射枝长可达 5 cm，边缘有锯齿；小穗单生或 2 ~ 3 簇生于辐射枝先端，卵形或长圆形，先端急尖或钝圆，

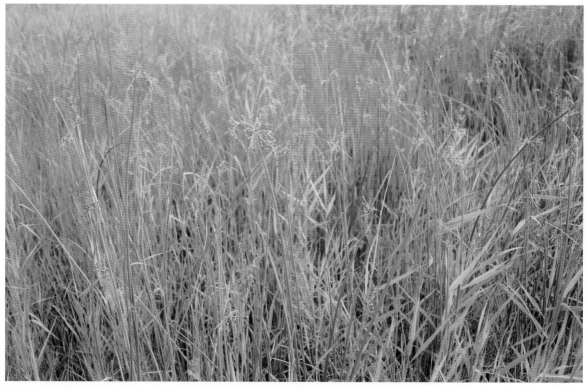

水葱

具多数花；鳞片椭圆形或宽卵形，先端稍凹，具短尖，膜质，长约 3 mm，棕色或紫褐色，有时基部色淡，背面有铁锈色凸起的小点，具 1 脉，边缘具缘毛；雄蕊 3；花柱中等长。小坚果倒卵形或椭圆形，双凸状，稀三棱形。花果期 6 ～ 9 月。

| 生境分布 | 生于湖边或浅水塘中。分布于内蒙古呼伦贝尔市（牙克石市、新巴尔虎左旗、新巴尔虎右旗、满洲里市）、兴安盟（突泉县）、锡林郭勒盟（西乌珠穆沁旗、阿巴嘎旗）、乌兰察布市（商都县）、包头市（达尔罕茂明安联合旗）、鄂尔多斯市（准格尔旗、杭锦旗）、巴彦淖尔市（磴口县）。

| 资源情况 | 野生资源一般。药材来源于野生。

| 采收加工 | 夏、秋季采收，洗净，切段，晒干。

| 功能主治 | 甘、淡，平。归膀胱经。利水消肿。用于水肿胀满，小便不利等。

| 用法用量 | 内服煎汤，5 ～ 10 g。

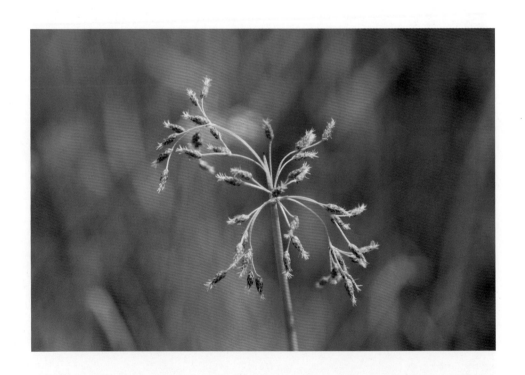

莎草科 Cyperaceae 羊胡子草属 Eriophorum

白毛羊胡子草 *Eriophorum vaginatum* L.

| **植物别名** | 东方羊胡子草。

| **蒙文名** | 胡泵－额布苏。

| **药材名** | 白毛羊胡子草（药用部位：根。别名：羊胡子草）。

| **形态特征** | 多年生草本，匍匐根茎不存在。秆密丛生，并常成大丛，圆柱状，无毛，且不粗糙，靠近花序部分钝三角形，有时稍粗糙，高 43 ~ 80 cm，基部叶鞘褐色，稍分裂成纤维状。基生叶线形，三棱状，粗糙，渐向先端渐狭，先端钝或急尖，宽 1 mm，秆生叶 1 ~ 2，只有鞘而无叶片，鞘具小横脉，上部膨大，常黑色，膜质，长 3 ~ 6 cm。苞片呈鳞片状，薄膜质，灰黑色，边缘干膜质，卵形，先端急尖，有 3 ~

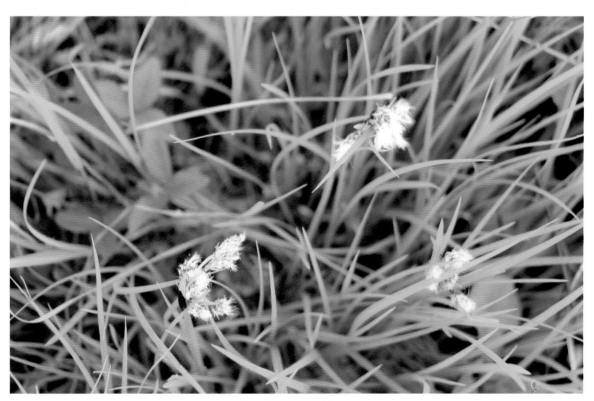

白毛羊胡子草

7 脉；小穗单个顶生，具多数花，长 1 ~ 3 cm，花开后连刚毛呈倒卵球形；鳞片卵状披针形，上部渐狭，先端急尖，薄膜质，灰黑色，边缘干膜质，灰白色，有 1 脉，下部有 10 余鳞片；下位刚毛极多数，白色，长 15 ~ 25 mm。小坚果三棱状倒卵形，棱上平滑，褐色。花果期 6 ~ 8 月。

| **生境分布** | 生于湿润的旷野和水中。分布于内蒙古呼伦贝尔市（牙克石市、额尔古纳市、新巴尔虎左旗）、兴安盟（阿尔山市）、赤峰市（克什克腾旗）。

| **资源情况** | 野生资源较少。药材来源于野生。

| **采收加工** | 夏、秋季采挖，洗净，晒干。

| **功能主治** | 解毒，益气。用于黄水疮。

| **用法用量** | 内服煎汤，15 ~ 30 g。

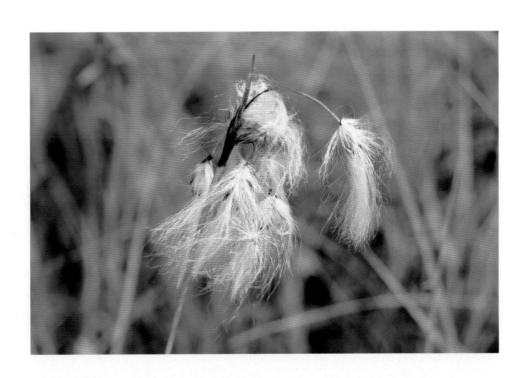

莎草科 Cyperaceae 羊胡子草属 Eriophorum

红毛羊胡子草 *Eriophorum russeolum* Fries

| **植物别名** | 大型红毛羊胡子草。

| **蒙文名** | 乌兰－图如图－胡泵－额布苏。

| **药材名** | 羊胡子草（药用部位：根）。

| **形态特征** | 草本，有匍匐根茎。秆疏丛生，圆柱状，有沟槽，无毛，亦不粗糙，高约50 cm。基生叶线形，近圆柱状，先端钝，不粗糙，宽1 mm，秆上具1～2叶鞘，或有时无叶鞘；鞘圆筒状，上部稍膨大，灰黑色，先端钝，长6.5～7.5 cm，具小横脉，略带红色。苞片鳞片状，比一般鳞片大，薄膜质，灰黑色，边缘干膜质，卵状披针形，先端渐尖，有3～9脉；小穗单个顶生，具多花，长1.5～2.5 cm，开花后连

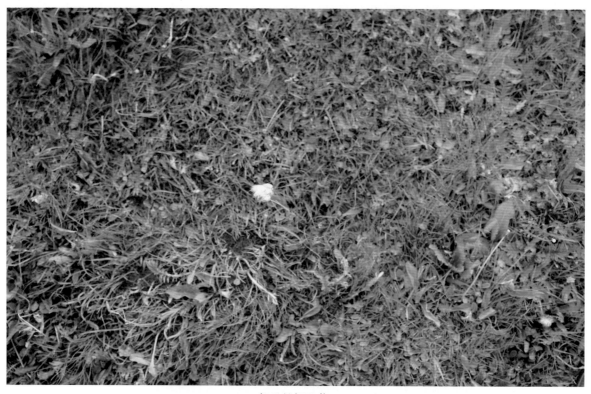

红毛羊胡子草

刚毛呈倒卵球形；鳞片卵状披针形，先端钝，薄膜质，灰黑色，具宽的干膜质边缘，有 1 脉；下位刚毛红褐色，长 3 mm；花药线形，先端无短尖，长 2～3 mm。小坚果长圆状倒卵形或倒卵形、扁三棱形，长 2.5 mm，宽约 1 mm，先端棱上具小刺。花果期 6～8 月。

| **生境分布** | 生于潮湿处。分布于内蒙古呼伦贝尔市（额尔古纳市、海拉尔区）、兴安盟（阿尔山市）、锡林郭勒盟（西乌珠穆沁旗）。

| **资源情况** | 野生资源较少。药材来源于野生。

| **采收加工** | 夏、秋季采挖，洗净，晒干。

| **功能主治** | 解毒，益气。用于黄水疮。

| **用法用量** | 内服煎汤，15～30 g。

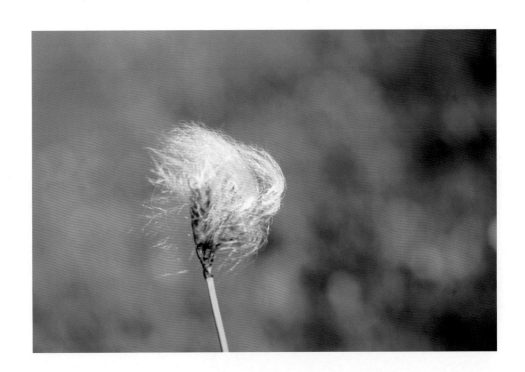

莎草科 Cyperaceae 水莎草属 Juncellus

水莎草

Juncellus serotinus (Rottb.) C. B. Clarke

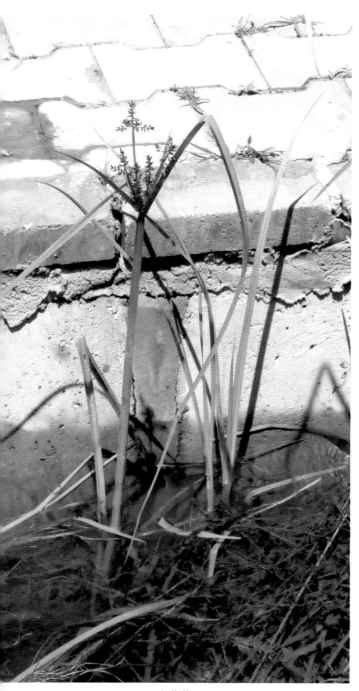

水莎草

| 植物别名 |

三棱草。

| 蒙 文 名 |

奥森－萨哈拉－额布苏。

| 药 材 名 |

水莎草（药用部位：全草）。

| 形态特征 |

多年生草本，散生。根茎长。秆高35～
100 cm，粗壮，扁三棱形，平滑。叶片少，
平滑，基部折合，背面中肋呈龙骨状凸起。
苞片常3，稀4，叶状；复出长侧枝聚伞花
序具4～7第1次辐射枝；辐射枝向外展
开。每辐射枝上具1～3穗状花序，每穗状
花序具5～17小穗；花序轴疏被短硬毛；
小穗排列稍松，披针形或线状披针形，具
10～34花；小穗轴具白色透明的翅；鳞片
初期排列紧密，后期较松，纸质，宽卵形，
先端钝或圆，两侧红褐色或暗红褐色，边
缘黄白色，透明，具5～7脉；雄蕊3，花
药线形，药隔暗红色；花柱很短，柱头2，
细长，具暗红色斑纹。小坚果椭圆形或倒
卵形，平凸状，棕色，稍有光泽，具凸起

的细点。花果期 7 ~ 9 月。

| **生境分布** | 生于浅水中、水边砂土上、路旁。分布于内蒙古呼伦贝尔市、兴安盟（乌兰浩特市、科尔沁右翼中旗）、通辽市（奈曼旗）、赤峰市（阿鲁科尔沁旗、敖汉旗、巴林左旗、巴林右旗、喀喇沁旗）、乌兰察布市（凉城县）、呼和浩特市、鄂尔多斯市（准格尔旗、达拉特旗、乌审旗、伊金霍洛旗、鄂托克旗）、阿拉善盟（阿拉善左旗）。

| **资源情况** | 野生资源一般。药材来源于野生。

| **采收加工** | 夏、秋季采收，洗净，晒干。

| **功能主治** | 辛、微苦，平。归肺经。止咳化痰。用于慢性支气管炎等。

| **用法用量** | 内服煎汤，15 ~ 30 g。

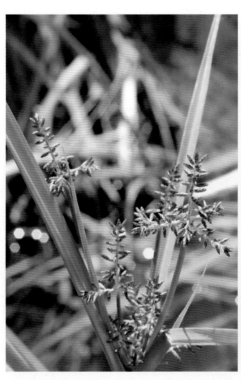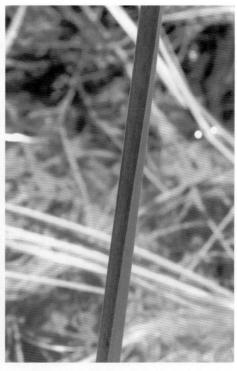

天南星科 Araceae 菖蒲属 Acorus

菖蒲 *Acorus calamus* L.

| **植物别名** | 石菖蒲、白菖蒲、水菖蒲。

| **蒙 文 名** | 乌木黑 – 哲格苏。

| **药 材 名** | **中药** 菖蒲（药用部位：根茎。别名：石菖蒲、白菖蒲）。
　　　　　　　　 蒙药 乌模黑 – 吉木苏（药用部位：根茎）。

| **形态特征** | 多年生草本。根茎横走，稍扁，分枝，直径 5 ~ 10 mm，外皮黄褐色，芳香；肉质根多数，长 5 ~ 6 cm，具毛发状须根。叶基生，基部两侧膜质叶鞘宽 4 ~ 5 mm，向上渐狭，至叶长 1/3 处渐行消失、脱落；叶片剑状线形，长 90 ~ 100 cm，中部宽 1 ~ 2 cm，基部宽、对褶，中部以上渐狭，草质，绿色，光亮，中肋在两面均明显隆起，侧脉 3 ~ 5

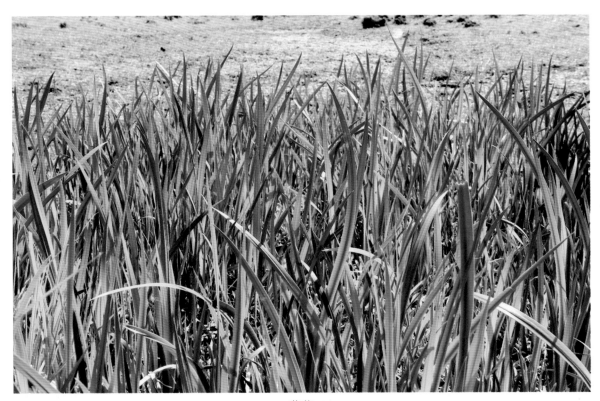

菖蒲

对，平行，纤弱，大部分伸延至叶尖。花序柄三棱形，长 40～50 cm；叶状佛焰苞剑状线形，长 30～40 cm；肉穗花序斜向上或近直立，狭锥状圆柱形，长 4.5～6.5 cm，直径 6～12 mm；花黄绿色；花被片长约 2.5 mm，宽约 1 mm；花丝长 2.5 mm，宽约 1 mm；子房长圆柱形，长 3 mm，直径 1.25 mm。浆果长圆形，红色。花果期 6～9 月。

| 生境分布 | 生于海拔 2 600 m 以下的水边、沼泽湿地或湖泊浮岛上。分布于内蒙古呼伦贝尔市（额尔古纳市）、兴安盟（阿尔山市）。

| 资源情况 | 野生资源一般。药材来源于野生。

| 采收加工 | **中药** 菖蒲：早春或冬末采挖，剪去叶片和须根，洗净，晒干，除去毛须。

| 药材性状 | **中药** 菖蒲：本品呈扁圆柱形，多弯曲，常有分枝，长 3～20 cm，直径 0.3～1 cm。表面棕褐色或灰棕色，粗糙，有疏密不匀的环节，节间长 0.2～0.8 cm，具细纵纹，一面残留须根或圆点状根痕；叶痕呈三角形，左右交互排列，有的其上有毛鳞状叶基残余。质硬，断面纤维性，类白色或微红色，内皮层环明显，可见多数维管束小点及棕色油细胞。气芳香，味苦、微辛。

| 功能主治 | **中药** 菖蒲：辛，温。归心、胃经。化痰开窍，和中利湿。用于癫痫，神志不清，惊悸健忘，湿滞痞胀，泄泻，痢疾，风湿痹痛等。

蒙药 乌模黑-吉木苏：温胃，消积，消炎，止痛，去腐，祛黄水。用于胃寒，积食症，呃逆，急性化脓性扁桃腺炎，炭疽，关节痛，麻风病等。

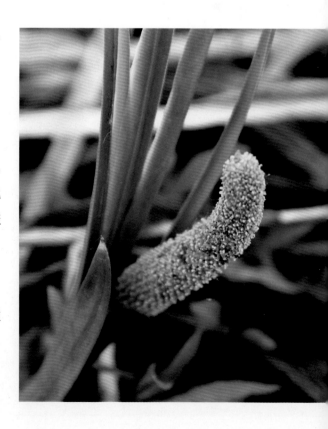

| 用法用量 | **中药** 菖蒲：内服煎汤，3～6 g，鲜品加倍；或入丸、散剂。外用适量，煎汤洗；或研末调敷。

蒙药 乌模黑-吉木苏：多入丸、散剂。

东北南星 *Arisaema amurense* Maxim.

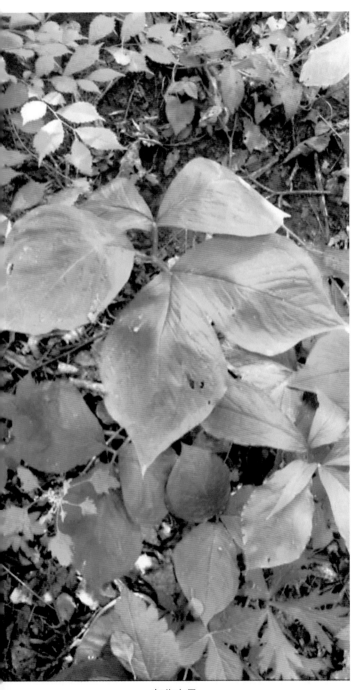

东北南星

| 植物别名 |

山苞米、天南星、天老星。

| 蒙 文 名 |

阿木日音－毛盖－图木苏。

| 药 材 名 |

中药 东北南星（药用部位：块茎。别名：天南星）。

蒙药 巴日森－塔布嘎（药用部位：块茎）。

| 形态特征 |

多年生草本。块茎小，近球形，直径 1～2 cm。鳞叶 2，线状披针形，锐尖，膜质。叶柄长 17～30 cm，紫色；叶片鸟足状分裂，裂片 5，倒卵形、倒卵状披针形或椭圆形，先端短渐尖或锐尖，基部楔形。花序柄短于叶柄，长 9～15 cm；佛焰苞长约 10 cm，管部漏斗状，白绿色，喉部边缘斜截形；檐部直立，卵状披针形，渐尖，绿色或紫色具白色条纹；肉穗花序单性，雄花序长约 2 cm，上部渐狭，花疏，雌花序短圆锥形，长 1 cm，基部直径 5 mm；各附属器基部截形，向上略细，先端钝圆，直径约 2 mm；雄花具柄，花药 2～3，药室近圆球形，顶

孔圆形；雌花子房倒卵形，柱头大，盘状，具短柄。浆果红色，直径 5 ~ 9 mm；种子 4，红色，卵形。肉穗花序轴常于果期增大，基部直径可达 2.8 cm，果落后紫红色。花果期 5 ~ 9 月。

| **生境分布** | 生于海拔 50 ~ 1 200 m 的林下和沟旁。分布于内蒙古兴安盟（阿尔山市）、通辽市（科尔沁左翼后旗）、赤峰市（宁城县）。

| **资源情况** | 野生资源一般。药材来源于野生。

| **采收加工** | 中药 东北南星：9 ~ 10 月采收，洗净，晒干。

| **药材性状** | 中药 东北南星：本品呈近球形，直径 1 ~ 2 cm，厚 1 ~ 2 cm。表面皱缩或较光滑，茎基处有凹入痕迹，周围有麻点状须根痕。质坚硬，不易破碎，断面不平坦，色白，粉性大。麻舌，并有刺喉感。

| **功能主治** | 中药 东北南星：苦、微辛，凉。归肺、肝、脾经。燥湿化痰，祛风止痉，消肿散结。用于中风痰壅，口眼㖞斜，半身不遂，癫痫，破伤风等；外用于疔疮痈肿，蛇虫咬伤等。

蒙药 巴日森 – 塔布嘎：杀虫，去腐，消肿，祛黄水，止胃痛。用于秃疮，脓疮，蛲虫病，疥疮，胃寒，嗳气，胃胀，骨结核等。

| **用法用量** | 中药 东北南星：内服煎汤，3 ~ 9 g；或入丸、散剂。外用适量，生品研末，以醋或酒调敷。

蒙药 巴日森 – 塔布嘎：多入丸、散剂。

浮萍科 Lemnaceae 浮萍属 Lemna

浮萍
Lemna minor L.

| **植物别名** | 青萍、田萍、水萍草。

| **蒙 文 名** | 奥那根－套日高。

| **药 材 名** | 浮萍（药用部位：全草）。

| **形态特征** | 漂浮水生草本。叶状体对称，表面绿色，背面浅黄色或绿白色或常紫色，近圆形、倒卵形或倒卵状椭圆形，全缘，长 1.5 ~ 5 mm，宽 2 ~ 3 mm，上面稍凸起或沿中线隆起，具 3 脉，不明显，背面垂生 1 丝状根。根白色，长 3 ~ 4 cm，根冠钝头，根鞘无翅。叶状体背面一侧具囊，新叶状体于囊内形成浮出，以极短的细柄与母体相连，随后脱落。雌花具 1 弯生胚珠。果实无翅，近陀螺状，种子具凸出

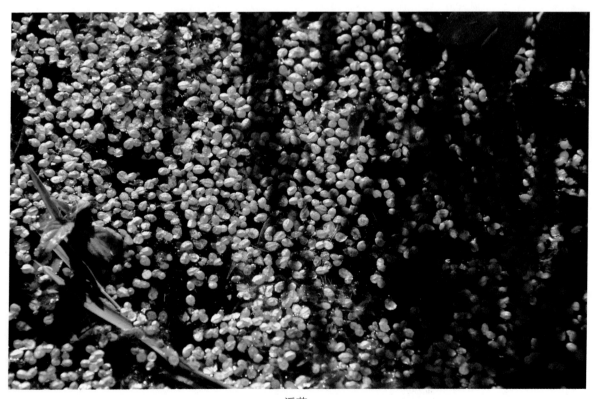

浮萍

的胚乳及 12 ~ 15 纵肋。

| **生境分布** | 生于水田、池沼或静水水域。分布于内蒙古锡林郭勒盟（锡林浩特市、苏尼特左旗）、乌兰察布市（察哈尔右翼前旗、察哈尔右翼中旗）。

| **资源情况** | 野生资源一般。药材来源于野生。

| **采收加工** | 6 ~ 9 月采收，自水中捞出后，洗净，拣出杂质，晒干。

| **药材性状** | 本品扁平叶状体卵形或卵圆形，长径 2 ~ 5 mm。上表面淡绿色至灰绿色，边缘整齐或微卷曲。下表面紫绿色至紫棕色，着生数条须根。体轻，手捻易碎。气微，味淡。

| **功能主治** | 辛、淡，寒。归肺经。发汗祛风，利水消肿。用于风热感冒，麻疹不透，荨麻疹，水肿，小便不利等。

| **用法用量** | 内服煎汤，3 ~ 9g；或捣汁；或入丸、散剂。外用适量，煎汤浸洗；或研末撒；或调敷。

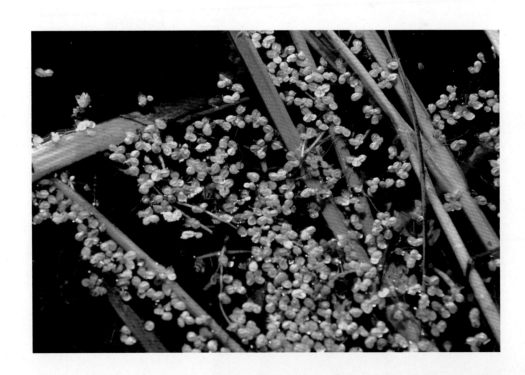

鸭跖草
Commelina communis L.

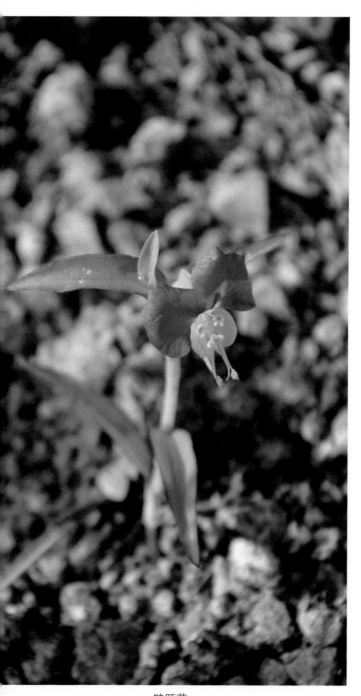

鸭跖草

| 植物别名 |

碧竹草、竹叶菜、耳环草。

| 蒙 文 名 |

努古存 – 塔布格。

| 药 材 名 |

鸭跖草（药用部位：全草。别名：淡竹叶）。

| 形态特征 |

一年生披散草本。茎匍匐生根，多分枝，长可达 1 m，下部无毛，上部被短毛。叶披针形至卵状披针形，长 3 ~ 9 cm，宽 1.5 ~ 2 cm。总苞片佛焰苞状，具长 1.5 ~ 4 cm 的柄，与叶对生，折叠状，展开后呈心形，先端短急尖，基部心形，长 1.2 ~ 2.5 cm，边缘常有硬毛；聚伞花序下面一枝仅有 1 花，具长 8 mm 的梗，不孕，上面一枝具 3 ~ 4 花，具短梗，几乎不伸出佛焰苞，花梗花期长仅 3 mm，果期弯曲，长不及 6 mm；萼片膜质，长约 5 mm，内面 2 常靠近或合生；花瓣深蓝色，内面 2 具爪，长约 1 cm。蒴果椭圆形，长 5 ~ 7 mm，2 室，2 片裂，有 4 种子；种子长 2 ~ 3 mm，棕黄色，一端平截，腹面平，有不规则窝孔。

| **生境分布** | 生于山沟溪边林下、山坡阴湿处、田间。分布于内蒙古呼伦贝尔市（莫力达瓦达斡尔族自治旗、阿荣旗、牙克石市、扎兰屯市、额尔古纳市、扎赉诺尔区、满洲里市）、兴安盟（科尔沁右翼前旗、扎赉特旗、突泉县、阿尔山市）、通辽市（科尔沁左翼中旗、开鲁县）、赤峰市（喀喇沁旗、宁城县、林西县）、包头市（固阳县）。 |

| **资源情况** | 野生资源较少。药材来源于野生。 |

| **采收加工** | 夏、秋季采收，晒干。 |

| **药材性状** | 本品为不规则的段。茎有纵棱，节稍膨大。切面中心有髓。叶互生，多皱缩、破碎，完整叶片展平后呈卵状披针形或披针形，全缘，基部下延成膜质叶鞘，抱茎，叶脉平行。气微，味淡。 |

| **功能主治** | 甘、淡，寒。归肺、胃、小肠经。清热泻火，解毒，利水消肿。用于感冒发热，热病烦渴，咽喉肿痛，水肿尿少，热淋涩痛，痈肿疔毒，麦粒肿，咽炎，扁桃体炎，宫颈糜烂，蝮蛇咬伤等。 |

| **用法用量** | 内服煎汤，15 ~ 30 g，鲜品 60 ~ 90 g；或鲜品捣汁。外用适量，捣敷；或捣汁点喉。 |

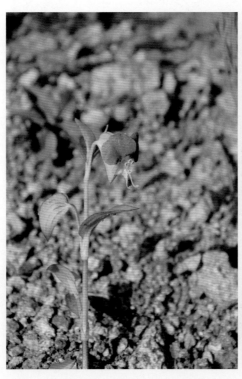
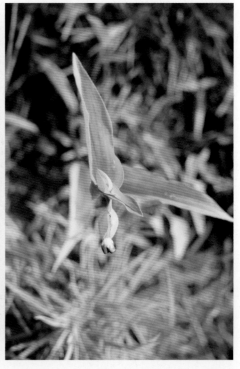

灯心草科 Juncaceae 灯心草属 Juncus

小灯心草 Juncus bufonius L.

| **蒙 文 名** | 吉吉格 – 高乐 – 额布苏。 |

| **药 材 名** | 小灯心草（药用部位：茎髓）。 |

| **形态特征** | 一年生草本，高 4 ~ 20 cm，有多数细弱的浅褐色须根。茎丛生，细弱，直立或斜升，有时稍下弯，基部常呈红褐色。叶基生和茎生；茎生叶常 1；叶片线形，扁平，先端尖；叶鞘具膜质边缘，无叶耳。花序呈二歧聚伞状或排列成圆锥状，生于茎顶，花序分枝细弱而微弯；叶状总苞片常短于花序；花排列疏松，很少密集，具花梗和小苞片；小苞片 2 ~ 3，三角状卵形，膜质；花被片披针形，外轮花被片背部中间绿色，边缘宽膜质，白色，先端锐尖，内轮花被片稍短， |

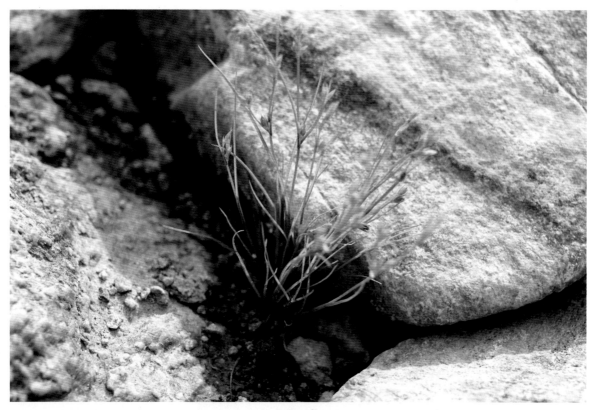

小灯心草

几乎全为膜质，先端稍尖；雄蕊 6，花药长圆形，淡黄色，花丝丝状；雌蕊具短花柱，柱头 3，外向弯曲。蒴果三棱状椭圆形，黄褐色，先端稍钝，3 室；种子椭圆形，两端细尖，黄褐色，有纵纹。花果期 6 ～ 9 月。

| 生境分布 | 生于海拔 160 ～ 3 200 m 的湿草地、湖岸、河边、沼泽地。分布于内蒙古呼伦贝尔市（牙克石市、扎兰屯市）、赤峰市（林西县）、呼和浩特市（和林格尔县）、包头市（石拐区、白云鄂博矿区）、鄂尔多斯市（准格尔旗、达拉特旗、东胜区、鄂托克旗）、巴彦淖尔市（磴口县）。

| 资源情况 | 野生资源较丰富。药材来源于野生。

| 采收加工 | 秋季茎尖开始枯黄时采割地上部分，趁鲜用特制的夹子剥去茎的外皮，将茎髓整理顺直，捆成小把，晒干或待茎稍干后，取出茎髓。

| 功能主治 | 苦，凉。清热通淋，利尿止血。用于热淋，小便涩痛，水肿，尿血。

| 用法用量 | 内服煎汤，3 ～ 6 g；或入丸、散剂。外用适量，煅存性，研末撒；或鲜品捣敷。

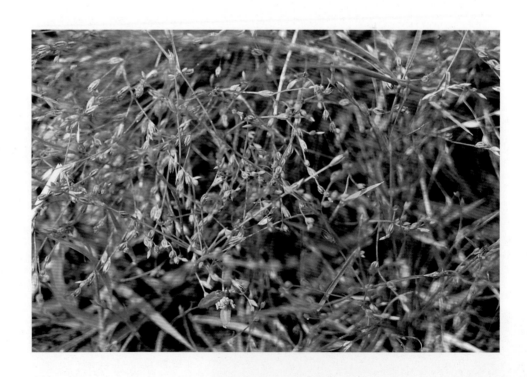

灯心草科 Juncaceae 灯心草属 Juncus

细灯心草 *Juncus graciilimus* V. Krecz. et Gontsch.

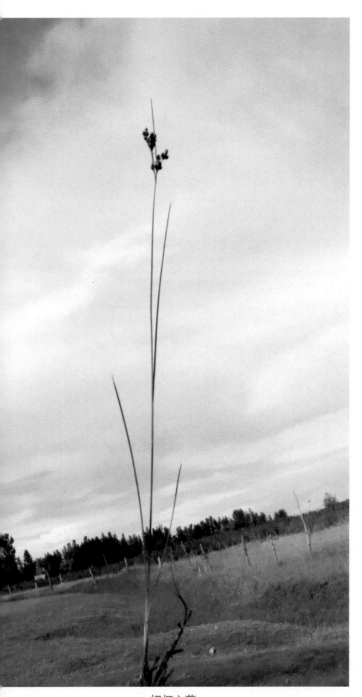

细灯心草

蒙 文 名

那林－高乐－额布苏。

药 材 名

细灯心草（药用部位：茎髓）。

形态特征

多年生草本，高 30 ~ 50 cm。根茎横走，密被褐色鳞片，直径约 3 mm。茎丛生，直立，绿色，直径约 1 mm。基生叶 2 ~ 3，茎生叶 1 ~ 2，叶片线形，长 5 ~ 15 cm，宽 0.5 ~ 1 mm；叶鞘松弛抱茎，先端具圆形叶耳。复聚伞花序生于茎顶，具多数花；总苞片叶状，常 1，常超出花序；从总苞片腋部发出多个长短不一的花序分枝，先端有 1 至数回的聚伞花序；花小，彼此分离；小苞片三角状卵形或卵形，长约 1 mm，膜质；花被片近等长，卵状披针形，长约 2 mm，先端钝圆，边缘膜质，常稍向内卷成兜状；雄蕊短于花被片，花药狭矩圆形，与花丝近等长；花柱短，柱头 3 分叉。蒴果卵形或近球形，先端具短尖，褐色，具光泽；种子褐色，斜倒卵形，表面具纵向条纹。花果期 6 ~ 8 月。

生境分布	生于河边、湖边、沼泽化草甸或沼泽中。分布于内蒙古呼伦贝尔市（牙克石市、扎兰屯市）、赤峰市（林西县）、呼和浩特市（和林格尔县）、包头市（石拐区、白云鄂博矿区）、鄂尔多斯市（达拉特旗、东胜区、鄂托克旗）、巴彦淖尔市（磴口县）。
资源情况	野生资源较少。药材来源于野生。
采收加工	秋季茎尖开始枯黄时采割地上部分，趁鲜用特制的夹子剥去茎的外皮，将茎髓整理顺直，捆成小把，晒干或待茎稍干后，取出茎髓。
功能主治	淡，平。清热利尿，止咳，消水肿。用于烦渴，咽肿，咳嗽，水肿，小便不利等。
用法用量	内服煎汤，3 ~ 9 g。

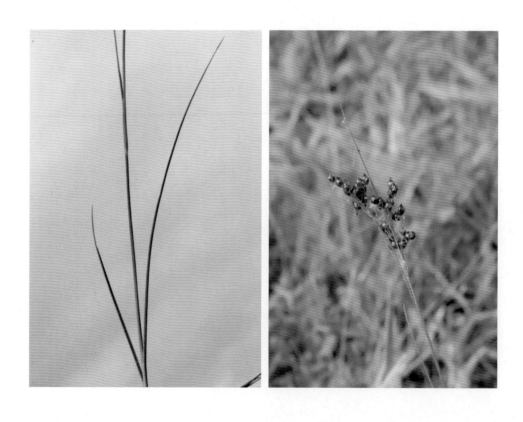

灯心草科 Juncaceae 灯心草属 Juncus

尖被灯心草

Juncus turczaninowii (Buchen.) V. Krecz.

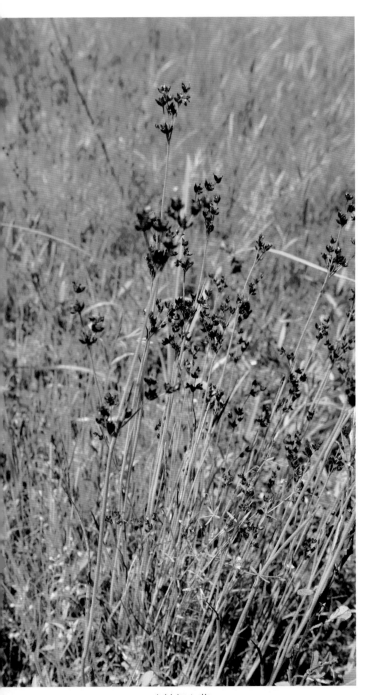

尖被灯心草

| 植物别名 |

竹节灯心草。

| 蒙 文 名 |

浩秀特 – 高乐 – 额布苏。

| 药 材 名 |

灯心草（药用部位：茎髓）。

| 形态特征 |

多年生草本，根茎横走。茎密丛生，直立，圆柱形，绿色，具纵沟纹。基生叶 1 ~ 2，茎生叶通常 2；叶片扁圆柱形，先端针形，横隔明显，关节状；叶鞘长 3 ~ 7 cm，松弛抱茎，其先端具狭窄的叶耳。复聚伞花序顶生，由多数头状花序组成；头状花序半球形，直径 2 ~ 5 mm，有 3 ~ 6 花；叶状总苞片 1，常短于花序；头状花序基部有 2 膜质苞片，苞片卵形，较花短；小苞片 1，膜质，卵形；花被片近等长，披针形或卵状披针形，先端锐尖，稀钝而具短尖，边缘膜质；雄蕊 6，短于花被片，花药线形或长圆形，花丝长 1 ~ 1.1 mm。蒴果三棱状长圆形或椭圆形，黑褐色或褐色，有光泽，先端具短尖头；种子椭圆形或近卵形，棕色，表面具网纹。

花果期 6 ~ 9 月。

| **生境分布** | 生于海拔 720 ~ 1 350 m 的河边湿草地、沼泽草甸。分布于内蒙古呼伦贝尔市（鄂伦春自治旗、额尔古纳市）、兴安盟（扎赉特旗、科尔沁右翼前旗、科尔沁右翼中旗）、通辽市（扎鲁特旗）、赤峰市（阿鲁科尔沁旗、巴林右旗、喀喇沁旗、克什克腾旗）、锡林郭勒盟（东乌珠穆沁旗、西乌珠穆沁旗）、乌兰察布市（化德县、商都县、丰镇市）、鄂尔多斯市（准格尔旗、康巴什区、达拉特旗、乌审旗、鄂托克旗）、巴彦淖尔市（磴口县）。

| **资源情况** | 野生资源较丰富。药材来源于野生。

| **采收加工** | 秋季茎尖开始枯黄时采割地上部分，趁鲜用特制的夹子剥去茎的外皮，将茎髓整理顺直，捆成小把，晒干或待茎稍干后，取出茎髓。

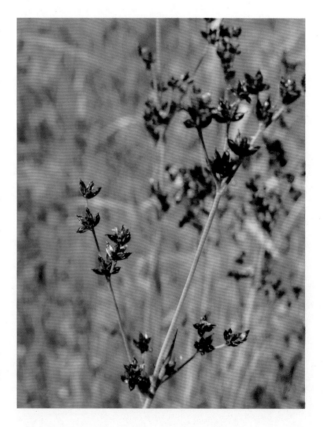

| **功能主治** | 甘、淡，微寒。归心、肺、小肠经。利水通淋，清心降火。用于淋病，水肿，小便不利，尿少涩痛，湿热黄疸，心烦不寐，小儿夜啼，喉痹，口舌生疮，创伤等。

| **用法用量** | 内服煎汤，3 ~ 6 g；或入丸、散剂。外用适量，煅存性，研末撒；或鲜品捣敷。

百合科 Liliaceae 藜芦属 Veratrum

兴安藜芦 *Veratrum dahuricum* (Turcz.) Loes.

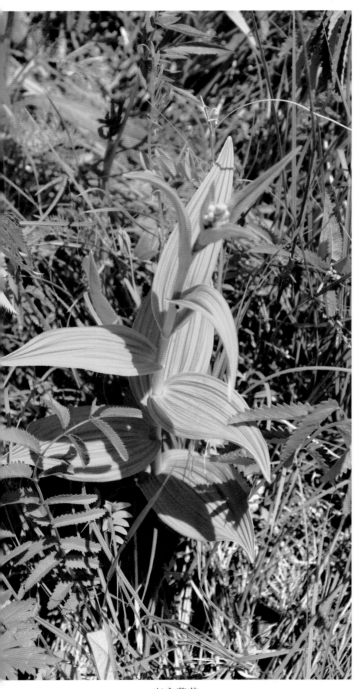

兴安藜芦

| 蒙 文 名 |

兴安 – 阿格西日嘎。

| 药 材 名 |

中药 藜芦（药用部位：根及根茎。别名：黑藜芦）。

蒙药 兴安乃 – 阿格西日嘎（药用部位：根及根茎）。

| 形态特征 |

多年生草本，高 70 ~ 150 cm，基部具浅褐色或灰色、无网眼的纤维束。叶椭圆形或卵状椭圆形，长 13 ~ 23 cm，宽 5 ~ 11 cm，先端渐尖，基部无柄，抱茎，背面密生银白色短柔毛。圆锥花序近纺锤形，长 20 ~ 60 cm，具多数近等长的侧生总状花序，生于最下面的侧枝常常再次短分枝，先端总状花序近等长于侧生花序；总轴和枝轴密生白色短绵状毛；花密集，花被片淡黄绿色带苍白色边缘，近直立或稍开展，椭圆形或卵状椭圆形，长 8 ~ 12 mm，宽 3 ~ 4 mm，先端锐尖或稍钝，基部具柄，边缘啮蚀状，背面具短毛；花梗短，长约 2 mm；小苞片比花梗长，卵状披针形，背面和边缘有毛；雄蕊长约为花被片的一半；子房近圆锥形，

密生短柔毛。花期 6 ~ 8 月。

| 生境分布 | 生于草甸和山坡湿草地。分布于内蒙古呼伦贝尔市（鄂伦春自治旗、根河市、牙克石市、扎兰屯市、额尔古纳市）、兴安盟（阿尔山市）、赤峰市（阿鲁科尔沁旗）、锡林郭勒盟（东乌珠穆沁旗）。

| 资源情况 | 野生资源较少。药材来源于野生。

| 采收加工 | **中药** 藜芦：夏季抽花轴时采挖，洗净，晒干。

| 功能主治 | **中药** 藜芦：苦、辛，寒；有毒。归肝经。催吐，祛痰，杀虫。用于中风痰壅，癫痫，喉痹等；外用于疥癣，恶疮，虫蛆等。

蒙药 兴安乃 – 阿格西日嘎：催吐，峻下，解毒。用于积食，心口痞等。

| 用法用量 | **中药** 藜芦：内服煎汤，0.3 ~ 0.6 g；或入丸、散剂。外用适量，研末，油或水调涂。

蒙药 兴安乃 – 阿格西日嘎：多入丸、散剂。

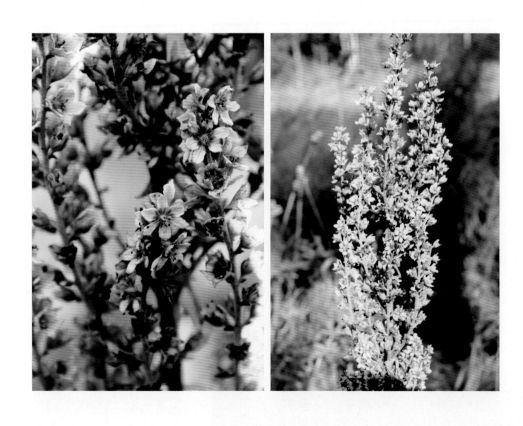

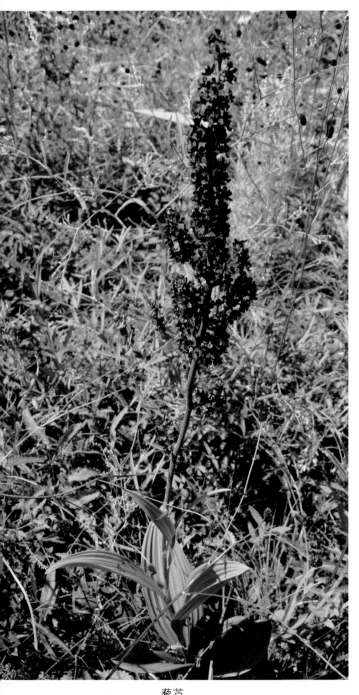

百合科 Liliaceae 藜芦属 Veratrum

藜芦 *Veratrum nigrum* L.

| 植物别名 |

黑藜芦、阿勒泰藜芦。

| 蒙 文 名 |

阿格西日嘎。

| 药 材 名 |

中药 藜芦（药用部位：根及根茎。别名：黑藜芦）。

蒙药 兴安乃－阿格西日嘎（药用部位：根及根茎）。

| 形态特征 |

多年生草本，高可达1m，通常粗壮，基部的鞘枯死后残留为有网眼的黑色纤维网。叶椭圆形、宽卵状椭圆形或卵状披针形，大小常有较大变化，通常长22～25cm，宽约10cm，薄革质，先端锐尖或渐尖，基部无柄或生于茎上部的具短柄，两面无毛。圆锥花序密生黑紫色花；侧生总状花序近直立伸展，长4～12cm，通常具雄花；顶生总状花序常较侧生花序长2倍以上，几乎全部着生两性花；总轴和枝轴密生白色绵状毛；小苞片披针形，边缘和背面生毛；生于侧生花序上的花梗长约5mm，与小苞片约等长，

藜芦

密生绵状毛；花被片开展或在两性花中略反折，矩圆形，长 5 ~ 8 mm，宽约 3 mm，先端钝或浑圆，基部略收狭，全缘；雄蕊长为花被片的一半；子房无毛。蒴果长 1.5 ~ 2 cm，宽 1 ~ 1.3 cm。花果期 7 ~ 9 月。

| 生境分布 | 生于海拔 1 200 ~ 3 300 m 的山坡林下或草丛中。分布于内蒙古呼伦贝尔市（鄂伦春自治旗、莫力达瓦达斡尔族自治旗、阿荣旗、牙克石市、额尔古纳市、陈巴尔虎旗、海拉尔区、鄂温克族自治旗、新巴尔虎左旗、新巴尔虎右旗）、赤峰市（喀喇沁旗、敖汉旗、巴林左旗、巴林右旗、宁城县、林西县、克什克腾旗）、锡林郭勒盟（东乌珠穆沁旗、西乌珠穆沁旗、锡林浩特市、正蓝旗、多伦县）、乌兰察布市（兴和县）。

| 资源情况 | 野生资源较丰富。药材来源于野生。

| 采收加工 | **中药** 藜芦：春、夏季末抽出花茎前或秋季茎叶枯萎时采挖，除去茎叶及杂质，洗净泥土，晒干。

| 药材性状 | **中药** 藜芦：本品根茎短粗，上端残留棕色叶基维管束，形如蓑衣，下部簇生多数细根。根呈细长圆柱形，长 10 ~ 20 cm，直径 1 ~ 4 mm；表面土黄色或黄褐色，具细而密的横皱纹。质坚脆，易折断，断面类白色，中心有淡黄色的中柱，易与皮部分离。气微，味极苦。

| 功能主治 | **中药** 藜芦：苦、辛，寒；有毒。归肝经。催吐，祛痰，杀虫。用于中风痰壅，癫痫，喉痹等；外用于疥癣，恶疮，虫蛆等。

蒙药 兴安乃 – 阿格西日嘎：催吐，峻下，解毒。用于积食，心口痞等。

| 用法用量 | **中药** 藜芦：内服煎汤，0.3 ~ 0.6 g；或入丸、散剂。外用适量，研末，油或水调涂。

蒙药 兴安乃 – 阿格西日嘎：多入丸、散剂。

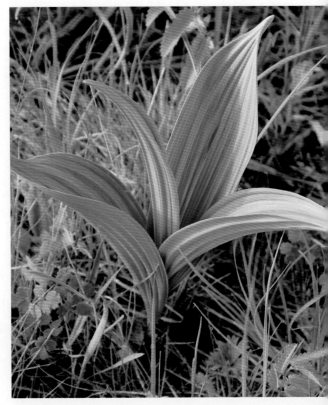

百合科 Liliaceae 藜芦属 *Veratrum*

毛穗藜芦 *Veratrum maackii Regel*

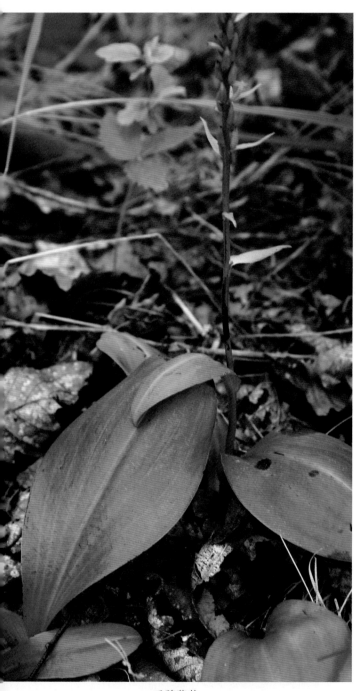

毛穗藜芦

| 植物别名 |

马氏藜芦。

| 蒙 文 名 |

乌斯图－阿格西日嘎。

| 药 材 名 |

中药 藜芦（药用部位：根及根茎。别名：黑藜芦）。

蒙药 兴安乃－阿格西日嘎（药用部位：根及根茎）。

| 形态特征 |

多年生草本，高 60 ～ 100 cm。茎较纤细，基部稍粗，连叶鞘直径约 1 cm，被棕褐色有网眼的纤维网。叶折扇状，长矩圆状披针形至狭长矩圆形，长约 30 cm，宽 1 ～ 4 cm，两面无毛，先端长渐尖或渐尖，基部收狭为柄，叶柄长达 10 cm。圆锥花序通常疏生较短的侧生花序，最下面的侧生花序偶尔再次分枝；总轴和枝轴密生绵状毛；花多数，疏生；花被片黑紫色，开展或反折，近倒卵状矩圆形，通常长 5 ～ 7 mm，宽 2 ～ 3 mm，先端钝，基部无柄，全缘；花梗长约为花被片的 2 倍，长可达 1 cm 或更长，侧生花序

上的花梗比顶生花序上的花梗短；小苞片长 3 ~ 4 mm，背面和边缘生毛；雄蕊长约为花被片的一半；子房无毛。蒴果直立，长 1 ~ 1.7 cm，宽 0.5 ~ 1 cm。花果期 7 ~ 9 月。

| **生境分布** | 生于海拔 400 ~ 1 700 m 的山地林下或高山草甸。分布于内蒙古呼伦贝尔市（莫力达瓦达斡尔族自治旗）。

| **资源情况** | 野生资源较少。药材来源于野生。

| **采收加工** | **中药** 藜芦：春、夏季末抽出花茎前或秋季茎叶枯萎时采挖，除去茎叶及杂质，洗净泥土，晒干。

| **药材性状** | **中药** 藜芦：本品根呈细柱状，直径约 0.02 cm，长短不等，微弯曲；表面棕黄色；质脆，断面灰白色。味苦、涩。根茎残留叶基及棕色毛状的维管束，有多数须根，簇生于根茎四周；表面黄白色或灰褐色，有细密的横皱，下端多纵皱。体轻，易折断，断面白色，粉质，中心有纤细的淡黄色木质部；味苦、辛。

| **功能主治** | **中药** 藜芦：苦、辛，寒；有毒。归肝经。催吐，祛痰，杀虫。用于中风痰壅，癫痫，喉痹等；外用于疥癣，恶疮，虫蛆等。
　　　　　　蒙药 兴安乃 – 阿格西日嘎：催吐，峻下，解毒。用于积食，心口痞等。

| **用法用量** | **中药** 藜芦：内服煎汤，0.3 ~ 0.6 g；或入丸、散剂。外用适量，研末，油或水调涂。
　　　　　　蒙药 兴安乃 – 阿格西日嘎：多入丸、散剂。

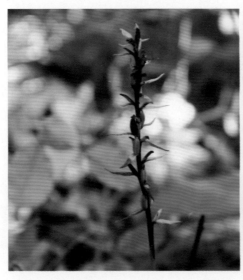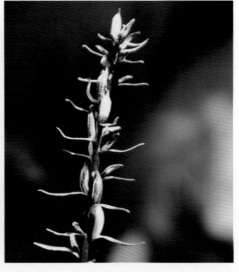

百合科 Liliaceae 萱草属 Hemerocallis

黄花菜
Hemerocallis citrina Baroni

植物别名	金针菜、柠檬萱草、金针花。
蒙文名	西日－其其格。
药材名	黄花菜（药用部位：全草。别名：臭矢菜、羊角草、向天癀）。
形态特征	多年生草本，植株较高大。根近肉质，中下部常有纺锤状膨大。叶 7 ~ 20，长 50 ~ 130 cm，宽 0.6 ~ 2.5 cm。花葶长短不一，一般稍长于叶，基部三棱形，上部多少圆柱形，有分枝；苞片披针形，下面的长可达 3 ~ 10 cm，自下向上渐短，宽 0.3 ~ 0.6 cm；花梗较短，通常长不及 1 cm；花多朵，最多可超过 100，花被淡黄色，有时在花蕾时先端带黑紫色；花被管长 3 ~ 5 cm，花被裂片长 6 ~

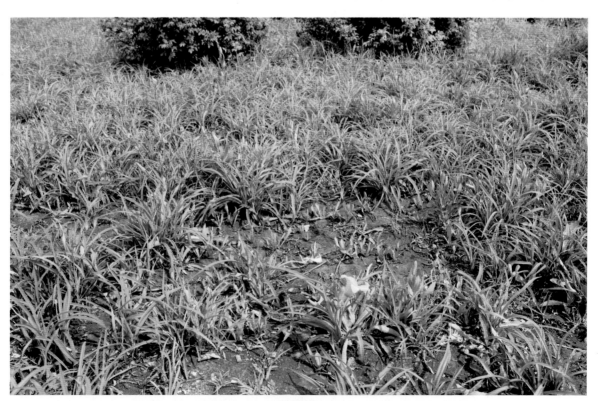

黄花菜

12 cm，内 3 宽 2 ~ 3 cm。蒴果钝三棱状椭圆形，长 3 ~ 5 cm；种子 20 或更多，黑色，有棱，从开花到种子成熟需 40 ~ 60 天。花果期 5 ~ 9 月。

| **生境分布** | 生于海拔 2 000 m 以下的山坡、山谷、荒地或林缘。分布于内蒙古呼伦贝尔市（新巴尔虎左旗）、通辽市（扎鲁特旗、库伦旗、奈曼旗）、赤峰市（喀喇沁旗、克什克腾旗）、锡林郭勒盟（阿巴嘎旗）、乌兰察布市（化德县、商都县、察哈尔右翼前旗）、呼和浩特市（清水河县）、包头市（九原区、青山区、昆都仑区、东河区、土默特右旗）、鄂尔多斯市（达拉特旗、伊金霍洛旗）、巴彦淖尔市（乌拉特中旗、磴口县）。

| **资源情况** | 野生资源较丰富。药材来源于野生。

| **采收加工** | 秋季采收，除去泥土，晒干。

| **药材性状** | 本品根近肉质。叶细长；叶片皱缩，表面黄绿色。花呈弯曲条状，长约 10cm；表面黄棕色或淡棕色，湿润展开后呈喇叭状，花被管较长，先端 6 裂；雄蕊 6，有的基部具细花梗。质韧。气微香，味微甜、凉。

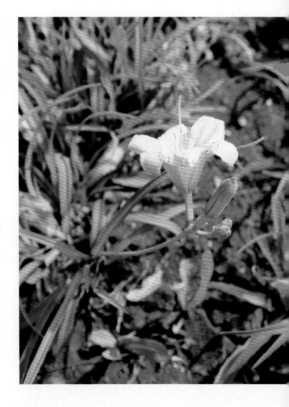

| **功能主治** | 甘、微苦，微寒；有小毒。清热，利尿，消肿，凉血，止血。用于小便不利，浮肿，淋病，腮腺炎，膀胱炎，黄疸，尿血，乳汁缺乏，月经不调，带下，崩漏，便血，衄血等；外用于乳痈肿痛等。

| **用法用量** | 内服煎汤，6 ~ 12 g。外用适量，捣敷；或煎汤洗。

百合科 Liliaceae 萱草属 Hemerocallis

小黄花菜 *Hemerocallis minor* Mill.

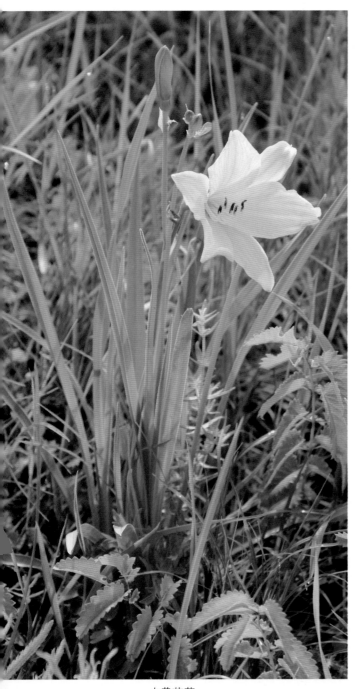

小黄花菜

| 植物别名 |

金针菜、黄花菜。

| 蒙 文 名 |

吉吉格－希日－其其格。

| 药 材 名 |

小黄花菜（药用部位：根）。

| 形态特征 |

多年生草本，具短的根茎和绳索状须根。根一般较细，绳索状，直径 1.5 ~ 4 mm，不膨大。叶长 20 ~ 60 cm，宽 0.3 ~ 1.4 cm。花葶稍短于叶或与叶近等长，先端具 1 ~ 2 花，稀具 3 花；花梗很短；苞片近披针形，长 8 ~ 25 mm，宽 3 ~ 5 mm；花被淡黄色，花被管通常长 1 ~ 2.5 cm，极少能达 3 cm；花被裂片长 4.5 ~ 6 cm，内 3 宽 1.5 ~ 2.3 cm。蒴果椭圆形或矩圆形，长 2 ~ 2.5 cm，宽 1.2 ~ 2 cm。花果期 5 ~ 8 月。

| 生境分布 |

生于海拔 2 300 m 以下的草地、山坡或林下。分布于内蒙古呼伦贝尔市（鄂伦春自治旗、莫力达瓦达斡尔族自治旗、阿荣旗、根河市、

牙克石市、扎兰屯市、额尔古纳市、海拉尔区、陈巴尔虎旗、新巴尔虎右旗)、兴安盟(扎赉特旗、科尔沁右翼中旗)、赤峰市(翁牛特旗、喀喇沁旗)、锡林郭勒盟(西乌珠穆沁旗、锡林浩特市、太仆寺旗、苏尼特左旗、镶黄旗、二连浩特市)、乌兰察布市(四子王旗)、呼和浩特市(土默特左旗)、包头市(固阳县)、巴彦淖尔市(乌拉特前旗、磴口县)。

| **资源情况** | 野生资源较丰富。药材来源于野生。

| **采收加工** | 夏末秋初采挖,除去泥土及残茎,晒干。

| **功能主治** | 甘、微苦,微寒;无毒。通结气,利肠胃,清热利尿,凉血止血。外用于乳痈。

| **用法用量** | 内服煎汤,6 ~ 12 g。外用适量,捣敷。

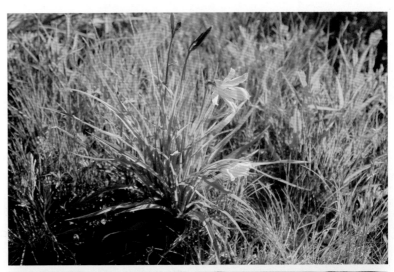

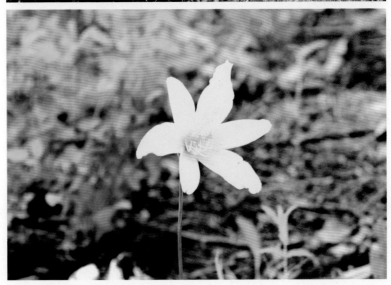

百合科 Liliaceae 萱草属 Hemerocallis

萱草

Hemerocallis fulva (L.) L.

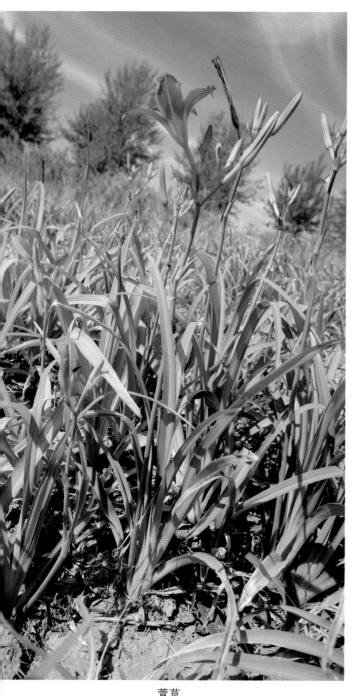

萱草

| **植物别名** |

野金针、摺叶萱草、黄花菜。

| **蒙 文 名** |

涛木－希日－其其格。

| **药 材 名** |

萱草（药用部位：根及根茎）。

| **形态特征** |

多年生草本。根近肉质，中下部常呈纺锤状。叶条形，长 40 ~ 80 cm，宽 1.3 ~ 3.5 cm。花葶粗壮，高 0.6 ~ 1 m；圆锥花序具 6 ~ 12 花或更多，苞片卵状披针形；花橘红色或橘黄色，无香味；花梗短；花被长 7 ~ 12 cm，下部 2 ~ 3 cm 合生成花被管，外轮花被裂片长圆状披针形，宽 1.2 ~ 1.8 cm，具平行脉，内轮花被裂片长圆形，下部有"A"形彩斑，宽达 2.5 cm，具分枝脉，边缘波状皱褶，盛开时裂片反曲；雄蕊伸出，上弯，比花被裂片短；花柱伸出，上弯，比雄蕊长。蒴果长圆形。花果期 5 ~ 7 月。

| 生境分布 | 生于山坡草地、草甸、山沟等。分布于内蒙古通辽市（科尔沁左翼中旗）、赤峰市（阿鲁科尔沁旗）、乌兰察布市（商都县）。

| 资源情况 | 野生资源较丰富。药材来源于野生。

| 采收加工 | 秋季采挖，除去泥土，晒干。

| 功能主治 | 清热利尿，凉血止血。用于腮腺炎，黄疸，膀胱炎，尿血，小便不利，乳汁缺乏，月经不调，衄血，便血等；外用于乳腺炎。

| 用法用量 | 内服煎汤，6 ~ 12 g。外用适量，捣敷。

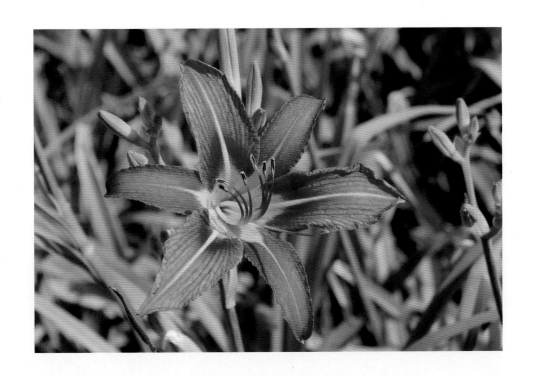

百合科 Liliaceae 顶冰花属 Gagea

小顶冰花 *Gagea hiensis* Pasch.

| **植物别名** | 小顶冰花。

| **蒙 文 名** | 吉吉格 – 哈布暗 – 西日阿。

| **药 材 名** | 小顶冰花（药用部位：鳞茎）。

| **形态特征** | 多年生草本，高 8 ~ 15 cm。鳞茎卵形，直径 4 ~ 7 mm，鳞茎皮褐黄色，通常在鳞茎皮内基部具 1 团小鳞茎。基生叶 1，长12 ~ 18 cm，宽 0.1 ~ 0.3 cm，扁平。总苞片狭披针形，与花序近等长，宽 2 ~ 2.5 mm；花通常 3 ~ 5，排成伞形花序；花梗略不等长，无毛；花被片条形或条状披针形，长 6 ~ 9 mm，宽 1 ~ 2 mm，先端锐尖或钝圆，内面淡黄色，外面黄绿色；雄蕊长为花被片的一半，

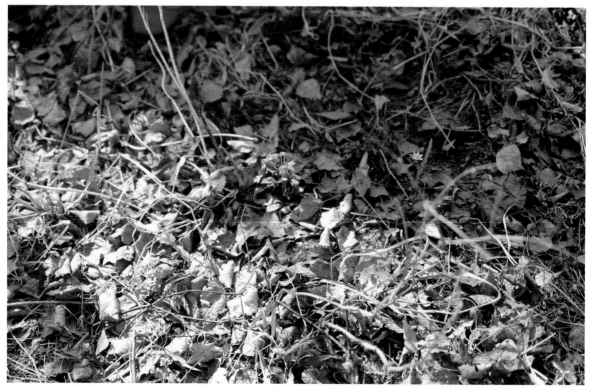

小顶冰花

花丝基部扁平，花药矩圆形；子房长倒卵形，花柱长为子房的 1.5 倍。蒴果倒卵形，长为宿存花被的一半。花果期 5 ~ 7 月。

| **资源情况** | 野生资源丰富。药材来源于野生。

| **生境分布** | 生于海拔 2 300 m 以下的林缘、灌丛和山地草原等。分布于内蒙古呼伦贝尔市（阿荣旗）、呼和浩特市。

| **采收加工** | 夏、秋季间采收，晾干。

| **功能主治** | 养心安神。用于血不养心所致的虚烦不眠、惊悸怔忡等。

| **用法用量** | 内服煎汤，3 ~ 9 g。

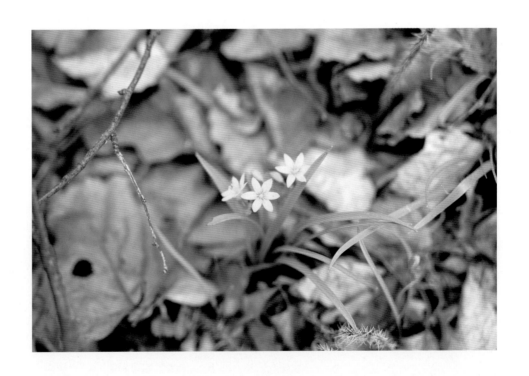

百合科 Liliaceae 顶冰花属 Gagea

顶冰花 *Gagea lutea* (L.) Ker-Gawl.

| **植物别名** | 献岁菊、雪莲、长春菊。

| **蒙 文 名** | 嘎伦－葱根。

| **药 材 名** | 顶冰花（药用部位：鳞茎）。

| **形态特征** | 多年生草本，高 15 ~ 20 cm。鳞茎卵球形，直径 5 ~ 10 cm，鳞茎外皮褐黄色，无附属小鳞茎。基生叶 1，条形，长 15 ~ 22 cm，宽 3 ~ 10 cm，扁平，中部向下收狭，无毛。总苞片披针形，与花序近等长，宽 4 ~ 6 mm；花 3 ~ 5，排成伞形花序；花梗不等长，无毛；花被片条形或狭披针形，长 9 ~ 12 mm，宽约 2 mm，黄色；雄蕊长为花被片的 2/3，花药矩圆形，花丝基部扁平；子房矩圆形，花柱

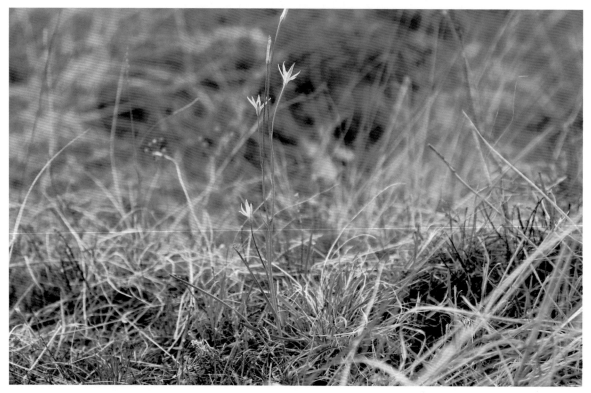

顶冰花

长为子房的 1.5 ～ 2 倍，柱头不明显 3 裂。蒴果卵圆形至倒卵形，长为宿存花被的 2/3。花期 5 ～ 7 月。

| **资源情况** | 野生资源丰富。药材来源于野生。

| **生境分布** | 生于林下、灌丛或草地。内蒙古各地均有分布。

| **采收加工** | 夏、秋季间采挖，洗净，晾干。

| **功能主治** | 极苦、微辛。归心经。强心，利尿。用于心悸，水肿，癫痫。

| **用法用量** | 内服煎汤，12 ～ 15 g。

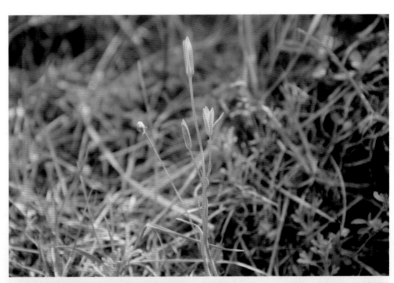

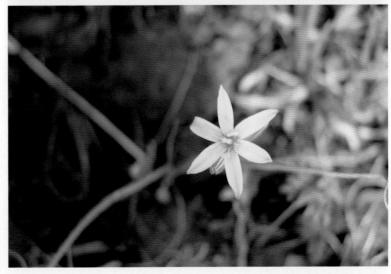

百合科 Liliaceae 顶冰花属 *Gagea*

少花顶冰花 *Gagea pauciflora* Turcz.

| **植物别名** | 黄花韭、毒蒜丁、报春蒜丁。

| **蒙 文 名** | 楚很其其格图－嘎伦－葱根。

| **药 材 名** | 少花顶冰花（药用部位：鳞茎）。

| **形态特征** | 多年生草本，高8～28 cm，全株多少有微柔毛，下部尤其明显。鳞茎狭卵形，上端延伸成圆筒状，多少撕裂，抱茎。基生叶1，长10～25 cm，宽1～1.5 mm，通常脉上和边缘疏生微柔毛；茎生叶通常1～3，下部1长可达6～7 cm，披针状条形，比基生叶稍宽，上部的渐小而呈苞片状，基部边缘具疏柔毛。花1～3，排成近总状花序；花被片条形，绿黄色，长9～25 mm，宽3～5 mm，先端

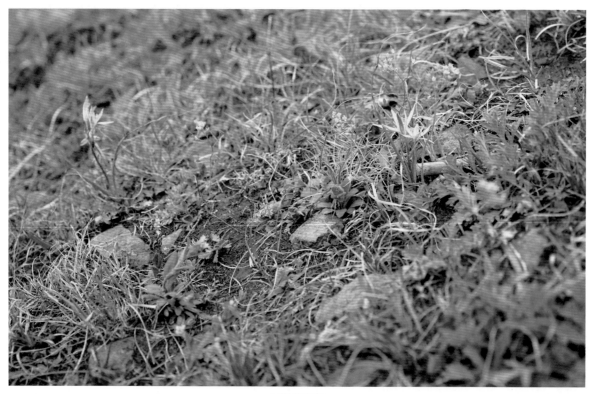

少花顶冰花

锐尖；雄蕊长为花被片的一半；子房矩圆形，长 2.5 ~ 3.5 mm；花柱与子房近等长或略短，柱头 3 深裂，裂片长通常超过 1 mm。蒴果近倒卵形，长为宿存花被的 1/2 ~ 3/5，长 7 ~ 16 mm，宽 6 ~ 10 mm；种子三角状，扁平，长、宽均约 1 mm。花果期 5 ~ 7 月。

| **生境分布** | 生于海拔 400 ~ 4 100 m 的山地草甸或灌丛。分布于内蒙古呼伦贝尔市（鄂伦春自治旗、额尔古纳市、陈巴尔虎旗、海拉尔区）、兴安盟（突泉县）、锡林郭勒盟（西乌珠穆沁旗、锡林浩特市、阿巴嘎旗、镶黄旗）、乌兰察布市（兴和县、集宁区、察哈尔右翼中旗）、巴彦淖尔市（乌拉特前旗）。

| **资源情况** | 野生资源较少。药材来源于野生。

| **采收加工** | 春季花期采挖，洗净，晒干。

| **功能主治** | 甘，平；有小毒。归心经。养心安神。用于虚烦不眠，惊悸怔忡等。

| **用法用量** | 内服煎汤，12 ~ 15 g。

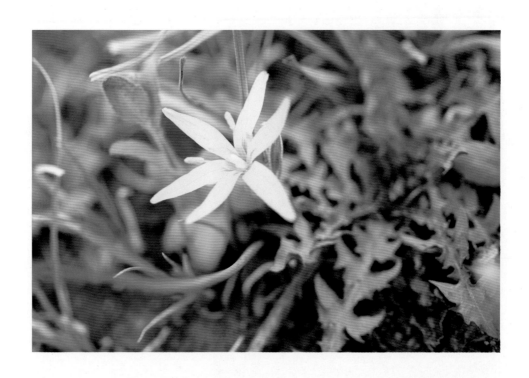

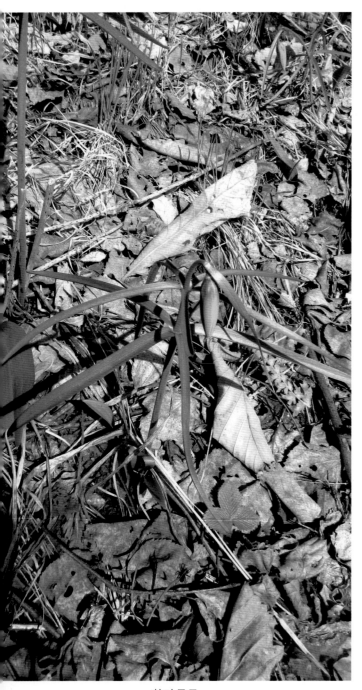

轮叶贝母

百合科 Liliaceae 贝母属 *Fritillaria*

轮叶贝母

Fritillaria maximowiczii Freyn

| 植物别名 |

一轮贝母、尼贝扎瓦。

| 蒙 文 名 |

布力古日－努格图如－额布斯。

| 药 材 名 |

贝母（药用部位：地下鳞茎。别名：勤母、苦菜、空草）。

| 形态特征 |

多年生草本，长 27 ～ 54 cm。鳞茎由 4 ～ 5 或更多的鳞片组成，周围又有许多米粒状小鳞片，直径 1 ～ 2 cm，后者很容易脱落。叶条状或条状披针形，长 4.5 ～ 10 cm，宽 0.3 ～ 1.3 cm，先端不卷曲，通常每 3 ～ 6 排成 1 轮，极少为 2 轮，向上有时还有 1 ～ 2 散生叶。花单朵，稀 2，紫色，稍有黄色小方格；叶状苞片 1，先端不卷；花被片长 3.5 ～ 4 cm，宽 0.4 ～ 1.4 cm；雄蕊长约为花被片的 3/5；花药近基着，花丝无小乳突；柱头裂片长 6 ～ 6.5 mm。蒴果长 1.6 ～ 2.2 cm，宽约 2 cm；棱上的翅宽约 4 mm。花果期 6 ～ 8 月。

生境分布	生于海拔 1 400 ～ 1 480 m 的山坡林缘、山谷灌丛及草甸。分布于内蒙古呼伦贝尔市（鄂伦春自治旗、根河市、牙克石市）、赤峰市（喀喇沁旗、宁城县）。
资源情况	野生资源较少。药材来源于野生。
采收加工	夏、秋季采挖，除去残茎，洗净泥土，晒干。
药材性状	本品呈圆锥形、卵圆形至卵形。表面黄白色，不分瓣，一侧具 1 纵沟，下部有鳞茎盘。质坚实而脆，断面粉性。气微，味微苦。
功能主治	清热，润肺，止咳化痰。用于肺热燥咳，久咳痰喘，痰多胸闷，咳嗽咯血，肺炎，肺痈，急、慢性支气管炎，瘿瘤，瘰疬，喉痹，乳痈等。
用法用量	内服煎汤，5 ～ 15 g；或入丸、散剂。外用适量，研末撒；或调敷。

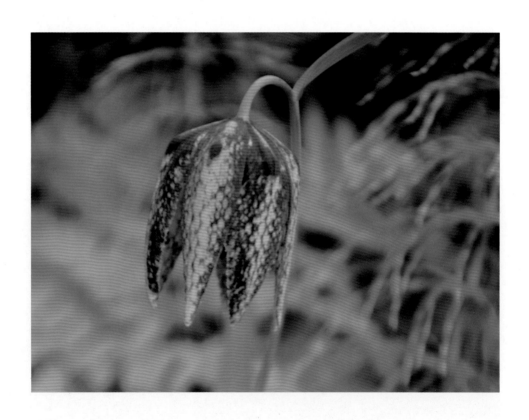

百合科 Liliaceae 百合属 Lilium

毛百合
Lilium dauricum Ker-Gawl.

| **植物别名** | 卷帘百合、百合。

| **蒙文名** | 乌和日－萨日那。

| **药材名** | 毛百合（药用部位：地下鳞茎）。

| **形态特征** | 多年生草本。鳞茎卵状球形，高约1.5 cm，直径约2 cm；鳞片宽披针形，长1～1.4 cm，宽0.5～0.6 cm，白色，有节或有的无节。茎高50～70 cm，有棱。叶散生，在茎先端有4～5叶片轮生，基部有1簇白色绵毛，边缘有小乳头状突起，有的还有稀疏的白色绵毛。苞片叶状，长4 cm；花梗长2.5～8.5 cm，有白色绵毛；花1～2顶生，橙红色或红色，有紫红色斑点；外轮花被片倒披针形，先端

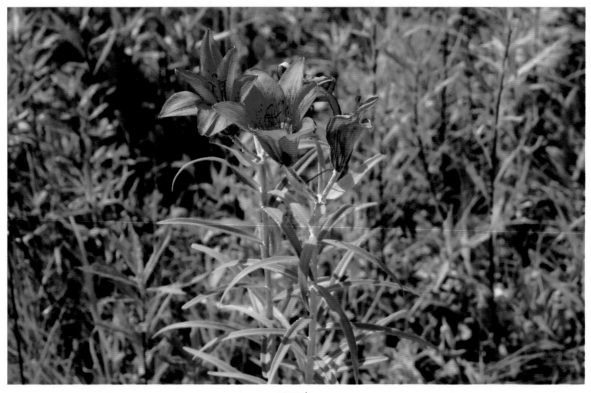

毛百合

渐尖，基部渐狭，长 7 ~ 9 cm，宽 1.5 ~ 2.3 cm，外面有白色绵毛，内轮花被片稍窄，蜜腺两边有深紫色的乳头状突起；雄蕊向中心靠拢，花丝长 5 ~ 5.5 cm，无毛，花药长约 1 cm；子房圆柱形，长约 1.8 cm，宽 0.2 ~ 0.3 cm，花柱长超过子房的 2 倍，柱头膨大，3 裂。蒴果矩圆形，长 4 ~ 5.5 cm，宽 3 cm。花果期 6 ~ 9 月。

| **生境分布** | 生于海拔 450 ~ 1 500 m 的山坡灌丛间、疏林下、路边及湿润的草甸。分布于内蒙古呼伦贝尔市（牙克石市、额尔古纳市）、兴安盟（科尔沁右翼前旗、突泉县、阿尔山市）、通辽市（扎鲁特旗）、巴彦淖尔市（杭锦后旗）。

| **资源情况** | 野生资源一般。药材来源于野生。

| **采收加工** | 秋季采挖，除去泥土，沸水捞过或蒸后，焙干或晒干。

| **功能主治** | 甘，平。润肺止咳，宁心安神。用于肺痨咳嗽，咯血，精神恍惚，热病余热未清，虚烦惊悸，失眠等。

| **用法用量** | 内服煎汤，10 ~ 30 g。

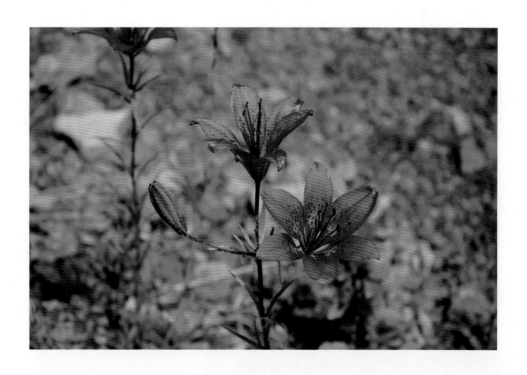

百合科 Liliaceae 百合属 Lilium

有斑百合 *Lilium concolor* Salisb. var. *pulchellum* (Fisch.) Regel

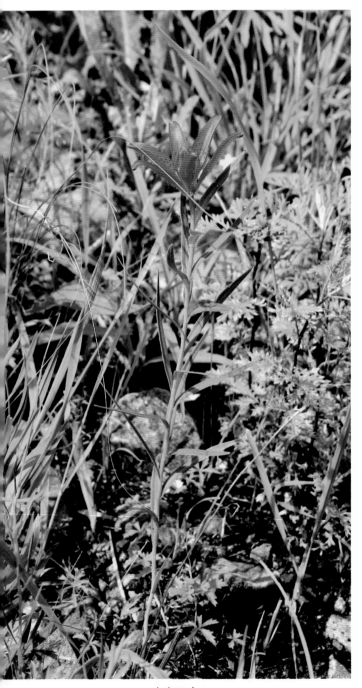

有斑百合

| 植物别名 |

渥丹。

| 蒙 文 名 |

朝胡日－萨日那。

| 药 材 名 |

中药 百合（药用部位：鳞片。别名：勒母、苦菜、空草）。

蒙药 朝哈日－萨日娜（药用部位：鳞片）。

| 形态特征 |

多年生草本。鳞茎卵状球形，长 2 ~ 3 cm，直径 1.5 ~ 3 cm，白色，鳞茎上方的茎上簇生很多不定根。茎直立，高 30 ~ 70 cm，光滑无毛，有时近基部带紫色。叶互生，条形或条状披针形，长 3 ~ 7 cm，宽 0.2 ~ 0.6 cm，先端渐尖，基部楔形，无柄，两面均无毛，叶脉 3 ~ 7。花单生或数朵呈总状花序，生于茎先端，花直立，开展，深红色，有褐色斑点；花被片 6，椭圆形或卵状披针形，长 3 ~ 4 cm，宽 0.5 ~ 0.9 cm，蜜腺两边具乳头状突起；雄蕊 6，花丝长约 2 cm，花药长矩圆形，长约 8 mm，橙黄色，花粉橘红色；子房长约 1 cm，花柱长约 5 mm。蒴果矩圆

形，长约 2.5 cm。花果期 6 ~ 9 月。

| **生境分布** | 生于山地草甸、山沟及林缘。分布于内蒙古呼伦贝尔市（阿荣旗、扎兰屯市、额尔古纳市、扎赉诺尔区、鄂温克族自治旗、新巴尔虎右旗）、兴安盟（扎赉特旗、科尔沁右翼前旗、突泉县、阿尔山市）、赤峰市（敖汉旗、巴林左旗、巴林右旗、喀喇沁旗、宁城县、克什克腾旗、松山区）、锡林郭勒盟（锡林浩特市）、乌兰察布市（兴和县）、巴彦淖尔市（杭锦后旗）。

| **资源情况** | 野生资源一般。药材来源于野生。

| **采收加工** | **中药** 百合：秋季采挖鳞茎，除去茎叶，洗净泥土，剥取鳞片，置沸水中略烫或蒸后，晒干或焙干。

| **药材性状** | **中药** 百合：本品呈长椭圆形，先端渐尖，基部较宽，边缘薄，微波状，常向内卷曲，长 2 ~ 3.5 cm，宽 1 ~ 1.5 cm，厚 0.1 ~ 0.3 cm。表面乳白色或淡黄棕色，光滑，半透明，有 3 ~ 8 纵直的脉纹。质硬脆，易折断，断面较平坦，角质样。气微，味微苦。

| **功能主治** | **中药** 百合：甘，平。养阴润肺，清心安神。用于阴虚燥咳，劳嗽咯血，虚烦惊悸，失眠多梦，精神恍惚等。

蒙药 朝哈日-萨日娜：甘、微苦，凉、轻、钝、燥、糙。清热，解毒，清"协日乌素"，接骨，愈伤，止咳。用于毒热，筋骨损伤，创伤出血，肺热咳嗽，肺宝日，月经过多，虚热证等。

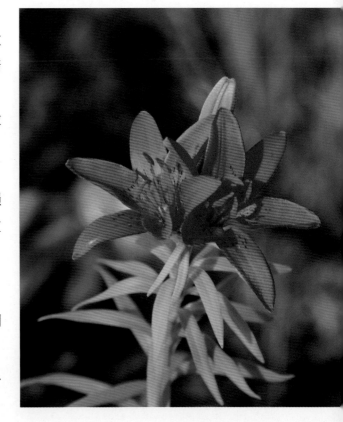

| **用法用量** | **中药** 百合：内服煎汤，6 ~ 15 g；或蒸食；或煮粥食。外用适量，捣敷。

蒙药 朝哈日-萨日娜：多入丸、散剂。

百合科 Liliaceae 百合属 Lilium

山丹

Lilium pumilum DC.

| **植物别名** | 细叶百合、山丹丹花、阿必哈。

| **蒙 文 名** | 萨日那－其其格。

| **药 材 名** | **中药** 百合（药用部位：鳞片）。
   蒙药 萨日阿楞（药用部位：鳞片）。

| **形态特征** | 多年生草本。鳞茎卵形或圆锥形，高 2.5 ~ 4.5 cm，直径 2 ~ 3 cm；鳞片矩圆形或长卵形，长 2 ~ 3.5 cm，宽 1 ~ 1.5 cm，白色。茎高 15 ~ 60 cm，有小乳头状突起，有的带紫色条纹。叶散生于茎中部，条形，长 3.5 ~ 9 cm，宽 1.5 ~ 3 mm，中脉在下面突出，边缘有乳头状突起。花单生或数朵排成总状花序，鲜红色，通常无斑点，有时有少数斑点，下垂；花被片反卷，长 4 ~ 4.5 cm，宽 0.8 ~ 1.1 cm，

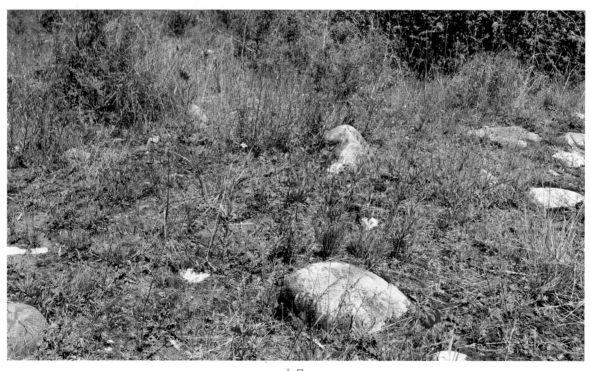

山丹

蜜腺两边有乳头状突起；花丝长 1.2 ~ 2.5 cm，无毛，花药长椭圆形，长约 1 cm，黄色，花粉近红色；子房圆柱形，长 0.8 ~ 1 cm，花柱稍长于子房或比子房长 1 倍多，长 1.2 ~ 1.6 cm，柱头膨大，直径 5 mm，3 裂。蒴果矩圆形，长 2 cm，宽 1.2 ~ 1.8 cm。花果期 7 ~ 9 月。

| **生境分布** | 生于海拔 400 ~ 2 600 m 的山坡草地或林缘。分布于内蒙古呼伦贝尔市（鄂伦春自治旗、莫力达瓦达斡尔族自治旗、阿荣旗、牙克石市、额尔古纳市、陈巴尔虎旗、海拉尔区、扎赉诺尔区、满洲里市）、兴安盟（科尔沁右翼前旗、科尔沁右翼中旗）、赤峰市（喀喇沁旗、阿鲁科尔沁旗、翁牛特旗、巴林左旗、巴林右旗、林西县、克什克腾旗、松山区）、锡林郭勒盟（锡林浩特市、苏尼特左旗、镶黄旗、太仆寺旗）、乌兰察布市（化德县、丰镇市、兴和县）、呼和浩特市（新城区、回民区、赛罕区）、鄂尔多斯市（准格尔旗、乌审旗）、巴彦淖尔市（乌拉特前旗）。

| **资源情况** | 野生资源较丰富。药材来源于野生。

| **采收加工** | **中药** 百合：春、秋季采挖鳞茎，除去茎叶，洗净泥土，剥取鳞片，置于沸水中略烫或蒸后，晒干或烘干。

| **药材性状** | **中药** 百合：本品呈长椭圆形，先端渐尖，基部较宽，边缘薄，微波状，常向内卷曲，长 2 ~ 3.5 cm，宽 1 ~ 1.5 cm，厚 0.1 ~ 0.3 cm。表面乳白色或淡黄棕色，光滑，半透明，有 3 ~ 8 纵直的脉纹。质硬脆，易折断，断面较平坦，角质样。气微，味微苦。

| **功能主治** | **中药** 百合：甘，寒。归心、肺经。养阴润肺，清心安神。用于阴虚燥咳，劳嗽咯血，虚烦惊悸，失眠多梦，精神恍惚等。

蒙药 萨日阿楞：甘、微苦，凉、轻、钝、燥、糙。清热，解毒，清"协日乌素"，接骨，愈伤，止咳。用于毒热，筋骨损伤，创伤出血，肺热咳嗽，肺宝日，月经过多，虚热证等。

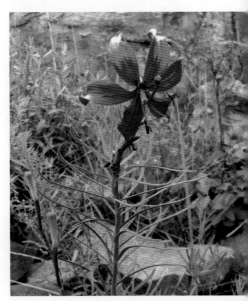

| **用法用量** | **中药** 百合：内服煎汤，6 ~ 12 g；或蒸食；或煮粥食。外用适量，捣敷。

蒙药 萨日阿楞：多入丸、散剂。

百合科 Liliaceae 百合属 Lilium

条叶百合 *Lilium callosum* Sieb.et Zucc.

| 蒙 文 名 | 那林－萨日那。

| 药 材 名 | 百合（药用部位：地下鳞茎。别名：勤母、苦菜、空草）。

| 形态特征 | 多年生草本。鳞茎小，扁球形，高 2 cm，直径 1.5 ～ 2.5 cm；鳞片卵形或卵状披针形，长 1.5 ～ 2 cm，宽 0.6 ～ 1.2 cm，白色。茎高 50 ～ 90 cm，无毛。叶散生，条形，长 6 ～ 10 cm，宽 0.3 ～ 0.5 cm，有 3 脉，无毛，边缘有小乳头状突起。花单生或少有数朵排成总状花序；苞片 1 ～ 2，长 1 ～ 1.2 cm，先端加厚；花梗长 2 ～ 5 cm，弯曲；花下垂；花被片倒披针状匙形，长 3 ～ 4 cm，宽 0.4 ～ 0.6 cm，中部以上反卷，红色或淡红色，几无斑点，蜜腺两边有稀疏的小乳头

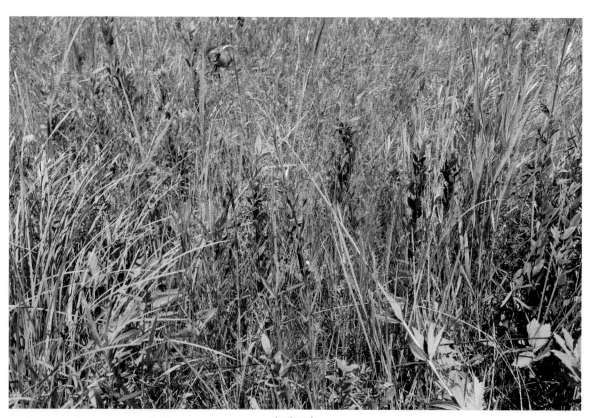

条叶百合

状突起；花丝长 2 ～ 2.5 cm，无毛，花药长 7 mm；子房圆柱形，长 1 ～ 2 cm，宽 0.1 ～ 0.2 cm，花柱短于子房，柱头膨大，3 裂。蒴果狭矩圆形，长约 2.5 cm，宽 0.6 ～ 0.7 cm。花果期 7 ～ 9 月。

| **生境分布** | 生于海拔 180 ～ 640 m 的山坡或草丛中。分布于内蒙古呼伦贝尔市（莫力达瓦达斡尔族自治旗、扎兰屯市）、兴安盟（科尔沁右翼中旗）、通辽市（科尔沁左翼后旗）、赤峰市（阿鲁科尔沁旗、翁牛特旗）。

| **资源情况** | 野生资源较少。药材来源于野生。

| **采收加工** | 秋季采挖，除去茎叶，洗净泥土，晒干或焙干。

| **功能主治** | 甘，平。润肺止咳，清心安神。用于肺结核久咳，痰中带血，热病余热未退，虚烦惊悸，心神恍惚，神经衰弱，失眠等。

| **用法用量** | 内服煎汤，3 ～ 15 g。

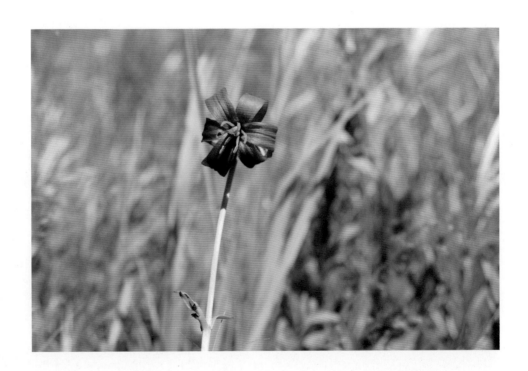

百合科 Liliaceae 百合属 Lilium

卷丹

Lilium lancifolium Thunb.

| **植物别名** | 虎皮百合、倒垂莲、药百合。

| **蒙文名** | 萨日阿楞。

| **药材名** | 百合（药用部位：地下鳞茎。别名：勤母、苦菜、空草）。

| **形态特征** | 多年生草本。鳞茎近宽球形，高约 3.5 cm，直径 4 ～ 8 cm；鳞片宽
卵形，长 2.5 ～ 3 cm，宽 1.4 ～ 2.5 cm，白色。茎带紫色条纹，具
白色绵毛。叶散生，矩圆状披针形或披针形，两面近无毛，先端有
白毛，边缘有乳头状突起，有 5 ～ 7 脉，上部叶腋有珠芽。花 3 ～ 6
或更多；苞片叶状，卵状披针形，长 1.5 ～ 2 cm，宽 0.2 ～ 0.5 cm，
先端钝，有白色绵毛；花紫色，有白色绵毛；花下垂，花被片披针

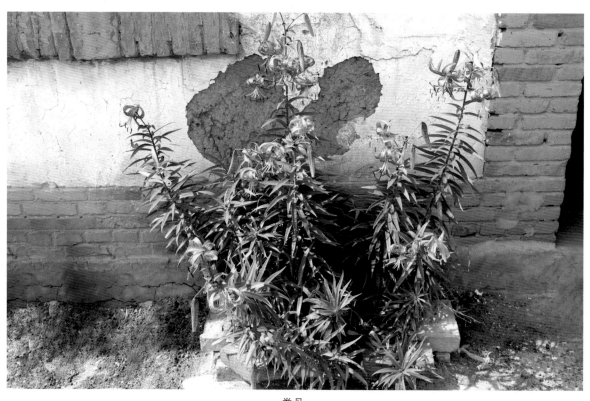

卷丹

形，反卷，橙红色，有紫黑色斑点；外轮花被片长 6 ~ 10 cm，宽 1 ~ 2 cm；内轮花被片稍宽，蜜腺两边有乳头状突起，尚有流苏状突起；雄蕊四面张开，花丝长 5 ~ 7 cm，淡红色，无毛，花药矩圆形，长约 2 cm；子房圆柱形，长 1.5 ~ 2 cm，宽 0.2 ~ 0.3 cm，花柱长 4.5 ~ 6.5 cm，柱头稍膨大，3 裂。蒴果狭长卵形，长 3 ~ 4 cm。花果期 7 ~ 9 月。

| 生境分布 | 生于海拔 400 ~ 2 500 m 的山坡灌木林下、草地、路边或水旁。分布于内蒙古通辽市（库伦旗、开鲁县）、锡林郭勒盟（锡林浩特市）、乌兰察布市（化德县）。

| 资源情况 | 野生资源一般。药材来源于野生。

| 采收加工 | 秋季采挖，除去茎叶，洗净泥土，晒干或焙干。

| 功能主治 | 养阴润肺，清痰火。用于感冒，咳嗽痰多等。

| 用法用量 | 内服煎汤，3 ~ 9 g。

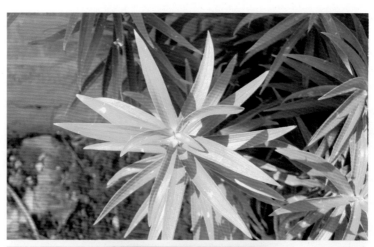

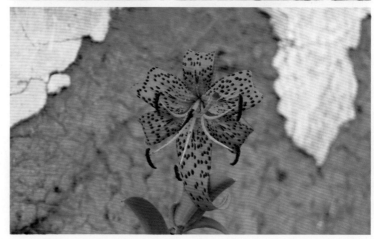

七筋姑 *Clintonia udensis* Trautv. et Mey.

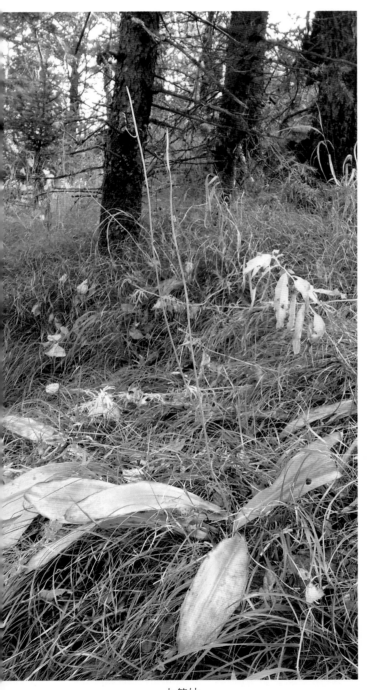

七筋姑

| 植物别名 |

搜山虎、剪刀七、竹叶七。

| 蒙 文 名 |

车车格乐吉。

| 药 材 名 |

七筋姑（药用部位：全草。别名：剪刀七、对口剪）。

| 形态特征 |

多年生草本。根茎较硬，直径约 5 mm。叶 3 ~ 4，纸质或厚纸质，椭圆形、倒卵状矩圆形或倒披针形，无毛或幼时边缘有柔毛，先端骤尖，基部呈鞘状抱茎或后期伸长成柄状。总状花序有花 3 ~ 12，花梗密生柔毛，初期长约 1 cm，后伸长可达 7 cm；苞片披针形，密生柔毛，早落；花白色，少有淡蓝色；花被片矩圆形，先端钝圆，外面有微毛，具 5 ~ 7 脉。果实球形至矩圆形，自先端至中部沿背缝线作蒴果状开裂，每室有种子 6 ~ 12；种子卵形或梭形。花果期 6 ~ 9 月。

| 生境分布 |

生于海拔 1 600 ~ 4 000 m 的高山疏林下或阴坡疏林下。分布于内蒙古赤峰市（宁城县、克什克腾旗）、锡林郭勒盟（西乌珠穆沁旗）。

| 资源情况 |

野生资源丰富。药材来源于野生。

| 采收加工 |

夏、秋季采收，洗净，晒干。

| 功能主治 |

苦、微辛，凉；有小毒。归肾经。祛风止痛，败毒散瘀。用于跌打损伤，劳伤，丹毒等。

| 用法用量 |

内服浸酒，3 ~ 9 g。

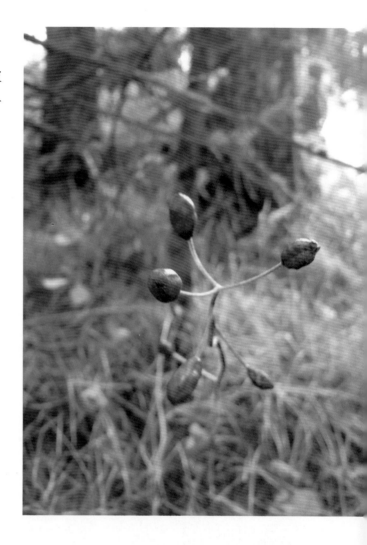

小玉竹

Polygonatum humile Fisch. ex Maxim.

| 蒙 文 名 | 那玛汉 – 毛胡日 – 查干。

| 药 材 名 | **中药** 小玉竹（药用部位：根茎。别名：竹根尾）。
　　　　　　蒙药 那大汉 – 冒呼日 – 查干（药用部位：根茎）。

| 形态特征 | 多年生草本。根茎细圆柱形，直径 3 ~ 5 mm。茎高 25 ~ 50 cm，
具 7 ~ 9 叶。叶互生，椭圆形、长椭圆形或卵状椭圆形，长 5.5 ~
8.5 cm，先端尖至略钝，下面具短糙毛。花序通常仅具 1 花；花
梗长 8 ~ 13 mm，显著向下弯曲；花被白色，先端带绿色，长
15 ~ 17 mm，裂片长约 2 mm；花丝长约 3 mm，两侧稍扁，粗糙，
花药长约 3 mm；子房长约 4 mm，花柱长 11 ~ 13 mm。浆果蓝黑色，

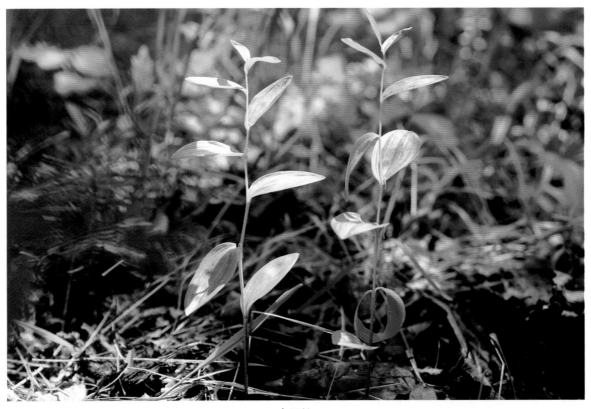

小玉竹

直径约 1 cm，有 5 ～ 6 种子。花果期 6 ～ 9 月。

| **生境分布** | 生于海拔 800 ～ 2 200 m 的林下、林缘、灌丛、山地草甸及草甸草原。分布于内蒙古呼伦贝尔市（阿荣旗、根河市、牙克石市、扎兰屯市、额尔古纳市、满洲里市）、兴安盟（科尔沁右翼前旗、乌兰浩特市、突泉县、阿尔山市）、通辽市（奈曼旗）、赤峰市（喀喇沁旗、阿鲁科尔沁旗、敖汉旗、巴林左旗、巴林右旗、林西县、克什克腾旗、松山区）、锡林郭勒盟（东乌珠穆沁旗、西乌珠穆沁旗、锡林浩特市、多伦县）、乌兰察布市（凉城县）、呼和浩特市（新城区）。

| **资源情况** | 野生资源较少。药材来源于野生。

| **采收加工** | **中药** 小玉竹：春、秋季采挖，洗净，晒干。

| **功能主治** | **中药** 小玉竹：甘，平。归肺、胃经。养阴润燥，生津止渴。用于热病伤阴，口燥咽干，干咳少痰，心烦心悸，消渴等。

蒙药 那大汉－冒呼日－查干：强壮，补肾，祛黄水，温胃，降气。用于久病体弱，肾寒，腰腿酸痛，滑精，阳痿，寒性黄水，胃寒，嗳气，胃胀，积食，食泻等。

| **用法用量** | **中药** 小玉竹：内服煎汤，6 ～ 12 g；或熬膏；或浸酒；或入丸、散剂。外用适量，鲜品捣敷；或熬膏涂。

蒙药 那大汉－冒呼日－查干：多入丸、散剂。

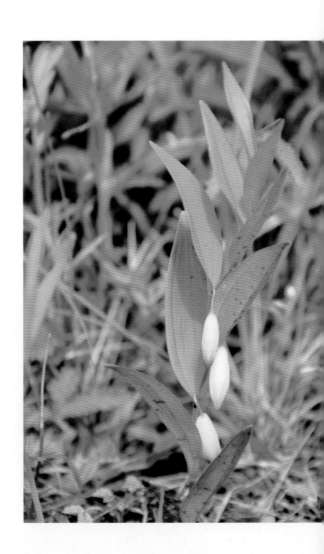

百合科 Liliaceae 黄精属 Polygonatum

玉竹

Polygonatum odoratum (Mill.) Druce

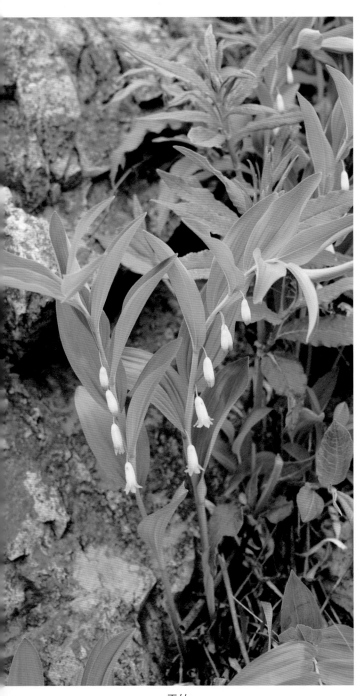

玉竹

| 植物别名 |

葳蕤、铃铛菜、山苞米。

| 蒙 文 名 |

毛胡日－查干。

| 药 材 名 |

中药 玉竹（药用部位：根茎。别名：笔管子、竹七根、黄脚鸡）。

蒙药 毛胡日－查干（药用部位：根茎）。

| 形态特征 |

多年生草本。根茎圆柱形，直径 5～14 mm。茎高 20～50 cm，具 7～12 叶。叶互生，椭圆形至卵状矩圆形，长 5～12 cm，宽 3～16 cm，先端尖，下面带灰白色，下面脉上平滑至呈乳头状粗糙。花序具 1～4 花（在栽培情况下，可多至 8），总花梗（单花时为花梗）长 1～1.5 cm，无苞片或有条状披针形苞片；花被黄绿色至白色，长 13～20 mm，花被筒较直，裂片长 3～4 mm；花丝丝状，近平滑至具乳头状突起，花药长约 4 mm；子房长 3～4 mm，花柱长 10～14 mm。浆果蓝黑色，直径 7～10 mm，具 7～9 种子。花果期 6～9 月。

| **生境分布** | 生于林下、山沟或阴坡草地。分布于内蒙古呼伦贝尔市（鄂伦春自治旗、莫力达瓦达斡尔族自治旗、阿荣旗、根河市、牙克石市、扎兰屯市、额尔古纳市、陈巴尔虎旗、海拉尔区、鄂温克族自治旗、新巴尔虎左旗、新巴尔虎右旗、扎赉诺尔区）、兴安盟（科尔沁右翼中旗、阿尔山市）、通辽市（扎鲁特旗、库伦旗、奈曼旗）、赤峰市（阿鲁科尔沁旗、翁牛特旗、松山区、巴林左旗、巴林右旗、宁城县、林西县、克什克腾旗）、锡林郭勒盟（东乌珠穆沁旗、西乌珠穆沁旗、正蓝旗、多伦县、阿巴嘎旗）、乌兰察布市（兴和县、卓资县、凉城县）、呼和浩特市（和林格尔县、武川县、土默特左旗、回民区）、包头市（土默特右旗、固阳县）、阿拉善盟（阿拉善左旗）。 |

| **资源情况** | 野生资源较丰富。药材来源于野生。 |

| **采收加工** | **中药** 玉竹：春、秋季采挖，除去茎叶及须根，洗净泥土，晒至柔软后，反复揉搓，晾晒至无硬心，晒干；或蒸透后，揉至半透明，晒干。 |

| **药材性状** | **中药** 玉竹：本品呈圆柱形或扁圆柱形，少有分枝，长短不一，粗细均匀，长 4 ～ 18 cm，直径 0.3 ～ 1.4 cm。表面黄白色至淡黄棕色，具纵皱及微隆起的环节，节间长约 1 cm，随处可见细根痕，根茎一端有时具芽，外覆鳞叶，每隔 5 ～ 10 cm 处有圆形茎痕，直径约 0.5 cm。干时质硬，受潮后软韧，易折断，断面不平坦，棕黄色，肉质；有的因加工而色较深，带角质，微半透明。气微，味甘而有黏性。 |

| **功能主治** | **中药** 玉竹：甘，微寒。归肺、胃经。养阴润燥，生津止渴。用于热病伤阴，口燥咽干，干咳少痰，心烦心悸，消渴等。
蒙药 毛胡日 - 查干：强壮，补肾，祛黄水，温胃，降气。用于久病体弱，肾寒，腰腿酸痛，滑精，阳痿，寒性黄水，胃寒，嗳气，胃胀，积食，食泻等。 |

| **用法用量** | **中药** 玉竹：内服煎汤，6 ～ 12 g；或熬膏；或浸酒；或入丸、散剂。外用适量，鲜品捣敷；或熬膏涂患处。
蒙药 毛胡日 - 查干：多入丸、散剂。 |

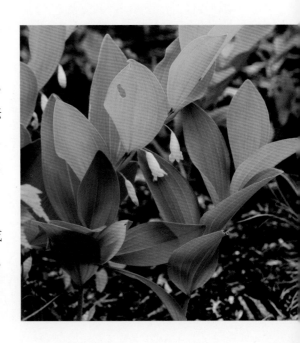

百合科 Liliaceae 黄精属 Polygonatum

轮叶黄精 *Polygonatum verticillatum* (L.) All.

| **植物别名** | 红果黄精、羊角参、臭儿参。

| **蒙 文 名** | 布力古日 – 毛胡日 – 查干。

| **药 材 名** | 轮叶黄精（药用部位：根茎。别名：老虎姜）。

| **形态特征** | 多年生草本。根茎的"节间"长 2 ~ 3 cm，一头粗，有短分枝，直径 7 ~ 15 mm，另一头较细，稀根茎呈连珠状。茎高 40 ~ 80 cm。叶通常为 3 叶轮生，或间有少数对生或互生，稀全株为对生，矩圆状披针形（长 6 ~ 10 cm，宽 2 ~ 3 cm）至条状披针形或条形（长达 10 cm，宽仅 0.5 cm），先端尖至渐尖。花单朵或 2 ~ 4 排成花序，总花梗长 1 ~ 2 cm，花梗（指生于花序上的）长 3 ~ 10 mm，俯垂；

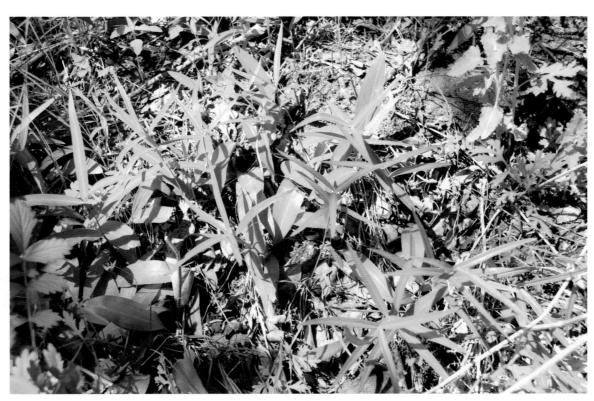

轮叶黄精

苞片不存在或微小而生于花梗上；花被淡黄色或淡紫色，长 8 ~ 12 mm，裂片长 2 ~ 3 mm；花丝长 0.5 ~ 1 mm，花药长约 2.5 mm；子房长约 3 mm，具约与之等长或比之稍短的花柱。浆果红色，直径 6 ~ 9 mm，具 6 ~ 12 种子。花果期 6 ~ 9 月。

| **生境分布** | 生于海拔 2 100 ~ 4 000 m 的林下或山坡草地。分布于内蒙古兴安盟（科尔沁右翼前旗）、锡林郭勒盟（西乌珠穆沁旗）。

| **资源情况** | 野生资源较少。药材来源于野生。

| **采收加工** | 秋末或春初采挖，洗净泥土，除去须根和病疤，蒸 10 ~ 20 分钟（以蒸透为度），取出晾晒，边晒边揉，至干燥。

| **功能主治** | 甘、微苦，凉。归肝、肾、肺经。平肝息风，补肾，润肺。用于病后虚弱，肝阳上亢，头晕眼花，咳嗽咯血，肝风内动，癫痫抽风等。

| **用法用量** | 内服煎汤，10 ~ 15 g，鲜品 30 ~ 60 g；或熬膏；或入丸、散剂。

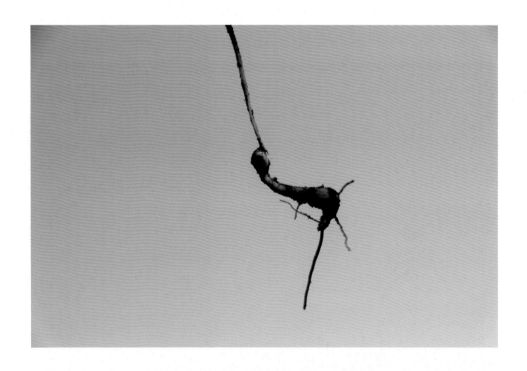

百合科 Liliaceae 黄精属 Polygonatum

热河黄精 *Polygonatum macropodium* Turcz.

| **植物别名** | 多花黄精。

| **蒙文名** | 陶木－查干－胡日。

| **药材名** | 热河黄精（药用部位：根茎）。

| **形态特征** | 多年生草本。根茎粗壮，圆柱形，直径达 1 cm。茎圆柱形，高 80 cm 或更高。叶互生，卵形、卵状椭圆形或卵状矩圆形，长 5 ～ 9 cm，先端尖，下面无毛。花序腋生，具 8 ～ 10 花，近伞房状；总花梗粗壮，弧曲形，长 4 ～ 5 cm，花梗长 0.5 ～ 1.6 cm；苞片膜质或近草质，钻形，微小，位于花梗中部以下；花被钟状至筒状，白色或带红点，长 15 ～ 20 mm，先端裂片长 4 ～ 5 mm；花丝

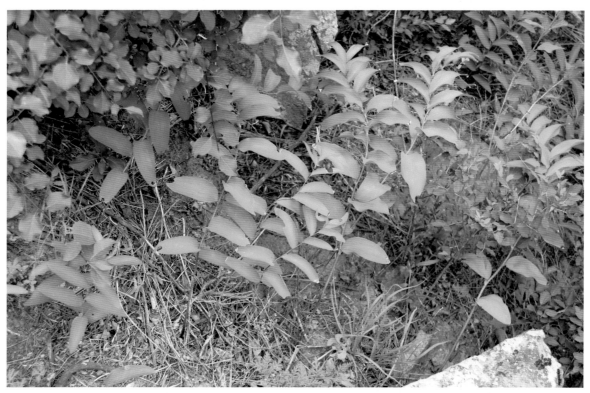

热河黄精

长约 5 mm，具 3 狭翅，呈皮屑状粗糙，着生于花被筒近中部，花药黄色，长约 4 mm；子房长 3 ～ 4 mm，花柱长 10 ～ 13 mm，不伸出花被外。浆果直径 8 ～ 10 mm，成熟时深蓝色，有 7 ～ 8 种子。花果期 6 ～ 9 月。

| 生境分布 | 生于海拔 500 ～ 2 100 m 的灌丛、林下或山地阴坡、岩石缝中。分布于内蒙古赤峰市（翁牛特旗、宁城县、林西县）。

| 资源情况 | 野生资源较少。药材来源于野生。

| 采收加工 | 秋末或春初采挖，洗净泥土，除去须根和病疤，蒸 10 ～ 20 分钟（以蒸透为度），取出晾晒，边晒边揉，至干燥。

| 功能主治 | 甘，平。归肺、脾、肾经。滋肾润肺，补脾益气。用于阴虚肺燥，干咳少痰，劳嗽久咳，脾胃虚弱，肾虚精亏，腰膝酸软，须发早白，消渴等。

| 用法用量 | 内服煎汤，10 ～ 15 g，鲜品 30 ～ 60 g；或熬膏；或入丸、散剂。

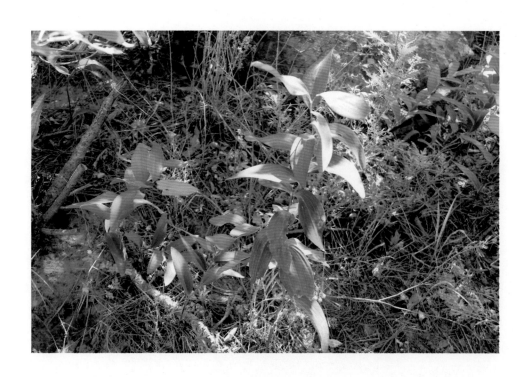

百合科 Liliaceae 黄精属 Polygonatum

狭叶黄精 *Polygonatum stenophyllum* Maxim.

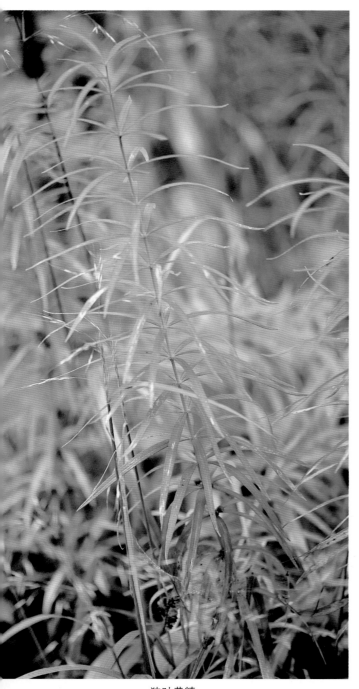

狭叶黄精

| 蒙 文 名 |

那林－查干－胡日。

| 药 材 名 |

狭叶黄精（药用部位：根茎）。

| 形态特征 |

多年生草本。根茎圆柱形，横生，直径
3 ~ 4 mm，有少数须根。茎高 50 ~ 80 cm。
叶 4 ~ 6 轮生，上部各轮较密接，叶片条状
披针形，长 5 ~ 9 cm，宽 0.4 ~ 0.7 cm，先
端渐尖，不呈钩状卷曲。花序腋生，有 2 花，
总花梗和花梗均极短，长分别为 3 ~ 5 mm
和 1 ~ 2 mm，下垂；苞片白色，膜质，长
2 ~ 4 mm；花被白色，长 6 ~ 9 mm，花被
筒在喉部稍缢缩，先端裂片约 2 mm；花丝下
部贴生于花被筒中上部，丝状，长约 1 mm，
花药长约 2.5 mm；子房长约 3 mm，花柱
丝状，长约 3.5 mm，内藏。花果期 6 ~ 9 月。

| 生境分布 |

生于林下或灌丛中。分布于内蒙古呼伦贝尔
市（鄂伦春自治旗、莫力达瓦达斡尔族自治
旗、扎兰屯市）、兴安盟（科尔沁右翼前旗、
突泉县）。

| **资源情况** | 野生资源较少。药材来源于野生。

| **采收加工** | 秋末或春初采挖，洗净泥土，除去须根和病疤，蒸 10 ~ 20 分钟（以蒸透为度），取出晾晒，边晒边揉，至干燥。

| **功能主治** | 甘，平。归肺、脾、肾经。滋肾润肺，补脾益气。用于阴虚肺燥，干咳少痰，劳嗽久咳，脾胃虚弱，肾虚精亏，腰膝酸软，须发早白，消渴等。

| **用法用量** | 内服煎汤，10 ~ 15 g，鲜品 30 ~ 60 g；或熬膏；或入丸、散剂。

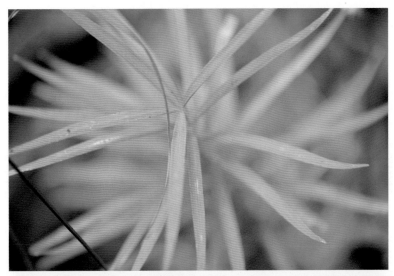

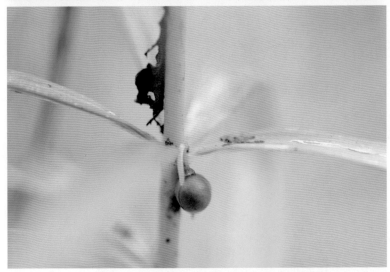

百合科 Liliaceae 黄精属 Polygonatum

黄精
Polygonatum sibiricum Delar. ex Redoute

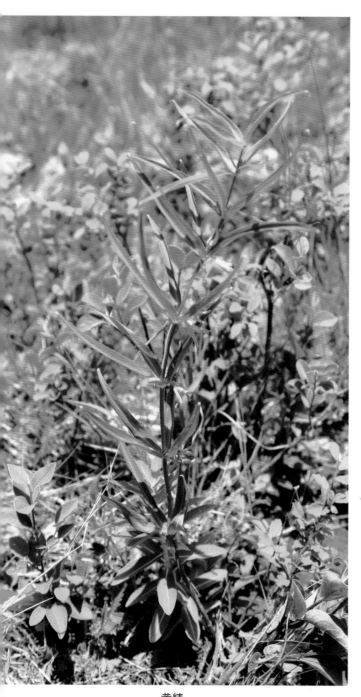

黄精

植物别名

鸡头黄精、黄鸡菜、鸡爪参。

蒙 文 名

查干－胡日。

药 材 名

中药 黄精（药用部位：根茎。别名：鸡格、米脯、萎蕤）。

蒙药 西伯日－冒呼日－查干（药用部位：根茎）。

形态特征

多年生草本。根茎圆柱状，由于结节膨大，因此"节间"一头粗、一头细，粗的一头有短分枝，直径 1 ~ 2 cm。茎高 50 ~ 90 cm，或可超过 1 m，有时呈攀缘状。叶轮生，每轮 4 ~ 6，条状披针形，长 8 ~ 15 cm，宽 0.6 ~ 1.6 cm，先端拳卷或弯曲成钩。花序通常具 2 ~ 4 花，似成伞形状，总花梗长 1 ~ 2 cm，花梗长 4 ~ 10 mm，俯垂；苞片位于花梗基部，膜质，钻形或条状披针形，长 3 ~ 5 mm，具 1 脉；花被乳白色至淡黄色，长 9 ~ 12 mm，花被筒中部稍缢缩，裂片长约 4 mm；花丝长 0.5 ~ 1 mm，花药长

2 ~ 3 mm；子房长约 3 mm，花柱长 5 ~ 7 mm。浆果直径 7 ~ 10 mm，黑色，具 4 ~ 7 种子。花果期 6 ~ 9 月。

| **生境分布** | 生于海拔 800 ~ 2 800 m 的林下、灌丛或山坡阴处。分布于内蒙古呼伦贝尔市（牙克石市、陈巴尔虎旗、海拉尔区、鄂温克族自治旗）、兴安盟（扎赉特旗、科尔沁右翼中旗、阿尔山市）、通辽市（扎鲁特旗、库伦旗、奈曼旗）、赤峰市（喀喇沁旗、阿鲁科尔沁旗、翁牛特旗、敖汉旗、巴林左旗、宁城县、红山区）、锡林郭勒盟（西乌珠穆沁旗、锡林浩特市、苏尼特左旗、多伦县）、乌兰察布市（兴和县、凉城县）、呼和浩特市（和林格尔县）、包头市（达尔罕茂明安联合旗、土默特右旗）、鄂尔多斯市（伊金霍洛旗、乌审旗、鄂托克前旗）、巴彦淖尔市（乌拉特前旗）、阿拉善盟（阿拉善左旗）。

| **资源情况** | 野生资源一般。药材来源于野生。

| **采收加工** | **中药** 黄精：秋末或春初采挖，洗净泥土，除去须根和病疤，蒸 10 ~ 20 分钟（以蒸透为度），取出晾晒，边晒边揉，至干燥。

| **药材性状** | **中药** 黄精：本品呈结节状弯柱形，长 3 ~ 10 cm，直径 0.5 ~ 1.5 cm。结节长 2 ~ 4 cm，略呈圆锥形，常有分枝，表面黄白色或灰黄色，半透明，有纵皱纹，茎痕圆形，直径 5 ~ 8 mm。

| **功能主治** | **中药** 黄精：甘，平。归脾、肺、肾经。补气养阴，健脾，补肺，益肾。用于脾胃虚弱，体倦乏力，食欲不振，心悸气短，肺虚燥咳，津伤口渴，消渴，肾虚精亏，腰膝酸软等；外用于脚癣。
蒙药 西伯日 - 冒呼日 - 查干：补肾，强壮，温胃，排脓，祛黄水。用于肾寒，腰腿酸痛，滑精，阳痿，体虚乏力，寒性黄水，头晕目眩，食积，食泻等。

| **用法用量** | **中药** 黄精：内服煎汤，10 ~ 15 g，鲜品 30 ~ 60 g；或熬膏；或入丸、散剂。
蒙药 西伯日 - 冒呼日 - 查干：内服入散剂，3 ~ 5 g；或入丸剂。

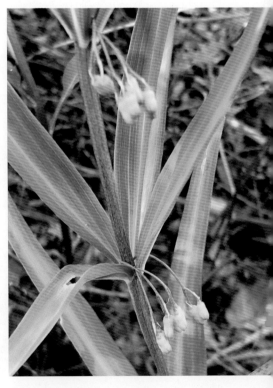

百合科 Liliaceae 葱属 Allium

茖葱 *Allium victorialis* L.

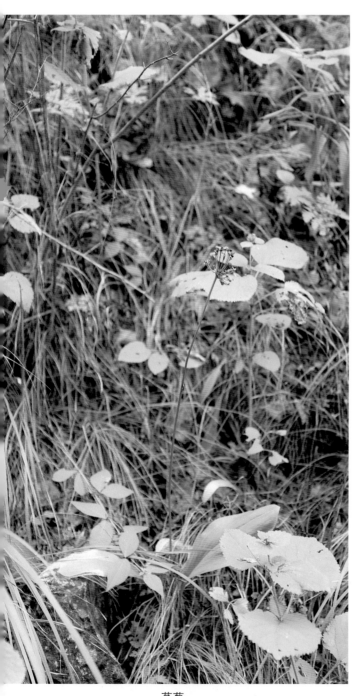

茖葱

| 植物别名 |

寒葱、山葱、格葱。

| 蒙 文 名 |

哈力牙日。

| 药 材 名 |

茖葱（药用部位：全草。别名：鹿耳葱）。

| 形态特征 |

多年生草本。鳞茎单生或聚生，近圆柱状；鳞茎外皮灰褐色至黑褐色，破裂成纤维状，呈明显的网状。叶2～3，倒披针状椭圆形至椭圆形，长8～20 cm，宽3～9.5 cm，基部楔形，沿叶柄稍下延，先端渐尖或短尖，叶柄长为叶片的1/5～1/2。花葶圆柱状，被叶鞘；总苞2裂，宿存；伞形花序球状，具多而密集的花；小花梗近等长，果期伸长，基部无小苞片；花白色或带绿色，极稀带红色；内轮花被片椭圆状卵形，长5～6 mm，宽2～3 mm，先端钝圆，常具小齿，外轮花被片狭而短，舟状，长4～5 mm，宽1.5～2 mm，先端钝圆；花丝基部合生，并与花被片贴生，内轮花丝狭长三角形，基部宽1～1.5 mm，外轮花丝锥形，基部比内

轮花丝窄；子房具 3 圆棱，基部收狭成短柄，柄长约 1 mm，每室具 1 胚珠。花果期 6 ~ 8 月。

| **生境分布** | 生于海拔 1 000 ~ 2 500 m 的阴湿坡山坡、林下、草地或沟边。分布于内蒙古赤峰市（阿鲁科尔沁旗、巴林右旗、宁城县、林西县、克什克腾旗）、锡林郭勒盟（锡林浩特市、正镶白旗）、呼和浩特市（土默特左旗）。

| **资源情况** | 野生资源较少。药材来源于野生。

| **采收加工** | 夏、秋季采收，洗净，晒干。

| **功能主治** | 辛，微温；无毒。归肺经。辛散温通，芳香辟秽，止血，散瘀，止痛。用于风寒感冒，呕恶胀满，衄血，跌打损伤，血瘀肿痛，气管炎，咳嗽，高血压等。

| **用法用量** | 内服煎汤，6 ~ 15 g，鲜品 30 ~ 60 g。外用适量，煎汤洗；或鲜品捣敷。

百合科 Liliaceae 葱属 Allium

贺兰韭

Allium eduardii Stearn

蒙文名	当给日。
药材名	贺兰韭（药用部位：全草或种子）。
形态特征	多年生草本。鳞茎数个紧密地聚生，常共同被网状的鳞茎外皮，长3 ~ 10 cm，直径0.5 ~ 1 cm；鳞茎外皮黄褐色，破裂成纤维状，呈明显的网状，紧密地包围鳞茎。叶半圆柱状，上面具纵沟。花葶圆柱状，下部被叶鞘；总苞单侧开裂，具比裂片长近3倍的喙，宿存；伞形花序半球状，花较疏散；小花梗近等长，基部具小苞片；花淡紫红色至紫色；花被片矩圆状卵形至矩圆状披针形，先端具反折的小尖头，长5 ~ 6.5 mm，宽2 ~ 2.5 mm，内轮花被片比外轮花被片长1 mm；花丝等长，与花被片等长或略长于花被片，基部合生并

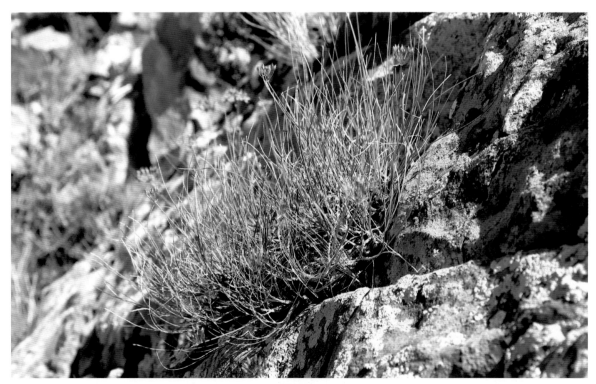

贺兰韭

与花被片贴生，合生部分高约 1 mm，内轮花丝基部扩大，扩大部分为花丝长的 1/5 ~ 1/4，每侧各具 1 锐齿，外轮花丝锥形；子房近球状，基部不具凹陷的蜜穴，花柱远比子房长，伸出花被外。花果期 6 ~ 9 月。

| **生境分布** | 生于干旱山坡和草地。分布于内蒙古锡林郭勒盟（苏尼特右旗）、乌兰察布市（四子王旗）、呼和浩特市（土默特左旗）。

| **资源情况** | 野生资源较少。药材来源于野生。

| **采收加工** | 秋季采收，除去杂质，晒干。

| **功能主治** | 健胃，止泻痢。用于消化不良，泄泻。

| **用法用量** | 内服煎汤，5 ~ 10 g；或入丸、散剂。外用适量，捣敷。

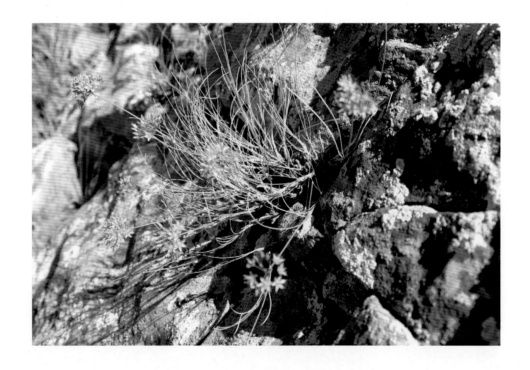

百合科 Liliaceae 葱属 Allium

青甘韭 *Allium przewalskianum* Regel

| 蒙 文 名 | 乌兰－高戈得。

| 药 材 名 | 青甘韭（药用部位：全草）。

| 形态特征 | 多年生草本。鳞茎数枚聚生，有时基部被网状鳞茎外皮，狭卵状圆柱形；鳞茎外皮红色，稀淡褐色，破裂成纤维状。叶半圆柱状至圆柱状，具 4 ~ 5 纵棱。花葶圆柱状，下部被叶鞘；总苞与伞形花序近等长或较短，单侧开裂，具喙，宿存；伞形花序具多而稍密集的花；小花梗近等长，基部无小苞片，稀具很少的小苞片；花淡红色至深紫红色；花被片长 3 ~ 6.5 mm，宽 1.5 ~ 2.7 mm，先端微钝，内轮花被片矩圆形至矩圆状披针形，外轮花被片卵形或狭卵形；花丝等长，长为花被片的 1.5 ~ 2 倍，在基部合生并与花被片贴生，蕾期

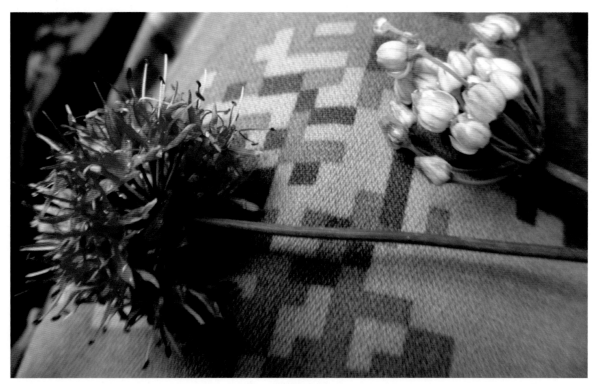

青甘韭

花丝反折，内轮花丝基部扩大成矩圆形，扩大部分为花丝长的 1/3 ～ 1/2，每侧各具 1 齿；子房球状，基部无凹陷的蜜穴，花柱在花后期伸出，与花丝近等长。花果期 6 ～ 9 月。

| **生境分布** | 生于海拔 2 000 ～ 4 800 m 的干旱山坡、石缝、灌丛或草坡。分布于内蒙古阿拉善盟（阿拉善右旗）。

| **资源情况** | 野生资源较少。药材来源于野生。

| **采收加工** | 秋季采收，除去杂质，晒干。

| **功能主治** | 健胃，驱虫。用于寒性胃痛，消化不良，胃肠寄生虫病等。

| **用法用量** | 内服煎汤，5 ～ 10 g；或入丸、散剂。外用适量，捣敷。

百合科 Liliaceae 葱属 Allium

辉韭
Allium strictum Schrader

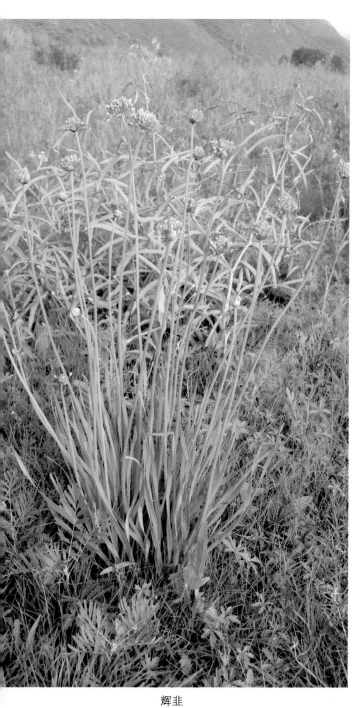

辉韭

| 植物别名 |

辉葱、条纹葱。

| 蒙 文 名 |

乌木黑 - 葱根。

| 药 材 名 |

辉韭（药用部位：全草或种子）。

| 形态特征 |

多年生草本。鳞茎单生或聚生，近圆柱状，长 3 ~ 8 cm，直径 0.5 ~ 1.5 cm；鳞茎外皮黄褐色至灰褐色，破裂成纤维状，呈网状。叶条形，横切面呈新月形，中空，比花葶短，宽 2 ~ 5 mm，边缘光滑或具细糙齿。花葶圆柱状，被疏离的光滑叶鞘；总苞 2 裂，宿存；伞形花序球状或半球状，具多而密集的花；小花梗近等长，基部具小苞片；花淡紫色至淡紫红色；内轮花被片矩圆形至椭圆形，外轮花被片稍短，矩圆状卵形；花丝等长，基部合生并与花被片贴生，内轮花丝基部扩大，扩大部分常高短于宽，每侧常各具 1 短齿，或齿的上部又具 2 ~ 4 不规则的小齿，稀具长齿或无齿，外轮花丝锥形；子房倒卵状球形，腹缝线基部具凹陷的蜜穴；花柱略伸出花被外；柱头近头状。花果期 7 ~ 9 月。

| **生境分布** | 生于海拔 800 ~ 1 700 m 的山坡、林下、湿地或草地上。分布于内蒙古呼伦贝尔市（鄂伦春自治旗、额尔古纳市、牙克石市、陈巴尔虎旗、鄂温克族自治旗）、赤峰市（巴林右旗、克什克腾旗）、锡林郭勒盟（锡林浩特市）。

| **资源情况** | 野生资源较少。药材来源于野生。

| **采收加工** | 秋季采收，晒干。

| **功能主治** | 全草，发散风寒，止痢。用于风寒感冒，寒热无汗，中寒腹痛，泄泻等。种子，壮阳止浊。用于阳痿，早泄，月经不调等。

| **用法用量** | 内服煎汤，5 ~ 10 g；或入丸、散剂。外用适量，捣敷。

百合科 Liliaceae 葱属 Allium

韭

Allium tuberosum Rottl. ex Spreng.

| **植物别名** | 韭菜。

| **蒙 文 名** | 高戈得。

| **药 材 名** | 韭子（药用部位：种子。别名：韭菜子）。

| **形态特征** | 多年生草本，具倾斜的横生根茎。鳞茎簇生，近圆柱状；鳞茎外皮暗黄色至黄褐色。叶条形，扁平，实心，比花葶短，宽 1.5 ~ 8 mm，边缘平滑。花葶圆柱状，常具 2 纵棱，高 25 ~ 60 cm，下部被叶鞘；总苞单侧开裂或 2 ~ 3 裂，宿存；伞形花序半球状或近球状，具多但较稀疏的花；小花梗近等长，基部具小苞片，且数枚小花梗的基部又为一共同的苞片所包围；花白色；花被片常具绿色或黄绿色的

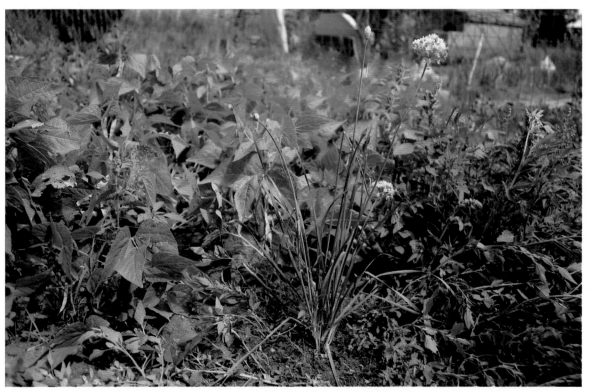

中脉，内轮花被片矩圆状倒卵形，稀矩圆状卵形，先端具短尖头或钝圆，外轮花被片常较窄，矩圆状卵形至矩圆状披针形，先端具短尖头；花丝等长，基部合生并与花被片贴生，合生部分高 0.5 ～ 1 mm，分离部分狭三角形，内轮的稍宽；子房倒圆锥状球形，具 3 圆棱，外壁具细的疣状突起。花果期 7 ～ 9 月。

| **生境分布** | 生于地势平坦、排灌方便、土壤肥沃处。分布于内蒙古赤峰市（阿鲁科尔沁旗、宁城县）、乌兰察布市（化德县、商都县、集宁区）、鄂尔多斯市（达拉特旗）、巴彦淖尔市（杭锦后旗、临河区）。

| **资源情况** | 野生资源较少，栽培资源较丰富。药材来源于野生和栽培。

| **采收加工** | 秋季采收，除去杂质，晒干。

| **功能主治** | 温补肝肾，暖腰膝，壮阳固精。用于阳痿梦遗，小便频数，遗尿，腰膝酸软冷痛，泻痢，带下，淋浊等。

| **用法用量** | 内服煎汤，5 ～ 10 g；或入丸、散剂。外用适量，捣敷。

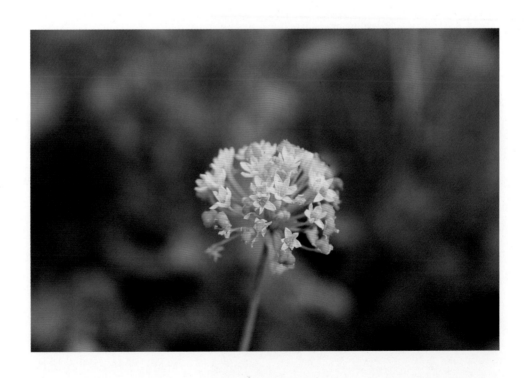

百合科 Liliaceae 葱属 Allium

野韭
Allium ramosum L.

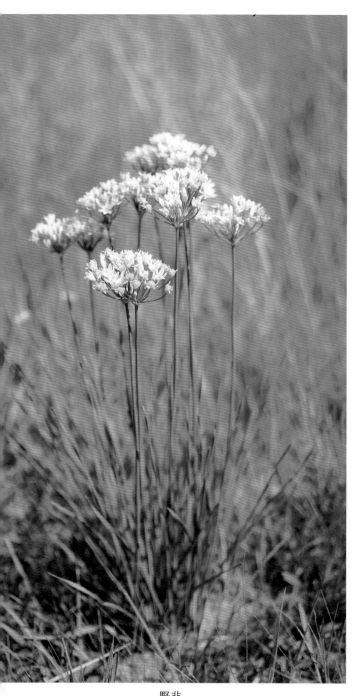

野韭

| 蒙 文 名 |

哲日勒格－高戈得。

| 药 材 名 |

野韭（药用部位：种子）。

| 形态特征 |

多年生草本，具横生的粗壮根茎。鳞茎近圆柱状；鳞茎外皮暗黄色至黄褐色。叶三棱状条形，背面具呈龙骨状隆起的纵棱，中空，比花序短，宽 1.5 ～ 8 mm，沿叶缘和纵棱具细糙齿或光滑。花葶圆柱状，具纵棱，高 25 ～ 60 cm，下部被叶鞘；总苞单侧开裂至 2 裂，宿存；伞形花序半球状或近球状，多花；小花梗近等长，比花被片长 2 ～ 4 倍；花白色，稀淡红色；花被片具红色中脉，内轮的矩圆状倒卵形，先端具短尖头或钝圆，外轮的常与内轮的等长但较窄，矩圆状卵形至矩圆状披针形，先端具短尖头；花丝等长，基部合生并与花被片贴生，分离部分狭三角形，内轮的稍宽；子房倒圆锥状球形，具 3 圆棱，外壁具细的疣状突起。花果期 6 ～ 9 月。

| **生境分布** | 生于海拔 460 ~ 2 100 m 的向阳山坡、草坡或草地上。分布于内蒙古呼伦贝尔市（鄂伦春自治旗、莫力达瓦达斡尔族自治旗、扎兰屯市、海拉尔区、陈巴尔虎旗、新巴尔虎右旗）、兴安盟（扎赉特旗）、通辽市（奈曼旗、开鲁县、霍林郭勒市）、赤峰市（喀喇沁旗、元宝山区、松山区、红山区）、锡林郭勒盟（东乌珠穆沁旗、西乌珠穆沁旗、锡林浩特市、正蓝旗、多伦县、阿巴嘎旗、镶黄旗）、乌兰察布市（化德县、兴和县、丰镇市、四子王旗）、包头市（固阳县）、鄂尔多斯市（准格尔旗、康巴什区）、巴彦淖尔市（乌拉特前旗、乌拉特中旗、临河区）、阿拉善盟（阿拉善右旗）。 |

| **资源情况** | 野生资源较丰富。药材来源于野生。 |

| **采收加工** | 秋季采收，除去杂质，晒干。 |

| **功能主治** | 辛，温。温中下气，补肾益阳，健胃提神，调整脏腑，理气降逆，暖胃除湿，散血行癖，解毒等。用于风寒感冒，慢性胃炎。 |

| **用法用量** | 内服煎汤，5 ~ 10 g；或入丸、散剂。外用适量，捣敷。 |

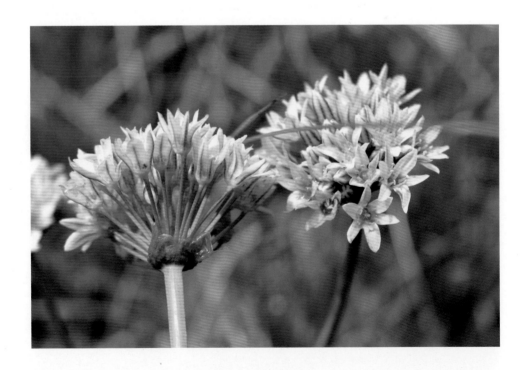

碱韭

Allium polyrhizum Turcz. ex Regel

| **植物别名** | 碱葱、多根葱。

| **蒙 文 名** | 塔嘎那。

| **药 材 名** | 碱韭（药用部位：全草或种子）。

| **形态特征** | 多年生草本，丛状。鳞茎成丛地紧密簇生，圆柱状；外皮黄褐色，破裂成纤维状，呈近网状，紧密或松散。叶半圆柱状，边缘具细糙齿，稀光滑，比花葶短，直径 0.25 ~ 1 mm。花葶圆柱状，下部被叶鞘；总苞 2 ~ 3 裂，宿存；伞形花序半球状，具多而密集的花；小花梗近等长，从与花被片等长至比花被片长 1 倍，基部具小苞片，稀无小苞片；花紫红色或淡紫红色，稀白色；花被片长 3 ~ 4 mm，宽约

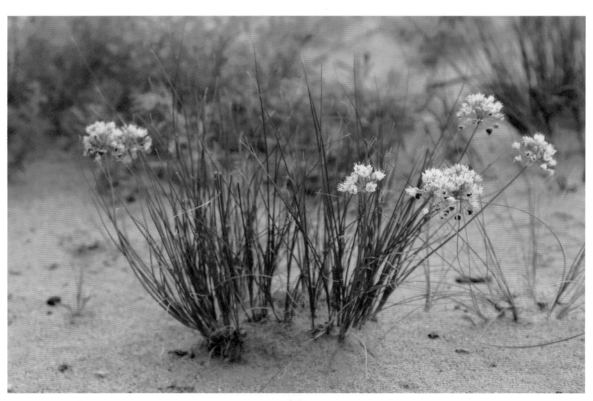

碱韭

2 mm，外轮狭卵形至卵形，内轮矩圆形至矩圆状狭卵形，稍长；花丝等长，长于花被片，基部合生并与花被片贴生，外轮锥形，内轮基部扩大，扩大部分每侧具 1 锐齿，极少无齿；子房卵形，花柱伸出花被。花果期 6 ～ 8 月。

| **生境分布** | 生于海拔 2 000 ～ 3 700 m 的草地或向阳山。分布于内蒙古通辽市（扎鲁特旗、奈曼旗）、锡林郭勒盟（镶黄旗、苏尼特右旗）、乌兰察布市（化德县、商都县、四子王旗）、鄂尔多斯市（杭锦旗、鄂托克旗）、巴彦淖尔市（乌拉特中旗）。

| **资源情况** | 野生资源较丰富。药材来源于野生。

| **采收加工** | 夏、秋季采收，除去泥土，晒干。

| **功能主治** | 发汗解表，健胃通阳，解毒消肿，化瘀。用于积食腹胀，消化不良，风寒湿痹，痈疽疔毒，皮肤炭疽等。

| **用法用量** | 内服煎汤，5 ～ 10 g，鲜品 30 ～ 60 g；或入丸、散剂。外用适量，捣敷。

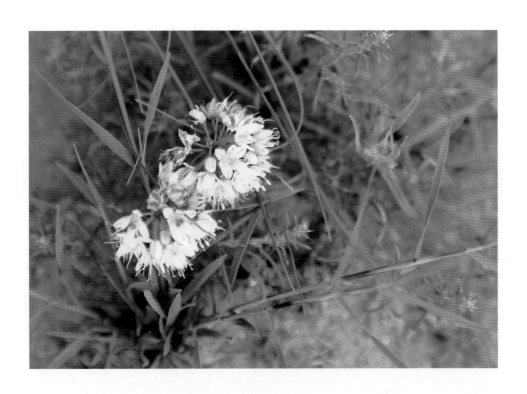

百合科 Liliaceae 葱属 Allium

蒙古韭

Allium mongolicum Regel

| **植物别名** | 蒙古葱、沙葱。

| **蒙 文 名** | 呼木力。

| **药 材 名** | 蒙古韭（药用部位：地上部分）。

| **形态特征** | 多年生草本。鳞茎密集丛生，圆柱状；鳞茎外皮褐黄色，破裂成纤维状，呈松散的纤维状。叶半圆柱状至圆柱状，比花葶短，直径0.5 ~ 1.5 mm。花葶圆柱状，高 10 ~ 30 cm，下部被叶鞘；总苞单侧开裂，宿存；伞形花序半球状至球状，具多而通常密集的花；小花梗近等长，从与花被片近等长至比花被片长 1 倍，基部无小苞片；花淡红色、淡紫色至紫红色；花被片卵状矩圆形，长 6 ~ 9 mm，

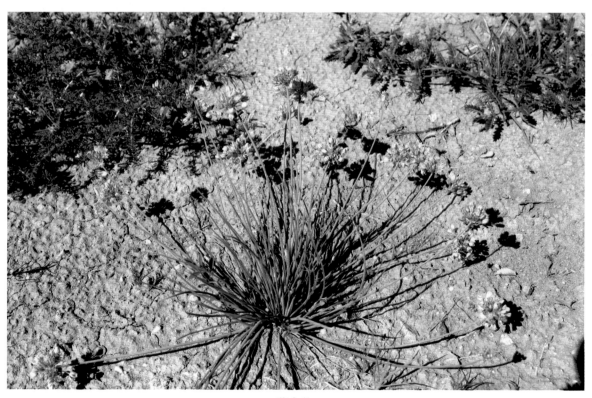

蒙古韭

宽 3 ～ 5 mm，先端钝圆，内轮常比外轮长；花丝近等长，长为花被片的 1/2 ～ 2/3，基部合生并与花被片贴生，内轮基部约 1/2 扩大成卵形，外轮锥形；子房倒卵状球形；花柱略比子房长，不伸出花被。花果期 6 ～ 8 月。

| 生境分布 | 生于海拔 800 ～ 2 800 m 的荒漠、沙地或干旱山坡。分布于内蒙古呼伦贝尔市（牙克石市、扎兰屯市、满洲里市）、兴安盟（科尔沁右翼前旗、突泉县、乌兰浩特市）、通辽市（霍林郭勒市）、赤峰市（巴林右旗、宁城县、元宝山区、松山区、红山区）、锡林郭勒盟（东乌珠穆沁旗、锡林浩特市、多伦县、阿巴嘎旗、苏尼特右旗、二连浩特市）、乌兰察布市（商都县、化德县、四子王旗）、包头市（固阳县）、鄂尔多斯市（达拉特旗、伊金霍洛旗、乌审旗、康巴什区、鄂托克前旗）、巴彦淖尔市（乌拉特中旗、乌拉特后旗、磴口县）、乌海市。

| 资源情况 | 野生资源较丰富，栽培资源一般。药材来源于野生和栽培。

| 采收加工 | 夏、秋季采收，除去泥土，洗净，晾干。

| 功能主治 | 开胃，消食，杀虫。用于消化不良，不思饮食，痢疾，秃疮，青腿病等。

| 用法用量 | 内服煎汤，15 ～ 60 g，鲜品 30 ～ 60 g。外用适量，煎汤洗；或鲜品捣敷。

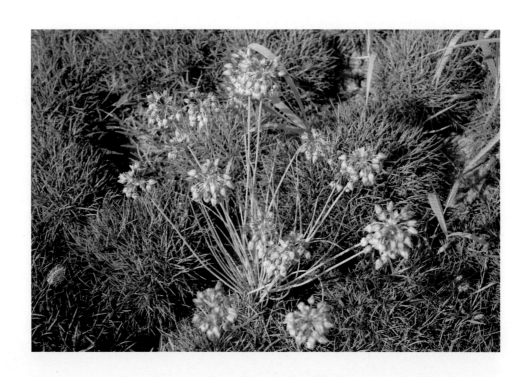

百合科 Liliaceae 葱属 Allium

砂韭

Allium bidentatum Fisch. ex Prokh.

| **植物别名** | 沙韭、沙葱、土灰葱。

| **蒙 文 名** | 洪胡勒。

| **药 材 名** | 砂韭（药用部位：全草或种子）。

| **形态特征** | 多年生草本。鳞茎聚生，圆柱状，基部稍扩大，直径 3～5 mm；鳞茎外皮褐色至灰褐色，薄革质，条状破裂，有时先端破裂成纤维状。叶半圆柱状，比花葶短，常仅为花葶的 1/2，宽 1～1.5 mm。花葶圆柱状，高 10～30 cm，下部被叶鞘；总苞 2 裂；伞形花序半球状，花较多，密集；小花梗近等长，与花被片近等长，基部无小苞片；花红色至淡紫红色；外轮花被片矩圆状卵形至卵形，长 4～5 mm，

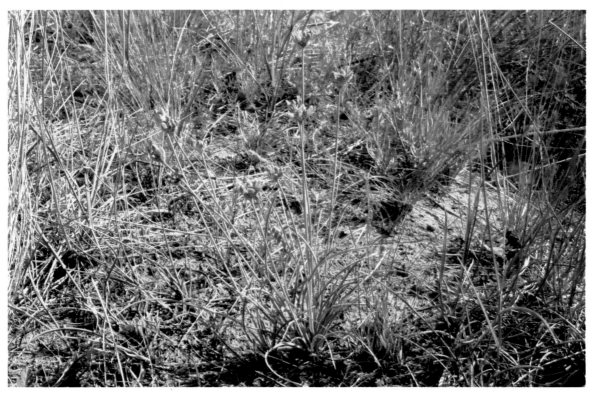

砂韭

宽 2 ~ 3 mm，内轮花被片狭矩圆形至椭圆状矩圆形，先端近平截，常具不规则小齿，稍比外轮花被片长；花丝略短于花被片，等长，基部合生并与花被片贴生，合生部分高 0.6 ~ 1 mm，内轮花丝的 4/5 扩大成卵状矩圆形，扩大部分每侧具 1 钝齿；子房卵球状，外壁具细的疣疱状突起或突起不明显，基部无凹陷蜜穴。花果期 7 ~ 8 月。

| 生境分布 | 生于海拔 600 ~ 2 000 m 的向阳山坡或草原上。分布于内蒙古呼伦贝尔市（陈巴尔虎旗）、通辽市（扎鲁特旗）、赤峰市（阿鲁科尔沁旗）、锡林郭勒盟（西乌珠穆沁旗、多伦县）、乌兰察布市（兴和县）、包头市（固阳县）、鄂尔多斯市（杭锦旗）、巴彦淖尔市（乌拉特中旗）。

| 资源情况 | 野生资源较丰富。药材来源于野生。

| 采收加工 | 7 ~ 8 月采收，除去泥土，晒干。

| 功能主治 | 温补肝肾，暖腰膝，壮阳固精。用于阳痿梦遗，小便频数，遗尿，腰膝酸软冷痛，泻痢，带下，淋浊等。

| 用法用量 | 内服煎汤，5 ~ 10 g；或入丸、散剂。

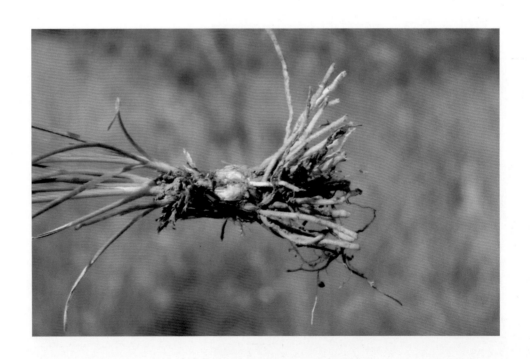

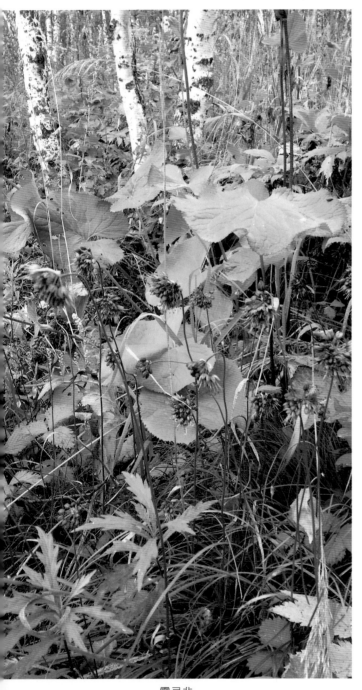

雾灵韭

雾灵韭

Allium plurifoliatum Rendle var. *stenodon* (Nakai et Kitag.) J. M. Xu

| 植物别名 |

雾灵葱。

| 蒙 文 名 |

呼和－当给日。

| 药 材 名 |

雾灵韭（药用部位：全草或种子）。

| 形态特征 |

多年生草本。鳞茎簇生或单生，圆柱状，直径 3 ~ 8 mm；鳞茎外皮黑褐色，破裂成纤维状。叶狭条形，扁平，宽 2 ~ 3 mm，短于花葶。花葶圆柱状，高 20 ~ 50 cm，中部以下常被略带紫色的叶鞘；总苞单侧开裂，先端具短喙，宿存；伞形花序半球状，具多而密集的花；小花梗近等长，长 5 ~ 12 mm，基部无小苞片；花蓝色至紫蓝色；花被片长 4 ~ 5 mm，宽 2 ~ 3 mm，外轮舟状卵形，稍短于内轮，内轮卵状矩圆形；花丝等长，比花被片长可达 1.5 倍，基部合生并与花被片贴生，外轮锥状，内轮基部扩大，扩大部分每侧各具 1 长齿，齿上一侧又具 1 小裂齿或否；子房倒卵状，腹缝线基部具有帘的凹陷蜜穴，花柱伸出花被。花果期 7 ~ 9 月。

生境分布	生于海拔 1 550 ~ 3 000 m 的山坡、草地或林下。分布于内蒙古赤峰市（喀喇沁旗、宁城县、巴林右旗、克什克腾旗）、锡林郭勒盟（西乌珠穆沁旗）、乌兰察布市（兴和县、察哈尔右翼中旗、凉城县）、包头市（固阳县）。
资源情况	野生资源较少。药材来源于野生。
采收加工	秋季采收，洗净，鲜用或晒干。
功能主治	解毒疗疮，清热利胆。用于黄疸，瘰疬，蛇咬伤。
用法用量	内服煎汤，5 ~ 10 g；或入丸、散剂。外用适量，捣敷。

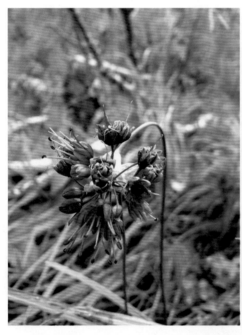 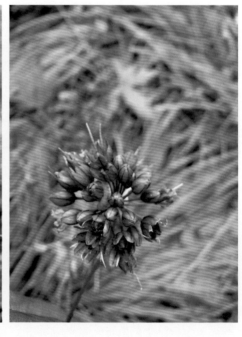

百合科 Liliaceae 葱属 Allium

矮韭

Allium anisopodium Ledeb.

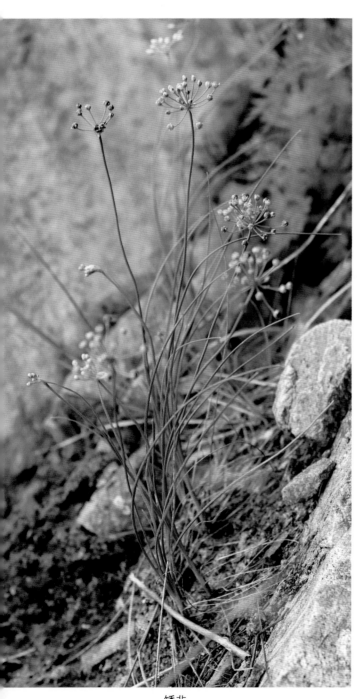

矮韭

|植物别名|

矮葱。

|蒙文名|

冒盖－浩日。

|药材名|

矮韭（药用部位：全草或种子）。

|形态特征|

多年生草本。鳞茎近圆柱状，数枚聚生；鳞茎外皮黑褐色，膜质，不规则破裂。叶半圆柱状条形，有时呈三棱状狭条形，光滑，有时叶缘和纵棱具细糙齿，宽 1 ~ 2 mm，短于花葶或与花葶近等长。花葶圆柱状，具细纵棱，光滑，高 20 ~ 50 cm，直径 1 ~ 2 mm，下部被叶鞘；总苞单侧开裂；伞形花序近帚状；小花梗长 1 ~ 3 cm，具纵棱，光滑，基部无小苞片；花淡紫色至紫红色；外轮花被片卵状矩圆形，先端钝圆，长约 4 mm，宽约 2 mm，内轮花被片倒卵状矩圆形，先端平截，长约 5 mm，宽约 2.5 mm；花丝长约为花被片的 2/3，基部合生并与花被片贴生，外轮锥形，有时比内轮短，内轮下部卵圆形；子房卵球状，基部无凹陷蜜穴，花柱短

于子房或与子房等长，不伸出花被。花果期 6 ~ 8 月。

| **生境分布** | 生于海拔 1 300 m 以下的森林草原和草原地带的山坡、草地、固定沙地上。分布于内蒙古呼伦贝尔市（海拉尔区、扎赉诺尔区、新巴尔虎右旗）、兴安盟（扎赉特旗、科尔沁右翼前旗、科尔沁右翼中旗）、通辽市（扎鲁特旗）、赤峰市（喀喇沁旗、巴林右旗、克什克腾旗）、锡林郭勒盟（东乌珠穆沁旗、西乌珠穆沁旗、锡林浩特市、苏尼特左旗、苏尼特右旗）、乌兰察布市（商都县、化德县、兴和县、察哈尔右翼后旗、察哈尔右翼中旗）、呼和浩特市（回民区）、包头市（达尔罕茂明安联合旗、固阳县）、鄂尔多斯市（准格尔旗、乌审旗、杭锦旗、鄂托克旗、鄂托克前旗）、巴彦淖尔市（乌拉特中旗、乌拉特后旗）。

| **资源情况** | 野生资源较少。药材来源于野生。

| **采收加工** | 秋季采收，晒干。

| **功能主治** | 健胃，止泻痢。用于消化不良，泄泻。

| **用法用量** | 内服煎汤，5 ~ 10 g，鲜品 30 ~ 60 g；或入丸、散剂。外用适量，捣敷。

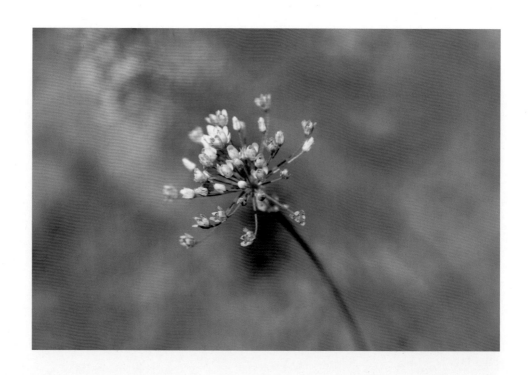

细叶韭 *Allium tenuissimum* L.

| **植物别名** | 细叶葱、细丝韭、札麻。

| **蒙文名** | 扎芒。

| **药材名** | 细叶韭（药用部位：全草或种子）。

| **形态特征** | 多年生草本。鳞茎聚生，近圆柱状；鳞茎外皮紫褐色、黑褐色至灰黑色，膜质，常先端不规则地破裂，内皮带紫红色，膜质。叶半圆柱状至近圆柱状，光滑，稀沿纵棱具细糙齿。花葶圆柱状，具细纵棱，光滑，下部被叶鞘；总苞单侧开裂，宿存；伞形花序半球状或近扫帚状，松散；小花梗近等长，果期略增长，具纵棱，光滑，稀沿纵棱具细糙齿，基部无小苞片；花白色或淡红色，稀紫红色；

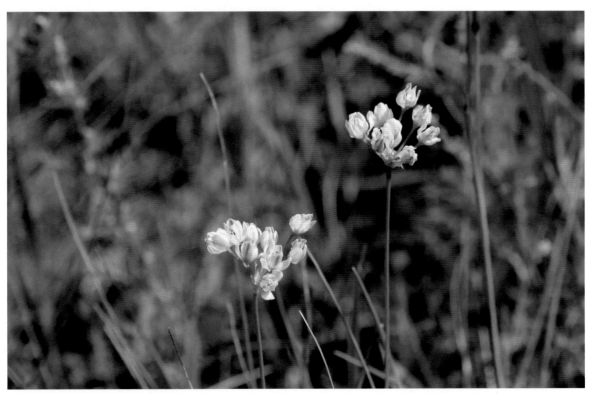

细叶韭

外轮花被片卵状矩圆形至阔卵状矩圆形，先端钝圆，内轮花被片倒卵状矩圆形，先端平截或呈钝圆状平截；花丝长为花被片的 2/3，基部合生并与花被片贴生，外轮锥形，有时基部略扩大，比内轮稍短，内轮下部扩大成卵圆形，扩大部分长约为花丝的 2/3；子房卵球状。花果期 7 ~ 9 月。

| **生境分布** | 生于海拔 2 000 m 以下的山坡、草地或沙丘上。分布于内蒙古呼伦贝尔市（额尔古纳市、陈巴尔虎旗、新巴尔虎左旗、新巴尔虎右旗、海拉尔区、满洲里市）、兴安盟（扎赉特旗、科尔沁右翼前旗、科尔沁右翼中旗、突泉县、乌兰浩特市）、通辽市（扎鲁特旗、霍林郭勒市）、赤峰市（喀喇沁旗、敖汉旗、宁城县、元宝山区、松山区、红山区）、锡林郭勒盟（东乌珠穆沁旗、西乌珠穆沁旗、锡林浩特市、苏尼特左旗、苏尼特右旗、正蓝旗、多伦县、镶黄旗）、乌兰察布市（察哈尔右翼后旗、集宁区、察哈尔右翼前旗、丰镇市、卓资县、四子王旗）、呼和浩特市（和林格尔县、武川县、土默特左旗、托克托县、新城区）、包头市（土默特右旗、固阳县、达尔罕茂明安联合旗）、鄂尔多斯市（准格尔旗、达拉特旗、杭锦旗、伊金霍洛旗、康巴什区、乌审旗、鄂托克旗）、巴彦淖尔市（乌拉特前旗、乌拉特中旗、乌拉特后旗）、乌海市。

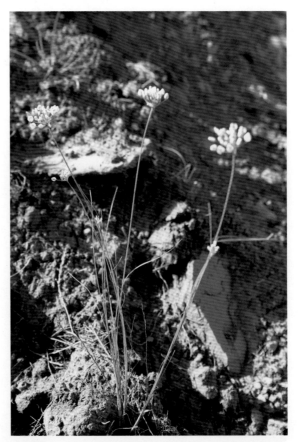

| **资源情况** | 野生资源较丰富。药材来源于野生。

| **采收加工** | 秋季采收，除去杂质，晒干。

| **功能主治** | 温补肝肾，暖腰膝，壮阳固精。用于阳痿梦遗，小便频数，遗尿，腰膝酸软冷痛，泻痢，带下，淋浊等。

| **用法用量** | 内服煎汤，5 ~ 10 g；或入丸、散剂。外用适量，捣敷。

百合科 Liliaceae 葱属 *Allium*

山韭
Allium senescens L.

| **植物别名** | 山葱、岩葱。

| **蒙文名** | 忙给日。

| **药材名** | 山韭（药用部位：种子）。

| **形态特征** | 多年生草本。鳞茎单生或数枚聚生，窄卵状圆柱形或圆柱状，具粗壮横生根茎；鳞茎外皮灰黑色或黑色，膜质，不裂。叶线形或宽线形，肥厚，基部近半圆柱状，上部扁平，有时微呈镰状，先端钝圆，边缘和纵脉有时具极细糙齿。花葶圆柱状，常具2棱，有时棱呈窄翅状，高达65 cm，下部被叶鞘；总苞2裂，宿存；伞形花序半球状或近球状，花多而密集。花梗近等长，长为花被片的2 ~ 4倍，稀更短，

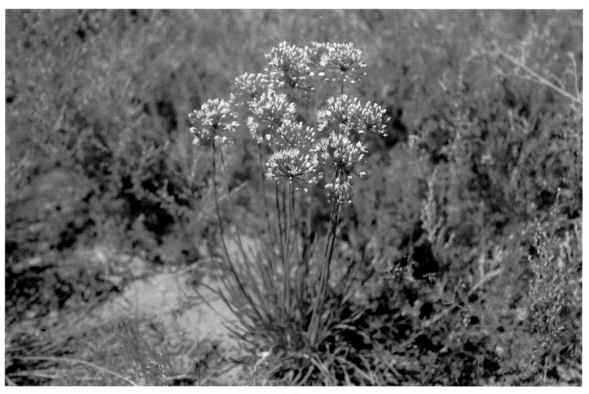

山韭

具小苞片；花淡紫色或紫红色；内轮花被片长圆状卵形或卵形，先端常具不规则小齿，外轮花被片卵形，舟状，稍短于内轮花被片；花丝等长，稍长于花被片或为花被片的 1.5 倍，基部合生并与花被片贴生，内轮披针状三角形，外轮锥形；子房倒卵圆形，基部无凹陷蜜穴，花柱伸出花被。花果期 7～9 月。

| **生境分布** | 生于海拔 2 000 m 以下的草原、草甸或山坡上。分布于内蒙古呼伦贝尔市（鄂伦春自治旗、莫力达瓦达斡尔族自治旗、根河市、牙克石市、扎兰屯市、海拉尔区、陈巴尔虎旗、新巴尔虎右旗）、通辽市（科尔沁左翼中旗、奈曼旗）、赤峰市（巴林左旗、喀喇沁旗、宁城县）、锡林郭勒盟（东乌珠穆沁旗、西乌珠穆沁旗、锡林浩特市、太仆寺旗、镶黄旗、多伦县）、乌兰察布市（商都县、兴和县、察哈尔右翼后旗、丰镇市、四子王旗）、呼和浩特市（和林格尔县、土默特左旗、新城区）、包头市（固阳县）、鄂尔多斯市（准格尔旗、康巴什区、达拉特旗、鄂托克旗）。

| **资源情况** | 野生资源较少。药材来源于野生。

| **采收加工** | 秋季采收，晒干。

| **功能主治** | 健胃，止泻痢。用于消化不良，泄泻。

| **用法用量** | 内服煎汤，5～10 g；或入丸、散剂。外用适量，捣敷。

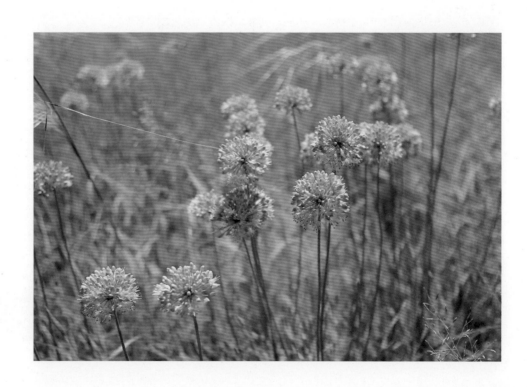

百合科 Liliaceae 葱属 Allium

长柱韭
Allium longistylum Baker

| 蒙 文 名 | 阿古拉音－高戈得。

| 药 材 名 | 长柱韭（药用部位：全草或种子）。

| 形态特征 | 多年生草本。鳞茎常数枚聚生，圆柱状，直径 0.4 ~ 0.8 cm；鳞茎外皮红褐色，干膜质至近革质，有光泽，条裂。叶半圆柱状，中空，与花葶近等长或比花葶略长，宽 2 ~ 3 mm。花葶较细，圆柱状，高 30 ~ 50 cm，中部以下被叶鞘；总苞 2 裂，比花序短；伞形花序球状，通常具多而密集的花，有时花较少而松散；小花梗近等长，从与花被片近等长至比花被片长 3 倍，基部具小苞片；花红色至紫红色；花被片长 4 ~ 5 mm，宽 1.8 ~ 2.5 mm，外轮矩圆形，钝头，背面呈

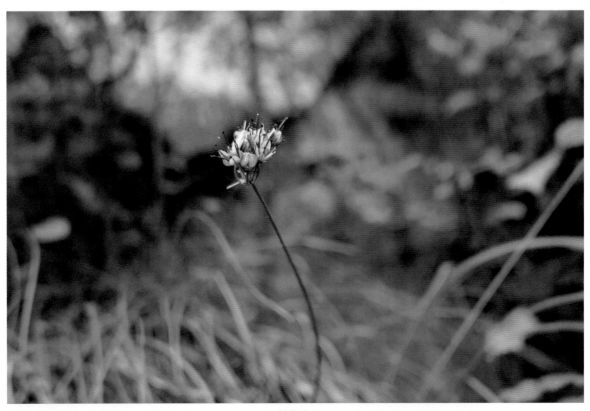

长柱韭

舟状隆起，内轮卵形，钝头，比外轮略长而宽；花丝等长，长约为花被片的 1 倍，锥形，在最基部合生并与花被片贴生；子房倒卵状，腹缝线基部具有帘的凹陷蜜穴，花柱伸出花被。花果期 7 ～ 9 月。

| **生境分布** | 生于海拔 1 500 ～ 3 000 m 的山坡草地上。分布于内蒙古乌兰察布市（兴和县）、呼和浩特市（土默特左旗）。

| **资源情况** | 野生资源较少。药材来源于野生。

| **采收加工** | 秋季采收，除去杂质，晒干。

| **功能主治** | 解毒疗疮，清热利胆。用于黄疸，瘰疬，蛇咬伤。

| **用法用量** | 内服煎汤，5 ～ 10 g；或入丸、散剂。外用适量，捣敷。

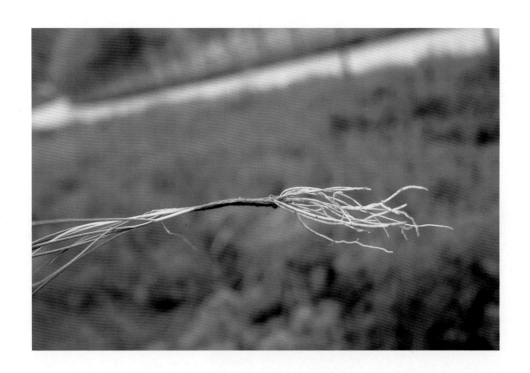

百合科 Liliaceae 葱属 Allium

黄花葱 *Allium condensatum Turcz.*

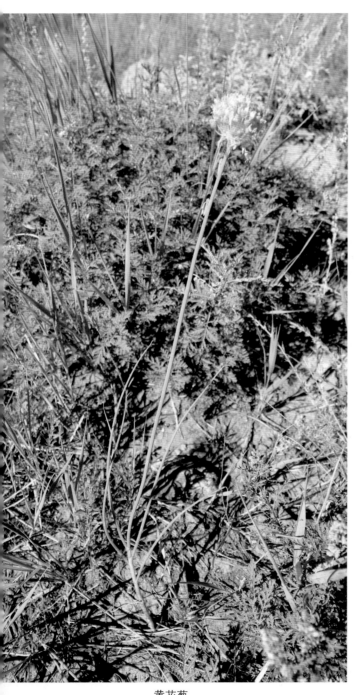

黄花葱

| 蒙 文 名 |

蒙古乐－葱根。

| 药 材 名 |

中药 黄花葱（药用部位：全草）。
蒙药 蒙古乐－松根（药用部位：全草）。

| 形态特征 |

多年生草本。鳞茎狭卵状柱形至近圆柱状，直径 1 ~ 2 cm；鳞茎外皮红褐色，薄革质，有光泽，条裂。叶圆柱状或半圆柱状，上面具沟槽，中空，比花葶短，直径 1 ~ 2 mm。花葶圆柱状，实心，高 30 ~ 60 cm，下部被叶鞘；总苞 2 裂，宿存；伞形花序球状，具多而密集的花；小花梗近等长，长 5 ~ 15 mm，基部具小苞片；花淡黄色或白色；花被片卵状矩圆形，钝头，长 4 ~ 5 mm，宽约 2 mm，外轮略短；花丝等长，比花被片长 1/3 ~ 1/2，锥形，无齿，基部合生并与花被片贴生；子房倒卵球状，长约 2 mm，腹缝线基部具有短帘的凹陷蜜穴，花柱伸出花被外。花果期 7 ~ 8 月。

| 生境分布 |

生于海拔 2 000 m 以下的山坡或草地。分布

于内蒙古呼伦贝尔市（鄂温克族自治旗、陈巴尔虎旗、新巴尔虎左旗、新巴尔虎右旗、海拉尔区）、兴安盟（扎赉特旗、科尔沁右翼前旗、科尔沁右翼中旗、突泉县、乌兰浩特市）、赤峰市（阿鲁科尔沁旗、敖汉旗、巴林右旗、巴林左旗、克什克腾旗）、锡林郭勒盟（东乌珠穆沁旗、西乌珠穆沁旗、苏尼特左旗、正蓝旗、多伦县、镶黄旗）、乌兰察布市（化德县、兴和县、察哈尔右翼后旗、察哈尔右翼前旗、察哈尔右翼中旗、卓资县、凉城县、四子王旗）、呼和浩特市（武川县、土默特左旗、玉泉区、回民区）、包头市（固阳县）、鄂尔多斯市（乌审旗）、巴彦淖尔市（乌拉特后旗）、阿拉善盟（阿拉善左旗）。

| **资源情况** | 野生资源较少。药材来源于野生。

| **采收加工** | **中药** 黄花葱：多于秋季采收，洗净，鲜用。

| **功能主治** | **中药** 黄花葱：辛，微温。归肺、胃经。发表，通阳，解毒。用于风寒感冒头痛，阴寒腹痛，小便不利，痢疾，痈肿等。

蒙药 蒙古乐－松根：杀虫，解毒，祛黄水，温胃，祛痰，降气。用于痔疮，白癜风，麻风病，胃寒，呃逆，感冒，气短，痰咳等。

| **用法用量** | **中药** 黄花葱：内服煎汤，6 ~ 15 g，鲜品 30 ~ 60 g。外用适量，煎汤洗；或鲜品捣敷。

蒙药 蒙古乐－松根：多入丸、散剂。

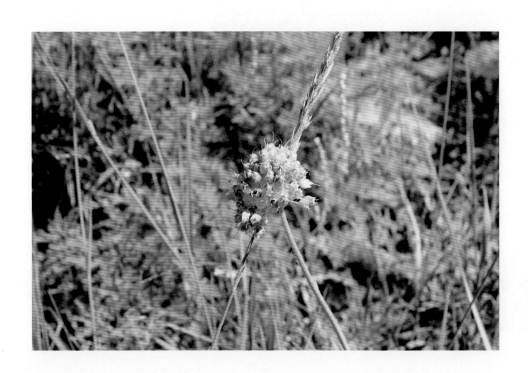

百合科 Liliaceae 葱属 Allium

硬皮葱 *Allium ledebourianum* Roem. et Schult.

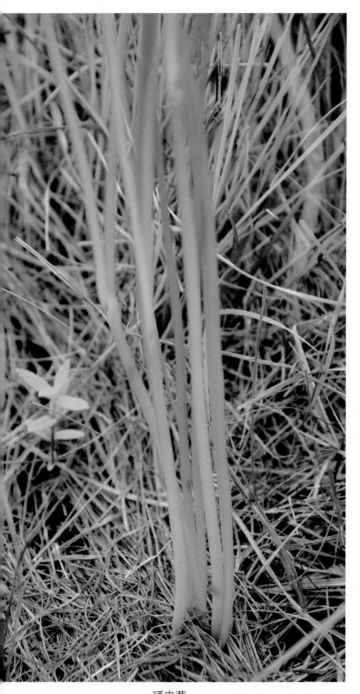

硬皮葱

| 蒙 文 名 |

和格日音－葱根。

| 药 材 名 |

硬皮葱（药用部位：全草）。

| 形 态 特 征 |

多年生草本。鳞茎数枚聚生，狭卵状圆柱形，直径 0.3 ~ 1 cm；鳞茎外皮灰色至灰褐色，薄革质至革质，片状破裂。叶 1 ~ 2，中空，管状，比花葶短，直径 5 ~ 7 mm。花葶圆柱状，高 15 ~ 70 cm，中部以下被光滑的叶鞘；总苞 2 裂，宿存；伞形花序半球状至近球状，具多而密集的花；小花梗近等长，比花被片长 1.5 ~ 3 倍，基部无小苞片；花淡紫色；花被片卵状披针形至披针形，长 4 ~ 8 mm，宽 2 ~ 3 mm，等长，有时外轮的略短，具紫色中脉，先端具短尖头；花丝等长，与花被片等长或略短于花被片，基部合生并与花被片贴生，合生部分高约 1 mm，内轮花丝分离部分呈狭长三角形，基部宽约为外轮花丝基部的 1.5 倍，外轮花丝锥形；子房卵球状，腹缝线基部具小的凹陷蜜穴，花柱伸出花被外，柱头点状。花果期 6 ~ 9 月。

生境分布	生于海拔 1 800 m 以下的湿润草地、沟边、河谷、山坡和沙地上。分布于内蒙古呼伦贝尔市（鄂伦春自治旗、牙克石市、额尔古纳市、海拉尔区）、兴安盟（科尔沁右翼前旗、科尔沁右翼中旗、突泉县）、赤峰市（巴林右旗、宁城县、克什克腾旗）、锡林郭勒盟（锡林浩特市）、巴彦淖尔市（临河区）。
资源情况	野生资源一般。药材来源于野生。
采收加工	夏季采收，洗净，晒干。
功能主治	辛，温。发散风寒，止痢。用于感冒头痛，发热无汗，胸胁疼痛，肠炎痢疾等。
用法用量	内服煎汤，6 ~ 9 g。

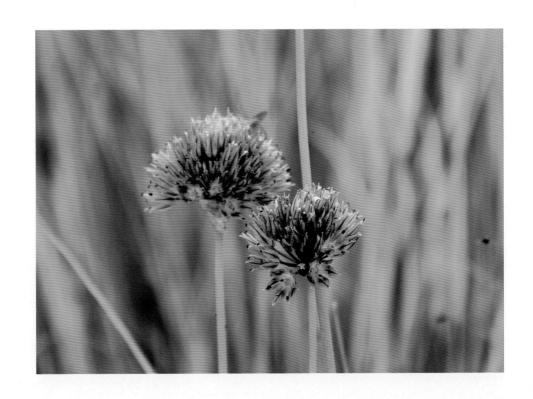

百合科 Liliaceae 葱属 Allium

葱 *Allium fistulosum* L.

| **植物别名** | 菜伯、四季葱、北葱。

| **蒙文名** | 葱根。

| **药材名** | **中药** 葱白（药用部位：鳞茎）。
蒙药 松根（药用部位：鳞茎）。

| **形态特征** | 多年生草本。鳞茎单生或聚生，圆柱状，稀窄卵状圆柱形，直径
1 ~ 2 cm，有时达 4.5 cm，外皮白色，稀淡红褐色，膜质或薄革质，
不裂。叶圆柱状，中空，与花葶近等长，宽 0.5 ~ 1.5 cm。花葶圆
柱状，中空，高达 0.5 ~ 1 m，1/3 以下被叶鞘；总苞 2 裂，宿存；
伞形花序球状，花多而较疏；花梗近等长，纤细，与花被片等长或

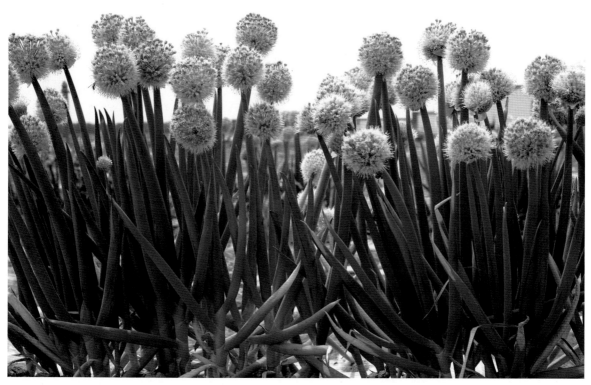

葱

为花被片的 2 ~ 3 倍，无小苞片；花白色；花被片卵形，长 6 ~ 8.5 mm，先端渐尖，具反折小尖头，内轮稍长；花丝等长，锥形，长为花被片的 1.5 ~ 2 倍，基部合生并与花被片贴生；子房倒卵圆形，腹缝线基部具不明显蜜穴，花柱伸出花被。花果期 5 ~ 8 月。

| 生境分布 | 生于土质肥沃、土层深厚、光照适宜、排灌良好的地方。分布于内蒙古锡林郭勒盟（西乌珠穆沁旗、锡林浩特市、苏尼特左旗、二连浩特市）、乌兰察布市（化德县、商都县、集宁区）、呼和浩特市（赛罕区）、包头市（青山区、固阳县、土默特右旗）、鄂尔多斯市（达拉特旗、杭锦旗、准格尔旗）、巴彦淖尔市（乌拉特中旗、杭锦后旗、磴口县）。

| 资源情况 | 野生资源一般。药材来源于野生。

| 采收加工 | **中药** 葱白：多于秋季采收，洗净，除去外膜、须根及叶，鲜用。

| 功能主治 | **中药** 葱白：辛，微温。归肺、胃经。发表，通阳，解毒。用于风寒感冒头痛，阴寒腹痛，小便不利，痢疾，痈肿等。
蒙药 松根：杀虫，解毒，祛黄水，温胃，祛痰，降气。用于痔疮、白癜风、麻风病，胃寒，呃逆，感冒，气短，痰咳等。

| 用法用量 | **中药** 葱白：内服煎汤，6 ~ 15 g，鲜品 30 ~ 60 g。外用适量，煎汤洗；或鲜品捣敷。
蒙药 松根：多入丸、散剂。

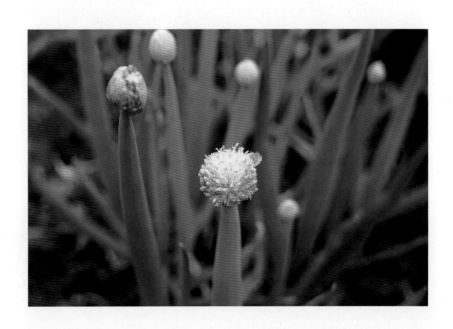

百合科 Liliaceae 葱属 Allium

阿尔泰葱 *Allium altaicum* Pall.

| 蒙 文 名 | 阿拉太音－葱根。

| 药 材 名 | 阿尔泰葱（药用部位：鳞茎）。

| 形态特征 | 多年生草本。鳞茎卵状圆柱形，粗壮，直径 2 ~ 4 cm；鳞茎外皮红褐色，薄革质，不破裂。叶呈中空的圆筒状，长为花葶的 1/3 ~ 1/2，中下部最粗，直径 0.5 ~ 2 cm。花葶粗壮，呈中空的圆筒状，高 40 ~ 100 cm，直径 1 ~ 3 cm，中部以下最粗，向先端收狭，1/4 ~ 1/2 被叶鞘；总苞膜质，2 裂；伞形花序球状，具多而密集的花；小花梗粗壮，比花被略短或为其长的 1.5 ~ 2 倍，基部无小苞片；花白色带黄色；花被片长 6 ~ 9 mm，外轮的近卵形，内轮的近卵状矩圆形，等长，或外轮的略短，先端渐尖或近急尖，

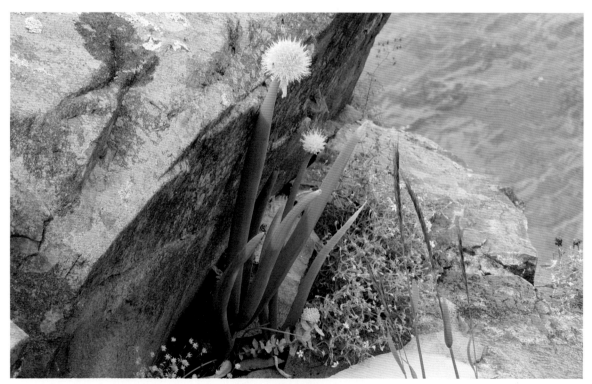

阿尔泰葱

常具短尖头；花丝等长，长为花被片的 1.5 ~ 2 倍，锥形，基部合生并与花被片贴生；子房倒卵状，腹缝线基部具窄蜜穴，花柱细长，伸出花被外。花果期 7 ~ 9 月。

| **生境分布** | 生于乱石山坡及草地或石质山崖上。分布于内蒙古呼伦贝尔市（额尔古纳市）、赤峰市（巴林右旗）、锡林郭勒盟（西乌珠穆沁旗）。

| **资源情况** | 野生资源较少。药材来源于野生。

| **采收加工** | 夏季采挖，除去泥土，剪去须根，洗净，用沸水煮透，晒干或烘干。

| **功能主治** | 开胃，消食，杀虫。用于消化不良，不思饮食，秃疮，青腿病等。

| **用法用量** | 内服煎汤，6 ~ 15 g，鲜品 30 ~ 60 g。外用适量，煎汤洗；或鲜品捣敷。

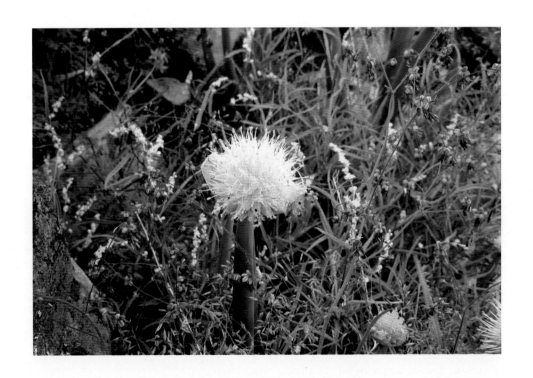

百合科 Liliaceae 葱属 Allium

洋葱 *Allium cepa* L.

| **植物别名** | 玉葱、浑提葱、葱头。

| **蒙 文 名** | 博仍黑－葱根。

| **药 材 名** | 洋葱（药用部位：鳞茎。别名：圆葱、葱头、皮牙子）。

| **形态特征** | 多年生草本。鳞茎球状至扁球状；鳞茎外皮紫红色、褐红色或淡黄色，纸质至薄革质，内皮肥厚，肉质，均不破裂。叶圆筒状，中空，中部以下变粗，向上渐狭。花葶圆筒状，高可达 1 m，中空，中部以下膨大，向上渐细，下部被叶鞘；总苞 2 ~ 3 裂；伞形花序球状，具多而密集的花；小花梗长约 2.5 cm；花粉白色；花被片中脉绿色，矩圆状卵形，长 4 ~ 5 mm；花丝等长，稍长于花被片，基部合生并

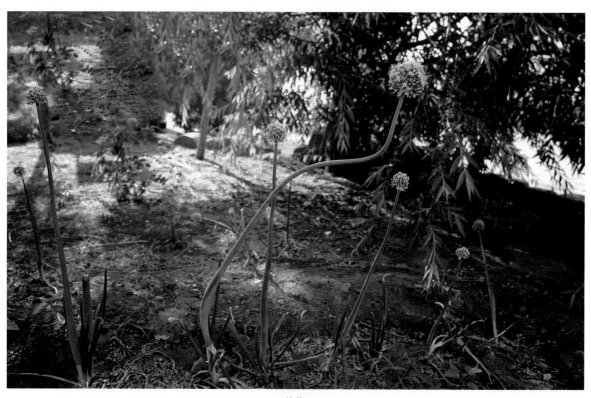

洋葱

与花被片贴生，外轮的锥形，内轮的基部极扩大，扩大部分每侧各具 1 齿；子房近球形，腹缝线基部具有帘的凹陷蜜穴；花柱长约 4 mm。花果期 6 ~ 8 月。

| **生境分布** | 生于肥沃、疏松、保水力强的土壤中。内蒙古各地均有分布。

| **资源情况** | 野生资源较丰富。药材来源于野生。

| **采收加工** | 秋季鳞茎外层鳞片变干时采收。

| **功能主治** | 健胃理气，解毒杀虫，降血脂。用于食少腹胀，创伤，溃疡，滴虫性阴道炎，高脂血症。

| **用法用量** | 内服作菜生食或煮食，30 ~ 120 g。外用适量，捣敷；或捣汁涂。

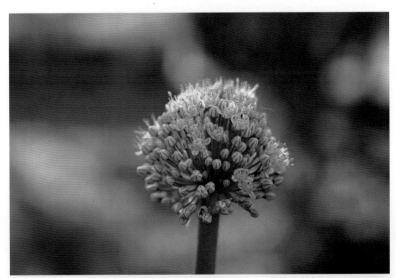

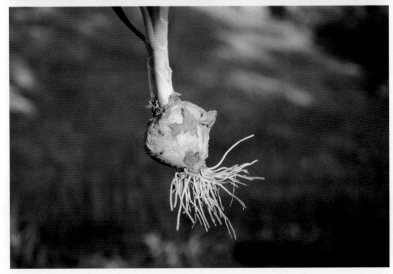

百合科 Liliaceae 葱属 Allium

薤白
Allium macrostemon Bunge

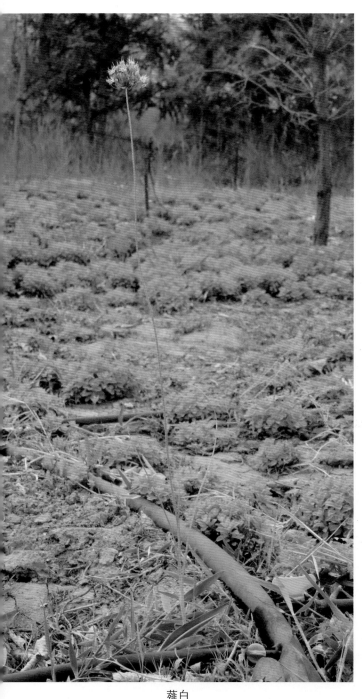

薤白

| 植物别名 |

团葱、小根蒜、野蒜。

| 蒙 文 名 |

陶格道苏。

| 药 材 名 |

薤白(药用部位:鳞茎。别名:野蒜、薤根)。

| 形态特征 |

多年生草本。鳞茎近球状,基部常具小鳞茎;鳞茎外皮带黑色,纸质或膜质,不破裂。叶3~5,半圆柱状,或因背部纵棱发达而呈三棱状半圆柱形,中空,上面具沟槽。花葶圆柱状,高30~70 cm,1/4~1/3被叶鞘;总苞2裂;伞形花序半球状至球状,具多而密集的花,或间具珠芽或有时全为珠芽;小花梗近等长,比花被片长3~5倍,基部具小苞片;珠芽暗紫色,基部亦具小苞片;花淡紫色或淡红色;花被片矩圆状卵形至矩圆状披针形,内轮的常较狭;花丝等长,比花被片稍长至比其长1/3,在基部合生并与花被片贴生,分离部分基部呈狭三角形扩大,向上收狭成锥形,内轮基部宽约为外轮基部的1.5倍;子房近球状,腹缝线基部具凹陷

蜜穴，花柱伸出花被外。花果期 5 ~ 7 月。

| **生境分布** | 生于海拔 1 500 m 以下的山坡、丘陵、山谷、干草地、荒地、林缘、草甸和田间。分布于内蒙古兴安盟（科尔沁右翼中旗）、通辽市（扎鲁特旗）、赤峰市（敖汉旗、喀喇沁旗、宁城县）、包头市（九原区）、鄂尔多斯市（准格尔旗）。

| **资源情况** | 野生资源较丰富。药材来源于野生。

| **采收加工** | 夏末秋初鳞茎基部有 2 ~ 3 叶枯黄、鳞茎外层鳞片革质化时采挖，除去叶苗和须根，洗去泥沙，用沸水烫至透心或置甑内蒸透，取出摊在斗筐或簸箕内，晒干或炕干。

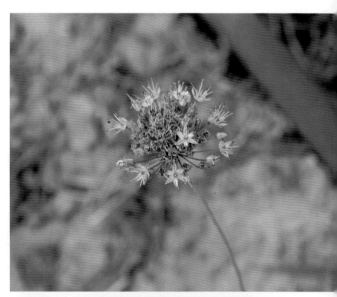

| **药材性状** | 本品呈不规则卵圆形，高 0.5 ~ 1.5 cm，直径 0.5 ~ 1.8 cm。表面黄白色或淡黄棕色，皱缩，半透明，有类白色膜质鳞片包被，底部有凸起的鳞茎盘。质硬，角质样。有蒜臭，味微辣。

| **功能主治** | 辛、苦，温。归肺、胃、大肠经。理气宽胸，通阳散结。用于胸痹，胸闷胸痛，脘痞不舒，痰饮咳喘，泻痢后重等。

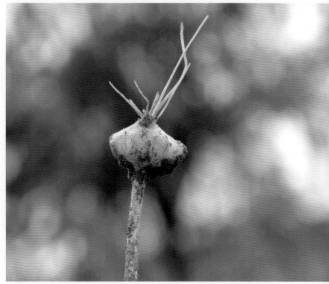

| **用法用量** | 内服煎汤，5 ~ 10 g，鲜品 30 ~ 60 g；或入丸、散剂；亦可煮粥食。外用适量，捣敷。

蒜
Allium sativum L.

| 植物别名 | 大蒜、高格。

| 蒙 文 名 | 萨日木萨格。

| 药 材 名 | **中药** 蒜（药用部位：鳞茎。别名：胡蒜、葫、独蒜）。
蒙药 萨日木萨格（药用部位：鳞茎）。

| 形态特征 | 多年生草本。鳞茎球状，通常由多数肉质瓣状的小鳞茎紧密地排列而成；鳞茎外皮白色至紫色，膜质，数层。叶宽条形至条状披针形，扁平，先端渐尖，宽可达 2.5 cm。花葶圆柱状，高可达 60 cm，实心，中部以下被叶鞘；总苞具长 7 ~ 20 cm 的喙，早落；伞形花序密具珠芽，间有数花；小花梗纤细，基部具小苞片，卵形，膜质，具短尖；花常为粉红色；花被片披针形至卵状披针形，长 3 ~ 4 mm，

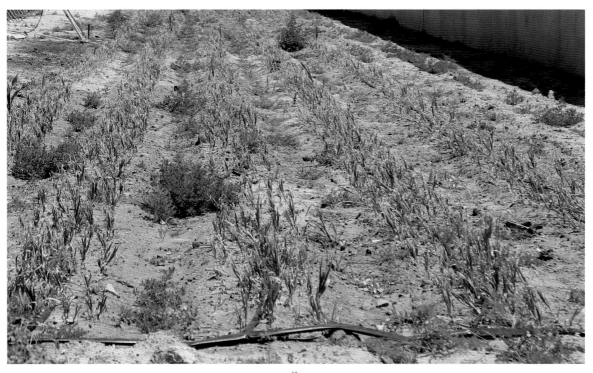

蒜

内轮的较短；花丝等长，短于花被片，基部合生并与花被片贴生，外轮的锥形，内轮的基部扩大，扩大部分每侧各具 1 齿，齿端呈长丝状，其长远超花被片；子房球状，花柱不伸出花被外。花期 7 ~ 8 月。

| **生境分布** | 生于砂质壤土中。内蒙古各地均有分布。

| **资源情况** | 野生资源较少。药材来源于栽培。

| **采收加工** | **中药**　蒜：秋季采挖，除去茎叶及泥土，阴干。

| **药材性状** | **中药**　蒜：本品呈类球形，直径 4 ~ 6 cm，外被 1 ~ 3 层白色膜状鳞叶。肉质鳞片含有的浅黄色油点随处可见。气香特异而强烈，味辣而持久。

| **功能主治** | **中药**　蒜：辛，温。解毒，杀菌，健脾，止痢，止咳，驱虫。用于流行性感冒，流行性脑脊髓膜炎，肺结核，百日咳，痢疾，泄泻，食欲不振，痈疮肿毒，蛲虫病，钩虫病。

　　　　　　蒙药　萨日木萨格：辛，温。祛赫依，平喘，祛痰，杀虫，解毒，清"协日乌素"，温中，开胃，除痞。用于赫依热，支气管炎，百日咳，喘症，蛲虫病，滴虫性阴道炎，赫依病，蛇咬伤，中毒症，狂犬病，慢性铅中毒。

| **用法用量** | **中药**　蒜：内服生食，9 ~ 15 g；或煨食。外用适量，捣敷；或捣汁涂搽；或切片灸。

　　　　　　蒙药　萨日木萨格：多入丸、散剂。

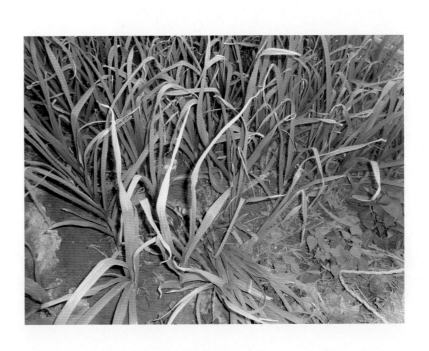

百合科 Liliaceae 葱属 Allium

长梗韭

Allium neriniflorum (Herb.) G. Don

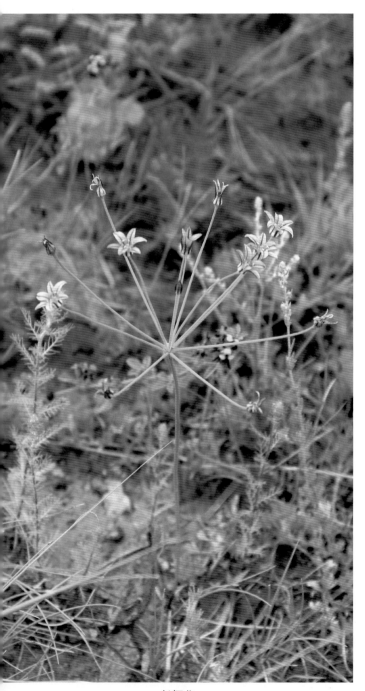

长梗韭

| 植物别名 |

野蒜、长梗葱、花美韭。

| 蒙 文 名 |

陶格套来。

| 药 材 名 |

中药 长梗韭（药用部位：鳞茎）。
蒙药 陶格套来（药用部位：鳞茎）。

| 形态特征 |

多年生草本，无葱蒜气味。鳞茎单生，卵球状至近球状，宽 1 ~ 2 cm；鳞茎外皮灰黑色，膜质，不破裂，内皮白色，膜质。叶圆柱状或近半圆柱状，中空，具纵棱，沿纵棱具细糙齿。花葶圆柱状，高 15 ~ 52 cm，直径 1 ~ 2 mm，下部被叶鞘；总苞单侧开裂，宿存；伞形花序疏散；小花梗不等长，长 4.5 ~ 11 cm，基部具小苞片；花红色至紫红色；花被片长 7 ~ 10 mm，宽 2 ~ 3.2 mm，基部 2 ~ 3 mm 互相靠合成管状，分离部分星状开展，卵状矩圆形、狭卵形或倒卵状矩圆形，先端钝或具短尖头，内轮常稍长而宽，稀内轮稍狭；花丝长约为花被片的 1/2，基部 2 ~ 3 mm 合生并与靠合的花被管贴生，

分离部分锥形；子房圆锥状球形，每室具 6（～8）胚珠，极少具 5 胚珠，花柱常与子房近等长，柱头 3 裂。花果期 7～9 月。

| **生境分布** | 生于海拔 2 000 m 以下的山坡、湿地、草地或海边沙地。分布于内蒙古兴安盟（扎赉特旗、科尔沁右翼前旗、突泉县）、通辽市（科尔沁左翼中旗）、赤峰市（喀喇沁旗、阿鲁科尔沁旗、巴林左旗、宁城县、林西县、克什克腾旗）、锡林郭勒盟（东乌珠穆沁旗、西乌珠穆沁旗、正蓝旗、多伦县、太仆寺旗）、乌兰察布市（凉城县、四子王旗）、呼和浩特市（土默特左旗、新城区）、包头市（土默特右旗、固阳县）、乌海市、阿拉善盟（阿拉善左旗）。

| **资源情况** | 野生资源较少。药材来源于野生。

| **采收加工** | **中药** 长梗韭：夏季采挖鳞茎，除去茎叶及须根，洗净，用沸水稍煮至内部无生心时取出，晒干。

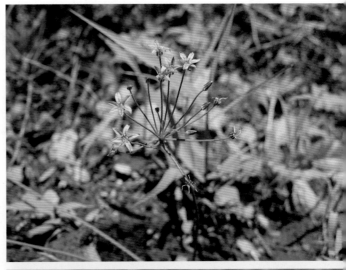

| **功能主治** | **中药** 长梗韭：辛，温。归肝经。消肿散瘀，通阳散结，下气。用于胸闷刺痛，心绞痛，泻痢后重，慢性支气管炎，咳嗽痰多，跌打损伤，瘀血疼痛，肿胀，闪伤，扭伤，金刀伤等。

蒙药 陶格套来：止痛，化痰，止痢，解毒。用于胸胁刺痛，心绞痛，咳喘痰多，痢疾，河豚毒等。

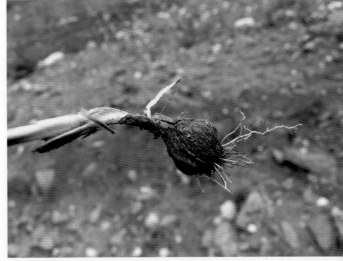

| **用法用量** | **中药** 长梗韭：内服煎汤，3～10 g，鲜品 50～100 g。外用适量，捣敷。

蒙药 陶格套来：多入丸、散剂。

百合科 Liliaceae 知母属 Anemarrhena

知母

Anemarrhena asphodeloides Bunge

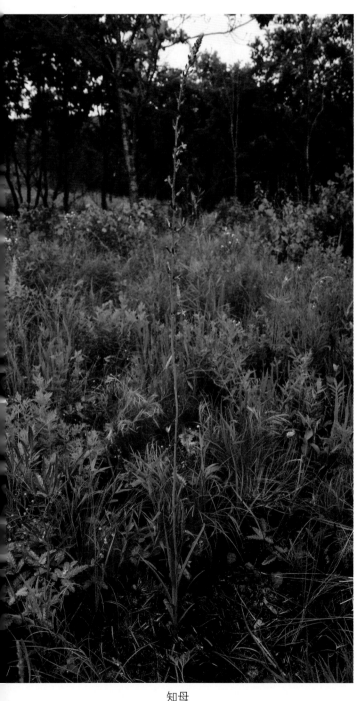

知母

| 植物别名 |

兔子油草、羊胡子草、老娘娘脚后跟。

| 蒙 文 名 |

陶赖 – 忙给日。

| 药 材 名 |

知母（药用部位：根茎。别名：穿地龙、虾草、马马草）。

| 形态特征 |

多年生草本。根茎横走，直径 0.5 ~ 1.5 cm，为残存叶鞘覆盖；根较粗。叶基生，禾叶状，长 15 ~ 60 cm，宽 0.2 ~ 1.1 cm，先端渐尖成近丝状，基部渐宽成鞘状，具多条平行脉，中脉不明显。花葶生于叶丛中或侧生，直立；花 2 ~ 3 簇生，排成总状花序，花序长 20 ~ 50 cm；苞片小，卵形或卵圆形，先端长渐尖；花粉红色、淡紫色或白色；花被片 6，基部稍合生，条形，长 0.5 ~ 1 cm，中央具 3 脉，宿存；雄蕊 3，生于内花被片近中部，花丝短，扁平，花药近基着，内向纵裂；子房 3 室，每室 2 胚珠，花柱与子房近等长，柱头小。蒴果窄椭圆形，长 0.8 ~ 1.3 cm，直径 5 ~ 6 mm，先端有短喙，

室背开裂，每室有 1 ~ 2 种子；种子长 0.7 ~ 1 cm，黑色，具 3 ~ 4 窄翅。花果期 6 ~ 9 月。

| **生境分布** | 生于海拔 1 450 m 以下的山坡、草地、路旁较干燥或向阳的地方。分布于内蒙古呼伦贝尔市（莫力达瓦达斡尔族自治旗、扎赉诺尔区、新巴尔虎左旗、满洲里市）、兴安盟（科尔沁右翼前旗、科尔沁右翼中旗、突泉县）、通辽市（科尔沁左翼中旗、科尔沁区、扎鲁特旗、库伦旗、奈曼旗、霍林郭勒市）、赤峰市（阿鲁科尔沁旗、翁牛特旗、敖汉旗、松山区、宁城县、林西县、克什克腾旗）、锡林郭勒盟（东乌珠穆沁旗、西乌珠穆沁旗、锡林浩特市、太仆寺旗、苏尼特右旗）、乌兰察布市（化德县、商都县、察哈尔右翼后旗、兴和县、察哈尔右翼前旗、集宁区、丰镇市、察哈尔右翼中旗、四子王旗）、呼和浩特市（和林格尔县、土默特左旗、回民区、新城区）、包头市（固阳县）、鄂尔多斯市（准格尔旗、达拉特旗、乌审旗、康巴什区、鄂托克前旗）、巴彦淖尔市（乌拉特后旗、杭锦后旗）、乌海市（海勃湾区、乌达区）、阿拉善盟（额济纳旗、阿拉善左旗）。 |

| **资源情况** | 野生资源丰富。药材来源于野生。 |

| **采收加工** | 春、秋季采挖，除去茎叶及须根，洗净泥土，剥去外皮，晒干。 |

| **药材性状** | 本品呈长条状。表面黄棕色至棕色，具紧密排列的环状节，节上密生黄棕色的残叶基，并有凹陷或略凸起的点状根痕。质硬，易折断，断面黄白色。气微，味微甜、略苦，嚼之带黏性。 |

| **功能主治** | 苦、甘，寒。归肺、胃、肾经。清热泻火，滋阴润燥。用于高热烦渴，肺热咳嗽，阴虚燥咳，消渴，午后潮热，肠燥便秘等。 |

| **用法用量** | 内服煎汤，6 ~ 12 g；或入丸、散剂。 |

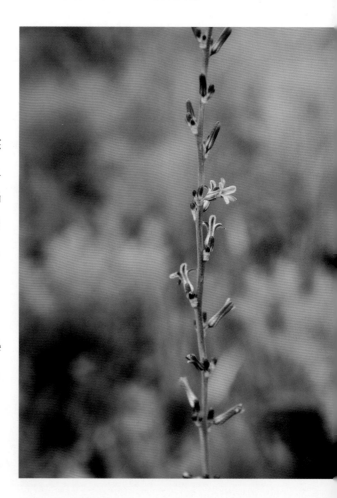

百合科 Liliaceae 玉簪属 Hosta

玉簪
Hosta plantaginea (Lam.) Aschers.

| 植物别名 | 白玉簪、小芭蕉。

| 蒙文名 | 哈斯－哈特呼日－其其格。

| 药材名 | **中药** 玉簪根（药用部位：根茎）、玉簪（药用部位：全草或叶）、玉簪花（药用部位：花）。
蒙药 哈斯－哈特呼日－其其格（药用部位：根）。

| 形态特征 | 多年生草本。根茎粗厚，直径 1.5 ～ 3 cm。叶卵状心形、卵形或卵圆形，长 14 ～ 24 cm，宽 8 ～ 16 cm，先端近渐尖，基部心形，具 6 ～ 10 对侧脉；叶柄长 20 ～ 40 cm。花葶高 40 ～ 80 cm，具几朵至十几朵花；外苞片卵形或披针形，长 2.5 ～ 7 cm，宽 1 ～ 1.5 cm，内苞

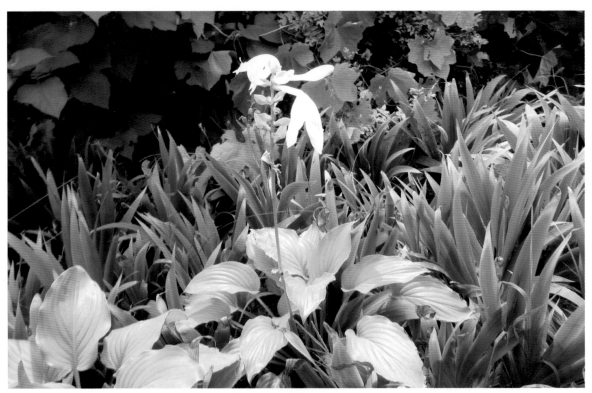

玉簪

片很小；花单生或 2 ~ 3 簇生，长 10 ~ 13 cm，白色，芬香，花梗长约 1 cm；雄蕊与花被近等长或略短，基部 15 ~ 20 mm 贴生于花被管上。蒴果圆柱状，有 3 棱，长约 6 cm，直径约 1 cm。花果期 8 ~ 10 月。

| 生境分布 | 中生植物。生于林下、草坡或岩石边。内蒙古各地有少量栽培。

| 采收加工 | 无野生资源。药材来源于栽培。

| 采收加工 | **中药** 玉簪根：秋季采挖，除去茎叶、须根，洗净，鲜用或切片晒干。
玉簪：夏、秋季采收，洗净，鲜用或晾干。
玉簪花：7 ~ 8 月花似开非开时采摘，晒干。

| 功能主治 | **中药** 玉簪根：清热解毒，消骨鲠。用于痈肿疮疡，乳痈瘰疬，咽喉肿痛，骨鲠。
玉簪：清热解毒，散结消肿。用于乳痈，痈肿疮疡，瘰疬，毒蛇咬伤。
玉簪花：清热解毒，利水，通经。用于咽喉肿痛，疮痈肿痛，小便不利，经闭。
蒙药 哈斯 – 哈特呼日 – 其其格：清热解毒，止咳，利咽喉。用于肺热，咽喉肿痛，嘶哑，毒热。

| 用法用量 | **中药** 玉簪根：内服煎汤，9 ~ 15 g，鲜品加倍；或捣汁。外用适量，捣敷。
玉簪：内服煎汤，鲜品 15 ~ 30 g；或捣汁和酒服。外用适量，捣敷；或捣汁涂。
玉簪花：内服煎汤，3 ~ 6 g。外用适量，捣敷。
蒙药 哈斯 – 哈特呼日 – 其其格：内服煮散，6 ~ 9 g。

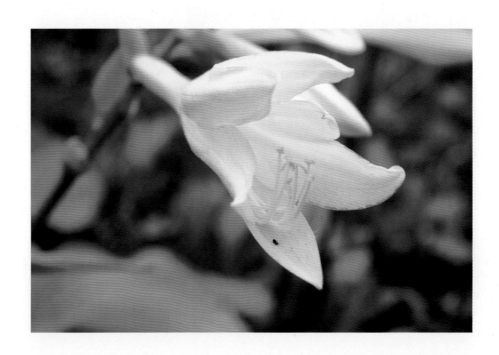

百合科 Liliaceae 玉簪属 Hosta

紫萼
Hosta ventricosa (Salisb.) Stearn

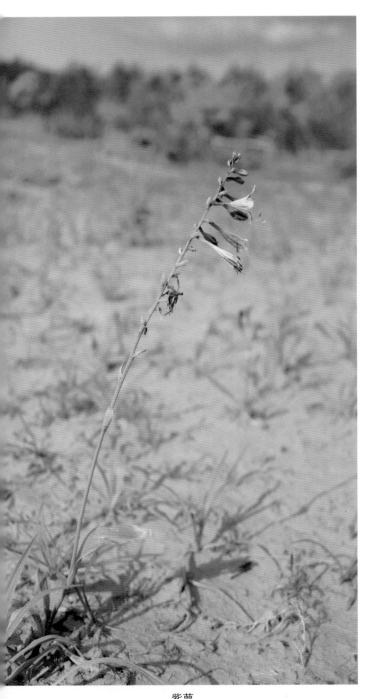

紫萼

植物别名

紫鹤、紫萼玉簪、鸡丹骨。

蒙 文 名

宝日－哈斯－哈特胡日－其其格。

药 材 名

紫萼（药用部位：全草）。

形态特征

多年生草本。根茎直径 0.3 ~ 1 cm。叶卵状心形、卵形至卵圆形，长 8 ~ 19 cm，宽 4 ~ 17 cm，先端通常近短尾状或骤尖，基部心形或近截形，极少叶片基部下延而略呈楔形，具 7 ~ 11 对侧脉；叶柄长 6 ~ 30 cm。花葶高 60 ~ 100 cm，具 10 ~ 30 花；苞片矩圆状披针形，长 1 ~ 2 cm，白色，膜质；花单生，长 4 ~ 5.8 cm，盛开时从花被管向上骤然作近漏斗状扩大，紫红色；花梗长 7 ~ 10 mm；雄蕊伸出花被外，完全离生。蒴果圆柱状，有 3 棱，长 2.5 ~ 4.5 cm，直径 6 ~ 7 mm。花果期 6 ~ 9 月。

生境分布

生于海拔 500 ~ 2 400 m 的林下、草坡或路旁。分布于内蒙古通辽市（开鲁县）、锡林郭勒盟（锡林浩特市）、巴彦淖尔市（乌拉特中旗）。

| **资源情况** | 野生资源较少。药材来源于野生。

| **采收加工** | 秋季采收，除去杂质，晒干。

| **功能主治** | 止血，止痛，解毒。用于吐血，崩漏，湿热带下，咽喉肿痛，胃痛，牙痛等。

| **用法用量** | 内服煎汤，9 ~ 15 g。

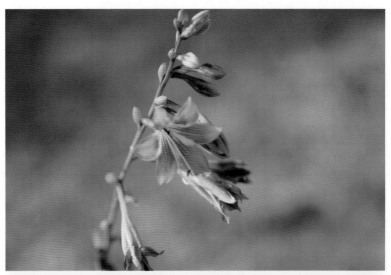

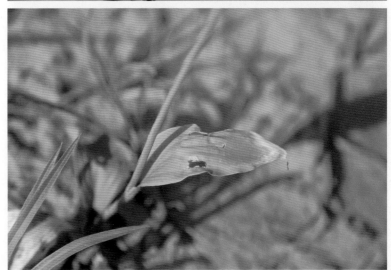

百合科 Liliaceae 铃兰属 Convallaria

铃兰 *Convallaria majalis* L.

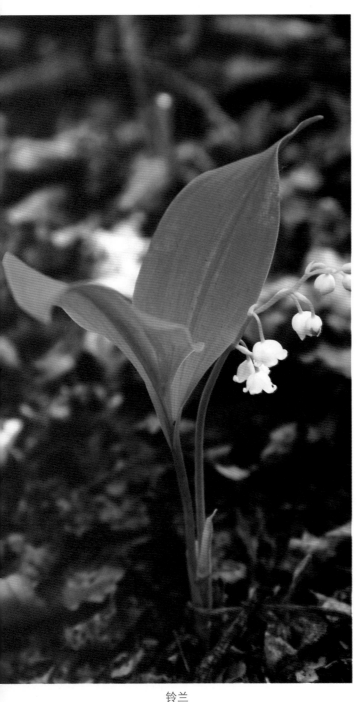

铃兰

| 植物别名 |

香水花、铃铛花、草寸香。

| 蒙 文 名 |

洪胡来－其其格。

| 药 材 名 |

铃兰（药用部位：全草。别名：芦藜花、鹿铃草）。

| 形态特征 |

多年生草本，全部无毛，高 18 ～ 30 cm，常成片生长。叶椭圆形或卵状披针形，长 7 ～ 20 cm，宽 3 ～ 8.5 cm，先端近急尖，基部楔形；叶柄长 8 ～ 20 cm。花葶高 15 ～ 30 cm，稍外弯；苞片披针形，短于花梗；花梗长 6 ～ 15 mm，近先端有关节，果实成熟时从关节处脱落；花白色，长、宽均为 5 ～ 7 mm；裂片卵状三角形，先端锐尖，有 1 脉；花丝稍短于花药，向基部扩大，花药近矩圆形；花柱柱状，长 2.5 ～ 3 mm。浆果直径 6 ～ 12 mm，成熟后红色，稍下垂；种子扁圆形或双凸状，表面有细网纹，直径 3 mm。花果期 6 ～ 9 月。

| **生境分布** | 生于海拔 850 ~ 2 500 m 的阴坡林下潮湿处或沟边。分布于内蒙古呼伦贝尔市（鄂伦春自治旗、莫力达瓦达斡尔族自治旗、阿荣旗、根河市、牙克石市、扎兰屯市、陈巴尔虎旗、新巴尔虎左旗）、兴安盟（扎赉特旗、科尔沁右翼前旗、科尔沁右翼中旗、突泉县）、赤峰市（阿鲁科尔沁旗、巴林右旗、宁城县、林西县、克什克腾旗）、锡林郭勒盟（西乌珠穆沁旗、多伦县）、呼和浩特市。 |

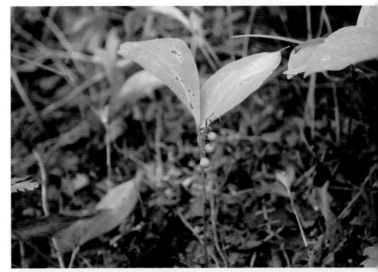

| **资源情况** | 野生资源较丰富。药材来源于野生。 |

| **采收加工** | 夏季果实成熟时采收，除去杂质，洗净泥土，晒干。 |

| **功能主治** | 甘、苦，温；有毒。强心利尿，温阳利水，活血祛风。用于充血性心力衰竭，心房颤动，浮肿，高血压，劳伤，崩漏带下，跌打损伤等。 |

| **用法用量** | 内服煎汤，3 ~ 6 g；或研末，每次 0.3 ~ 0.6 g。外用适量，煎汤洗；或烧灰，研末调敷。 |

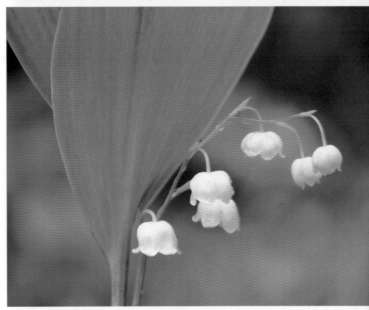

百合科 Liliaceae 鹿药属 Smilacina

兴安鹿药 *Smilacina dahurica* Turcz. ex Fisch. et Mey.

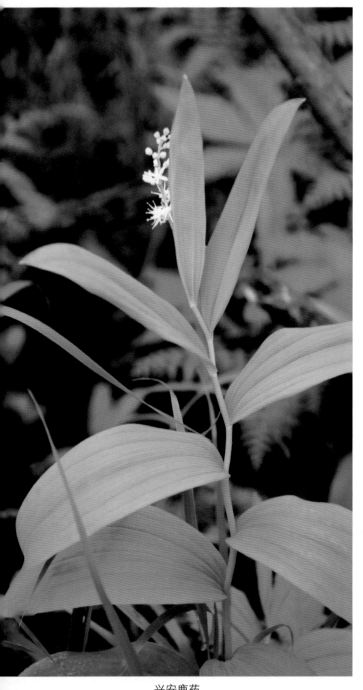

兴安鹿药

| 植物别名 |

达乌里鹿药、鹿药。

| 蒙 文 名 |

兴安－宝棍－额莫。

| 药 材 名 |

兴安鹿药（药用部位：根及根茎）。

| 形态特征 |

多年生草本，高 30 ～ 60 cm。根茎纤细，直径 1 ～ 2.5 mm。茎疏被毛，具槽，上部有多数互生叶，下部具膜质鞘。叶纸质，矩圆状卵形或矩圆形，长 6 ～ 13 cm，宽 2 ～ 4 cm，先端急尖或具短尖，背面密生短毛，无柄。总状花序具数朵花，长达 5 cm，花序轴、花梗被短柔毛；花通常 2 ～ 4 簇生，极少为单生，白色；花梗长 3 ～ 6 mm；花被片基部稍合生，倒卵状矩圆形或矩圆形，长 2 ～ 3 mm；花药小，近球形；花柱长约 1 mm，与子房近等长或比子房稍短，柱头稍 3 裂。浆果近球形，干时直径约 5 mm，成熟时红色或紫红色。花果期 6 ～ 8 月。

| 生境分布 | 生于海拔 450 ~ 1 000 m 的山地林下。分布于内蒙古呼伦贝尔市（鄂伦春自治旗、牙克石市）。

| 资源情况 | 野生资源较少。药材来源于野生。

| 采收加工 | 秋季采挖，除去茎叶及根须，洗净泥土，晒干。

| 药材性状 | 本品根茎略呈结节状，稍扁，长 6 ~ 15 cm，直径 0.5 ~ 1 cm。表面棕色至棕褐色，具皱纹，先端有 1 至数个茎基或芽基，周围密生多数须根。质较硬，断面白色，粉性。气微，味甜、微辛。以根茎粗壮、断面白色、粉性足者为佳。

| 功能主治 | 甘、苦，温。归肝、肾经。全草，强壮，祛风除湿，活血调经。用于风湿疼痛，肾气不足，月经不调等。

| 用法用量 | 内服煎汤，15 ~ 30 g。外用适量，捣敷。

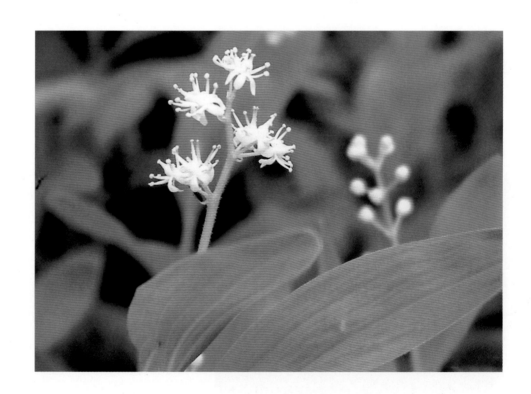

百合科 Liliaceae 舞鹤草属 Maianthemum

舞鹤草

Maianthemum bifolium (L.) F. W. Schmidt

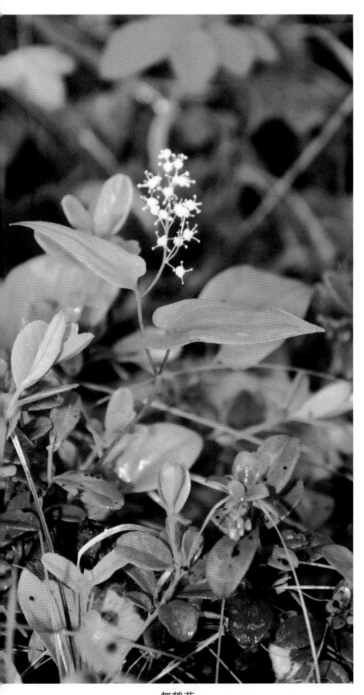

舞鹤草

| 植物别名 |

二叶舞鹤草、假铃兰、假黄精。

| 蒙 文 名 |

转西乐 – 其其格。

| 药 材 名 |

舞鹤草（药用部位：全草）。

| 形态特征 |

多年生矮小草本。根茎细长，有时分叉，长达 20 cm 或更长，节上有少数根，节间长 1 ~ 3 cm。茎高达 20 cm，无毛或散生柔毛。基生叶有长达 1 cm 的叶柄；茎生叶通常 2，稀 3，互生于茎的上部，三角状卵形，长 3 ~ 8 cm，先端急尖或渐尖，基部心形，弯缺张开，下面脉上被柔毛或散生微柔毛，边缘有细小锯齿状乳突或具柔毛；叶柄长 1 ~ 2 cm，常被柔毛。总状花序直立，长 3 ~ 5 cm，有 10 ~ 25 花；花序轴被柔毛或乳头状突起。花白色，直径 3 ~ 4 mm，单生或成对；花梗长约 5 mm，先端有关节；花被片长圆形，长 2 ~ 2.5 mm，有 1 脉；花丝短于花被片，花药卵圆形，长 0.5 mm，黄白色；子房球形，花柱长约 1 mm。浆果直

径 3 ~ 6 mm；种子卵圆形，直径 2 ~ 3 mm，种皮黄色，有颗粒状皱纹。花果期 5 ~ 9 月。

| **生境分布** | 生于高山阴坡林下腐殖质土壤中。分布于内蒙古呼伦贝尔市（鄂伦春自治旗、阿荣旗、根河市、牙克石市、额尔古纳市）、兴安盟（科尔沁右翼前旗、阿尔山市）、通辽市（库伦旗）、赤峰市（喀喇沁旗、阿鲁科尔沁旗、巴林左旗、巴林右旗、宁城县、克什克腾旗）、锡林郭勒盟（东乌珠穆沁旗、西乌珠穆沁旗、正蓝旗）、乌兰察布市（卓资县、凉城县）、呼和浩特市（武川县）、包头市（土默特右旗）、巴彦淖尔市（乌拉特后旗）。

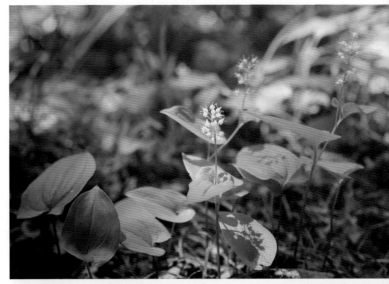

| **资源情况** | 野生资源较丰富。药材来源于野生。

| **采收加工** | 夏、秋季采收，除去杂质，洗净，鲜用或晒干。

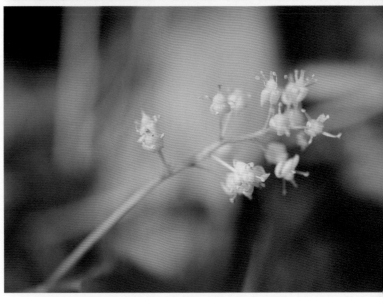

| **功能主治** | 酸、涩，微寒。归肝经。凉血，止血，清热解毒。用于吐血，尿血，月经过多等；外用于外伤出血，瘰疬脓肿，疥癣，结膜炎，眼炎等。

| **用法用量** | 内服煎汤，10 ~ 15 g。外用适量，研末撒；或捣敷。

百合科 Liliaceae 天门冬属 Asparagus

龙须菜
Asparagus schoberioides Kunth

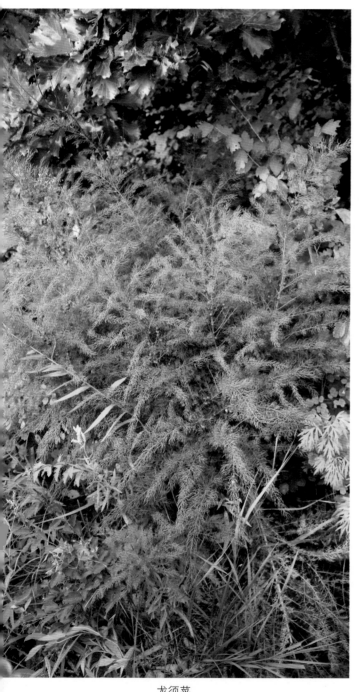

龙须菜

| 植物别名 |

雉隐天冬、海菜、线菜。

| 蒙 文 名 |

闹古音－赫日炎－尼都。

| 药 材 名 |

龙须菜（药用部位：全草或根及根茎。别名：江离、牛毛）。

| 形态特征 |

直立草本，高可达 1 m。根细长，直径 2 ~ 3 mm。茎上部和分枝具纵棱，分枝有时有极狭的翅。叶状枝通常每 3 ~ 4 成簇，窄条形，镰状，基部近锐三棱形，上部扁平，长 1 ~ 4 cm，宽 0.7 ~ 1 mm；鳞片状叶近披针形，基部无刺。花每 2 ~ 4 腋生，黄绿色；花梗很短，长 0.5 ~ 1 mm；雄花花被长 2 ~ 2.5 mm；雄蕊的花丝不贴生于花被片；雌花与雄花近等大。浆果直径约 6 mm，成熟时红色，通常有 1 ~ 2 种子。花果期 5 ~ 9 月。

| **生境分布** | 生于海拔 400 ~ 2 300 m 的草坡或林下。分布于内蒙古呼伦贝尔市（莫力达瓦达斡尔族自治旗、鄂伦春自治旗、陈巴尔虎旗、满洲里市）、兴安盟（科尔沁右翼前旗、扎赉特旗、突泉县）、通辽市（库伦旗、霍林郭勒市）、赤峰市（阿鲁科尔沁旗、巴林左旗、巴林右旗、喀喇沁旗、林西县、宁城县、克什克腾旗、松山区）、锡林郭勒盟（西乌珠穆沁旗、锡林浩特市）、鄂尔多斯市（鄂托克旗）。

| **资源情况** | 野生资源较丰富。药材来源于野生。

| **采收加工** | 秋季采收，除去杂质，洗净泥土，晒干，切段。

| **功能主治** | 甘、咸，寒。全草，止血利尿。用于尿血，小便不利。根及根茎，润肺降气，祛痰止咳。用于肺实喘满，咳嗽多痰，胃脘疼痛等。

| **用法用量** | 内服煎汤，9 ~ 15 g；亦可用醋浸食。

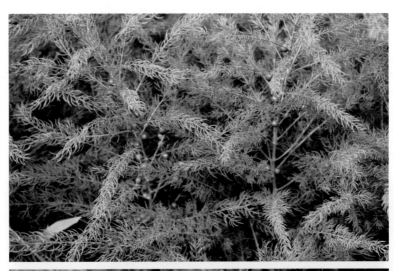

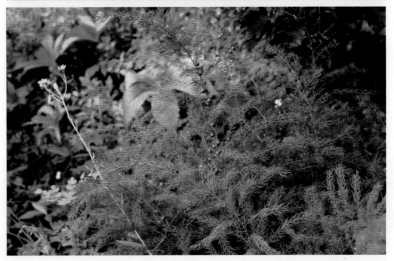

百合科 Liliaceae 天门冬属 *Asparagus*

兴安天门冬

Asparagus dauricus Fisch. ex Link

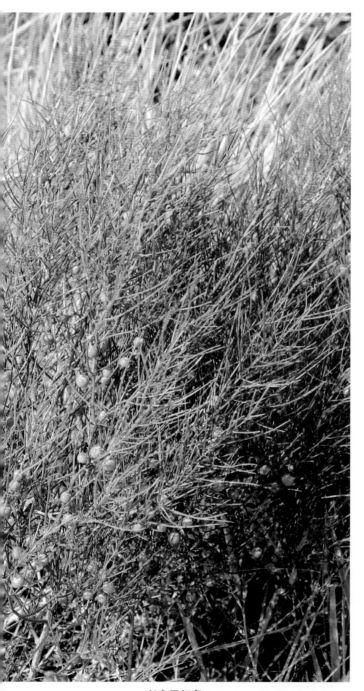

兴安天门冬

| 植物别名 |

山天冬、兴安天冬。

| 蒙 文 名 |

兴安 – 赫日炎 – 尼都。

| 药 材 名 |

兴安天门冬（药用部位：全草或根）。

| 形态特征 |

直立草本，高 30 ~ 70 cm。根细长，直径约 2 mm。茎和分枝有条纹，有时幼枝具软骨质齿。叶状枝每 1 ~ 6 成簇，通常全部斜立，和分枝交成锐角，很少兼有平展和下倾的，稍扁圆柱形，略有几条不明显的钝棱，长 1 ~ 4 cm，直径约 0.6 mm，伸直或稍弧曲，有时有软骨质齿；鳞片状叶基部无刺。花每 2 腋生，黄绿色；雄花花梗长 3 ~ 5 mm，与花被近等长，关节位于近中部；花丝大部分贴生于花被片，离生部分很短，长为花药的一半；雌花极小，花被长约 1.5 mm，短于花梗，花梗关节位于上部。浆果直径 6 ~ 7 mm，有 2 ~ 6 种子。花期 5 ~ 6 月，果期 7 ~ 9 月。

| **生境分布** | 生于海拔 2 200 m 以下的沙丘或干燥山坡上。分布于内蒙古呼伦贝尔市（鄂伦春自治旗、阿荣旗、根河市、牙克石市、扎兰屯市、额尔古纳市、海拉尔区、满洲里市、扎赉诺尔区、陈巴尔虎旗、新巴尔虎左旗、新巴尔虎右旗）、兴安盟（科尔沁右翼前旗、科尔沁右翼中旗、突泉县、阿尔山市）、通辽市（科尔沁左翼中旗、科尔沁区、扎鲁特旗、库伦旗、奈曼旗）、赤峰市（翁牛特旗、巴林右旗、喀喇沁旗、克什克腾旗、元宝山区、松山区）、锡林郭勒盟（东乌珠穆沁旗、西乌珠穆沁旗、锡林浩特市、正蓝旗、多伦县、阿巴嘎旗、苏尼特左旗、苏尼特右旗、镶黄旗）、乌兰察布市（化德县、商都县、察哈尔右翼后旗、兴和县、集宁区、察哈尔右翼中旗、四子王旗）、呼和浩特市（土默特左旗、托克托县、新城区）、包头市（昆都仑区、固阳县、石拐区）、鄂尔多斯市（达拉特旗、乌审旗、康巴什区、杭锦旗、鄂托克旗、鄂托克前旗）、巴彦淖尔市（乌拉特前旗、乌拉特中旗、磴口县）。 |

| **资源情况** | 野生资源一般。药材来源于野生。 |

| **采收加工** | 夏、秋季采收全草，洗净，晒干；秋季采挖根，除去杂质，洗净泥土，晒干。 |

| **功能主治** | 甘、苦，凉。全草，舒筋活血。用于月经不调。根，清热利尿，止咳化痰。用于小便不利，淋沥涩痛，支气管炎。 |

| **用法用量** | 内服煎汤，9 ~ 15 g。 |

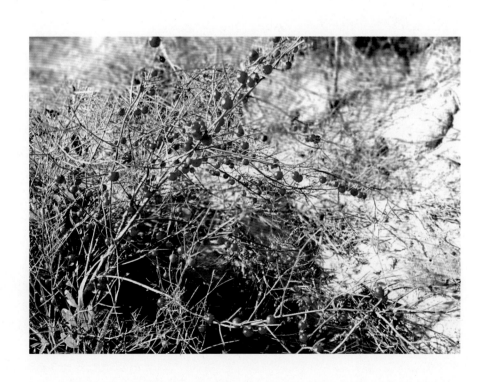

戈壁天门冬

Asparagus gobicus Ivan. ex Grubov

| **植物别名** | 寄马桩、鸡麻抓。

| **蒙文名** | 高毕音－赫日炎－尼都。

| **药材名** | 戈壁天门冬（药用部位：全草）。

| **形态特征** | 半灌木，坚挺，近直立，高 15 ~ 45 cm。根细长，直径 1.5 ~ 2 mm。茎上部通常回折状，中部具纵向剥离的白色薄膜，分枝常强烈回折状，略具纵凸纹，疏生软骨质齿。叶状枝每 3 ~ 8 成簇，通常下倾或平展，和分枝交成钝角；近圆柱形，略有几条不明显的钝棱，长 0.5 ~ 2.5 cm，直径 0.8 ~ 1 mm，较刚硬；鳞片状叶基部具短距，无硬刺。花每 1 ~ 2 腋生；花梗长 2 ~ 4 mm，关节位于近中部或上

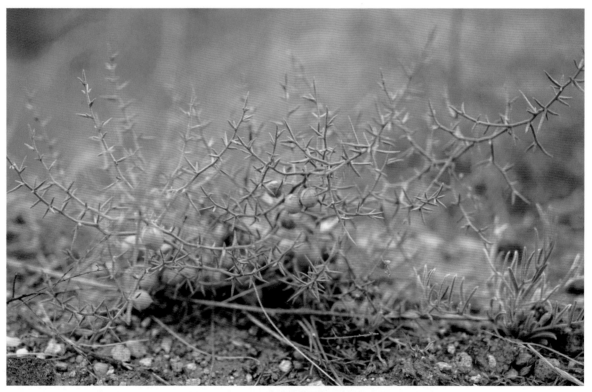

戈壁天门冬

部；雄花花被长 5～7 mm；花丝中部以下贴生于花被片；雌花略小于雄花。浆果直径 5～7 mm，成熟时红色，有 3～5 种子。花果期 6～9 月。

| **生境分布** | 生于海拔 1 600～2 560 m 的沙地或多沙荒原上。分布于内蒙古锡林郭勒盟（苏尼特左旗、苏尼特右旗、二连浩特市）、鄂尔多斯市（伊金霍洛旗、东胜区、杭锦旗、鄂托克旗、鄂托克前旗）、巴彦淖尔市（乌拉特中旗、乌拉特后旗、磴口县）、乌海市、阿拉善盟（阿拉善左旗、阿拉善右旗）。

| **资源情况** | 野生资源较少。药材来源于野生。

| **采收加工** | 秋季采挖，除去杂质，洗净泥土，晒干。

| **功能主治** | 辛、咸，平。祛风，杀虫，止痒。用于风湿疠痹，关节肿胀等；外用于神经性皮炎，牛皮癣，湿疹，皮肤瘙痒，疮疖痈肿等。

| **用法用量** | 内服煎汤，9～15 g。

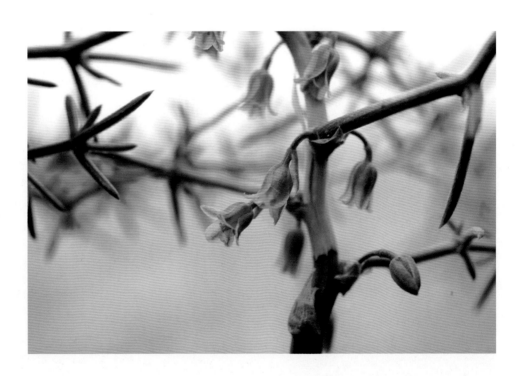

百合科 Liliaceae 天门冬属 Asparagus

西北天门冬

Asparagus persicus Baker

| 蒙 文 名 | 巴日棍乃－赫日炎－尼都。

| 药 材 名 | 西北天门冬（药用部位：块根）。

| 形态特征 | 攀缘植物，通常不具软骨质齿。根较细，直径 2 ～ 3 mm。茎平滑，长 30 ～ 100 cm，分枝略具条纹或近平滑。叶状枝通常每 4 ～ 8 成簇，稍扁圆柱形，略有几条钝棱，伸直或稍弧曲，长 0.5 ～ 1.5 cm，直径 0.4 ～ 0.7 mm，极少稍具软骨质齿；鳞片状叶基部有时有短刺状距。花每 2 ～ 4 腋生，红紫色或绿白色；花梗长 6 ～ 18 mm，关节位于上部或近花被基部，较少近中部；雄花花被长约 6 mm；花丝中部以下贴生于花被片；花药先端具细尖；雌花较小，花被长约 3 mm。浆

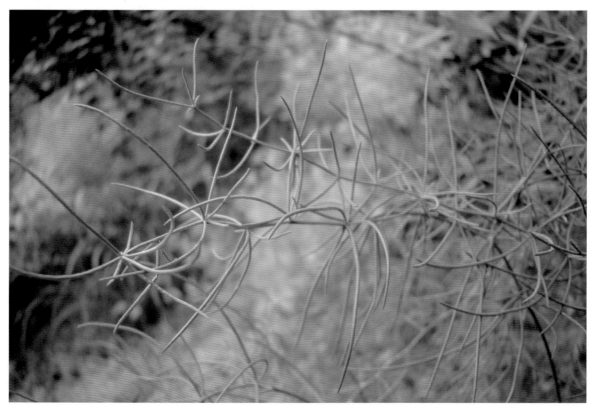

西北天门冬

果直径约 6 mm，成熟时红色，有 5 ~ 6 种子。花果期 5 ~ 8 月。

| **生境分布** | 生于海拔 2 900 m 以下的盐碱地、戈壁滩、河岸或荒地上。分布于内蒙古包头市（达尔罕茂明安联合旗、土默特右旗）、鄂尔多斯市（伊金霍洛旗）、阿拉善盟。

| **资源情况** | 野生资源较丰富。药材来源于野生。

| **采收加工** | 秋季采收，洗净，鲜用或晒干。

| **功能主治** | 甘、苦，凉。清热利尿，止咳化痰。用于小便不利，淋沥涩痛，支气管炎。

| **用法用量** | 内服煎汤，9 ~ 15 g。

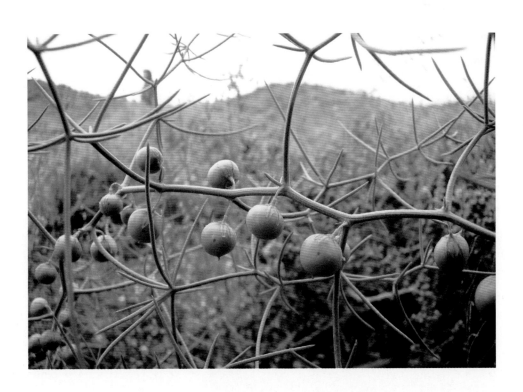

百合科 Liliaceae 天门冬属 *Asparagus*

攀援天门冬
Asparagus brachyphyllus Turcz.

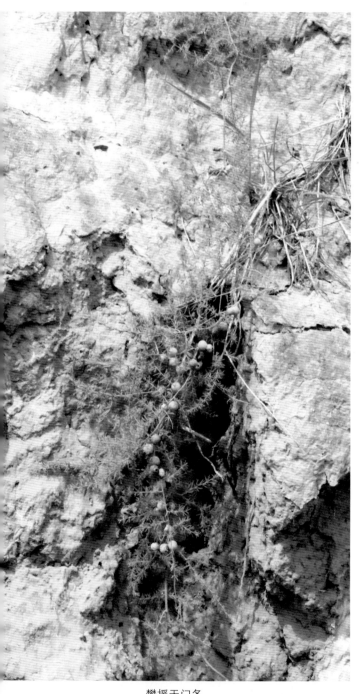

攀援天门冬

| 植物别名 |

海滨天冬。

| 蒙 文 名 |

阿毕日格其－赫日炎－尼都。

| 药 材 名 |

攀援天门冬（药用部位：块根）。

| 形态特征 |

攀缘草本。须根膨大，肉质，呈近圆柱状，块根直径 7 ~ 15 mm。茎近平滑，长 20 ~ 100 cm，分枝具纵凸纹，通常有软骨质齿。叶状枝 4 ~ 10 簇生，近扁圆柱形，略有几条棱，伸直或弧曲，长 4 ~ 12 mm，有软骨质齿，鳞片状叶基部有长 1 ~ 2 mm 的刺状短距。花 2（~ 4）腋生，淡紫褐色；花梗较短，长 4 ~ 8 mm，关节位于近中部，雄花的花被片长 5 ~ 7 mm，花丝中部以下贴生于花被片；雌花较小，花被片长约 3 mm。浆果成熟时紫红色，直径 6 ~ 8 mm，通常有 4 ~ 5 种子。花果期 6 ~ 9 月。

| 生境分布 | 生于山地草原和灌丛中。分布于内蒙古赤峰市（敖汉旗）、呼和浩特市（和林格尔县、新城区）、乌兰察布市（凉城县）、鄂尔多斯市（准格尔旗）、阿拉善盟。

| 资源情况 | 野生资源较少。药材来源于野生。

| 采收加工 | 夏、秋季采挖，洗净，沸水煮约30分钟，捞出，剥除外皮，晒干或鲜用。

| 药材性状 | 本品呈长纺锤形或圆柱形，稍弯曲，长 4 ~ 18 cm，直径 0.5 ~ 2 cm。表面黄白色或黄棕色，半透明，有深浅不等的纵沟及细皱纹。质坚韧或柔润，断面黄白色，角质样，有黏性。

| 功能主治 | 滋补，敛黄水。用于风湿性腰背关节痛，局部性浮肿，瘙痒性渗出性皮肤病。

| 用法用量 | 内服煎汤，6 ~ 9 g。外用适量，捣敷。

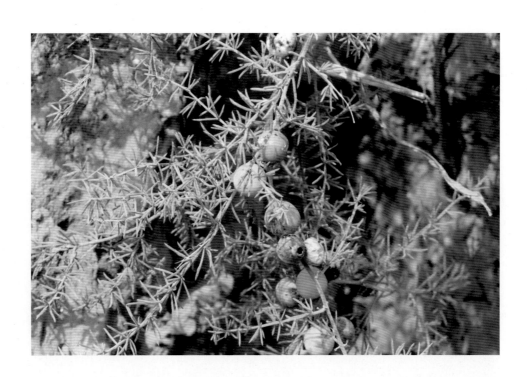

百合科 Liliaceae 天门冬属 *Asparagus*

曲枝天门冬 *Asparagus trichophyllus* Bunge

| **植物别名** | 毛叶天冬、霸天王、抓地龙。

| **蒙 文 名** | 毛瑞－赫日炎－尼都。

| **药 材 名** | 曲枝天门冬（药用部位：块根）。

| **形态特征** | 多年生草本，近直立，高60～100 cm。根较细，直径2～3 mm。茎平滑，中部至上部强烈回折状，有时上部疏生软骨质齿；分枝先下弯而后上升，靠近基部部分形成强烈弧曲，有时近半圆形，上部回折状，小枝多少具软骨质齿。叶状枝通常每5～8成簇，刚毛状，略有4～5棱，稍弧曲，长7～18 mm，直径0.2～0.4 mm，通常稍伏贴于小枝上，有时稍具软骨质齿；茎上的鳞片状叶基部有长

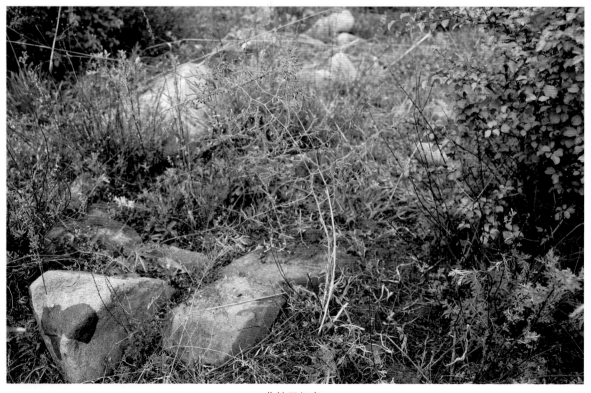

曲枝天门冬

1 ~ 3 mm 的刺状距，极少成为硬刺，分枝上的距不明显。花每 2 腋生，绿黄色而稍带紫色；花梗长 12 ~ 16 mm，关节位于近中部；雄花花被长 6 ~ 8 mm，花丝中部以下贴生于花被片上；雌花较小，花被长 2.5 ~ 3.5 mm。浆果直径 6 ~ 7 mm，成熟时红色，有 3 ~ 5 种子。花果期 6 ~ 8 月。

| 生境分布 | 生于海拔 2 100 m 以下的山地、路旁、田边或荒地上。分布于内蒙古赤峰市（翁牛特旗、敖汉旗、巴林右旗、喀喇沁旗、宁城县）、锡林郭勒盟（正镶白旗、镶黄旗、太仆寺旗、多伦县、苏尼特右旗）、乌兰察布市（察哈尔右翼后旗、卓资县、四子王旗）、呼和浩特市（清水河县、新城区）、包头市（达尔罕茂明安联合旗）、鄂尔多斯市（准格尔旗、伊金霍洛旗、鄂托克旗）。

| 资源情况 | 野生资源一般。药材来源于野生。

| 采收加工 | 秋季采挖，除去杂质，洗净泥土，晒干。

| 功能主治 | 甘、苦，凉。归肝经。祛风除湿。用于风湿腰腿痛，局部性浮肿等；外用于瘙痒，渗出性皮肤病，疮疖红肿等。

| 用法用量 | 内服煎汤，9 ~ 12 g。外用适量，捣敷。

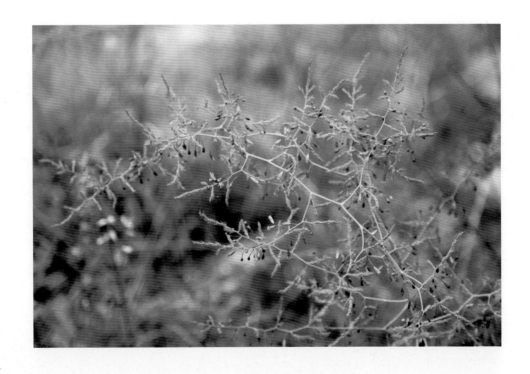

百合科 Liliaceae 天门冬属 Asparagus

南玉带
Asparagus oligoclonos Maxim.

| 蒙 文 名 | 楚很－木其日图－赫日炎－尼都。

| 药 材 名 | 南玉带（药用部位：块根）。

| 形态特征 | 直立草本，高 40 ~ 80 cm。根直径 2 ~ 3 mm。茎平滑或稍具条纹，坚挺，上部不俯垂；分枝具条纹，稍坚挺，有时嫩枝疏生软骨质齿。叶状枝通常 5 ~ 12 成簇，近扁的圆柱形，略有钝棱，伸直或稍弧曲，长 1 ~ 3 cm，直径 0.4 ~ 0.6 mm；鳞片状叶基部通常距不明显或有短距，极少具短刺。花每 1 ~ 2 腋生，黄绿色；花梗长 1.5 ~ 2 cm，少有较短的，关节位于近中部或上部；雄花花被长 7 ~ 9 mm；花丝 3/4 贴生于花被片上；雌花较小，花被长约 3mm。浆果直径 8 ~ 10 mm。花果期 5 ~ 7 月。

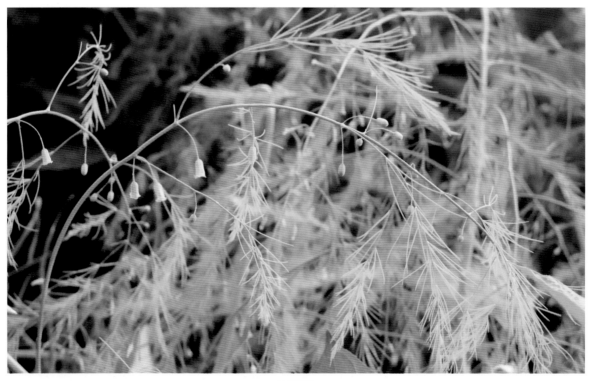

南玉带

| **生境分布** | 生于海拔较低的草原、林下或潮湿地上。分布于内蒙古兴安盟（扎赉特旗、科尔沁右翼前旗、科尔沁右翼中旗、乌兰浩特市、阿尔山市）、通辽市（科尔沁左翼后旗、奈曼旗）、赤峰市（阿鲁科尔沁旗、敖汉旗、巴林右旗、喀喇沁旗、宁城县）、锡林郭勒盟（东乌珠穆沁旗、锡林浩特市）、巴彦淖尔市（磴口县）。

| **资源情况** | 野生资源较少。药材来源于野生。

| **采收加工** | 秋季采挖，洗净，晒干。

| **功能主治** | 清热解毒，止咳平喘，利尿。用于小便不利，淋沥涩痛，支气管炎。

| **用法用量** | 内服煎汤，9 ~ 15 g。

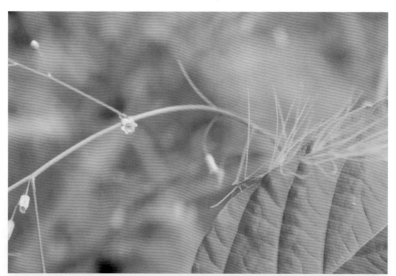

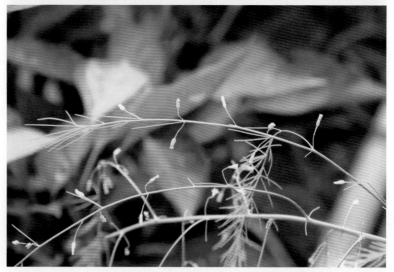

百合科 Liliaceae 绵枣儿属 Scilla

绵枣儿 Scilla scilloides (Lindl.) Druce

| **植物别名** | 地枣、天蒜、地兰。

| **蒙 文 名** | 乌和日 – 芒给日。

| **药 材 名** | 绵枣儿（药用部位：全草或鳞茎。别名：石枣）。

| **形态特征** | 多年生草本。鳞茎卵形或近球形，高 2 ~ 5 cm，宽 1 ~ 3 cm；鳞茎皮黑褐色。基生叶通常 2 ~ 5，狭带状，长 15 ~ 40 cm，宽 0.2 ~ 0.9 cm，柔软。花葶通常比叶长；总状花序长 2 ~ 20 cm，具多数花；花紫红色、粉红色至白色，直径 4 ~ 5 mm，在花梗先端脱落；花梗长 5 ~ 12 mm，基部有 1 ~ 2 较小的狭披针形苞片；花被片近椭圆形、倒卵形或狭椭圆形，基部稍合生而成盘状，先端钝且增厚；雄

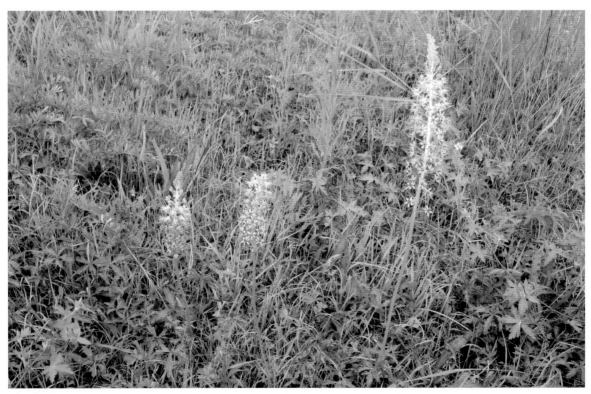

绵枣儿

蕊生于花被片基部，稍短于花被片；花丝近披针形，边缘和背面常多少具小乳突，基部稍合生；子房长 1.5 ~ 2 mm，基部有短柄，表面多少有小乳突，3 室，每室具 1 胚珠；花柱长约为子房的 1/2 ~ 2/3。果实近倒卵形，长 3 ~ 6 mm，宽 2 ~ 4 mm；种子 1 ~ 3，黑色，矩圆状狭倒卵形，长 2.5 ~ 5 mm。花果期 7 ~ 9 月。

| 生境分布 | 生于海拔 2 600 m 以下的山坡、草地、路旁或林缘。分布于内蒙古呼伦贝尔市（鄂伦春自治旗、莫力达瓦达斡尔族自治旗、阿荣旗）、兴安盟（科尔沁右翼前旗、扎赉特旗、突泉县）、通辽市（科尔沁左翼中旗、奈曼旗）、赤峰市（翁牛特旗、敖汉旗）。

| 资源情况 | 野生资源一般。药材来源于野生。

| 采收加工 | 夏、秋季采收全草，晒干；秋季采挖鳞茎，洗净，晒干。

| 药材性状 | 本品鳞茎呈卵圆形或长卵形，长 2 ~ 3 cm，直径 0.5 ~ 1.5 cm。表面黄褐色或黑棕色，外被数层膜质鳞叶，向内为半透明的肉质叠生鳞叶，中央有黄绿色心芽，上端残留茎基，下部有须根。质硬或较软，断面有黏性。无臭，味微苦而辣。

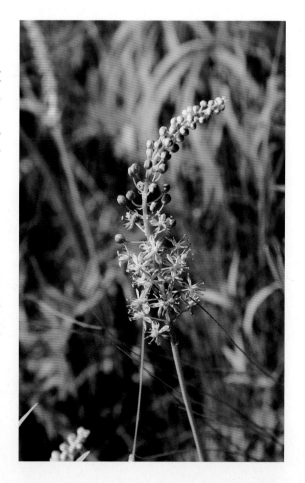

| 功能主治 | 甘、苦，寒；有小毒。归肝、大肠经。强心利尿，消肿止痛，解毒。用于跌打损伤，腰腿疼痛，筋骨痛，牙痛，心源性水肿等；外用于痈疽，乳腺炎，毒蛇咬伤等。

| 用法用量 | 内服煎汤，3 ~ 9 g。外用适量，捣敷。

百合科 Liliaceae 重楼属 Paris

北重楼

Paris verticillata M.-Bieb.

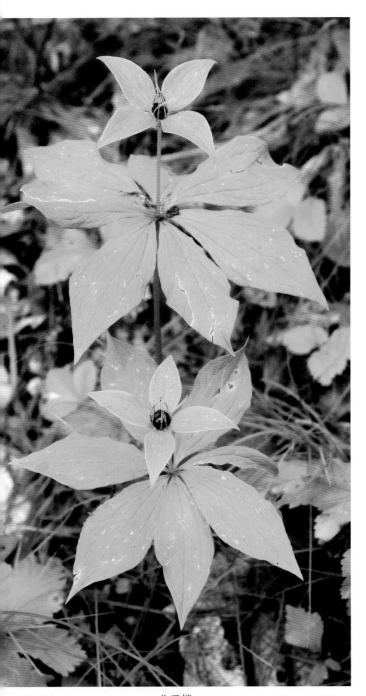

北重楼

| 植物别名 |

七叶一枝花、轮叶王孙、上天梯。

| 蒙 文 名 |

阿萨日 - 其其格。

| 药 材 名 |

北重楼（药用部位：根茎）。

| 形态特征 |

多年生草本，高 25 ~ 60 cm。根茎细长，直径 3 ~ 5 mm。茎绿白色，有时带紫色。叶 6 ~ 8 轮生，披针形、狭矩圆形、倒披针形或倒卵状披针形，长 7 ~ 15 cm，宽 1.5 ~ 3.5 cm，先端渐尖，基部楔形，具短柄或近无柄。花梗长 4.5 ~ 12 cm；外轮花被片绿色，极少带紫色，叶状，通常 4 ~ 5，纸质，平展，倒卵状披针形、矩圆状披针形或倒披针形，长 2 ~ 3.5 cm，宽 1 ~ 3 cm，先端渐尖，基部圆形或宽楔形，内轮花被片黄绿色，条形，长 1 ~ 2 cm；花药长约 1 cm，花丝基部稍扁平，长 5 ~ 7 mm；药隔突出部分长 6 ~ 8 mm；子房近球形，紫褐色，先端无盘状花柱基，花柱具 4 ~ 5 分枝，分枝细长，并向外反卷，比不分枝部分长 2 ~ 3 倍。蒴果

浆果状，不开裂，直径约 1 cm，具几颗种子。花果期 5 ～ 9 月。

| **生境分布** | 生于海拔 1 100 ～ 2 300 m 的山坡林下、草丛、阴湿地或沟边。分布于内蒙古呼伦贝尔市（鄂伦春自治旗、莫力达瓦达斡尔族自治旗、根河市、牙克石市、额尔古纳市）、兴安盟（科尔沁右翼前旗、阿尔山市）、赤峰市（阿鲁科尔沁旗、巴林右旗、喀喇沁旗、宁城县、林西县、克什克腾旗）、锡林郭勒盟（东乌珠穆沁旗、西乌珠穆沁旗）、乌兰察布市（兴和县、卓资县、凉城县）。

| **资源情况** | 野生资源较少。药材来源于野生。

| **采收加工** | 秋季采挖，除去残茎及杂质，洗净泥土，晒干。

| **药材性状** | 本品呈不规则条状或圆锥状，表面灰黄褐色或棕色，常有残存的须根及凹陷或圆点状凸起的须根痕。质松脆，易折断，断面黄白色或灰棕色。气微，味甘、苦。

| **功能主治** | 苦，寒；有小毒。归心经。清热解毒，散瘀消肿。用于高热抽搐，咽喉肿痛，痈疖肿毒，毒蛇咬伤等。

| **用法用量** | 内服煎汤，3 ～ 9 g。

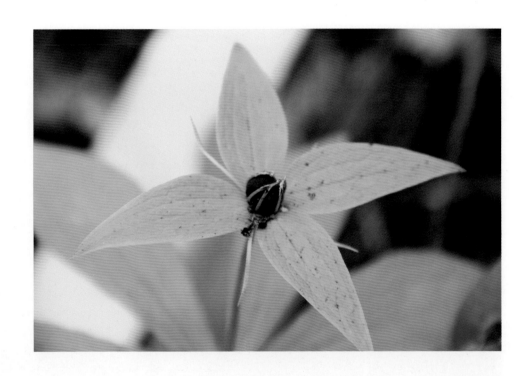

穿龙薯蓣 *Dioscorea nipponica* Makino

| **植物别名** | 穿山龙、金刚骨、黄姜。

| **蒙文名** | 乌和日 – 敖日洋古。

| **药材名** | 穿龙薯蓣（药用部位：根茎。别名：狗山药、火藤根、黄姜）。

| **形态特征** | 缠绕草质藤本。根茎横生，圆柱形，多分枝，栓皮层显著剥离。茎左旋，近无毛。单叶互生，叶片掌状心形，基部茎生叶长 10 ～ 15 cm，宽 9 ～ 13 cm，边缘作不等大的三角状浅裂、中裂或深裂，先端叶片小，近全缘，叶表面黄绿色，有光泽，无毛或有稀疏的白色细柔毛。花雌雄异株。雄花序为腋生的穗状花序，花序基部常由 2 ～ 4 花集成小伞状，至花序先端常为单花；苞片披针形，先端渐尖，

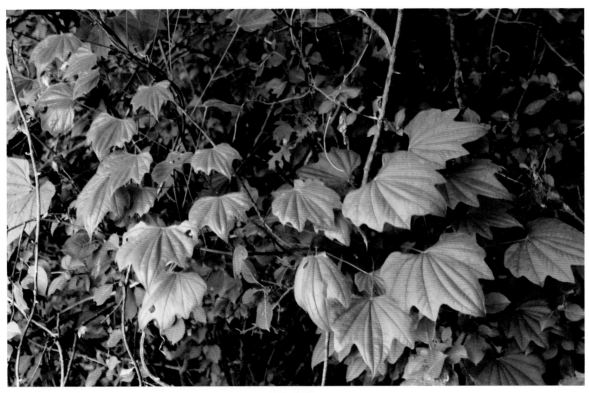

穿龙薯蓣

短于花被；花被碟形，6裂，裂片先端钝圆；雄蕊6，着生于花被裂片中央。雌花序穗状，单生；雌花具退化雄蕊，有时雄蕊退化仅留有花丝；雌蕊柱头3裂，裂片再2裂。蒴果成熟后枯黄色，三棱形，先端凹入，基部近圆形；种子每室2，长约比宽大2倍。花果期6～8月。

| **生境分布** | 生于海拔100～1700 m的山坡灌木丛中和稀疏杂木林内及林缘。分布于内蒙古呼伦贝尔市（莫力达瓦达斡尔族自治旗）、兴安盟（科尔沁右翼前旗）、通辽市（奈曼旗）、赤峰市（阿鲁科尔沁旗、翁牛特旗、敖汉旗、巴林左旗、巴林右旗、宁城县、喀喇沁旗、林西县、克什克腾旗、元宝山区、松山区）、锡林郭勒盟（西乌珠穆沁旗、正镶白旗）、乌兰察布市（卓资县、凉城县）、呼和浩特市（武川县、新城区）、包头市（土默特右旗）。

| **资源情况** | 野生资源较丰富。药材来源于野生。

| **采收加工** | 春、秋季采挖，除去杂质及须根，洗净泥土，刮去栓皮，晒干。

| **药材性状** | 本品呈类圆柱状，稍弯曲，常有分枝，长10～15 cm，直径0.3～1.5 cm。表面黄白色或棕黄色，有不规则纵沟，并有点状根痕及偏于一侧的凸起茎根，偶有膜状浅棕色外皮和细根。质坚硬，断面平坦，白色或黄白色，散有淡棕色维管束小点。气微，味苦、涩。

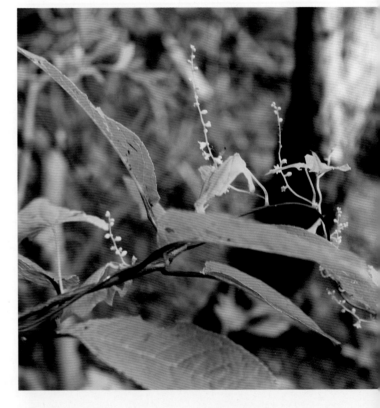

| **功能主治** | 舒筋活血，祛风止痛，化痰止咳。用于风寒湿痹，腰腿疼痛，筋骨麻木，大骨节病，扭挫伤，支气管炎等。

| **用法用量** | 内服煎汤，9～15 g。

鸢尾科 Iridaceae 唐菖蒲属 Gladiolus

唐菖蒲 *Gladiolus gandavensis* Van Houtte

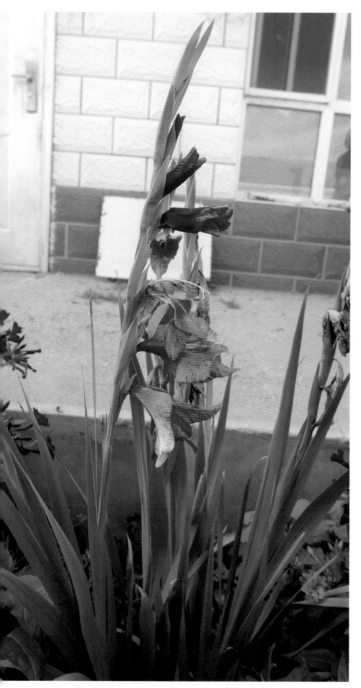

唐菖蒲

| **植物别名** |

八摆锤、千捶打。

| **蒙 文 名** |

色乐门－其其格。

| **药 材 名** |

标杆花（药用部位：球茎）。

| **形态特征** |

多年生草本。球茎扁圆球形，直径 2.5 ～ 4.5 cm，外包有棕色或黄棕色的膜质包被。叶基生或在花茎基部互生，剑形，长 40 ～ 60 cm，宽 2 ～ 4 cm，基部鞘状，先端渐尖，嵌叠状排成 2 列，灰绿色，有数条纵脉及一明显而突出的中脉。花茎直立，高 50 ～ 80 cm，不分枝，花茎下部生数枚互生的叶；顶生穗状花序长 25 ～ 35 cm，每花下有 2 苞片；苞片膜质，黄绿色，卵形或宽披针形，长 4 ～ 5 cm，宽 1.8 ～ 3 cm，中脉明显；无花梗；花在苞内单生，两侧对称，红色、黄色、白色或粉红色等，直径 6 ～ 8 cm。蒴果椭圆形或倒卵形，成熟时室背开裂；种子扁而有翅。花期 7 ～ 9 月，果期 8 ～ 10 月。

| 生境分布 | 中生植物。内蒙古各地均有栽培。

| 资源情况 | 无野生资源。药材来源于栽培。

| 采收加工 | 秋季采集，洗净，晒干或鲜用。

| 功能主治 | 清热解毒。用于腮腺炎，淋巴结炎，跌打损伤等。

| 用法用量 | 内服煎汤，5 ~ 10 g；或浸酒；或研末吹喉。外用适量，捣烂敷；或磨汁搽。

| 附　　注 | 本种为喜温暖的植物，但气温过高不利其生长，不耐寒，适宜生长温度为 20 ~ 25 ℃，适生于肥沃的砂壤土。

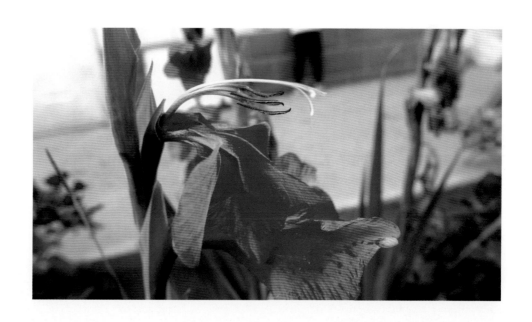

红葱
Eleutherine plicata Herb.

| **植物别名** | 楼子葱。

| **蒙 文 名** | 乌兰－伯仍黑－葱给那。

| **药 材 名** | 洋葱（药用部位：鳞茎）。

| **形态特征** | 多年生草本。鳞茎卵圆形，直径约 2.5 cm，鳞片肥厚，紫红色，无膜质包被。根柔嫩，黄褐色。叶宽披针形或宽条形，长 25 ～ 40 cm，宽 1.2 ～ 2 cm，基部楔形，先端渐尖，4 ～ 5 纵脉平行而凸出，使叶表面呈现明显的皱褶。花茎高 30 ～ 42 cm，上部有 3 ～ 5 分枝，分枝处生叶状苞片；苞片长 8 ～ 12 cm，宽 5 ～ 7 mm；伞形花序状聚伞花序生于花茎先端；花下苞片 2，卵圆形，膜质；花白色，无

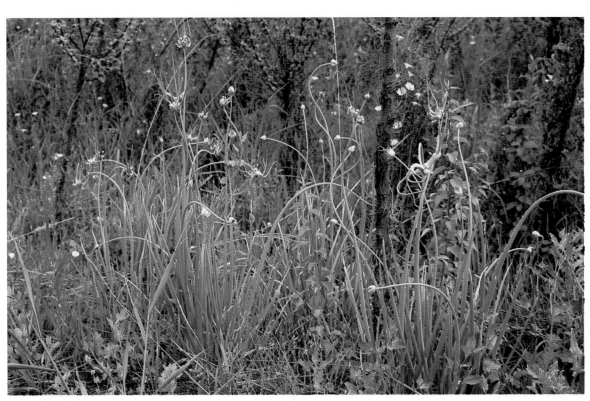

红葱

明显的花被管；花被片 6，2 轮排列，内、外花被片近等大，倒披针形；雄蕊 3，花药"丁"字形着生，花丝着生于花被片基部；花柱先端 3 裂，子房长椭圆形，3 室。花期 6 月。

| 生境分布 | 中生植物。栽培种，并逸为半野生。内蒙古鄂尔多斯市有栽培。

| 资源情况 | 无野生资源。药材来源于栽培。

| 采收加工 | 秋季采挖，除去须根及叶，晒干。

| 功能主治 | 健胃理气，解毒杀虫，降血脂。用于食少腹胀，创伤溃疡，滴虫性阴道炎，高脂血症。

| 用法用量 | 内服作菜食，30 ～ 120 g。外用适量，捣敷；或捣汁涂。

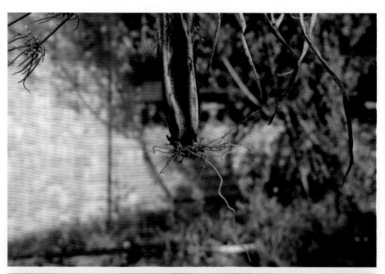

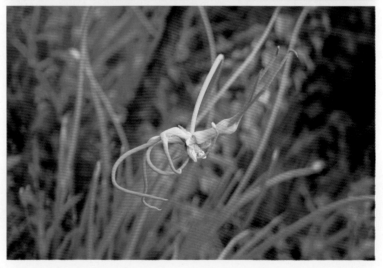

射干

Belamcanda chinensis (L.) DC.

| 植物别名 | 乌扇、乌蒲、黄远。

| 蒙 文 名 | 希日－海其－额布苏。

| 药 材 名 | 射干（药用部位：根茎。别名：夜干、草姜）。

| 形态特征 | 多年生草本。根茎呈不规则的块状，斜伸，黄色或黄褐色；须根多数。茎高 1 ~ 1.5 m，实心。叶互生，剑形，长 20 ~ 60 cm，宽 2 ~ 4 cm，基部鞘状抱茎，先端渐尖，无中脉。花序顶生，叉状分枝，每分枝的先端聚生数朵花；花梗细，长约 1.5 cm；花梗及花序的分枝处均包有膜质苞片，苞片披针形或卵圆形；花橙红色，散生紫褐色的斑点；花被裂片 6，外轮花被裂片倒卵形或长椭圆形，先端钝圆或微凹，

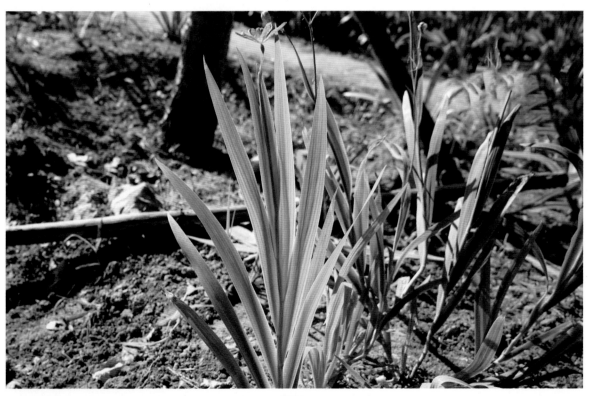

射干

基部楔形，内轮花被裂片略短而狭；雄蕊 3，长 1.8 ~ 2 cm，着生于外轮花被裂片基部，花药条形，外向开裂，花丝近圆柱形，基部稍扁而宽；花柱上部稍扁，先端 3 裂，裂片边缘略向外卷，有细而短的毛，子房下位。蒴果倒卵形或长椭圆形；种子圆球形，黑紫色。花果期 6 ~ 9 月。

| 生境分布 | 生于林缘或山坡草地，大部分生于海拔较低处。分布于内蒙古兴安盟（扎赉特旗、科尔沁右翼前旗、突泉县）、通辽市（扎鲁特旗、开鲁县）、赤峰市（克什克腾旗）、锡林郭勒盟（东乌珠穆沁旗、西乌珠穆沁旗）、乌兰察布市（察哈尔右翼后旗、兴和县、察哈尔右翼前旗、丰镇市、察哈尔右翼中旗）、呼和浩特市（和林格尔县）、包头市（青山区、九原区、达尔罕茂明安联合旗）、鄂尔多斯市（达拉特旗、乌审旗、杭锦旗）、巴彦淖尔市（临河区）。

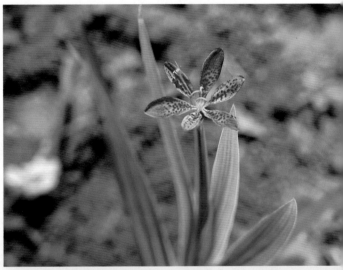

| 资源情况 | 野生资源丰富。药材来源于野生。

| 采收加工 | 春初刚发芽或秋末茎叶枯萎时采挖，除去须根和泥土，干燥。

| 药材性状 | 本品为不规则的块状，斜伸，黄色或黄褐色；须根多数，带黄色。气微，味苦、微辛。

| 功能主治 | 苦，寒；有小毒。清热解毒，消痰，利咽。用于感受风热或痰热壅盛所致的咽喉肿痛、喉痹不通、二便不利、腹部积水、皮肤发黑、乳痈初起、痰涎壅盛、咳嗽气喘等。

| 用法用量 | 内服煎汤，3 ~ 9 g。

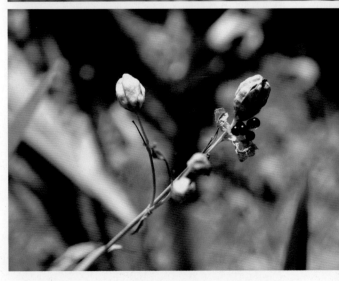

鸢尾科 Iridaceae 鸢尾属 Iris

黄花鸢尾
Iris wilsonii C. H. Wright

| **植物别名** | 开口箭、黄菖蒲。

| **蒙 文 名** | 希日－查黑勒德格。

| **药 材 名** | 黄花鸢尾（药用部位：根茎）。

| **形态特征** | 多年生草本。根茎粗壮，斜伸；须根黄白色，少分枝，有皱缩的横纹。
叶基生，灰绿色，宽条形，长 25 ~ 55 cm，宽 0.5 ~ 0.8 cm，先端渐尖，
有 3 ~ 5 不明显的纵脉。花茎中空，高 50 ~ 60 cm，有 1 ~ 2 茎生
叶；苞片 3，草质，绿色，披针形，先端长渐尖，中脉明显，内含
2 花；花黄色，直径 6 ~ 7 cm；花梗细，长 3 ~ 11 cm；花被管长
0.5 ~ 1.2 cm，外花被裂片倒卵形，具紫褐色条纹及斑点，爪部狭楔

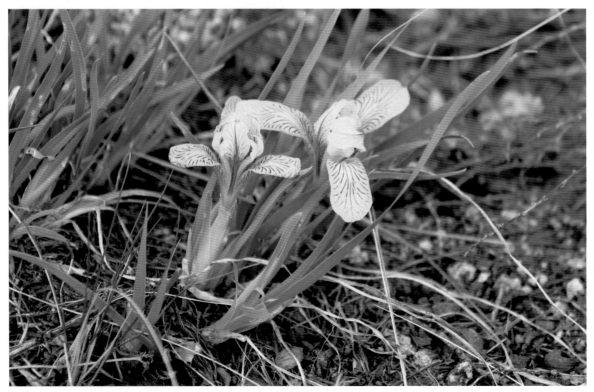

黄花鸢尾

形，两侧边缘有紫褐色的耳状凸起物，中间下陷成沟状，内花被裂片倒披针形，花盛开时向外倾斜；雄蕊长约 3.5 cm，花药与花丝近等长；花柱分枝深黄色，先端裂片钝三角形或半圆形，有疏牙齿，子房绿色。蒴果椭圆状柱形，先端无喙；种子棕褐色，扁平，半圆形。花果期 5 ～ 8 月。

| **生境分布** | 生于山坡草丛、林缘草地及河旁沟边的湿地。分布于内蒙古呼伦贝尔市（新巴尔虎右旗、海拉尔区）、锡林郭勒盟（阿巴嘎旗、苏尼特左旗、镶黄旗）、包头市（达尔罕茂明安联合旗）、巴彦淖尔市（磴口县）。

| **资源情况** | 野生资源一般。药材来源于野生。

| **采收加工** | 夏、秋季采收，除去茎叶及须根，洗净，切段，晒干。

| **功能主治** | 苦，凉。清热利咽。用于咽喉肿痛。

| **用法用量** | 内服煎汤，3 ～ 9 g。

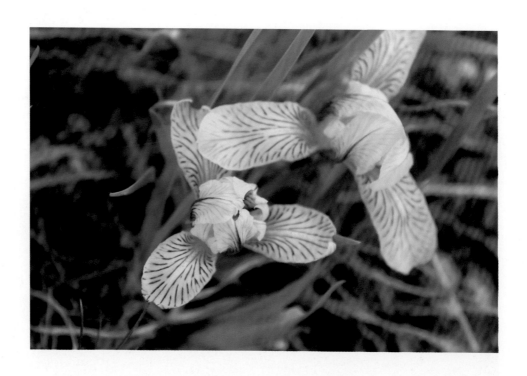

玉蝉花 *Iris ensata* Thunb.

| **植物别名** | 花菖蒲、紫花鸢尾、东北鸢尾。

| **蒙 文 名** | 宝日 - 查黑勒德格。

| **药 材 名** | 玉蝉花（药用部位：根茎。别名：土知母）。

| **形态特征** | 多年生草本。根茎粗壮，斜伸；须根绳索状，灰白色，有皱缩的横纹。叶条形，长 30 ~ 80 cm，宽 0.5 ~ 1.2 cm，先端渐尖或长渐尖，基部鞘状，两面中脉明显。花茎圆柱形，高 40 ~ 100 cm，实心，有 1 ~ 3 茎生叶；苞片 3，近革质，披针形，先端急尖、渐尖或钝，平行脉明显而突出，内含 2 花；花深紫色，直径 9 ~ 10 cm；花梗长 1.5 ~ 3.5 cm；花被管漏斗形，外花被裂片倒卵形，爪部细长，中央

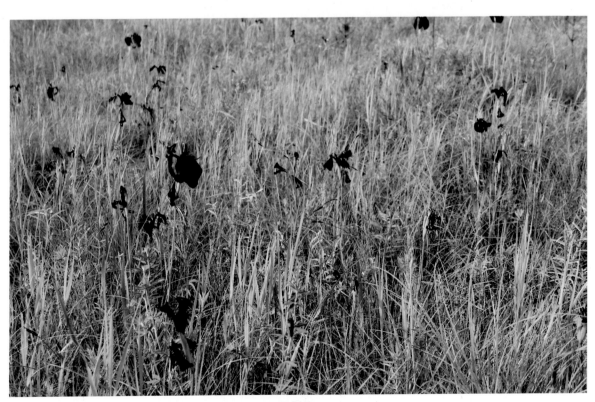

玉蝉花

下陷成沟状，中脉上有黄色斑纹，内花被裂片小，直立，狭披针形或宽条形；雄蕊长约 3.5 cm，花药紫色，较花丝长；花柱分枝扁平，紫色，略呈拱形弯曲，先端裂片三角形，子房圆柱形。蒴果长椭圆形，先端有短喙；种子棕褐色，扁平，半圆形，边缘呈翅状。花果期 6 ～ 9 月。

| **生境分布** | 生于海拔 400 ～ 1 700 m、光照充足的山谷沼泽地或潮湿草甸中。分布于内蒙古呼伦贝尔市（鄂伦春自治旗、莫力达瓦达斡尔族自治旗、阿荣旗、牙克石市、额尔古纳市、扎兰屯市）。

| **资源情况** | 野生资源较少。药材来源于野生。

| **采收加工** | 秋季采挖根茎，除去杂质，晒干。

| **药材性状** | 本品呈不规则条状，有分枝，长 7 ～ 18 cm，直径 1 ～ 2 cm；表面棕黄色，上部残留茎基及叶鞘纤维，先端有横环纹，下侧有须根痕。质松脆，断面类白色，角质样。气微，味甜、微苦。

| **功能主治** | 辛、苦；有小毒。归肺、脾、肝经。清热消食。用于食积饱胀，胃痛，气胀水肿，跌打损伤等。

| **用法用量** | 内服煎汤，3 ～ 9 g；或浸酒。

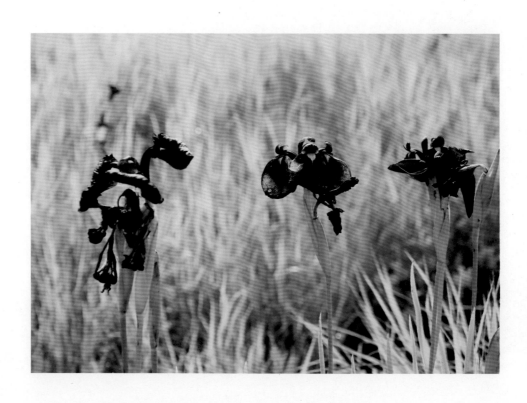

鸢尾科 Iridaceae 鸢尾属 Iris

溪荪
Iris sanguinea Donn ex Horn.

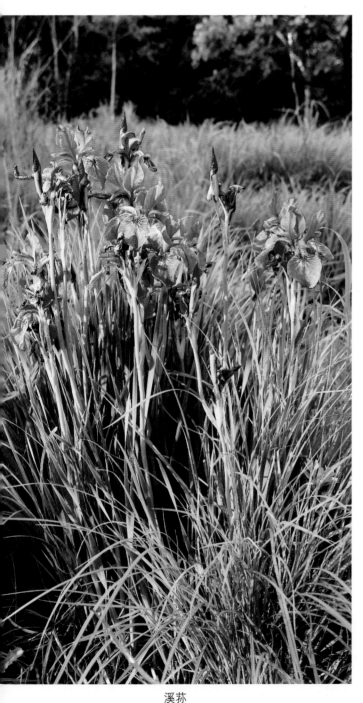

溪荪

植物别名

东方鸢尾、西伯利亚鸢尾、日鸢尾。

蒙文名

塔拉音 – 查黑勒德格。

药材名

中药 溪荪（药用部位：根及根茎）。
蒙药 塔拉音 – 查黑乐得格（药用部位：根及根茎）。

形态特征

多年生草本。根茎粗壮，斜伸；须根绳索状，灰白色，有皱缩的横纹。叶条形，长 20 ~ 60 cm，宽 0.5 ~ 1.3 cm，先端渐尖，基部鞘状。花茎光滑，实心，高 40 ~ 60 cm，具 1 ~ 2 茎生叶；苞片 3，膜质，绿色，披针形，长 5 ~ 7 cm，宽约 1 cm，先端渐尖，内含 2 花；花天蓝色，直径 6 ~ 7 cm；花被管短而粗，长 0.8 ~ 1 cm，直径约 4 mm，外花被裂片倒卵形，长 4.5 ~ 5 cm，宽约 1.8 cm，内花被裂片直立，狭倒卵形，长约 4.5 cm，宽约 1.5 cm；雄蕊长约 3 cm，花药黄色，花丝白色，丝状；花柱分枝扁平，长约 3.5 cm，宽约 0.5 cm，先端裂片钝三角形，有细齿，子房三棱状圆柱形，长 1.5 ~ 2 cm，直径 3 ~ 4 mm。果实长卵状圆柱形，长 3.5 ~ 5 cm，直径 1.2 ~ 1.5 cm，长约为宽的 3 ~ 4 倍，有 6 明显的肋。花果期 5 ~ 9 月。

| 生境分布 | 生于沼泽地、湿草地或向阳草地。分布于内蒙古呼伦贝尔市（鄂伦春自治旗、莫力达瓦达斡尔族自治旗、根河市、牙克石市、扎兰屯市、额尔古纳市、陈巴尔虎旗）、兴安盟（科尔沁右翼前旗、突泉县、阿尔山市）、通辽市（科尔沁左翼后旗、扎鲁特旗）、赤峰市（巴林右旗）、锡林郭勒盟（东乌珠穆沁旗、正蓝旗）。

| 资源情况 | 野生资源一般。药材来源于野生。

| 采收加工 | **中药** 溪荪：秋后采收，洗净，鲜用或切片晒干。

| 功能主治 | **中药** 溪荪：辛，平。清热解毒。用于胃脘痛，疔疮肿毒等。
蒙药 塔拉音 - 查黑乐得格：解痉，止痛，解毒，通便。用于胃脘痛，食积腹痛，大便不通，疔疮肿毒等。

| 用法用量 | **中药** 溪荪：内服煎汤，3 ~ 9 g。外用适量，鲜品捣敷。
蒙药 塔拉音 - 查黑乐得格：多入丸、散剂。

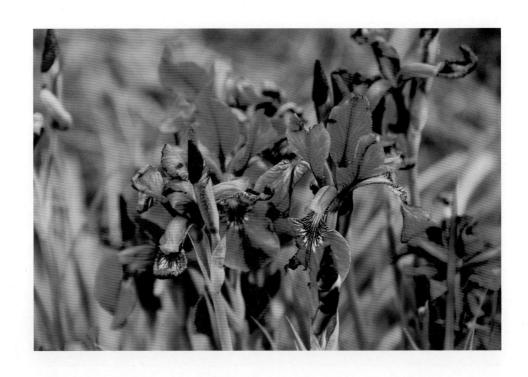

鸢尾科 Iridaceae 鸢尾属 Iris

黄菖蒲
Iris pseudacorus L.

| **植物别名** | 黄花鸢尾、水生鸢尾。

| **蒙 文 名** | 希日－额力叶－苏乐。

| **药 材 名** | 黄菖蒲（药用部位：根茎）。

| **形态特征** | 多年生草本，基部围有少量老叶残留纤维。根茎粗壮，直径可达
2.5 cm，斜伸，节明显，黄褐色；须根黄白色，有皱缩的横纹。基
生叶灰绿色，宽剑形，长 40 ~ 60 cm，宽 1.5 ~ 3 cm，先端渐尖，
基部鞘状，色淡，中脉较明显；茎生叶比基生叶短而窄。花茎粗壮，
高 60 ~ 70 cm，直径 4 ~ 6 mm，有明显的纵棱，上部分枝；苞片 3 ~
4，膜质，绿色，披针形，长 6.5 ~ 8.5 cm，宽 1.5 ~ 2 cm，先端渐

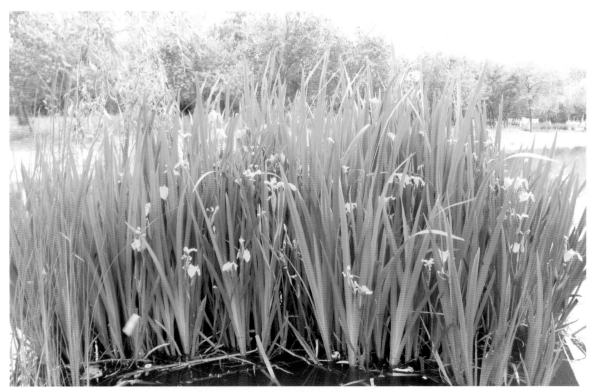

黄菖蒲

尖；花黄色，直径 10 ~ 11 cm，花梗长 5 ~ 5.5 cm；雄蕊长约 3 cm，花丝黄白色，花药黑紫色；花柱分枝淡黄色，长约 4.5 cm，宽约 1.2 cm，先端裂片半圆形，边缘有疏牙齿，子房绿色，三棱状柱形，长约 2.5 cm，直径约 5 mm。花期 5 月，果期 6 ~ 8 月。

| **生境分布** | 生于河湖沿岸的湿地或沼泽地上。内蒙古各地均有栽培。

| **资源情况** | 无野生资源。药材来源于栽培。

| **采收加工** | 夏、秋季采收，除去茎叶及须根，洗净，切段，晒干。

| **功能主治** | 止痛，消炎，调经。用于牙痛，腹泻。

| **用法用量** | 内服煎汤，2 ~ 10 g。

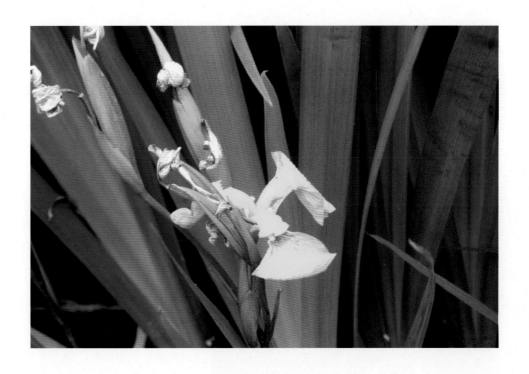

鸢尾科 Iridaceae 鸢尾属 Iris

马蔺

Iris lactea Pall.

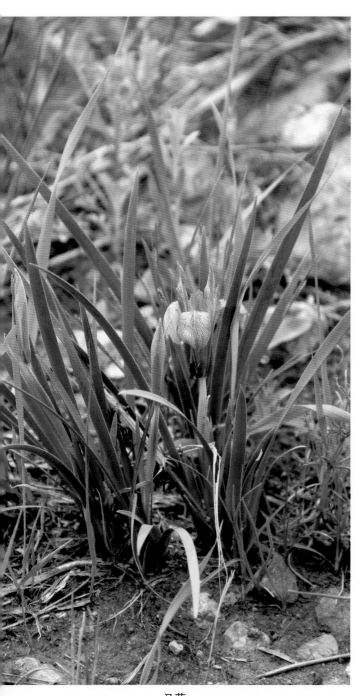

马蔺

| 别　名 |

马莲、兰花草、箭秆风。

| 蒙 文 名 |

查黑勒德格。

| 药 材 名 |

中药 马蔺（药用部位：全草或根、花、种子。别名：旱蒲、马帚、剧草）。
蒙药 查黑乐得格（药用部位：花、种子）。

| 形态特征 |

多年生密丛草本。根茎粗壮，木质；须根粗而长，黄白色，少分枝。叶基生，坚韧，灰绿色，条形或狭剑形，长约 50 cm，宽 0.4 ～ 0.6 cm，先端渐尖，基部鞘状，带红紫色。花茎光滑，高 3 ～ 10 cm；苞片 3 ～ 5，草质，绿色，边缘白色，披针形，长 4.5 ～ 10 cm，宽 0.8 ～ 1.6 cm，先端渐尖或长渐尖，内含 2 ～ 4 花；花乳白色，直径 5 ～ 6 cm；花梗长 4 ～ 7 cm；花被管甚短，长约 3 mm，外花被裂片倒披针形，长 4.5 ～ 6.5 cm，宽 0.8 ～ 1.2 cm，先端钝或急尖，爪部楔形，内花被裂片狭倒披针形，长 4.2 ～ 4.5 cm，宽 0.5 ～ 0.7 cm，爪部狭楔形；雄蕊长 2.5 ～ 3.2 cm；子房纺锤形。蒴果长

椭圆状柱形，长4～6 cm，直径1～1.4 cm，有6明显的肋，先端有短喙；种子为不规则的多面体，棕褐色，略有光泽。花果期5～9月。

| 生境分布 | 生于荒漠戈壁滩地、荒地路旁、山坡草地。分布于内蒙古呼伦贝尔市（陈巴尔虎旗、海拉尔区、新巴尔虎右旗、满洲里市、扎赉诺尔区）、兴安盟（科尔沁右翼前旗、突泉县、乌兰浩特市）、通辽市（科尔沁左翼中旗）、赤峰市（喀喇沁旗、林西县）、锡林郭勒盟（太仆寺旗、苏尼特左旗、苏尼特右旗、二连浩特市）、乌兰察布市（化德县、商都县、集宁区）、呼和浩特市（和林格尔县、赛罕区）、包头市（青山区、昆都仑区、东河区、九原区）、鄂尔多斯市（准格尔旗、达拉特旗、杭锦旗、东胜区、鄂托克旗、鄂托克前旗）、巴彦淖尔市（临河区、杭锦后旗、磴口县）、乌海市。

| 资源情况 | 野生资源较丰富。药材来源于野生。

| 采收加工 | 中药 马蔺：夏季采收全草，洗净，晒干；8～9月采挖根，洗净，晒干；开花后择晴天采摘花，阴干或晒干；果实成熟时，割下果穗，晒干，打取种子，除去杂质。

| 药材性状 | 中药 马蔺：本品根粗壮；须根粗而长，易折断，断面黄白色。花多皱缩；表面黄棕色至棕色，或带有蓝紫色，展开后呈匙形或倒披针形，花药长，花柄长短不等；体轻，质脆，易散碎；气微，味微苦、咸。种子呈不规则多面体形，长3～6 mm，宽3～4 mm；表面红棕色至棕褐色，略具光泽，多数边缘稍隆起，基部有黄棕色或淡黄色的种脐；质坚硬，不易破碎，切断面可见胚乳发达，角质，灰白色，胚位于种脐的一端，白色，细小弯曲；气微，味淡。

| 功能主治 | 中药 马蔺：苦、微甘，微寒。归肾、膀胱、肝经。清热解毒，止血，利尿。用于咽喉肿痛，吐血，衄血，月经过多，小便不利，淋病，带下，肝炎，疮疖痈肿等。

蒙药 查黑乐得格：解痉，杀虫，止痛，解毒，利胆退黄，消食，治伤，生肌，排脓，燥黄水。用于霍乱，蛲虫病，龋齿，皮肤痒，虫积腹痛，热毒疮疡，烫伤，脓疮，黄疸性肝炎，胁痛，口苦等。

| 用法用量 | 中药 马蔺：全草，内服煎汤，3～9 g；或绞汁。根，内服煎汤，3～9 g；或绞汁。外用适量，煎汤熏洗。种子，内服煎汤，3～9 g；或入丸、散剂。外用适量，研末调敷；或捣敷。花，内服煎汤，3～6 g；或绞汁；或入丸、散剂。

蒙药 查黑乐得格：多入丸、散剂。

鸢尾科 Iridaceae 鸢尾属 Iris

细叶鸢尾

Iris tenuifolia Pall.

| **植物别名** | 老牛拽、细叶马蔺、丝叶马蔺。

| **蒙 文 名** | 敖胡那－萨哈拉。

| **药 材 名** | **中药** 马蔺（药用部位：根、种子）。
蒙药 敖汗－萨哈拉（药用部位：花、种子）。

| **形态特征** | 多年生密丛草本。根茎块状，短而硬，木质，黑褐色；根坚硬，细长，分枝少。叶质坚韧，丝状或狭条形，长20～60 cm，宽1.5～4 mm，扭曲，无明显的中脉。苞片4，披针形，长5～10 cm，宽0.8～1 cm，先端长渐尖或尾状尖，边缘膜质，中肋明显，内含2～3花；花蓝紫色，直径约7 cm；花梗细，长3～4 mm；花被管长4.5～6 cm，

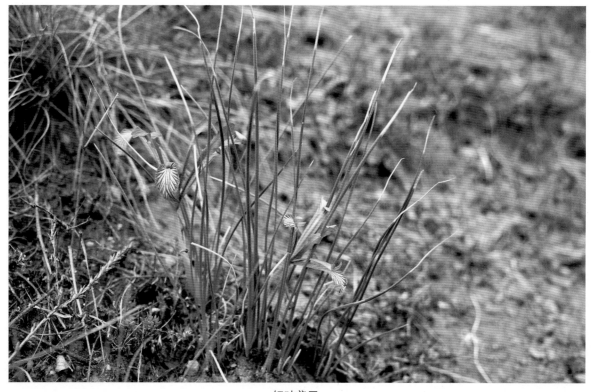

细叶鸢尾

外花被裂片匙形，长 4.5 ~ 5 cm，宽约 1.5 cm，爪部较长，中央下陷成沟状，中脉上无附属物，但常生有纤毛，内花被裂片倒披针形，长约 5 cm，宽约 0.5 cm，直立；雄蕊长约 3 cm，花丝与花药近等长；花柱分枝长约 4 cm，宽 4 ~ 5 mm，先端裂片狭三角形，子房细圆柱形。蒴果倒卵形，长 3.2 ~ 4.5 cm，直径 1.2 ~ 1.8 cm，先端有短喙。花果期 5 ~ 9 月。

| **生境分布** | 生于砂质土壤、砂砾地、固定沙丘、石质碎石山坡或草原。分布于内蒙古呼伦贝尔市（陈巴尔虎旗、海拉尔区、新巴尔虎右旗、扎赉诺尔区）、通辽市（科尔沁左翼中旗、开鲁县、霍林郭勒市）、赤峰市（喀喇沁旗、林西县、元宝山区、松山区、红山区）、锡林郭勒盟（太仆寺旗、苏尼特左旗、苏尼特右旗、二连浩特市）、乌兰察布市（化德县、商都县、集宁区）、呼和浩特市（和林格尔县）、包头市（青山区、昆都仑区、东河区、九原区、固阳县、达尔罕茂明安联合旗）、鄂尔多斯市（准格尔旗、达拉特旗、东胜区、杭锦旗、鄂托克前旗、鄂托克旗）、巴彦淖尔市（磴口县）。

| **资源情况** | 野生资源较丰富。药材来源于野生。

| **采收加工** | **中药** 马蔺：秋季采挖根，洗净，晒干；果实成熟时，割下果穗，晒干，打取种子，除去杂质。

| **功能主治** | **中药** 马蔺：微苦，凉。安胎养血。用于胎动不安，血崩等。
蒙药 敖汗 - 萨哈拉：解痉止痛，解毒杀虫，利胆退黄，消食，治伤，生肌，排脓，燥黄水。用于霍乱，蛲虫病，龋齿，皮肤痒，虫积腹痛，热毒疮疡，烫伤，脓疮，黄疸性肝炎，胁痛，口苦等。

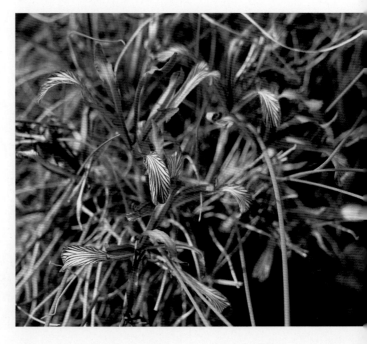

| **用法用量** | **中药** 马蔺：内服煎汤，3 ~ 10 g。
蒙药 敖汗 - 萨哈拉：多入丸、散剂。

鸢尾科 Iridaceae 鸢尾属 Iris

天山鸢尾
Iris loczyi Kanitz

| 蒙 文 名 | 滕日音 – 查黑勒德格。

| 药 材 名 | 天山鸢尾（药用部位：根茎）。

| 形态特征 | 多年生密丛草本，棕色或棕褐色。地下生有不明显的木质块状根茎，暗棕褐色。叶质坚韧，直立，狭条形，长 20 ~ 40 cm，宽约 0.3 cm，先端渐尖，基部鞘状，无明显的中脉。花茎较短，基部常包有披针形膜质鞘状叶；苞片 3，草质，长 10 ~ 15 cm，宽约 1.5 cm，中脉明显，先端渐尖，内含 1 ~ 2 花；花蓝紫色，直径 5.5 ~ 7 cm；花被管甚长，丝状，长达 10 cm，外花被裂片倒披针形或狭倒卵形，长 6 cm，宽 1 ~ 2 cm，爪部略宽，内花被裂片倒披针形，长 4.5 ~ 5 cm，宽 0.7 ~ 0.8 cm；雄蕊长约 2.5 cm；花柱分枝长约 4 cm，宽约 0.8 cm，

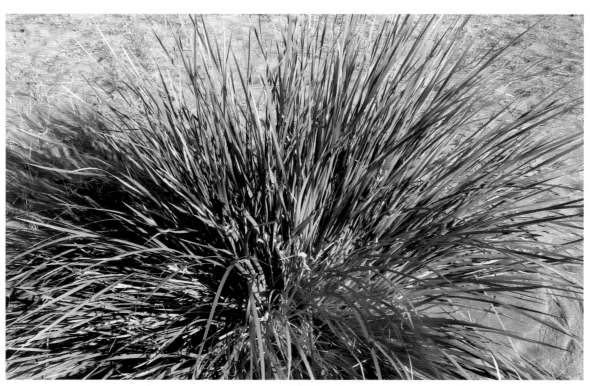

天山鸢尾

先端裂片半圆形，子房纺锤形，长约1.2 cm。果实长倒卵形至圆柱形，长4～7 cm，直径约2 cm，先端略有短喙，有6明显的肋，新鲜时红褐色。花果期5～9月。

| **生境分布** | 生于海拔2 000 m以上的高山向阳草地。分布于内蒙古包头市（达尔罕茂明安联合旗）、阿拉善盟。

| **资源情况** | 野生资源一般。药材来源于野生。

| **采收加工** | 秋季采收，除去杂质，晒干。

| **功能主治** | 舒筋活血，祛风止痛。用于风寒湿痹，腰腿疼痛，筋骨麻木，大骨节病，扭挫伤等。

| **用法用量** | 内服煎汤，3～9 g。

鸢尾科 Iridaceae 鸢尾属 Iris

大苞鸢尾
Iris bungei Maxim.

| **植物别名** | 彭氏鸢尾、本氏鸢尾。

| **蒙文名** | 浩您 – 查黑勒德格。

| **药材名** | 大苞鸢尾（药用部位：全草或种子）。

| **形态特征** | 多年生密丛草本。根粗而长，黄白色或黄褐色。叶条形，长 20 ~
50 cm，宽 0.2 ~ 0.4 cm，有 4 ~ 7 纵脉。花茎通常高 15 ~ 25 cm，
有 2 ~ 3 茎生叶，叶片基部鞘状，抱茎；苞片 3，草质，绿色，边
缘膜质，白色，宽卵形或卵形，长 8 ~ 10 cm，宽 3 ~ 4 cm，平行
脉间无横脉相连，中脉 1，明显而突出，内含 2 花；花蓝紫色，直
径 6 ~ 7 cm；花梗长约 1.5 cm；花被管丝状，长 6 ~ 7 cm，外花被

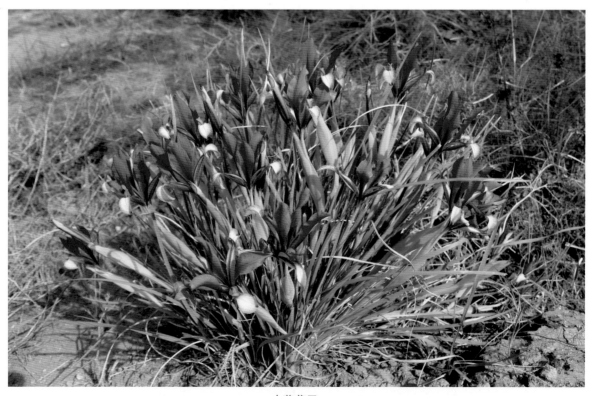

大苞鸢尾

裂片长 5 ~ 6 cm，宽 1.2 ~ 1.5 cm，爪部狭楔形，中部略宽，内花被裂片倒披针形，长 5 ~ 5.5 cm，宽 0.8 ~ 1 cm，直立；雄蕊长约 3 cm；花柱分枝长 5 ~ 5.5 cm，先端裂片斜披针状三角形，子房绿色，细柱状，长 4 ~ 4.5 cm。蒴果圆柱状狭卵形，长 8 ~ 9 cm，直径 1.5 ~ 2 cm，有 6 明显的肋，先端有喙，长 8 ~ 9 cm。花果期 5 ~ 8 月。

| **生境分布** | 生于沙漠、半沙漠、砂质草地或沙丘及干燥坡地。分布于内蒙古锡林郭勒盟（苏尼特左旗、二连浩特市）、乌兰察布市（化德县、察哈尔右翼后旗、兴和县、察哈尔右翼中旗）、包头市（达尔罕茂明安联合旗、固阳县、石拐区、白云鄂博矿区）、鄂尔多斯市（达拉特旗、鄂托克前旗）、巴彦淖尔市（乌拉特前旗、杭锦后旗、乌拉特后旗）、阿拉善盟（阿拉善左旗）。

| **资源情况** | 野生资源一般。药材来源于野生。

| **采收加工** | 秋季采收，除去杂质，晒干。

| **功能主治** | 清热解毒，软坚散结。用于细菌感染，肿瘤等。

| **用法用量** | 内服煎汤，3 ~ 9 g。

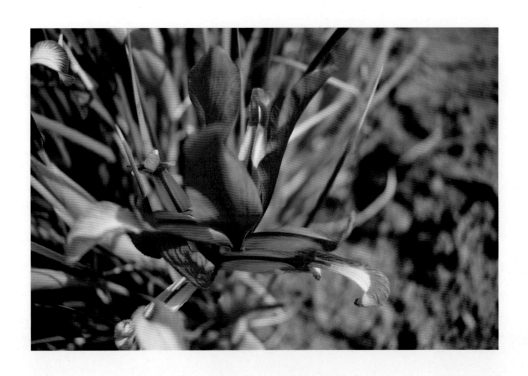

鸢尾科 Iridaceae 鸢尾属 Iris

囊花鸢尾 *Iris ventricosa* Pall.

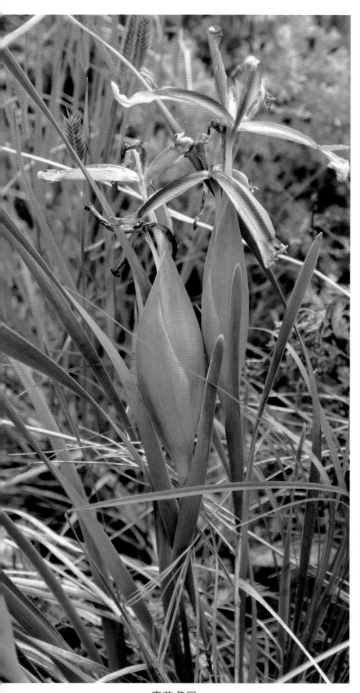

囊花鸢尾

| 植物别名 |

巨苞鸢尾。

| 蒙 文 名 |

楚都古日－查黑勒德格。

| 药 材 名 |

囊花鸢尾（药用部位：根茎）。

| 形态特征 |

多年生密丛草本，高 30 ～ 60 cm，形成大型稠密草丛，基部具稠密的纤维状或片状宿存叶鞘。根茎粗短，具多数黄褐色须根。基生叶条形，长 20 ～ 50 cm，宽 0.4 ～ 0.5 cm，光滑，两面具突出的纵脉。花葶明显短于基生叶，长约 15 cm；苞叶鞘状膨大，呈纺锤形，先端尖锐，长 6 ～ 8 cm，光滑，密生纵脉，并具网状横脉；花 1 ～ 2，蓝紫色，花被管较短，长约 2.5 cm，外轮花被片狭倒卵形，长 4 ～ 5 cm，顶部具爪，被紫红色斑纹，内轮花被片较短，披针形；花柱狭长，先端 2 裂。蒴果长圆形，长约 3 cm，三棱状，具长喙，3 瓣裂；种子卵圆形，红褐色。花果期 5 ～ 8 月。

| **生境分布** | 生于杂类草丰富的典型草原、草甸草原、草原草甸、林缘草甸。分布于内蒙古呼伦贝尔市（根河市、额尔古纳市、牙克石市、陈巴尔虎旗、新巴尔虎右旗、扎赉诺尔区）、兴安盟（科尔沁右翼前旗、阿尔山市）。

| **资源情况** | 野生资源一般。药材来源于野生。

| **采收加工** | 秋季采收，除去杂质，晒干。

| **功能主治** | 辛、苦，凉；有毒。清热解毒，祛风利湿，消肿止痛。用于咽喉肿痛，肝炎，肝肿大，膀胱炎，风湿痛，跌打肿痛，疮疖，皮肤瘙痒等。

| **用法用量** | 内服煎汤，6 ～ 15 g；或绞汁；或研末。外用适量，捣敷；或煎汤洗。

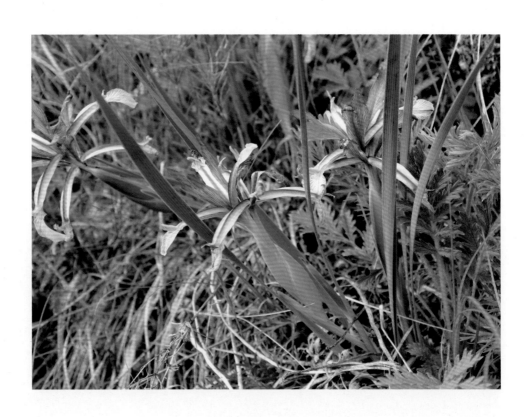

紫苞鸢尾 *Iris ruthenica* Ker-Gawl.

| **植物别名** | 紫石蒲、俄罗斯鸢尾、细茎鸢尾。

| **蒙 文 名** | 敖日斯－查黑勒德格。

| **药 材 名** | 紫苞鸢尾（药用部位：全草或根茎）。

| **形态特征** | 多年生草本。根茎斜伸，二歧分枝，节明显；须根粗，暗褐色。叶条形，灰绿色，长 20 ~ 25 cm，宽 0.3 ~ 0.6 cm，先端长渐尖，基部鞘状，有 3 ~ 5 纵脉。花茎纤细，高 15 ~ 20 cm，有 2 ~ 3 茎生叶；苞片 2，膜质，绿色，边缘带红紫色，披针形或宽披针形，长约 3 cm，宽 0.8 ~ 1 cm，中脉明显，内含 1 花；花蓝紫色，直径 5 ~ 5.5 cm；花梗长 0.6 ~ 1 cm；花被管长 1 ~ 1.2 cm，外花被裂片

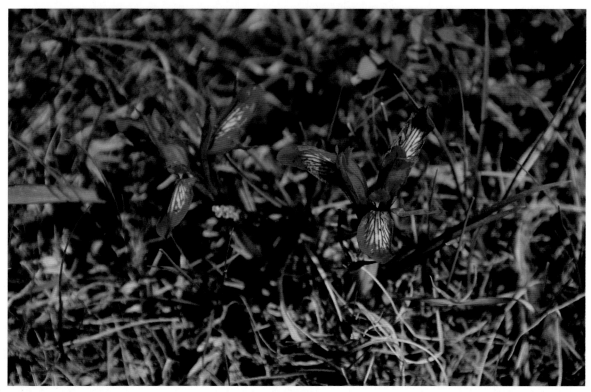

紫苞鸢尾

倒披针形，有白色及深紫色斑纹，内花被裂片直立，狭倒披针形，宽约 6 mm；雄蕊长约 2.5 cm，花药乳白色；花柱分枝扁平，长 3.5 ～ 4 cm，先端裂片狭三角形，子房狭纺锤形。蒴果球形或卵圆形，直径 1.2 ～ 1.5 cm，6 肋明显，先端无喙；种子球形或梨形，有乳白色附属物，遇潮湿易变黏。花果期 5 ～ 8 月。

| 生境分布 | 生于向阳坡地、山地草原。分布于内蒙古兴安盟（科尔沁右翼前旗）、赤峰市（巴林左旗、喀喇沁旗、林西县、克什克腾旗）、锡林郭勒盟（西乌珠穆沁旗、锡林浩特市）、乌兰察布市（兴和县）。

| 资源情况 | 野生资源一般。药材来源于野生。

| 采收加工 | 秋季采收，根茎洗净，全草除去泥土，晒干。

| 功能主治 | 辛，温；有毒。全草，清热解毒，排脓。用于疮疡肿毒。根茎，活血祛瘀，接骨，止痛。用于骨折。

| 用法用量 | 内服煎汤，3 ～ 9 g。

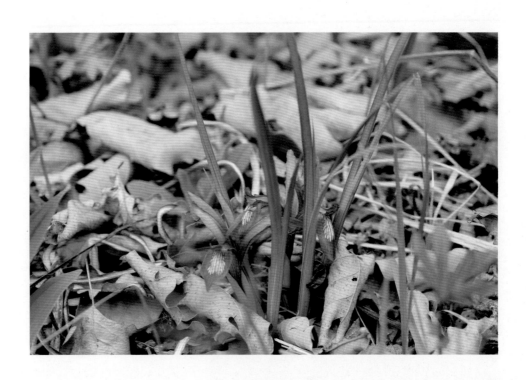

鸢尾科 Iridaceae 鸢尾属 Iris

单花鸢尾 *Iris uniflora* Pall. ex Link

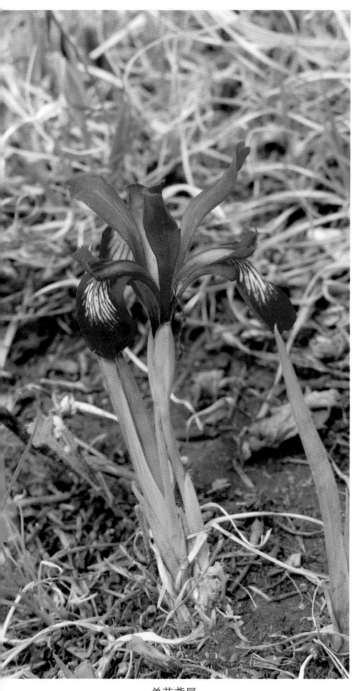

单花鸢尾

植物别名

石柱花、草花马兰。

蒙文名

乌努钦－查黑勒德格。

药材名

中药 单花鸢尾（药用部位：根、种子）。
蒙药 乌努钦－查黑勒德格（药用部位：根、种子）。

形态特征

多年生草本。根茎细长，斜伸，二歧分枝，节处略膨大，棕褐色；须根细，生于节处。叶条形或披针形，花期叶长 5 ~ 20 cm，宽 0.4 ~ 1 cm，果期长可达 30 ~ 45 cm，先端渐尖，基部鞘状，无明显的中脉。花茎纤细，中下部有 1 膜质披针形茎生叶；苞片 2，质硬，干膜质，黄绿色，有的植株苞片边缘略带红色，披针形或宽披针形，先端骤尖或钝，内含 1 花；花蓝紫色，直径 4 ~ 4.5 cm；花梗甚短；花被管细，长约 1.5 cm，上部膨大成喇叭形，外花被裂片狭倒披针形，上部卵圆形，平展，内花被裂片条形或狭披针形，直立；雄蕊长约 1.5 cm，花丝细长；花柱分枝扁平，先端裂片近半圆形，边缘有稀疏的牙齿，与内花被裂片等长，子房柱状纺锤形。蒴果圆球形。花果期 5 ～ 8 月。

| 生境分布 | 生于山地林缘、林下、湿草地或干山坡、路旁。分布于内蒙古呼伦贝尔市（鄂伦春自治旗、莫力达瓦达斡尔族自治旗、阿荣旗、牙克石市、扎兰屯市、海拉尔区、额尔古纳市、新巴尔虎右旗）、兴安盟（扎赉特旗、突泉县、科尔沁右翼前旗）、通辽市（扎鲁特旗、霍林郭勒市）、赤峰市（阿鲁科尔沁旗、敖汉旗、巴林右旗、宁城县、喀喇沁旗、林西县）、锡林郭勒盟（东乌珠穆沁旗、太仆寺旗）。

| 资源情况 | 野生资源一般。药材来源于野生。

| 采收加工 | **中药** 单花鸢尾：花期采挖根，除去泥土，晒干；秋季采收种子，晒干。

| 功能主治 | **中药** 单花鸢尾：甘、苦，微寒。归心、肺、肝、胃、大肠、膀胱经。根，泻下行水。用于水肿，肝硬化腹水，大便秘结，咽喉肿痛，急性黄疸性肝炎，小便不利，淋病，月经过多，吐血衄血，带下等。种子，清热解毒，利湿退黄，通便利尿。用于咽喉肿痛，疮疡痈肿，湿热黄疸，二便不利等。
蒙药 乌努钦 – 查黑勒德格：根，利水，通便。用于水肿，肝硬化腹水，小便不利，大便不通等。种子，解毒，利尿，止血。用于咽喉肿痛，急性黄疸性肝炎，小便不利，淋病，月经过多，吐血衄血，带下等。

| 用法用量 | **中药** 单花鸢尾：根，内服煎汤，3 ～ 6 g；或研末。种子，内服煎汤，6 ～ 9 g。
蒙药 乌努钦 – 查黑勒德格：多入丸、散剂。

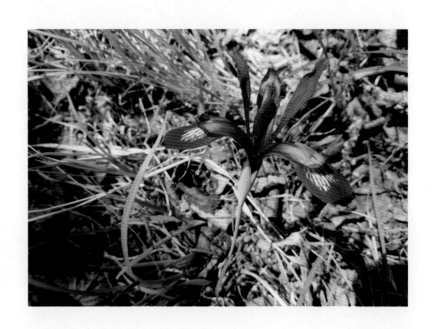

鸢尾科 Iridaceae 鸢尾属 Iris

野鸢尾
Iris dichotoma Pall.

| 植物别名 | 射干鸢尾、二歧鸢尾、白射干。

| 蒙 文 名 | 海其－额布苏。

| 药 材 名 | **中药** 白射干（药用部位：根茎）。
　　　　　　蒙药 海其－额布苏（药用部位：根茎）。

| 形态特征 | 多年生草本。根茎为不规则的块状，棕褐色或黑褐色；须根发达，粗而长，黄白色，分枝少。叶基生或在花茎基部互生，两面灰绿色，剑形，长 15 ~ 35 cm，宽 1.5 ~ 3 cm，先端多弯曲成镰形，渐尖或短渐尖，基部鞘状抱茎。花茎实心，上部二歧状分枝，分枝处生披针形茎生叶，下部有 1 ~ 2 抱茎的茎生叶，花序生于分枝先端；苞

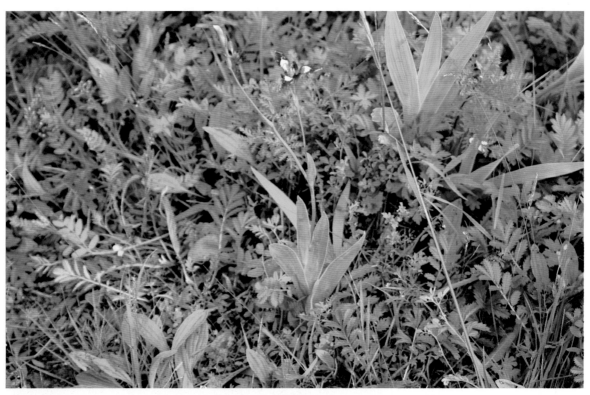

野鸢尾

片 4 ~ 5，膜质，绿色，边缘白色，披针形；花蓝紫色或浅蓝色，有棕褐色斑纹；花梗细；花被管甚短，外花被裂片宽倒披针形，内花被裂片狭倒卵形，先端微凹；雄蕊长 1.6 ~ 1.8 cm；花柱分枝扁平，花瓣状，先端裂片狭三角形，子房绿色，长约 1 cm。蒴果圆柱形或略弯曲，果皮黄绿色，革质；种子暗褐色，椭圆形，有小翅。花果期 7 ~ 9 月。

| 生境分布 | 生于草原、固定沙地、丘陵及山地林缘或灌丛。分布于内蒙古呼伦贝尔市（莫力达瓦达斡尔族自治旗、根河市、牙克石市、额尔古纳市、陈巴尔虎旗、新巴尔虎右旗、满洲里市、扎赉诺尔区）、通辽市（科尔沁左翼中旗、奈曼旗）、赤峰市（阿鲁科尔沁旗、巴林左旗、喀喇沁旗、宁城县、林西县）、锡林郭勒盟（多伦县、太仆寺旗、苏尼特左旗、苏尼特右旗）、乌兰察布市（卓资县、凉城县）、呼和浩特市（武川县、新城区）、鄂尔多斯市（准格尔旗）。

| 资源情况 | 野生资源较丰富。药材来源于野生。

| 采收加工 | **中药** 白射干：秋季采挖，洗净，晒干。

| 药材性状 | **中药** 白射干：本品呈不规则结节状，长 2 ~ 5 cm，直径 0.7 ~ 2.5 cm。表面灰褐色，粗糙，有圆形茎痕，折断面黄白色，中央有小木心。味淡、微苦。

| 功能主治 | **中药** 白射干：苦，寒；有小毒。清热解毒，活血消肿。用于咽喉肿痛，乳蛾，肝炎，肝肿大，胃痛，乳痈，牙龈肿痛等。

蒙药 海其 - 额布苏：解毒，利咽，止痛。用于咽喉肿痛，疟腮，牙龈肿痛，肝炎，肝脾肿大，胃痛，支气管炎，跌打损伤，乳痈等；外用于稻田性皮炎。

| 用法用量 | **中药** 白射干：内服煎汤，5 ~ 15 g；或捣汁。外用切片，贴患处。

蒙药 海其 - 额布苏：多入丸、散剂。

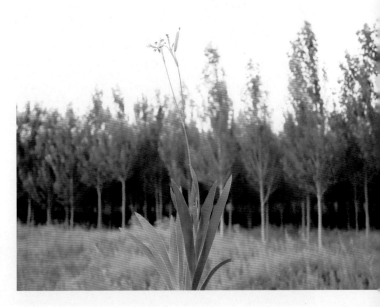

鸢尾科 Iridaceae 鸢尾属 Iris

黄金鸢尾 *Iris flavissima* Pall.

| **植物别名** | 黄鸢尾、黄花鸢尾。

| **蒙 文 名** | 希日－查黑勒德格。

| **药 材 名** | 黄花鸢尾（药用部位：根茎）。

| **形态特征** | 多年生草本，基部有浅棕色的老叶残留纤维。根茎很短，木质，褐色；须根粗而长，少分枝，黄白色。叶条形，花期叶长 5 ~ 15 cm，宽 1.5 ~ 3 mm，果期长可达 30 cm，宽约 5 mm，先端渐尖，无明显的中脉。花茎甚短，不伸出或略伸出地面，基部包有膜质的黄白色鞘状叶；苞片膜质，2 ~ 3，狭披针形，先端渐尖，其中包含 1 ~ 2 花；花黄色，直径 4 ~ 5 cm；花被管喇叭形，长 2.5 ~ 3.5 cm，外花被

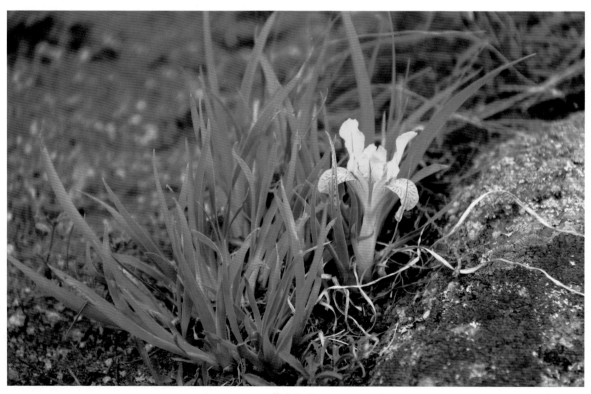

黄金鸢尾

裂片椭圆形或倒卵形，长 3 ~ 3.5 cm，宽 0.6 ~ 1.2 cm，有棕褐色条纹，爪部楔形，中脉生须毛状附属物，内花被裂片倒披针形，长 2.5 ~ 3 cm，宽约 4 mm，直立。蒴果纺锤形，长 3.5 ~ 4.5 cm，直径 1 ~ 1.5 cm，先端无喙，常残存花被管，基部残留苞片。花期 4 ~ 5 月，果期 6 ~ 8 月。

| **生境分布** | 旱生草本。生于草原带和荒漠草原带的砾石质丘陵坡地。分布于内蒙古包头市（达尔罕茂明安联合旗）。

| **资源情况** | 野生资源较少。药材来源于野生。

| **采收加工** | 夏、秋季采收，除去茎叶及须根，洗净，切段，晒干。

| **功能主治** | 清热利咽。用于咽喉肿痛。

| **用法用量** | 内服煎汤，3 ~ 9 g。

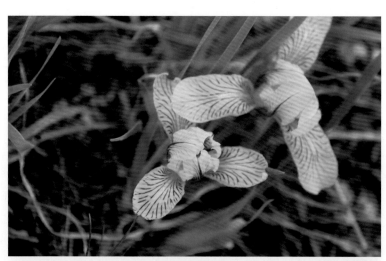

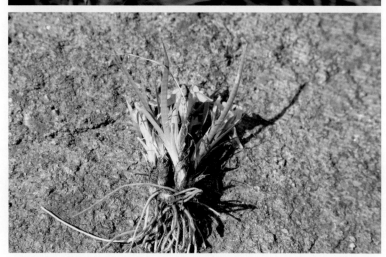

鸢尾科 Iridaceae 鸢尾属 Iris

粗根鸢尾 *Iris tigridia* Bunge

| 植物别名 | 粗根马蔺、拟虎鸢尾。

| 蒙 文 名 | 巴嘎 – 查黑勒德格。

| 药 材 名 | 粗根鸢尾（药用部位：根、种子）。

| 形态特征 | 多年生草本。根茎不明显，短而小，木质；须根肉质，直径 3 ~ 4 mm，有皱缩的横纹，黄白色或黄褐色；叶深绿色，有光泽，狭条形，花期叶长 5 ~ 13 cm，宽 1.5 ~ 2 mm，果期长可达 30 cm，宽约 3 mm，先端长渐尖，基部鞘状，膜质。花茎细，长 2 ~ 4 cm；苞片 2，黄绿色，膜质，狭披针形，先端短渐尖，内含 1 花；花蓝紫色，直径 3.5 ~ 3.8 cm；花梗长约 5 mm；花被管长约 2 cm，上部逐渐变

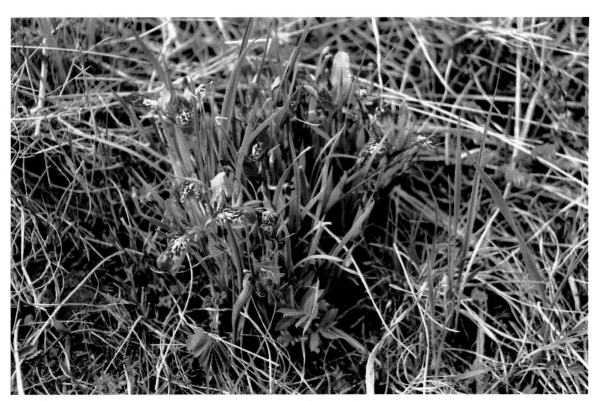

粗根鸢尾

粗，外花被裂片狭倒卵形，有紫褐色及白色的斑纹，内花被裂片倒披针形，先端微凹，花盛开时略向外倾斜；雄蕊长约 1.5 cm；花柱分枝扁平，先端裂片狭三角形，子房绿色，狭纺锤形，长约 1.2 cm。蒴果卵圆形或椭圆形，果皮革质，先端渐尖成喙；种子棕褐色，梨形，有黄白色的附属物。花果期 5 ～ 8 月。

| **生境分布** | 生于碎石山坡、砂质地、草原或固定沙丘。分布于内蒙古呼伦贝尔市（扎兰屯市、额尔古纳市、牙克石市、鄂温克族自治旗、新巴尔虎左旗、海拉尔区、满洲里市）、兴安盟（科尔沁右翼前旗、科尔沁右翼中旗、突泉县）、赤峰市（阿鲁科尔沁旗、翁牛特旗、巴林右旗、克什克腾旗、红山区、松山区）、锡林郭勒盟（西乌珠穆沁旗、锡林浩特市）、乌兰察布市（化德县、察哈尔右翼后旗、兴和县、丰镇市、察哈尔右翼中旗）、包头市（固阳县）、鄂尔多斯市（准格尔旗）。

| **资源情况** | 野生资源较少。药材来源于野生。

| **采收加工** | 秋季采挖根，洗净，晒干；秋季采收种子，晒干。

| **功能主治** | 养血安胎。用于胎动不安，血崩。

| **用法用量** | 内服煎汤，3 ～ 9 g。

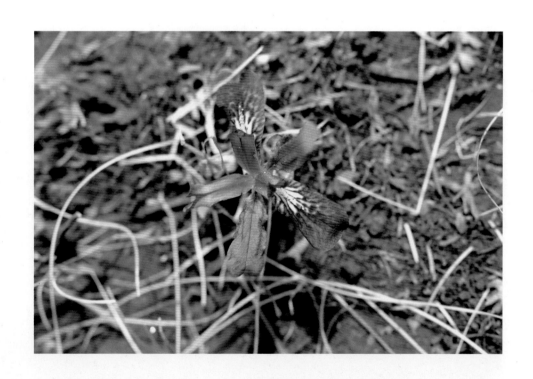

美人蕉 *Canna indica* L.

| 植物别名 | 凤尾花、小芭蕉、五筋草。

| 蒙 文 名 | 高柏－其其格。

| 药 材 名 | 美人蕉（药用部位：块茎。别名：破血红）。

| 形态特征 | 多年生草本，全部绿色，高可达 1.5 m。叶片卵状长圆形，长 10 ～ 30 cm，宽达 10 cm。总状花序疏花，略超出叶片；花红色，单生；苞片卵形，绿色，长约 1.2 cm；萼片 3，披针形，长约 1cm，绿色而有时染红色；花冠管长不及 1 cm，花冠裂片披针形，长 3 ～ 3.5 cm，绿色或红色；外轮退化雄蕊 2 ～ 3，鲜红色，其中 2 倒披针形，长 3.5 ～ 4 cm，宽 0.5 ～ 0.7 cm，另 1 如存在则特别小，长 1.5cm，宽

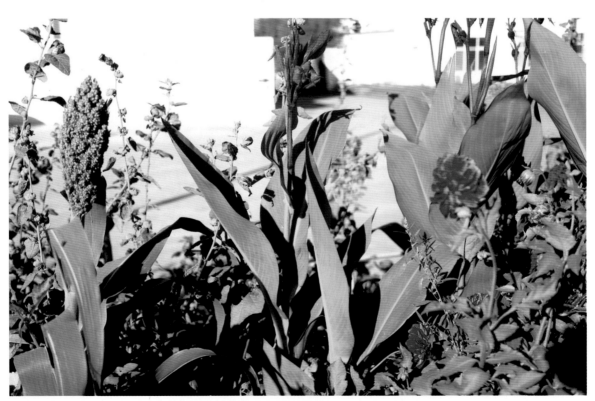

美人蕉

仅 0.1 cm；唇瓣披针形，长 3 cm，弯曲；发育雄蕊长 2.5 cm，花药室长 6 mm；花柱扁平，长 3 cm，一半和发育雄蕊的花丝联合。蒴果绿色，长卵形，有软刺，长 1.2 ~ 1.8 cm。花果期 5 ~ 9 月。

| **生境分布** | 生于疏松肥沃、排水良好的砂壤土、黏壤土中。分布于内蒙古锡林郭勒盟（西乌珠穆沁旗、锡林浩特市、二连浩特市）、鄂尔多斯市（准格尔旗）。

| **资源情况** | 野生资源较少。药材来源于野生。

| **采收加工** | 全年均可采收，鲜用或晒干。

| **功能主治** | 甘、淡，凉。清热利湿，安神，降血压。用于黄疸，神经症，高血压，久痢，咯血，带下，月经不调，疮毒痈肿，金疮及其他外伤出血等。

| **用法用量** | 内服煎汤，15 ~ 30 g。

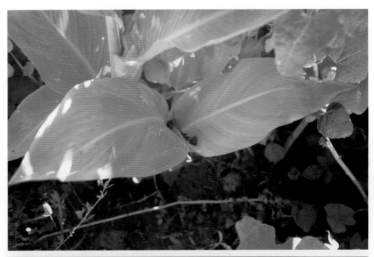

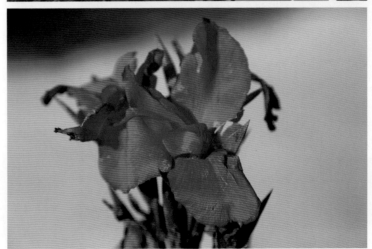

美人蕉科 Cannaceae 美人蕉属 Canna

黄花美人蕉 *Canna indica* L. var. *flava* Roxb.

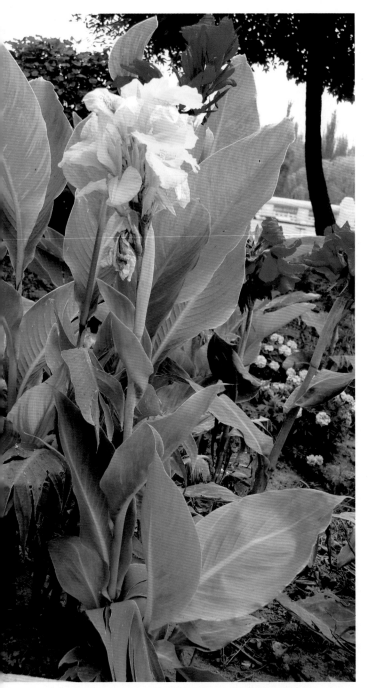

黄花美人蕉

| 植物别名 |

美人蕉。

| 蒙 文 名 |

希日 – 高柏 – 其其格。

| 药 材 名 |

美人蕉（药用部位：根茎）。

| 形态特征 |

多年生草本，高可达 1.5 m，全株绿色，无毛，被蜡质白粉，具块状根茎。地上枝丛生。单叶互生，具鞘状叶柄；叶片卵状长圆形。总状花序；花单生或对生；萼片 3，绿白色；花冠、退化雄蕊杏黄色；唇瓣披针形，弯曲。蒴果长卵形，绿色。花果期 3 ~ 12 月。

| 生境分布 |

中生植物。内蒙古各地均有栽培。

| 资源情况 |

无野生资源。药材来源于栽培。

| 采收加工 |

全年均可采挖，除去茎叶，洗净，鲜用或切片晒干。

| 功能主治 |

清热利湿，舒筋活络。用于黄疸性肝炎，风湿麻木，外伤出血，跌打损伤，子宫脱垂，心气痛等。

| 用法用量 |

内服煎汤，6 ~ 15 g，鲜品 30 ~ 120 g。外用适量，捣敷。

| 附　注 |

本种喜温暖，喜光，不耐寒，对土壤的要求不严，在疏松肥沃、排水良好的砂壤土中生长最佳，也宜在肥沃的黏质土壤中生长。

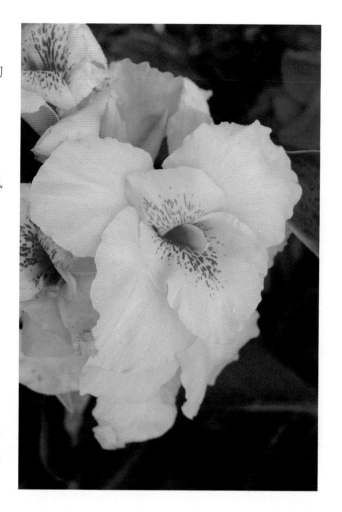

美人蕉科 Cannaceae 美人蕉属 Canna

蕉芋 *Canna edulis Ker*

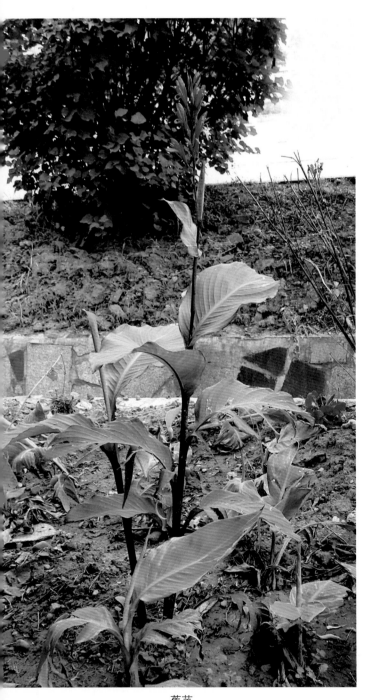

蕉芋

| 植物别名 |

蕉藕、姜芋、巴蕉芋。

| 蒙 文 名 |

宝日－高柏－其其格。

| 药 材 名 |

蕉芋（药用部位：根茎）。

| 形态特征 |

多年生草本，高达 3 m，具块状根茎。茎紫色，直立，粗壮。叶互生；叶柄短；叶鞘边缘紫色；叶片长圆形，叶面绿色，边缘或背面紫色，有羽状平行脉，中脉明显。总状花序疏散，单一或分叉；花单生或 2 簇生；小苞片卵形，淡紫色。蒴果呈 3 瓣开裂，瘤状。花期 9～10 月。

| 生境分布 |

中生植物。生于海拔 140～2 000 m 的林缘。内蒙古各地均有栽培。

| 资源情况 |

无野生资源。药材来源于栽培。

| 采收加工 | 全年均可采挖，除去茎叶，晒干或鲜用。

| 功能主治 | 清热利湿，解毒。用于痢疾，泄泻，黄疸，疮痈肿毒。

| 用法用量 | 内服煎汤，10 ~ 15 g。外用适量，捣敷。

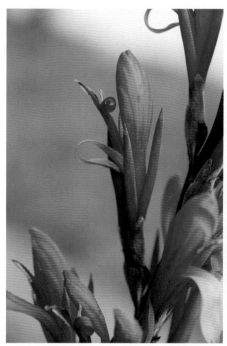 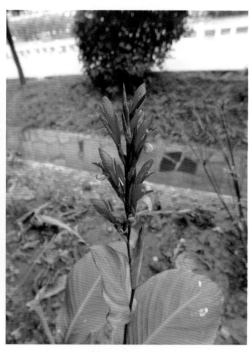

兰科 Orchidaceae 杓兰属 Cypripedium

杓兰

Cypripedium calceolus L.

植物别名	黄囊杓兰、履状杓兰、履状囊兰。
蒙文名	萨达嘎 – 查黑日玛。
药材名	杓兰（药用部位：根茎、茎叶）。
形态特征	多年生草本，高 20 ~ 45 cm，具较粗壮的根茎。茎直立，被腺毛，基部具数枚鞘。叶片椭圆形或卵状椭圆形，先端急尖或短渐尖，背面疏被短柔毛，边缘具细缘毛。花序顶生，通常具 1 ~ 2 花；苞片叶状，椭圆状披针形或卵状披针形；花梗和子房长约 3 cm，具短腺毛；萼片和花瓣栗色或紫红色，唇瓣黄色，中萼片卵形或卵状披针形，先端渐尖或尾状渐尖，背面中脉疏被短柔毛，合萼片与中萼片

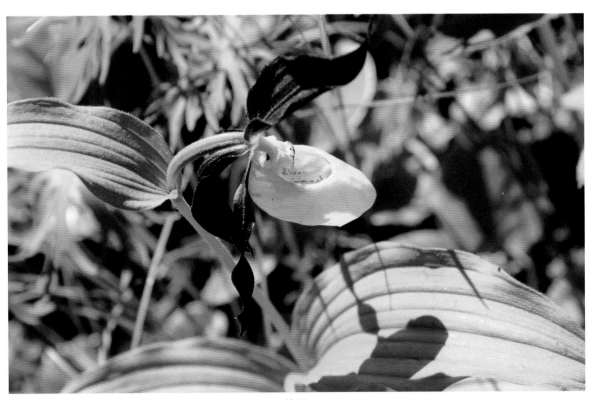

杓兰

相似，先端 2 浅裂；花瓣线形或线状披针形，内表面基部与背面脉上被短柔毛；唇瓣深囊状，椭圆形，长 3 ~ 4 cm，宽 2 ~ 3 cm，囊底具毛，囊外无毛；内折侧裂片宽 3 ~ 4 mm；退化雄蕊近长圆状椭圆形，长 7 ~ 10 mm，宽 5 ~ 7 mm，先端钝，基部有长约 1 mm 的柄，下面有龙骨状突起。花期 6 ~ 7 月。

| **生境分布** | 生于海拔 500 ~ 1 000 m 的林下、林缘、灌丛或林间草地。分布于内蒙古呼伦贝尔市（鄂伦春自治旗、牙克石市、陈巴尔虎旗、新巴尔虎左旗）、兴安盟、通辽市、赤峰市。

| **资源情况** | 野生资源一般。药材来源于野生。

| **采收加工** | 夏、秋季采挖根茎，洗净，晒干；夏季采收茎叶，晒干。

| **功能主治** | 甘，温。根茎，强心利尿，活血调经，解热镇痛。用于小便不利，月经不调，心阳不足等。茎叶，祛风，解毒，活血。用于风湿腰腿痛，跌打损伤。

| **用法用量** | 内服煎汤，9 ~ 15 g。

兰科 Orchidaceae 杓兰属 Cypripedium

紫点杓兰

Cypripedium guttatum Sw.

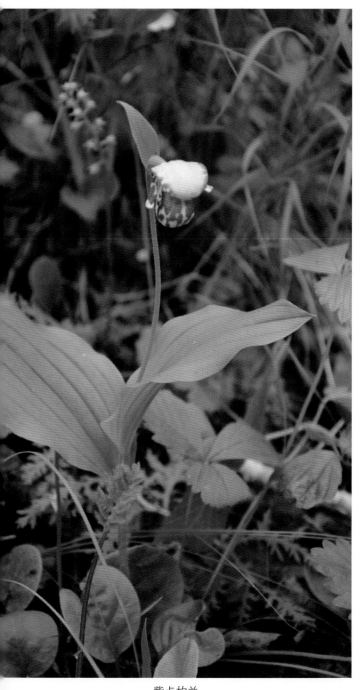

紫点杓兰

| 植物别名 |

斑花杓兰、紫斑杓兰、小口袋花。

| 蒙 文 名 |

道卢布图 – 萨达嘎 – 查黑日玛。

| 药 材 名 |

斑花杓兰（药用部位：全草或花）。

| 形态特征 |

多年生草本，高 15 ～ 25 cm，具细长而横走的根茎。茎直立，被短柔毛和腺毛，基部具数枚鞘，先端具叶。叶对生或近对生，常位于植株中部或中部以上；叶片椭圆形、卵形或卵状披针形，先端急尖或渐尖，背面脉上疏被短柔毛或近无毛，干后常变黑色或浅黑色。花序顶生；花序梗密被短柔毛和腺毛；苞片叶状，卵状披针形，先端急尖或渐尖，边缘具细缘毛；花梗和子房长 1 ～ 1.5 cm，被腺毛；花白色，具淡紫红色或淡褐红色斑；中萼片卵状椭圆形或宽卵状椭圆形；合萼片狭椭圆形；花瓣常近匙形或提琴形，内表面基部具毛；唇瓣深囊状、钵形或深碗状；退化雄蕊卵状椭圆形，先端微凹或近截形，上面有细小的纵脊突，背面有龙骨状突起。

蒴果近狭椭圆形，被微柔毛。花果期5～9月。

| **生境分布** | 生于海拔500～4000 m的林下、灌丛或草地。分布于内蒙古呼伦贝尔市（鄂伦春自治旗、根河市、牙克石市、额尔古纳市、陈巴尔虎旗）、兴安盟（科尔沁右翼前旗）、赤峰市（阿鲁科尔沁旗、巴林右旗）、锡林郭勒盟（东乌珠穆沁旗）、乌兰察布市（凉城县）。

| **资源情况** | 野生资源一般。药材来源于野生。

| **采收加工** | 夏季采收全草，晒干；6月采收花，阴干。

| **功能主治** | 镇静止痛，发汗解热。用于感冒头痛，高热惊厥，癫痫，神经衰弱，烦躁不眠，食欲不振，胃脘痛等。

| **用法用量** | 内服煎汤，3～9 g；或浸酒。

兰科 Orchidaceae 杓兰属 Cypripedium

大花杓兰 *Cypripedium macranthum* Sw.

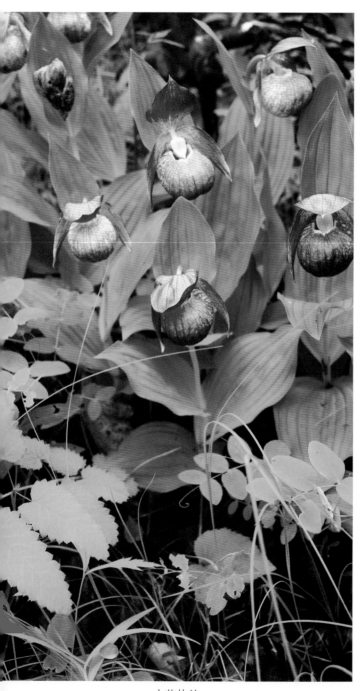

大花杓兰

| 植物别名 |

大花囊兰、狗匏子。

| 蒙 文 名 |

涛木－萨达嘎－查黑日玛。

| 药 材 名 |

大花杓兰（药用部位：根及根茎、花）。

| 形态特征 |

多年生草本，高 25 ～ 50 cm，具粗短的根茎。茎直立，稍被短柔毛或无毛，基部具数枚鞘。叶片椭圆形或椭圆状卵形，先端渐尖或近急尖，两面脉上略被短柔毛或无毛，边缘有细缘毛。花序顶生，花序柄被短柔毛或无毛；苞片叶状，通常椭圆形，较少椭圆状披针形，先端短渐尖，两面脉上通常被微柔毛；花梗和子房无毛；花大，紫色、红色或粉红色，通常有暗色脉纹；中萼片宽卵状椭圆形或卵状椭圆形，先端渐尖，无毛；合萼片卵形，先端 2 浅裂；花瓣披针形，先端渐尖，不扭转，内表面基部具长柔毛；唇瓣深囊状，近球形或椭圆形；囊口较小，囊底有毛；退化雄蕊卵状长圆形，基部无柄，背面无龙骨状突起。蒴果狭椭圆形，长约

4 cm，无毛。花果期 6 ~ 9 月。

| **生境分布** | 生于海拔 400 ~ 2 400 m 的林下、林缘或草坡上腐殖质丰富且排水良好的地方。分布于内蒙古呼伦贝尔市（鄂伦春自治旗、莫力达瓦达斡尔族自治旗、根河市、牙克石市、额尔古纳市）、兴安盟（科尔沁右翼前旗、阿尔山市）、赤峰市（阿鲁科尔沁旗、巴林右旗、喀喇沁旗、宁城县、克什克腾旗）、乌兰察布市（兴和县）。

| **资源情况** | 野生资源一般。药材来源于野生。

| **采收加工** | 秋季采挖根及根茎，洗净，晒干；6 月采收花，阴干。

| **功能主治** | 苦、辛，温；有小毒。根及根茎，利尿消肿，活血祛瘀，祛风镇痛。用于全身浮肿，小便不利，带下，风湿腰腿痛，跌打损伤，痢疾等。花，止血。用于外伤出血。

| **用法用量** | 根及根茎，内服煎汤，6 ~ 9 g。花，外用适量，研末敷。

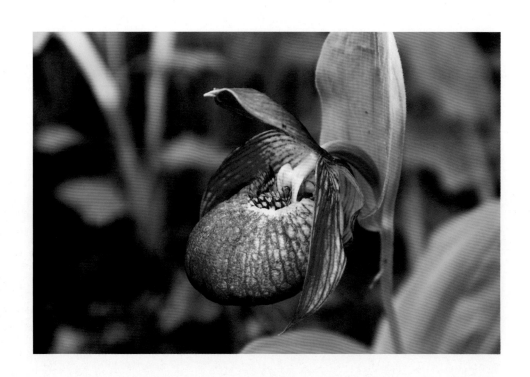

兰科 Orchidaceae 绶草属 Spiranthes

绶草

Spiranthes sinensis (Pers.) Ames

| **植物别名** | 盘龙参、扭扭兰、一线香。

| **蒙 文 名** | 敖朗黑伯。

| **药 材 名** | 盘龙参（药用部位：全草或根。别名：一线香、龙抱柱、猪鞭草）。

| **形态特征** | 多年生矮小草本，高 13 ~ 30 cm。根数条，指状，肉质，簇生于茎基部。茎较短。叶片宽线形或宽线状披针形，极罕为狭长圆形，先端急尖或渐尖，基部收狭，具柄状抱茎的鞘。花茎直立，上部被腺状柔毛至无毛；总状花序具多数密生的花，呈螺旋状扭转；苞片卵状披针形，先端长渐尖；子房纺锤形，扭转，被腺状柔毛；花小，紫红色、粉红色或白色，在花序轴上呈螺旋状排列；萼片下部靠合，

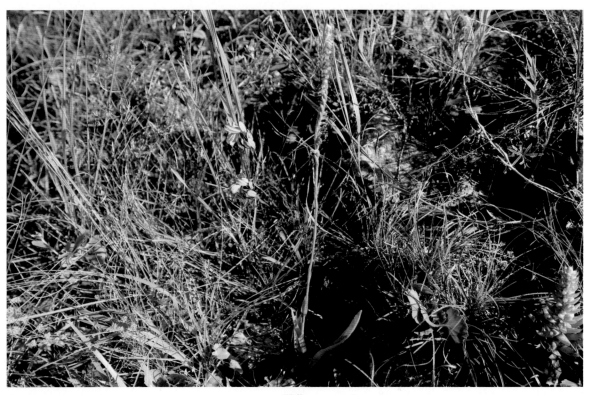

绶草

中萼片狭长圆形，舟状，先端稍尖，与花瓣靠合成兜状，侧萼片偏斜，披针形，先端稍尖；花瓣斜菱状长圆形，先端钝，与中萼片等长但较薄；唇瓣宽长圆形，凹陷，先端极钝，前半部上面具长硬毛且边缘具强烈皱波状啮齿，唇瓣基部凹陷成浅囊状，囊内具 2 胼胝体。花期 7 ~ 8 月。

| **生境分布** | 生于海拔 200 ~ 3 400 m 的山坡林下、灌丛、草地或河滩沼泽草甸中。分布于内蒙古呼伦贝尔市（鄂伦春自治旗、阿荣旗、根河市、牙克石市、扎兰屯市、海拉尔区、额尔古纳市）、兴安盟（扎赉特旗、科尔沁右翼前旗、科尔沁右翼中旗、乌兰浩特市、阿尔山市）、通辽市（奈曼旗、开鲁县、霍林郭勒市）、赤峰市（阿鲁科尔沁旗、喀喇沁旗、敖汉旗、巴林左旗、巴林右旗、宁城县、林西县、松山区）、锡林郭勒盟（东乌珠穆沁旗、西乌珠穆沁旗、正蓝旗、多伦县）、乌兰察布市（丰镇市、凉城县）、呼和浩特市（托克托县）、鄂尔多斯市（准格尔旗、达拉特旗、伊金霍洛旗、乌审旗、杭锦旗、鄂托克旗）。

| **资源情况** | 野生资源较丰富。药材来源于野生。

| **采收加工** | 春、夏季采收全草，洗净，晒干；秋季采挖根，除去茎叶，洗净，晒干。

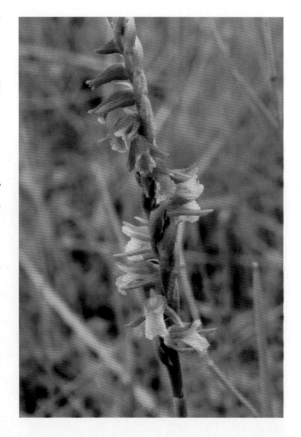

| **功能主治** | 甘、淡，平。归肺、心经。补脾润肺，清热凉血。用于病后体虚，神经衰弱，咳嗽吐血，咽喉肿痛，小儿夏季热，糖尿病，带下等；外用于毒蛇咬伤。

| **用法用量** | 全草，内服煎汤，15 ~ 30 g。外用适量，鲜品捣敷。根，内服煎汤，9 ~ 15 g。外用适量，鲜品捣敷。

兰科 Orchidaceae 红门兰属 Orchis

宽叶红门兰 *Orchis latifolia* L.

| **植物别名** | 掌裂兰、蒙古红门兰。

| **蒙 文 名** | 乌日根－胡哈－查合日麻。

| **药 材 名** | **中药** 红门兰（药用部位：块茎）。
蒙药 好格－查合日麻（药用部位：块茎）。

| **形态特征** | 地生草本，高达 40 cm。块茎肉质，下部 3 ~ 5 掌状分裂；茎粗壮，中空，具（3 ~ ）4 ~ 6 叶。叶互生，长圆形、长圆状椭圆形、披针形或线状披针形，上面无紫斑，长 8 ~ 15 cm，基部鞘状抱茎。花序密生几朵至多朵不偏向一侧的花，圆柱状，长 2 ~ 15 cm；苞片披针形；子房无毛，连花梗长 0.9 ~ 1.4 cm；花蓝紫色、紫红色或

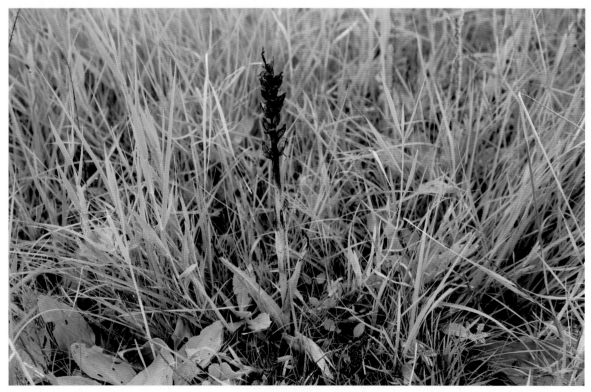

宽叶红门兰

玫瑰红色；中萼片直立，舟状，卵状长圆形，长 5.5 ~ 7（~ 9）mm，侧萼片张开，斜卵状披针形或卵状长圆形，长 6 ~ 8（~ 9.5）mm；花瓣直立，斜卵状披针形，与中萼片近等长，唇瓣前伸，卵形、卵圆形、宽菱状横椭圆形或近圆形，长 6 ~ 9 mm，下部或中部宽 0.6 ~ 1 cm，基部具距，有时先端稍凸起，似 3 浅裂，边缘微具细圆齿，上面具乳头状突起，在基部至中部之上具由蓝紫色线构成的似匙形的图案。

| **生境分布** | 生于海拔 600 ~ 4 100 m 的山坡、沟边灌丛下或草地中。分布于内蒙古呼和浩特市（武川县）。

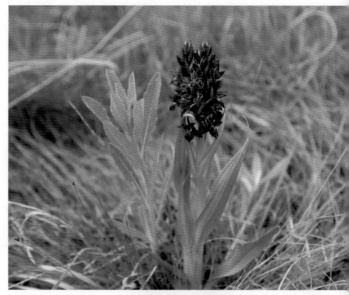

| **资源情况** | 野生资源较少。药材来源于野生。

| **采收加工** | **中药** 红门兰：夏季采收，晒干。

| **功能主治** | **中药** 红门兰：补血益气，生津，止血。用于久病体虚，虚劳消瘦，乳少，慢性肝炎，肺虚咳嗽，失血，久泻，阳痿。

蒙药 好格 – 查合日麻：生精，壮阳。用于遗精，精亏，阳痿，肾寒，腰腿痛，巴木病，痛风，游痛症，久病体弱。

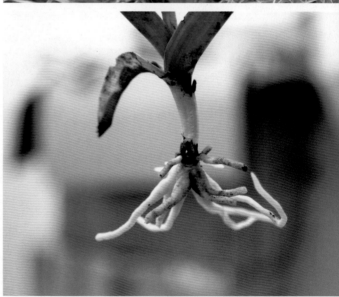

| **用法用量** | **中药** 红门兰：内服煎汤，15 ~ 20 g。

蒙药 好格 – 查合日麻：多入丸、散剂。

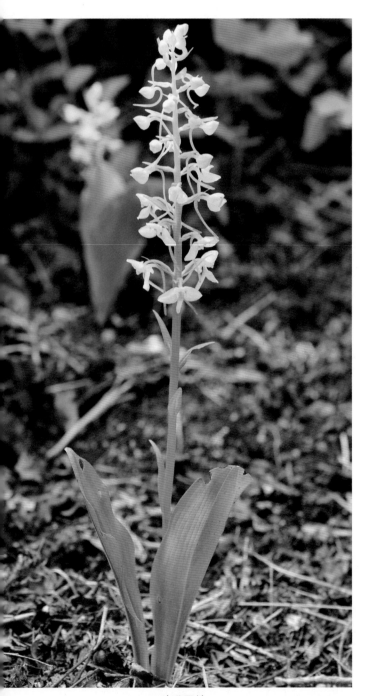

二叶舌唇兰

兰科 Orchidaceae 舌唇兰属 Platanthera

二叶舌唇兰 *Platanthera chlorantha* Cust. ex Rchb.

| 植物别名 |

大叶长距兰、土白芨。

| 蒙 文 名 |

达日巴其图－查合日麻。

| 药 材 名 |

二叶舌唇兰（药用部位：块茎）。

| 形态特征 |

地生草本，高达 50 cm。块茎卵状纺锤形，长 3 ~ 4 cm，上部收窄成细圆柱形；茎较粗壮，近基部具 2 近对生的大叶，其上具 2 ~ 4 披针形小叶，大叶椭圆形或倒披针状椭圆形，长 10 ~ 20 cm，基部鞘状抱茎。花序长 13 ~ 23 cm，具 12 ~ 32 花；苞片披针形，最下部苞片长于子房；子房上部钩曲，连花梗长 1.6 ~ 1.8 cm；花绿白色或白色；中萼片舟状，圆状心形，长 6 ~ 7 mm，侧萼片张开，斜卵形，长 7.5 ~ 8 mm；花瓣直立，斜窄披针形，长 5 ~ 6 mm，基部宽 2.5 ~ 3 mm，渐收窄成线形，宽 1 mm，与中萼片靠合成兜状，唇瓣前伸，舌状，肉质，长 0.8 ~ 1.3 cm，宽约 2 mm；距棒状圆筒形，长 2.5 ~ 3.6 cm，水平或斜下伸，微钩曲或

弯曲，向末端增粗，较子房长 1.5 ~ 2 倍；药
室叉形，药隔宽 3 ~ 3.5 mm；柱头 1，凹入。

| 生境分布 |

生于海拔 1 200 ~ 1 800 m 的山坡林下或林缘草
甸。分布于内蒙古乌兰察布市（凉城县、卓资
县）、包头市（土默特右旗）。

| 资源情况 |

野生资源较少。药材来源于野生。

| 采收加工 |

夏、秋季采挖，除去茎叶及须根，洗净泥土，
晒干。

| 功能主治 |

补肺生肌，化瘀止血。用于咯血，吐血，衄血；
外用于创伤，痈肿，烫火伤。

| 用法用量 |

内服煎汤，3 ~ 10 g。外用适量，捣敷；或研末敷。

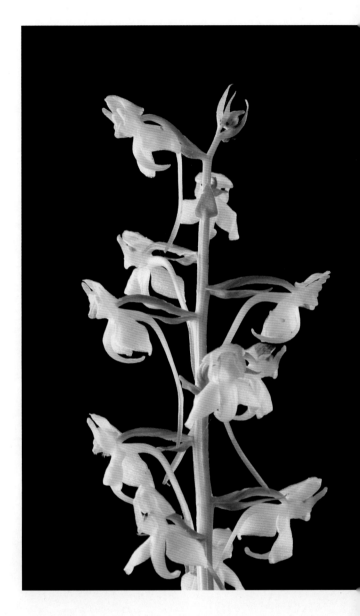

兰科 Orchidaceae 舌唇兰属 *Platanthera*

密花舌唇兰 *Platanthera hologlottis* Maxim.

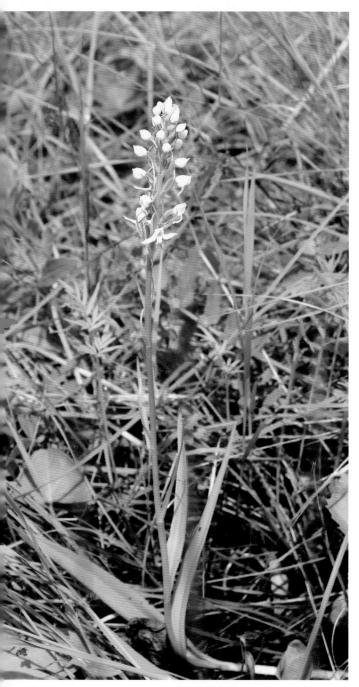

密花舌唇兰

| 植物别名 |

沼兰。

| 蒙 文 名 |

尼格特－苏尼音－查黑日玛。

| 药 材 名 |

密花舌唇兰（药用部位：全草）。

| 形态特征 |

多年生草本，高 35 ~ 85 cm。根茎匍匐，圆柱形，肉质。茎细长，直立，向上渐小成苞片状。叶片线状披针形或宽线形，先端渐尖，基部成短鞘抱茎。总状花序具多数密生的花；苞片披针形或线状披针形，先端渐尖；子房圆柱形，先端变狭，稍弓曲；花白色，芳香；萼片先端钝，全缘，中萼片直立，舟状，卵形或椭圆形，侧萼片反折，偏斜，椭圆状卵形；花瓣直立，斜卵形，先端钝，与中萼片靠合成兜状；唇瓣舌形或舌状披针形，稍肉质，先端圆钝；距下垂，纤细，圆筒状，长于子房，距口的凸起物显著；蕊柱短；药室平行，药隔宽，顶部近截平；花粉团倒卵形，具长柄和披针形大粘盘；退化雄蕊显著，近半圆形；蕊喙矮，直立；柱头位于

蕊喙下穴内。花期 6 ~ 7 月。

| 生境分布 | 生于海拔 260 ~ 3 200 m 的山坡林下或山沟潮湿草地。分布于内蒙古呼伦贝尔市（莫力达瓦达斡尔族自治旗、根河市、扎兰屯市、牙克石市、额尔古纳市）、兴安盟（扎赉特旗、科尔沁右翼前旗、阿尔山市）、通辽市（科尔沁左翼后旗）、赤峰市（喀喇沁旗、宁城县）。

| 资源情况 | 野生资源一般。药材来源于野生。

| 采收加工 | 夏、秋季采收，鲜用或晒干。

| 功能主治 | 甘，平。润肺止咳。用于感冒咳嗽。

| 用法用量 | 外用 15 ~ 30 g，煎汤洗；或鲜品捣敷；或捣汁涂。

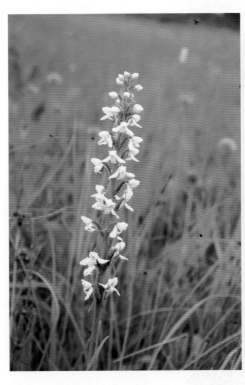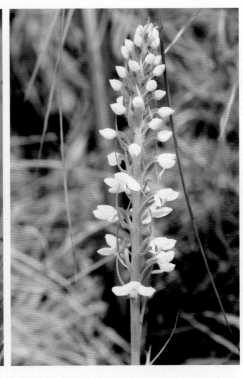

兰科 Orchidaceae 蜻蜓兰属 Tulotis

蜻蜓兰 *Tulotis fuscescens* (L.) Czer. Addit. et Collig.

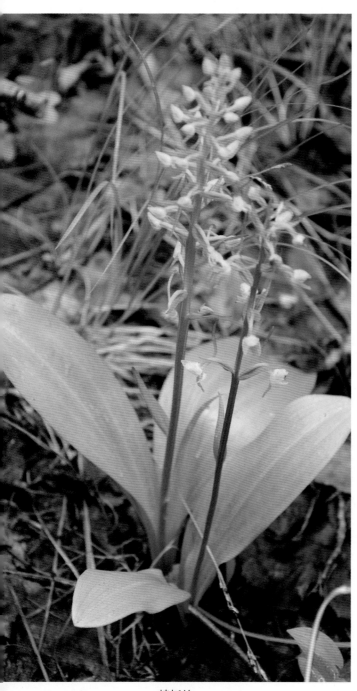

蜻蜓兰

植物别名

竹叶兰。

蒙文名

宝乐楚 – 查黑日玛。

药材名

蜻蜓兰（药用部位：全草或根。别名：竹叶兰）。

形态特征

多年生草本，高 20 ~ 60 cm。根茎指状，肉质。茎粗壮，直立，茎部具筒状鞘。大叶片倒卵形或椭圆形，先端钝，基部收狭成抱茎的鞘，在大叶之上具 1 至几枚苞片状小叶。总状花序狭长，具多数密生的花；苞片狭披针形；子房圆柱状纺锤形，扭转，稍弧曲；花小，黄绿色；中萼片直立，凹陷成舟状，卵形，侧萼片斜椭圆形，张开，较中萼片稍长而狭，两侧边缘多少向后反折，先端钝，具 3 脉；花瓣直立，斜椭圆状披针形，与中萼片相靠合且较窄，先端钝，稍肉质，具 1 脉；唇瓣向前伸展，舌状披针形，肉质，基部两侧各具 1 小侧裂片，侧裂片三角状镰形，先端锐尖，中裂片舌状披针形，较侧裂片长，向先端稍渐狭，先端钝；距细长，细圆筒状。花果期 6 ~ 9 月。

| 生境分布 | 生于海拔 400 ~ 3 800 m 的山坡林下或沟边。分布于内蒙古呼伦贝尔市（鄂伦春自治旗、额尔古纳市、牙克石市）、兴安盟（扎赉特旗、阿尔山市）。

| 资源情况 | 野生资源一般。药材来源于野生。

| 采收加工 | 夏、秋季采收全草，鲜用或晒干；夏、秋季采挖根，洗净，鲜用或晒干。

| 功能主治 | 全草，甘，平。解毒生肌。用于烧伤。根，辛、苦，凉。补肾益精。用于肾虚腰疼，病后虚弱，阳痿，遗精等。

| 用法用量 | 外用适量，鲜品捣敷；或捣汁涂。

兰科 Orchidaceae 掌裂兰属 Dactylorhiza

掌裂兰 *Dactylorhiza hatagirea* (D. Don) Soó

| **植物别名** | 蒙古红门兰。

| **蒙 文 名** | 胡茹丽格－查黑日玛。

| **药 材 名** | 红门兰（药用部位：块茎。别名：蒙古红门兰）。

| **形态特征** | 多年生草本，高 8 ~ 50 cm。块茎粗大，肉质，下部掌状分裂。茎直立，基部具 2 ~ 3 棕色叶鞘。叶 3 ~ 6，条状披针形、披针形或长椭圆形，先端钝、渐尖、急尖或长渐尖，基部呈鞘状抱茎。总状花序密集成穗状，具多花；苞片披针形，先端渐尖或长渐尖；花紫红色或粉色；中萼片椭圆形或卵形，舟状，先端钝，侧萼片斜卵状椭圆形，张开，与中萼片近等大，先端钝，萼片均具 3 ~ 5 脉；花瓣直立，斜卵形，

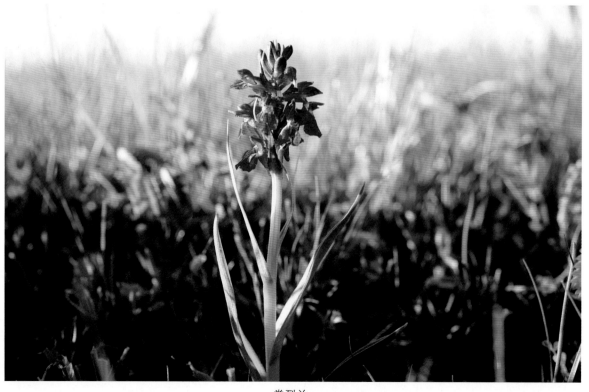

掌裂兰

先端钝；唇瓣近菱形，宽卵形或卵圆形，先端钝，上面有细乳头状突起，边缘浅波状或具锯齿，前部不裂或微 3 裂，具多脉；距圆筒状或圆锥状，基部较宽，末端变细，长于唇瓣；蕊柱长 3 ~ 4 mm；花药长约 2 mm；花粉团柄短；粘盘小，圆形，藏于粘囊中。花期 6 ~ 7 月。

| 生境分布 | 生于水泡附近湿草甸或沼泽化草甸。分布于内蒙古呼伦贝尔市（额尔古纳市、新巴尔虎左旗、海拉尔区）、兴安盟（科尔沁右翼中旗、阿尔山市）、通辽市（扎鲁特旗、科尔沁左翼后旗）、赤峰市（阿鲁科尔沁旗、林西县、克什克腾旗）、锡林郭勒盟（西乌珠穆沁旗、锡林浩特市、苏尼特左旗）。

| 资源情况 | 野生资源较少。药材来源于野生。

| 采收加工 | 夏季采收，晒干。

| 功能主治 | 甘，平。归脾、胃、肾、肝经。强心，补肾，生津，止渴，健脾胃。用于烦躁口渴，不思饮食，月经不调，虚劳贫血，头晕，久病体虚，虚劳消瘦，乳少，慢性肝炎，肺虚咳嗽，失血，久泻，阳痿等。

| 用法用量 | 内服煎汤，15 ~ 20 g。

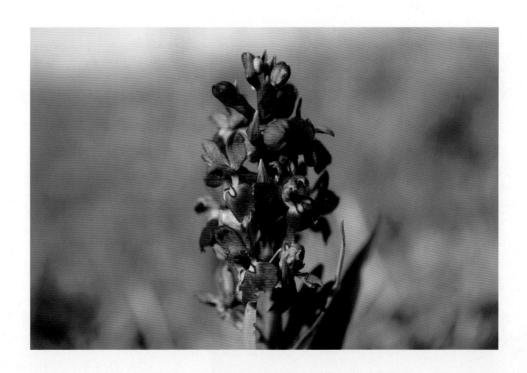

兰科 Orchidaceae 角盘兰属 Herminium

角盘兰
Herminium monorchis (L.) R. Br

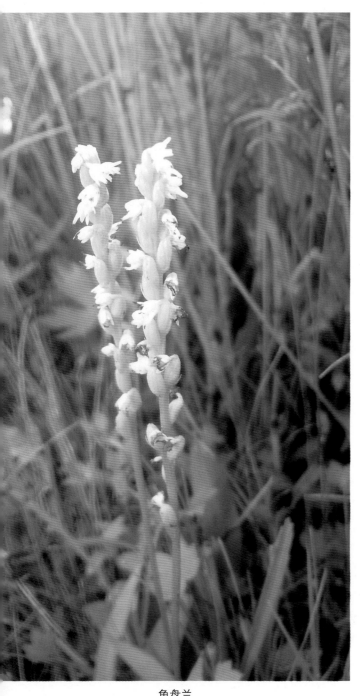

角盘兰

| 植物别名 |

人头七、人参果。

| 蒙 文 名 |

扎嘎日图 – 查黑日玛。

| 药 材 名 |

角盘兰（药用部位：全草。别名：人头七、人参果）。

| 形态特征 |

多年生草本，高 5.5 ~ 35 cm。块茎球形，直径 6 ~ 10 mm，肉质。茎直立，无毛，基部具 2 筒状鞘。叶片狭椭圆状披针形或狭椭圆形，先端急尖，基部渐狭并略抱茎。总状花序具多数花，圆柱状；苞片线状披针形，先端长渐尖，尾状；子房圆柱状纺锤形，扭转，顶部明显钩曲，无毛；花小，黄绿色，垂头；萼片近等长，具 1 脉，中萼片椭圆形或长圆状披针形，先端钝，侧萼片长圆状披针形，先端稍尖；花瓣近菱形，上部肉质，增厚，先端钝，具 1 脉；唇瓣与花瓣等长，肉质，增厚，基部凹陷成浅囊状，侧裂片三角形，较中裂片短很多；蕊柱粗短；药室并行；花粉团近圆球形，具极短的花粉团柄和粘盘，

粘盘较大，卷成角状；蕊喙矮而阔；柱头隆起；退化雄蕊近三角形。花期 6 ～ 8 月。

| **生境分布** | 生于海拔 600 ～ 4 500 m 的山坡阔叶林至针叶林林下、灌丛下、山坡草地或河滩沼泽草地中。分布于内蒙古呼伦贝尔市（鄂伦春自治旗、额尔古纳市、牙克石市、海拉尔区）、兴安盟（扎赉特旗、科尔沁右翼前旗）、赤峰市（阿鲁科尔沁旗、敖汉旗、喀喇沁旗、巴林左旗、巴林右旗、宁城县、克什克腾旗）、锡林郭勒盟（西乌珠穆沁旗、锡林浩特市、苏尼特左旗、正蓝旗）、乌兰察布市（凉城县）、呼和浩特市（武川县）、鄂尔多斯市（准格尔旗、伊金霍洛旗）。

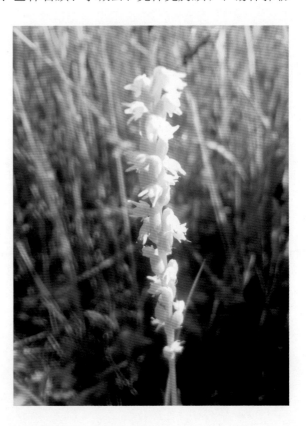

| **资源情况** | 野生资源较少。药材来源于野生。

| **采收加工** | 秋季采挖，洗净，晒干。

| **功能主治** | 甘，凉。滋阴补肾，健脾胃，调经。用于肾虚，头晕失眠，烦躁口渴，食欲不振，须发早白，月经不调等。

| **用法用量** | 内服煎汤，9 ～ 12 g；或浸酒。

兰科 Orchidaceae 角盘兰属 Herminium

裂瓣角盘兰 *Herminium alaschanicum* Maxim.

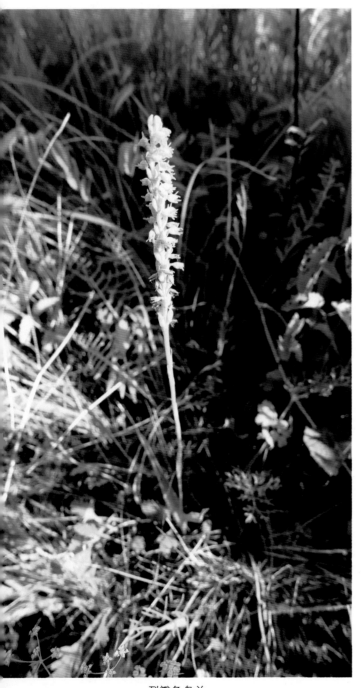

裂瓣角盘兰

| 蒙 文 名 |

阿拉善 – 扎嘎日图 – 查黑日玛。

| 药 材 名 |

角盘兰（药用部位：块茎）。

| 形态特征 |

多年生草本，高 15 ~ 60 cm。块茎圆球形，肉质。茎基部具 2 ~ 3 筒状鞘，其上具 2 ~ 4 较密生的叶，在叶之上有苞片状小叶。叶片狭椭圆状披针形，基部渐狭并抱茎。总状花序具多数花，圆柱状；苞片披针形，先端尾状，下部苞片长于子房；子房圆柱状纺锤形，无毛；花绿色，垂头钩曲；中萼片卵形，侧萼片卵状披针形至披针形，先端近急尖；花瓣中部骤狭成尾状且肉质增厚，或多或少呈 3 裂，中裂片近线形，先端钝；唇瓣近长圆形，基部凹陷，具距，前部 3 裂至近中部，侧裂片线形，先端微急尖，中裂片线状三角形，先端急尖，稍较侧裂片短而宽；距长圆状，向前弯曲，末端钝；花粉团倒卵形，具极短的花粉团柄和粘盘，粘盘卷曲成角状；柱头 2；退化雄蕊 2。花期 6 ~ 9 月。

| 生境分布 |

生于海拔 1 800 ~ 4 500 m 的山坡草地、高山栎林下或山谷灌丛草地。分布于内蒙古兴安盟（科尔沁右翼前旗）、通辽市（扎鲁特旗）、乌兰察布市（凉城县）、呼和浩特市。

| 资源情况 |

野生资源较丰富。药材来源于野生。

| 采收加工 |

秋末采挖，洗净泥土，晒干。

| 功能主治 |

甘，温。补肾益气，生精润肺。用于肺病，肺虚咳喘，肉食中毒，遗精阳痿。

| 用法用量 |

内服研末，3 ~ 9 g，用温奶冲服；或配方用。

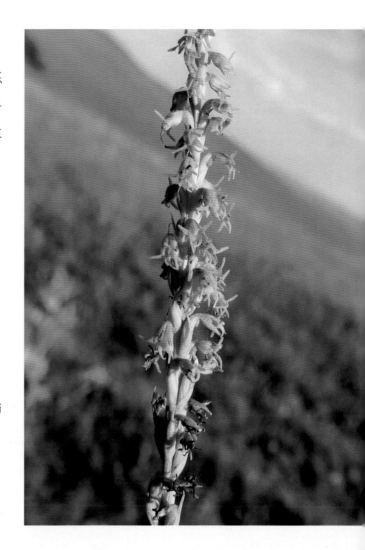

兰科 Orchidaceae 兜被兰属 *Neottianthe*

二叶兜被兰 *Neottianthe cucullata* (L.) Schltr.

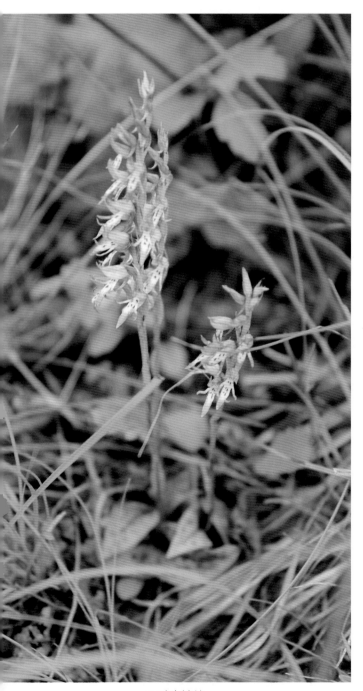

二叶兜被兰

| 植物别名 |

兜被兰、鸟巢兰。

| 蒙 文 名 |

冲古日格 – 查黑日玛。

| 药 材 名 |

二叶兜被兰（药用部位：全草。别名：兜被兰）。

| 形态特征 |

多年生草本，高 4 ~ 24 cm。块茎圆球形或卵形。茎直立或近直立，具 2 近对生的叶，在叶之上常具 1 ~ 4 披针形、渐尖的不育苞片。叶近平展或直立伸展，叶片卵形、卵状披针形或椭圆形，先端急尖或渐尖，基部骤狭成抱茎的短鞘，叶上面有时具少数或多而密的紫红色斑点。总状花序具数朵至 10 余朵花，常偏向一侧；苞片披针形，先端渐尖；子房圆柱状纺锤形，扭转；花紫红色或粉红色；萼片彼此紧密靠合成兜，先端急尖，侧萼片斜镰状披针形，先端急尖；花瓣披针状线形，先端急尖，与萼片贴生；唇瓣向前伸展，上面和边缘具细乳突，基部楔形，中部 3 裂，侧裂片线形，先端急尖，中裂片较侧裂片长而稍宽，向先端渐狭，先端钝，具 3 脉；距细圆筒状圆锥形。花期 8 ～ 9 月。

| **生境分布** | 生于海拔 400 ～ 4 100 m 的山坡林下或草地。分布于内蒙古呼伦贝尔市（莫力达瓦达斡尔族自治旗、阿荣旗、牙克石市、额尔古纳市）、兴安盟（科尔沁右翼前旗、阿尔山市）、赤峰市（敖汉旗、宁城县、克什克腾旗）。

| **资源情况** | 野生资源一般。药材来源于野生。

| **采收加工** | 夏、秋季采收，鲜用或晒干。

| **功能主治** | 甘，平。归心、肝经。醒脑回阳，活血散瘀，接骨生肌。用于外伤疼痛性休克，跌打损伤，骨折等。

| **用法用量** | 内服煎汤，1.5 ～ 3 g。外用适量，研末；或鲜品捣敷。

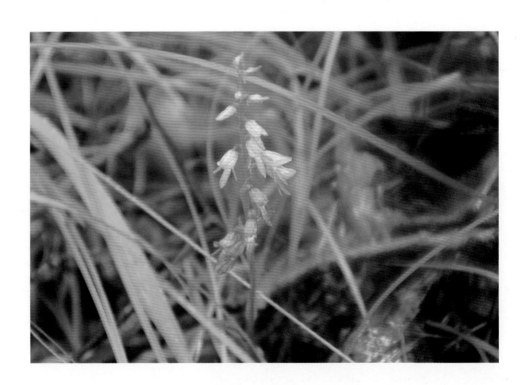

兰科 Orchidaceae 手参属 Gymnadenia

手参
Gymnadenia conopsea (L.) R. Br.

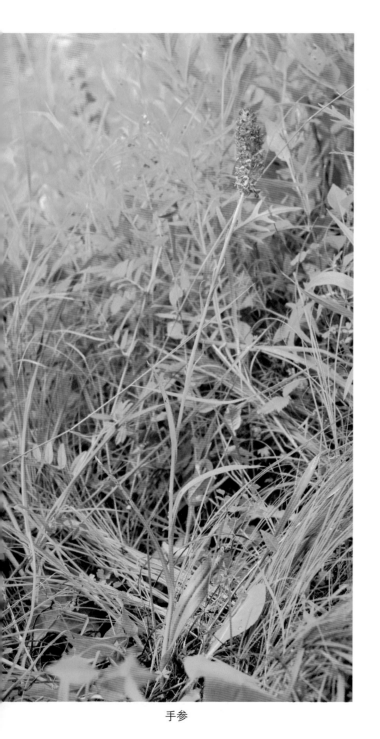

手参

| 植物别名 |

手参。

| 蒙 文 名 |

阿拉干－查黑日玛。

| 药 材 名 |

中药 手掌参（药用部位：块茎。别名：藏三七、手儿参、阴阳参）。

蒙药 额日和藤奴－嘎日（药用部位：块茎）。

| 形态特征 |

多年生草本，高 20 ～ 60 cm。块茎椭圆形，肉质，下部掌状分裂，裂片细长。茎直立，圆柱形，基部具 2 ～ 3 筒状鞘。叶片线状披针形、狭长圆形或带形，先端渐尖或稍钝，基部收狭成抱茎的鞘。总状花序具多数密生的花，圆柱形；苞片披针形，先端长渐尖成尾状；子房纺锤形，顶部稍弧曲；花粉红色，罕为粉白色；中萼片宽椭圆形或宽卵状椭圆形，先端急尖，略呈兜状，侧萼片斜卵形，反折，边缘向外卷，先端急尖；花瓣直立，斜卵状三角形，与中萼片等长，与侧萼片近等宽，边缘具细锯齿，先端急尖，与中萼片相靠；唇瓣向前伸展，宽倒卵形，中裂片较侧裂片大，三角形；距细而长，狭圆筒形，向末端略增粗或略渐狭；花粉团卵球形，具细长的柄和粘盘，粘盘线状披针形。花果期 6 ~ 8 月。

| 生境分布 | 生于海拔 260 ~ 4 700 m 的山坡林下、草地或砾石滩草丛中。分布于内蒙古呼伦贝尔市（鄂伦春自治旗、扎兰屯市、海拉尔区、牙克石市、额尔古纳市、鄂温克族自治旗）、兴安盟（科尔沁右翼中旗、阿尔山市）、赤峰市（阿鲁科尔沁旗、喀喇沁旗、宁城县、巴林右旗、克什克腾旗）、锡林郭勒盟（东乌珠穆沁旗、西乌珠穆沁旗、多伦县）、乌兰察布市（兴和县、凉城县）。

| 资源情况 | 野生资源一般。药材来源于野生。

| 采收加工 | **中药** 手掌参：夏、秋季采挖，除去须根及泥沙，晒干；或置沸水中略烫或煮至内无白心，晒干。

| 药材性状 | **中药** 手掌参：本品呈手状，表面浅黄色至黄褐色，有细皱纹，先端有茎残基或残痕，下部有多数分枝。质坚硬，断面黄白色，角质样。气特异，味淡，嚼之发黏。

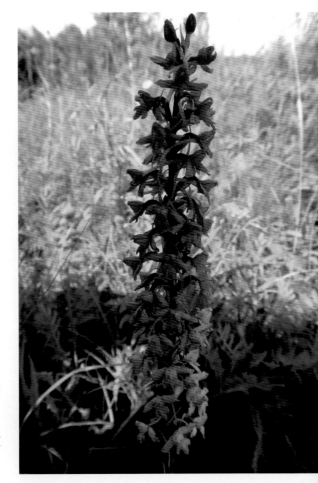

| 功能主治 | **中药** 手掌参：甘、微苦，凉。归肺、脾、胃经。补养气血，生津止渴。用于久病体虚，失眠心悸，肺虚咳嗽，慢性肝炎，久泻，失血，带下，乳少，阳痿等。
蒙药 额日和藤奴－嘎日：甘、涩，温。强壮，生津，固精益气。用于滑精，阳痿，久病体虚，腰腿酸痛，痛风，游痛症等。

| 用法用量 | **中药** 手掌参：内服煎汤，9 ~ 15 g；或研末；或浸酒。外用适量，鲜品捣敷。
蒙药 额日和藤奴－嘎日：内服煮散剂，3 ~ 5 g；或入丸、散剂。

兰科 Orchidaceae 沼兰属 Malaxis

沼兰
Malaxis monophyllos (L.) Sw.

| **植物别名** | 小柱兰、一叶兰。

| **蒙文名** | 那木格音 – 查黑日玛。

| **药材名** | 沼兰（药用部位：全草。别名：小柱兰、一叶兰）。

| **形态特征** | 地生草本。假鳞茎卵形，较小，外被白色薄膜质鞘。叶通常1，斜立，卵形、长圆形或近椭圆形，先端钝或近急尖，基部收狭成柄；叶柄多少鞘状，抱茎或上部离生。花葶直立，除花序轴外近无翅；总状花序具数十朵花或更多；苞片披针形；花梗和子房长 2.5 ～ 4 mm；花小，较密集，淡黄绿色至淡绿色；中萼片披针形或狭卵状披针形，先端长渐尖，具1脉，侧萼片线状披针形，略狭于中萼片，亦具1脉；

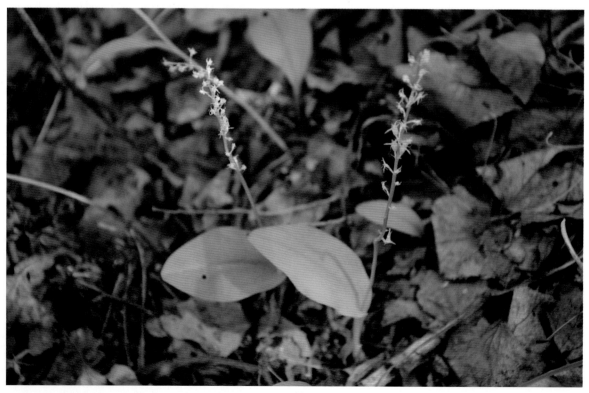

沼兰

花瓣近丝状或为极狭的披针形；唇瓣长 3 ～ 4 mm，先端骤然收狭而成线状披针形的尾；唇盘近圆形、宽卵形或扁圆形，中央略凹陷，两侧边缘变肥厚并具疣状突起，基部两侧有 1 对钝圆短耳；蕊柱粗短。蒴果倒卵形或倒卵状椭圆形；果梗长 2.5 ～ 3 mm。花果期 7 ～ 8 月。

| 生境分布 | 生于林下、灌丛或草坡。分布于内蒙古呼伦贝尔市（根河市、牙克石市、额尔古纳市）、兴安盟（扎赉特旗、科尔沁右翼前旗、阿尔山市）、赤峰市（阿鲁科尔沁旗、喀喇沁旗、宁城县、巴林右旗、克什克腾旗）、锡林郭勒盟（东乌珠穆沁旗、西乌珠穆沁旗）、乌兰察布市（兴和县）。

| 资源情况 | 野生资源一般。药材来源于野生。

| 采收加工 | 夏季采收，鲜用或晒干。

| 功能主治 | 甘，平。清热解毒，调经活血，消肿利尿。用于肾虚，虚劳咳嗽，崩漏带下，产后腹痛等。

| 用法用量 | 内服煎汤，9 ～ 12 g；或浸酒。

内蒙古自治区动物药、矿物药资源

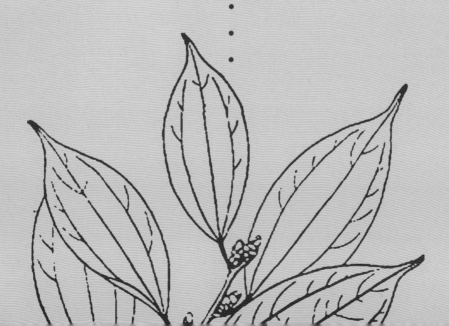

东亚钳蝎
Buthus martensii Karsch

| **动物别名** | 全虫、蝎子、马氏正钳蝎。

| **蒙 文 名** | 赫林奇图－浩如海。

| **药 材 名** | **中药** 全蝎（药用部位：全体）。
　　　　　　　蒙药 赫林奇图－浩如海（药用部位：全体）。

| **形态特征** | 体长约 6 cm，分为头胸部及腹部。头胸部较短，具 7 节，分节不明显，背面覆有头胸甲，前端两侧各有 1 团单眼，头胸甲背部中央处另有 1 对，如复眼。头部有 2 对附肢，1 对为钳角，甚小；1 对为强大的脚须，形如蟹螯。胸部有 4 对步足，每足分为 7 节，末端各有 2 钩爪。腹部甚长，分为前腹部和后腹部，前腹部宽广，具 7

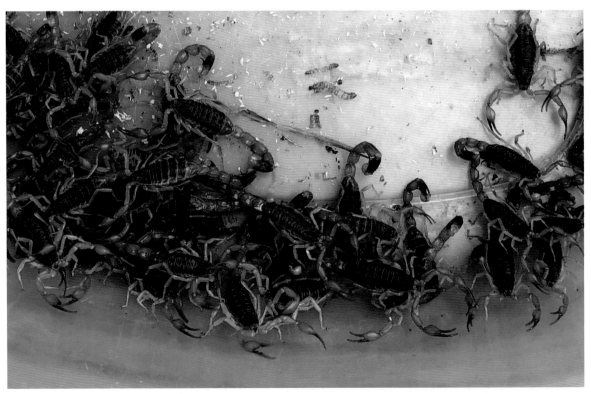

东亚钳蝎

节，第 1 节腹面有 1 生殖厣，内有生殖孔；第 2 节腹面有 1 对栉板，栉板上有 16 ~ 25 齿，第 3 ~ 6 节的腹面各有 1 对肺书孔。后腹部细长，分为 6 节，最末 1 节为尾刺，后腹各节皆有数条由颗粒排列而成的纵棱；尾刺呈钩状，上屈，内有毒腺。

| **生境分布** | 栖息于石底及石缝的潮湿阴暗处。内蒙古呼和浩特市、包头市等有养殖。

| **资源情况** | 无野生资源。药材来源于养殖。

| **采收加工** | **中药** 全蝎：春末至秋初捕捉，除去泥沙，置沸水或沸盐水中煮至全体僵硬，捞出，置通风处阴干。

| **药材性状** | **中药** 全蝎：本品头胸部与前腹部呈扁平长椭圆形，后腹部呈尾状，皱缩弯曲，完整者体长约 6 cm。头胸部呈绿褐色，前面有 1 对短小的螯肢及 1 对较长大的钳状脚须，形似蟹螯，背面覆有梯形背甲，腹面有 4 对足，足均为 7 节，末端各具 2 钩爪；前腹部由 7 节组成，第 7 节色深，背甲上有 5 隆脊线。背面绿褐色，后腹部棕黄色，具 6 节，各节均有纵沟，末节有锐钩状毒刺，毒刺下方无距。气微腥，味咸。

| **功能主治** | **中药** 全蝎：辛，平；有毒。归肝经。息风镇痉，通络止痛，攻毒散结。用于肝风内动，痉挛抽搐，小儿惊风，中风口㖞，半身不遂，破伤风，风湿顽痹，偏正头痛，疮疡，瘰疬。
蒙药 赫林奇图 - 浩如海：甘、辛、咸，平；有毒。明目，镇赫依，愈白脉，清脑。用于视力减退，癫痫。

| **用法用量** | **中药** 全蝎：内服煎汤，3 ~ 6 g。
蒙药 赫林奇图 - 浩如海：内服煎汤，3 ~ 6 g。外用适量。

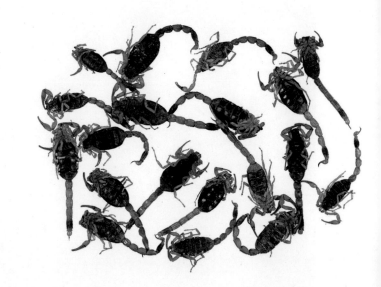

█ 蜈蚣科 █ Scolopendridae █ 蜈蚣属 █ *Scolopendra*

少棘巨蜈蚣 *Scolopendra subspinipes mutilans* L. Koch

| **动物别名** | 天龙、百足虫、千足虫。

| **蒙 文 名** | 其楚日－浩如海。

| **药 材 名** | 蜈蚣（药用部位：全体）。

| **形态特征** | 体形扁平而长，体长 9 ~ 17 cm，宽 0.5 ~ 1.1 cm，头部红褐色；背腹略扁。头板杏仁形，前端较窄而突出，长约为第 1 背板的 2 倍，有 1 对多节的细长触角，单眼丛集似复眼，头部腹面有口器，有 1 对须肢。躯干第 1 背板与头板同色，全体由 22 个同型环节构成，第 1、2 节常愈合，其余体节大小相间。第 1 节附肢 2 对，其余各节附肢 1 对；第 1 对附肢基部愈合，末节为毒爪。背板自第 2 节起为

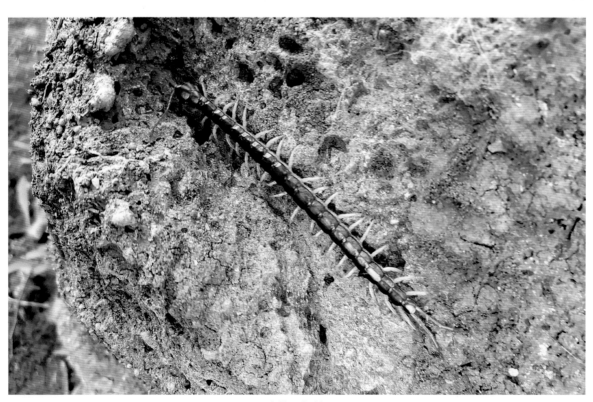

少棘巨蜈蚣

墨绿色，自第 4 ~ 9 节起有 2 条不显著的纵沟。腹板及步肢均为淡黄色，步肢 21 对，足端黑色，尖端爪状。附肢内部有毒腺。躯干两侧具 9 对气门。生殖孔 1 个，位于末端第 2 节的腹面。

| **生境分布** | 栖息于潮湿阴暗处。分布于内蒙古乌兰察布市（卓资县、凉城县、察哈尔右翼中旗、四子王旗）、呼和浩特市（土默特左旗、和林格尔县、武川县）、包头市（固阳县）、鄂尔多斯市（东胜区、鄂托克前旗、鄂托克旗）、巴彦淖尔市（乌拉特中旗、乌拉特后旗）。

| **资源情况** | 野生资源稀少。药材来源于野生。

| **采收加工** | 春、夏季捕捉，用竹片插入头尾，绷直，干燥。

| **药材性状** | 本品呈扁平长条形，长 9 ~ 15 cm，宽 0.5 ~ 1 cm。由头部和躯干组成，全体共 22 环节。头部暗红色或红褐色，略有光泽，有头板覆盖；头板近圆形，前端稍突出，两侧贴有 1 对须肢，前端两侧有 1 对触角。躯干第 1 背板与头板同色，其余 20 个背板为棕绿色或墨绿色，具光泽，第 4 ~ 20 背板常有 2 纵沟线；腹部淡黄色或棕黄色，皱缩；自第 2 节起，每节两侧有 1 对步足；步足黄色或红褐色，偶黄白色，呈弯钩形，最末 1 对步足尾状，故又称尾足，易脱落。质脆，断面有裂隙。气微腥，有特殊刺鼻的臭气，味辛、微咸。

| **功能主治** | 息风镇痉，通络止痛，攻毒散结。用于肝风内动，痉挛抽搐，小儿惊风，中风口㖞，半身不遂，破伤风，风湿顽痹，偏正头痛，疮疡，瘰疬，蛇虫咬伤。

| **用法用量** | 内服煎汤，3 ~ 5 g。

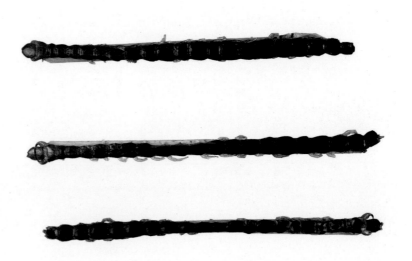

鸭科 Euphorbiaceae 雁属 Anser

鸿雁
Anser cygnoides Linnaeus

动物别名	原鹅、大雁、冠雁。
蒙 文 名	哈伦嘎鲁。
药 材 名	鸿雁肉（药用部位：肉）、鸿雁油（药用部位：脂肪）、鸿雁羽（药用部位：羽毛）。
形态特征	成体雌雄羽色相似，但雌鸟体略小于雄鸟，嘴基部疣突不明显。成体额、头顶、后颈暗褐色，额基部与嘴间有1白色细纹，将嘴和额明显分开。颊、喉、耳羽区沙黄色，前颈几乎白色。嘴基部至眼后有1黑褐色细纹。背部、翼上覆羽铅灰色，具白色细横纹（羽毛具白色端斑）。飞羽近黑色，具白色羽缘。尾上覆羽深灰褐色，但最

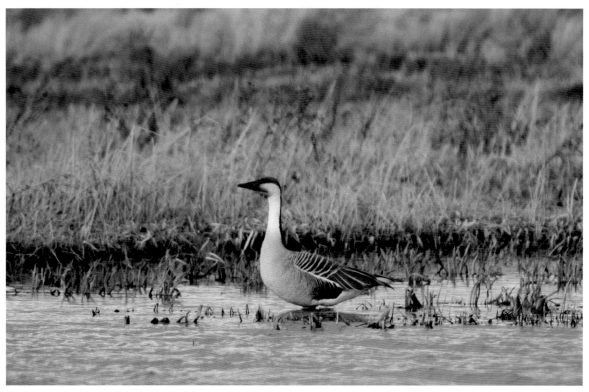

鸿雁

长的尾上覆羽白色。尾羽近黑色，羽端白色，起飞时尾上部很像有一黑色宽的次端斑。前颈和颈两侧几乎白色。前胸、腹部浅黄褐色，自前向后色逐渐变淡。下腹、尾上覆羽白色，两胁暗褐色带茶黄色羽端斑。翼下覆羽、腋羽暗灰色。嘴黑色。跗、脚橙色。雄鸟上嘴基部有 1 疣状突起。虹膜栗色。

亚成体头顶至后颈褐色，颊、耳羽区、喉和前颈及颈两侧污白色带棕色，胸、腹、两胁色比成体淡，两胁横斑不显，嘴铅灰色，嘴基无白纹，跗、脚浅黄褐色。

| 生境分布 | 栖息于湖泊、水塘、沼泽中，也见于湿地边缘的沼泽浅滩、农田，特别是水生植物丛生地带。主要分布于内蒙古呼伦贝尔市（满洲里市、牙克石市）、兴安盟（扎赉特旗）、锡林郭勒盟（锡林浩特市、东乌珠穆沁旗、阿巴嘎旗）、赤峰市（巴林右旗、阿鲁科尔沁旗）、呼和浩特市、包头市、巴彦淖尔市、鄂尔多斯市。

| 资源情况 | 野生资源较丰富。药材来源于野生。

| 采收加工 | 鸿雁肉、鸿雁油、鸿雁羽：以冬季捕捉为好，捕捉后，实施安死术，除去内脏，分别取肉、脂肪、羽毛，肉鲜用，脂肪鲜用或炼油，羽毛晒干。

| 功能主治 | 鸿雁肉：甘，平。归肝、肾经。强筋壮骨。用于诸风麻木不仁，筋脉拘挛，半身不遂等。

鸿雁油：益气补虚，活血舒筋。用于气血不足，中风，手足拘挛，腰脚痿弱，耳聋，脱发，热结胸痞，疮痈肿毒。

鸿雁羽：镇静祛风。用于小儿惊痫。

| 用法用量 | 鸿雁肉：煮食，适量。

鸿雁油：内服，1 匙。外用适量，涂敷。

鸿雁羽：适量，烧存性，研末。

犬科 Canidae 犬属 Canis

狼 *Canis lupus* Linnaeus

| **动物别名** | 灰狼、豺狼。

| **蒙 文 名** | 奇奴。

| **药 材 名** | **中药** 狼膏（药用部位：脂肪）、狼骨（药用部位：骨）、狼肉（药用部位：肉）、狼喉靥（药用部位：甲状腺）。

蒙药 奇奴瓦音－赫勒（药用部位：舌）、奇奴瓦音－浩道杜（药用部位：胃）。

| **形态特征** | 犬科中体型最大者，外形似狗，但吻尖口宽。体长 1 ~ 1.6 m，重 30 ~ 40 kg。通常两耳直立，尾不上卷，尾毛蓬松，尖毛头黑色显著。整个头部、背部及四肢外侧毛黄褐色、棕灰色，杂有灰黑色毛，但四肢内面及腹部毛色较淡，毛色常因栖息环境不同和季节变化而有差异。前足 5 趾，后足 4 趾。

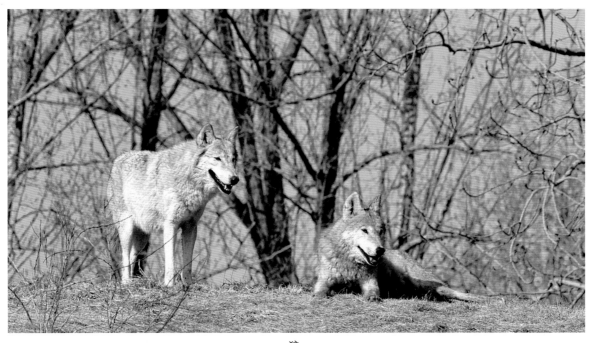

狼

| 生境分布 | 栖息于苔原、草原、森林、荒漠、农田等。分布于内蒙古呼伦贝尔市、兴安盟、赤峰市、通辽市（扎鲁特旗、霍林郭勒市）、锡林郭勒盟、乌兰察布市、呼和浩特市、包头市、巴彦淖尔市、鄂尔多斯市、乌海市、阿拉善盟。 |

| 资源情况 | 野生资源较少。药材来源于野生。 |

| 采收加工 | **中药** 狼膏：经批准捕获的狼，实施安死术后，取脂肪，炼油即得。
狼骨、狼肉、狼喉靥：经批准捕获的狼，实施安死术后，分别取骨、肉、甲状腺，鲜用或晾干。
蒙药 奇奴瓦音 - 赫勒：经批准捕获的狼，实施安死术后，取舌，晒干或烘干。
奇奴瓦音 - 浩道杜：经批准捕获的狼，实施安死术后，取胃，洗净胃内容物，晒干或烘干。 |

| 药材性状 | **蒙药** 奇奴瓦音 - 赫勒：本品呈圆柱形，略扁，稍弯曲，舌尖向上翘，长约15 cm，宽约13 cm，厚1 ~ 2 cm，舌尖钝圆，较薄，舌根稍宽厚。表面黄棕色或棕褐色。正面中间有1浅纵沟，背面有1深沟，正面可见众多突出的味蕾，前、中部味蕾呈点状，根部味蕾呈三角状。质坚硬而韧，不易折断，切面呈椭圆形，可见细纹理。气微腥，味淡。
奇奴瓦音 - 浩道杜：本品呈扁平囊状，中空，略弯曲，一端窄，长约23 cm，宽端约10 cm，窄端约5 cm，厚约2 cm。表面灰褐色，有肌纤维纹理，残留脂肪。断面棕色，周围有1层灰白色膜，内为纵横相交的肌纤维。质坚，不易折断。气极腥，味咸。 |

| 功能主治 | **中药** 狼膏：祛风补虚，润肤泽皱。用于风痹疼痛，肺痨咳嗽，老年慢性支气管炎，皮肤皲裂，秃疮。
狼骨：益脑安神。用于眩晕，神经痛等。
狼肉：补虚益气。用于虚劳，久痢，脱肛等。
狼喉靥：降气止吐。用于恶心呕吐，噎膈。
蒙药 奇奴瓦音 - 赫勒：杀黏，消肿。用于舌肿，化脓性扁桃体炎，结喉，龈肿。
奇奴瓦音 - 浩道杜：温中，消食。用于消化不良，胃巴达干病，胃痛，肋痞。 |

| 用法用量 | **中药** 狼膏：内服煎汤，5 ~ 10 g。外用适量，涂擦患处。
狼骨：内服，3 ~ 5 g，烧存性，研末。
狼肉：煮食，150 ~ 200 g，食肉饮汁。
狼喉靥：内服研末，3 ~ 5 g，温水冲服。
蒙药 奇奴瓦音 - 赫勒：内服煮散，3 ~ 5 g；或入丸、散剂。
奇奴瓦音 - 浩道杜：内服煮散，1.5 ~ 3 g；或入丸、散剂。 |

犬科 Canidae 狐属 Vulpes

赤狐 *Vulpes vulpes* Linnaeus

| **动物别名** | 狐狸、草狐、红狐。

| **蒙文名** | 乌兰－额讷格。

| **药材名** | **中药** 狐心（药用部位：心）、狐肺（药用部位：肺）、狐头（药用部位：头）、狐肉（药用部位：肉）、狐肝（药用部位：肝）、狐胆（药用部位：胆）、狐肠（药用部位：肠）。
蒙药 乌讷根－奥西格（药用部位：肺）。

| **形态特征** | 体纤长，四肢短。体重 4.25 ~ 7.5 kg，长 62.5 ~ 90.5 cm，尾长 24.6 ~ 43 cm，后足长 13.5 ~ 17.2 cm，头骨之颅基长 13.4 ~ 16.9 cm。吻尖而长，耳较高而尖，直立，尾较长，略超过体长之半。通体背面毛棕黄色或趋棕红色或棕白色，毛尖灰白色，变异甚多，幼狐毛呈

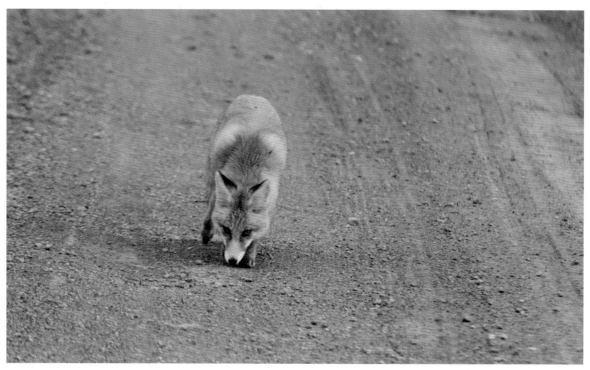

赤狐

棕白色。耳背上半部黑色，与头部毛色明显不同，尾梢白色。上颌门齿排列成浅弧形，上犬齿细长，咬合时齿尖可接近下颌底缘，第 1 上前臼齿较小，第 2、3 上前臼齿近等大，主峰之后具明显的后齿尖。乳头 4 对。

| **生境分布** | 栖息于半荒漠、高山苔原、森林边缘、丘陵农田等。分布于内蒙古兴安盟（扎赉特旗、科尔沁右翼前旗）、呼伦贝尔市（扎赉诺尔区、新巴尔虎右旗、新巴尔虎左旗、满洲里市）。

| **资源情况** | 野生资源一般。药材来源于野生。

| **采收加工** | **中药** 狐心、狐肺、狐头、狐肉、狐肝、狐胆、狐肠：实施安死术后，分别取心、肺、头、肉、肝、胆、肠，鲜用或阴干或晾干。

| **功能主治** | **中药** 狐心：镇静安神，利尿消肿。用于癫狂，心悸，失眠，水肿等。

狐肺：补肺益气，化痰定喘。用于咳嗽，咽喉痛，肺气肿等。

狐头：补虚祛风，散结解毒。用于头晕，瘰疬，疮疡肿毒等。

狐肉：补虚温中，镇静安神，祛风解毒。用于虚劳羸瘦，寒积腹痛，癔病，惊痫，痛风，水肿，疥疮，小儿卵肿等。

狐肝：清热解毒。用于破伤风，中风瘫痪，癫痫，心气痛等。

狐胆：清热健胃，镇惊安神。用于昏厥，癫痫，心痛，疟疾，纳呆等。

狐肠：镇痉，止痛，解毒。用于惊风，心胃气痛，疥疮等。

蒙药 乌讷根 - 奥西格：滋肺，定喘。用于肺脓肿，干咳，肺陈热。

| **用法用量** | **中药** 狐心：内服煮食或煨食，1 个。

狐肺：内服煮食，100 g。

狐头：内服研末，3 ~ 5 g。外用适量，烧存性，调敷。

狐肉：内服煎汤，120 ~ 240 g；或煮食。

狐肝：内服煮食；或烧灰研末，3 ~ 6 g；或入丸剂。

狐胆：内服研末，1.5 ~ 3 g；或入丸剂。

狐肠：内服，3 ~ 9 g，煅存性，研末。

蒙药 乌讷根 - 奥西格：多配方用。

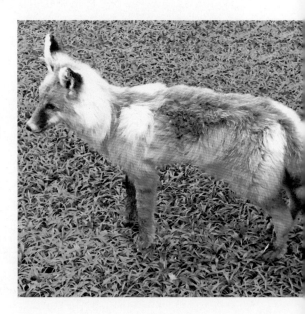

骆驼科 Camelidae 骆驼属 Camelus

双峰驼
Camelus bactriamus Linnaeus

| **动物别名** | 野驼、野生双峰驼、骆驼。

| **蒙文名** | 豪斯－布赫泰－特么。

| **药材名** | 驼脂（药用部位：脂肪）、驼肉（药用部位：肉）、驼毛（药用部位：毛）、驼乳（药材来源：乳汁）。

| **形态特征** | 大型偶蹄类，体长 3.2 ~ 3.5 m，肩高 1.6 ~ 1.8 m，体重 450 ~ 680 kg。躯短肢长，体型为典型的高方型。颈长，呈"乙"字形大弯曲，如鹅颈，头较小，头颈高昂过体，颈有毛，耳小尾短，鼻能开闭。上唇中裂如兔唇，下唇较长。前躯大，后躯小，背短腰长，其上附有 2 圆锥形脂峰，四肢细长，尻短而斜，腹部向后上方收缩，在肘、腕、胸底和后膝处附有 7 角质垫。偶蹄胼足，以趾着地，成软蹄盘。

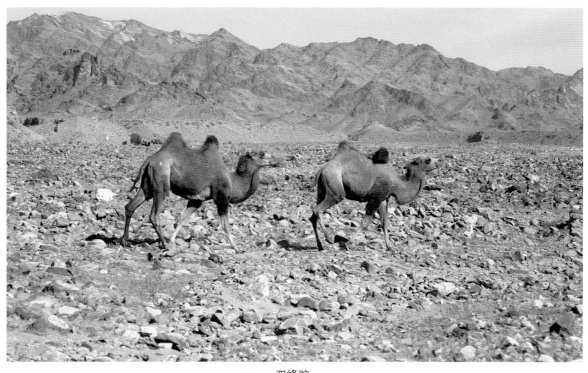

双峰驼

| **生境分布** | 栖息于海拔 2 000 ～ 4 000 m 的干草原、山地荒漠和半荒漠、干旱灌丛。内蒙古阿拉善盟有养殖。 |

| **资源情况** | 养殖资源一般。药材来源于养殖。 |

| **采收加工** | 驼脂：实施安死术后，取脂肪，炼出油，即得。
驼肉、驼毛：实施安死术后，分别取肉、毛，肉鲜食，毛洗净，晾干。
驼乳：取母驼新鲜乳汁，鲜食。 |

| **功能主治** | 驼脂：祛风解毒。用于顽癣风瘙，恶疮肿毒等。
驼肉：壮筋骨。用于久病虚损。
驼毛：解毒。用于痔疮，疮疡肿毒，鼻血。
驼乳：补中益气，强壮筋骨。用于腹胀，虫病，水肿，脱肛等。 |

| **用法用量** | 驼脂：外用适量。
驼肉：内服煮食，100 ～ 200 g。
驼毛：外用适量，烧烟熏鼻；或烧灰入鼻。
驼乳：内服，50 ～ 100 ml。 |

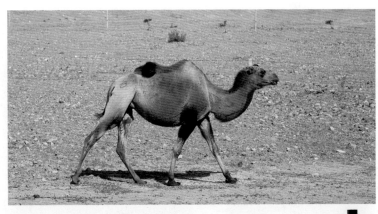

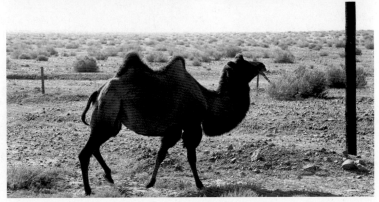

驯鹿
Rangifer tarandus Linnaeus

| **动物别名** | 角鹿、四不像。

| **药 材 名** | 驯鹿（药用部位：角）。

| **形态特征** | 体型中等，体长 110～220 cm，肩高 94～127 cm，体重 91～272 kg。雌雄均具角，角形变化大，很少对称。眉叉呈掌状向前伸出，各支有分叉。头长而直，耳较短，似马耳，额凹，嘴粗，尾短；眼较大，眼眶突出；鼻孔大，无鼻镜，鼻端被毛；耳短，尖端圆钝。颈粗短，下垂明显。肩部微隆，背部和臀部平直。主蹄大而阔，中央裂线很深，悬蹄大，行走时能触及地面，因此适于在雪地和崎岖不平的道路上行走。体背毛夏季为灰棕色、栗棕色，腹面和尾下部、四肢内侧毛白色，冬季毛色稍淡，灰褐色或灰棕色。5 月开始脱毛，9 月长冬毛。

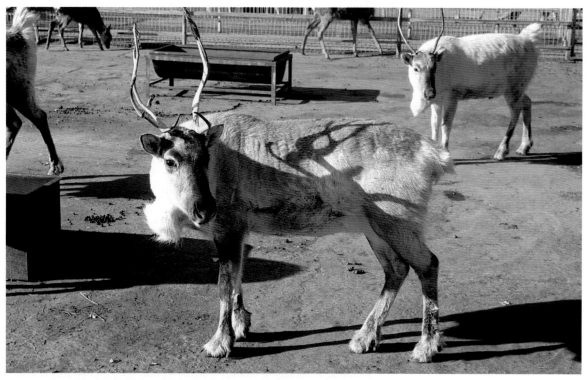

驯鹿

| **生境分布** | 栖息于寒温带针叶林中，处于半野生状态。内蒙古呼伦贝尔市（根河市）有养殖。 |

| **资源情况** | 无野生资源。药材来源于养殖。 |

| **采收加工** | 冬季或春季收集，实施安死术后，取角，风干。 |

| **功能主治** | 温肾助阳，收敛止血。用于脾肾阳虚，带下，遗尿尿频，崩漏下血，疮疡不敛等。 |

| **用法用量** | 内服煎汤，5 ~ 10 g；或研末。外用适量，磨汁涂；或研末敷。 |

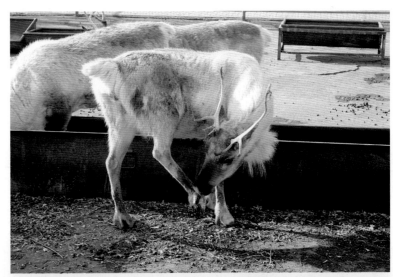

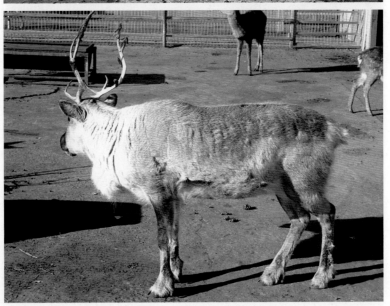

马鹿

Cervus elaphus Linnaeus

动物别名	赤鹿、八角鹿、黄臀赤鹿。
药 材 名	**中药** 鹿角(药用部位:骨化的角或锯茸后翌年春季脱落的角基)、鹿角胶(药材来源:鹿角经水煎、浓缩制成的固体胶)、鹿角霜(药材来源:除去胶质的鹿角)、鹿茸(药用部位:雄鹿未骨化、密生茸毛的幼角)。 **蒙药** 楚松 – 额布日(药用部位:雄鹿未骨化、密生茸毛的幼角)、宝格音 – 额布日(药用部位:骨化的角)。
形态特征	体型较大,体重超过 200 kg,体长可达 2 m。肩部与臀部高度相同。鼻端裸露,有眶下腺。耳大而直立,圆锥形。颈较长,约占体长的 1/3,颈下被较长的毛。尾短,但显著,有软尾毛。四肢长,蹄大,

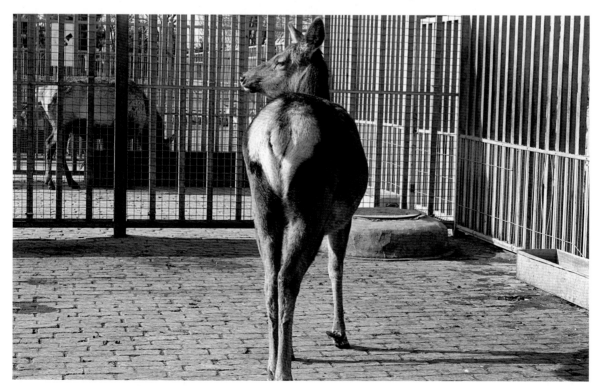

马鹿

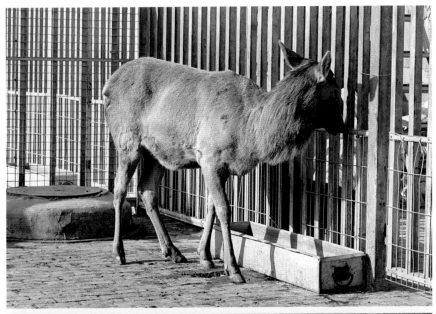

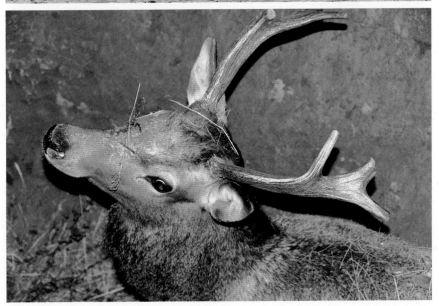

呈卵圆形。雄性有角,眉叉从角基部斜向前伸,与主干几成直角,主干长,稍向后倾斜,并略向内弯,第2叉紧接眉叉之上,第3叉与第2叉的距离远,有时主干末端复有分叉。冬毛厚密,有绒毛,灰棕色,颈部与身体背面稍带黄褐色,由额部沿背中线到体后有1黑棕色条纹,颈上有棕黑色鬃毛,脊背平直,臀部有1黄赭色大斑,四肢外侧棕色,内侧色较淡。嘴和下颌毛棕黑色,两颊毛色较浅,额上毛棕色,耳郭背毛黄褐色,耳内毛白色。夏毛较短,一般为赤褐色。

| **生境分布** | 栖息于高山森林或草原地区。分布于内蒙古呼和浩特市、巴彦淖尔市(乌拉特后旗)。

| 资源情况 | 野生资源一般，养殖资源一般。药材来源于养殖。

| 采收加工 | **中药** 鹿角：多于春季拾取，除去泥沙，风干。

鹿角胶：将鹿角锯段，漂泡洗净，分次水煎，滤过，合并滤液（或加入少量白矾细粉），静置，滤取胶液，浓缩（可加适量黄酒、冰糖和豆油）至稠膏状，冷凝，切块，晾干。

鹿角霜：春、秋季生产，将骨化的角熬去胶质，取出角块，干燥。

鹿茸：夏、秋季锯取，经加工后，阴干或烘干。

| 药材性状 | **中药** 鹿角：本品呈分枝状，通常分成 4 ~ 6 枝，全长 50 ~ 120 cm。主枝弯曲，直径 3 ~ 6 cm。基部盘状，上具不规则瘤状突起，习称"珍珠盘"，周边常有稀疏的细小孔洞。侧枝多向一面伸展，第 1 枝与珍珠盘相距较近，与主干几成直角或钝角伸出，第 2 枝靠近第 1 枝伸出，习称"坐地分枝"；第 2 枝与第 3 枝相距较远。表面灰褐色或灰黄色，有光泽，角尖平滑，中、下部常具疣状突起，习称"骨钉"，并具长短不等的断续纵棱，习称"苦瓜棱"。质坚硬，断面外圈骨质，灰白色或微带淡褐色，中部多呈灰褐色或青灰色，具蜂窝状孔。气微，味微咸。

鹿角胶：本品呈扁方形块或丁状。黄棕色或红棕色，半透明，有的上部有黄白色泡沫层。质脆，易碎，断面光亮。气微，味微甜。

鹿角霜：本品呈长圆柱形或不规则块状，大小不一。表面灰白色，显粉性，常具纵棱，偶见灰色或灰棕色斑点。体轻，质酥，断面外层较致密，白色或灰白色，内层有蜂窝状小孔，灰褐色或灰黄色。有吸湿性。气微，味淡，嚼之有粘牙感。

鹿茸：本品呈圆柱状分枝，分枝较多，具 1 侧枝者习称"单门"，具 2 侧枝者习称"莲花"，具 3 侧枝者习称"三岔"，具 4 或更多侧枝者习称"四岔"。按产地分为"东马鹿茸"和"西马鹿茸"。东马鹿茸"单门"大挺长 25 ~ 27 cm，直径约 3 cm，外皮灰黑色，茸毛灰褐色或灰黄色，锯口面外皮较厚，灰黑色，中部密布细孔，质嫩；"莲花"大挺长可达 33 cm，下部有棱筋，锯口面蜂窝状小孔稍大；"三岔"皮色深，质较老；"四岔"茸毛粗而稀，大挺下部具棱筋及疙瘩，分枝顶端多无毛，习称"捻头"。西马鹿茸大挺多不圆，顶端圆扁不一，长 30 ~ 100 cm，表面有棱，多抽缩干瘪，分枝较长且弯曲，茸毛粗长，灰色或黑灰色，锯口色较深，常见骨质。气腥臭，味咸。

| 功能主治 | **中药** 鹿角：温肾阳，强筋骨，行血消肿。用于肾阳不足，阳痿遗精，腰脊冷痛，阴疽疮疡，乳痈初起，瘀血肿痛。

鹿角胶：温补肝肾，益精养血。用于肝肾不足所致的腰膝酸冷，阳痿遗精，虚劳羸瘦，崩漏下血，便血尿血，阴疽肿痛。

鹿角霜：温肾助阳，收敛止血。用于脾肾阳虚，带下，遗尿尿频，崩漏下血，疮疡不敛。

鹿茸：壮肾阳，益精血，强筋骨，调冲任，托疮毒。用于肾阳不足，精血亏虚，阳痿滑精，宫冷不孕，羸瘦，神疲，畏寒，眩晕，耳鸣，耳聋，腰脊冷痛，筋骨痿软，崩漏带下，阴疽不敛。

蒙药 楚松－额布日：燥脓，燥"协日乌素"，益精补血，强筋骨，壮身。用于肺脓肿，瘀血，遗精，滑精，阳痿，月经不调，创伤，伤筋折骨，体虚精衰。

宝格音－额布日：燥脓，燥恶血，干"协日乌素"，消肿，止刺痛，解毒。用于肺脓肿，咳血痰，胸伤水肿，胸胁刺痛，乳肿，疮疡。

| **用法用量** | **中药** 鹿角：内服煎汤，6～15 g。

鹿角胶：内服，3～6 g，烊化兑服。

鹿角霜：内服煎汤，9～15 g，先煎。

鹿茸：内服研末，1～2 g。

蒙药 楚松－额布日：内服研末，1.5～3 g。

宝格音－额布日：内服煎汤，3～5 g；或入丸、散剂。

鹿科 Cervidae 鹿属 Cervus

梅花鹿 *Cervus nippon* Temminck

| **动物别名** | 花鹿、鹿、斑龙珠。

| **蒙 文 名** | 楚松－额布日、宝格音－额布日。

| **药 材 名** | **中药** 鹿角（药用部位：骨化的角）、鹿角胶（药材来源：鹿角加水熬出的胶质液体）、鹿角霜（药材来源：除去角质的鹿角角块）、鹿茸（药用部位：雄鹿未骨化、密生茸毛的幼角）。
蒙药 楚松－额布日（药用部位：未骨化的角）、宝格音－额布日（药用部位：骨化的角）。

| **形态特征** | 体长约 1.5 m，肩高约 90 cm。雄鹿有角，生长完全者共有 4 叉，眉叉斜向前伸；第 2 叉与眉叉相距较远，主干末端再分 1 叉。雌鹿无角。眶下腺明显，呈裂缝状。耳大，直立。颈细长，颈和胸部下方有长毛。

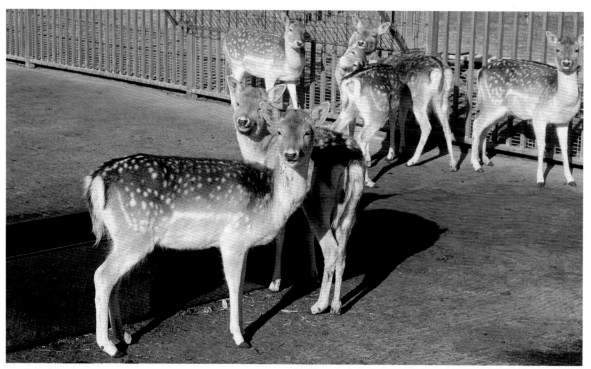

梅花鹿

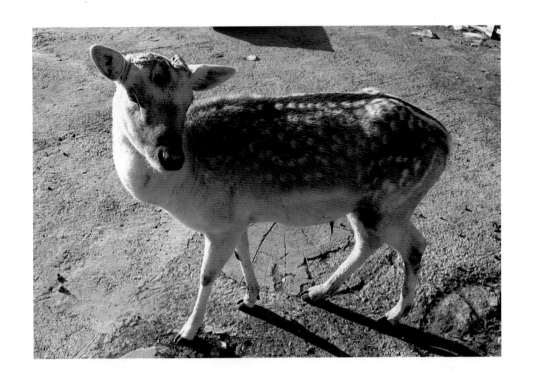

尾短，臀部有明显白斑。四肢细长，后肢外侧踝关节下有褐色腺体，名为"跖腺"；主蹄狭尖，侧蹄小。冬毛厚密，棕灰色或棕黄色，有白色斑点，夏季白斑更明显。腹部毛白色，四肢毛色较淡，背部有深棕色纵纹。

| **生境分布** | 栖息于针阔叶混交林的山地、森林边缘和山地草原。内蒙古呼伦贝尔市（扎兰屯市）、兴安盟（扎赉特旗）、通辽市（霍林郭勒市）、赤峰市（克什克腾旗）、锡林郭勒盟（西乌珠穆沁旗、多伦县）有养殖。

| **资源情况** | 无野生资源，养殖资源较丰富。药材来源于养殖。

| **采收加工** | **中药** 鹿角：多于春季拾取，除去泥沙，风干。

鹿角胶：将鹿角锯段，漂泡洗净，分次水煎，滤过，合并滤液（或加入少量白矾细粉），静置，滤取胶液，浓缩（可加适量黄酒、冰糖和豆油）至稠膏状，冷凝，切块，晾干。

鹿角霜：春、秋季生产，将骨化的角熬去胶质，取出角块，干燥。

鹿茸：夏、秋季锯取，经加工后，阴干或烘干。

| **药材性状** | **中药** 鹿茸：本品呈圆柱状分枝。具 1 分枝者习称"二杠"，主枝习称"大挺"，长 17 ~ 20 cm，锯口直径 4 ~ 5 cm，离锯口约 1 cm 处分出侧枝，习称"门庄"，长 9 ~ 15 cm，较大挺略细；外皮红棕色或棕色，多光润，表面密生红黄色或棕

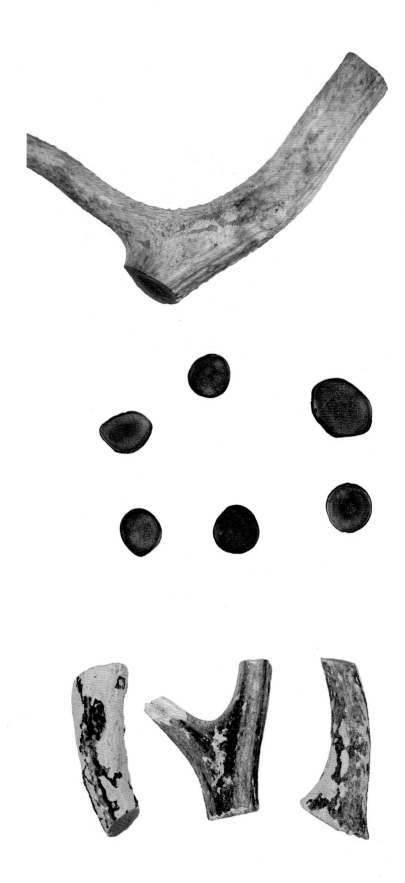

黄色细茸毛，上端毛较密，下端毛较疏；分叉间具 1 灰黑色筋脉，皮茸紧贴；锯口黄白色，外围无骨质，中部密布细孔；体轻；气微腥，味微咸。具 2 分枝者习称"三岔"，大挺长 23 ~ 33 cm，较二杠细，略呈弓形，微扁，枝端略尖，下部多有纵棱筋及凸起的疙瘩；皮红黄色，茸毛较稀而粗。二茬茸与头茬茸相似，但大挺长而不圆或下粗上细，下部有纵棱筋；皮灰黄色，茸毛较粗糙，锯口外围多已骨化；体较重；无腥气。

| **功能主治** | **中药** 鹿角：淡，温。温肾阳，强筋骨，行血消肿。用于肾阳不足，阳痿遗精，腰脊冷痛，阴疽疮疡，乳痈初起，瘀血肿痛。

鹿角胶：温补肝肾，益精养血。用于肝肾不足所致的腰膝酸冷，阳痿遗精，虚劳羸瘦，崩漏下血，便血尿血，阴疽肿痛。

鹿角霜：温肾助阳，收敛止血。用于脾肾阳虚，带下，遗尿尿频，崩漏下血，疮疡不敛。

鹿茸：甘、咸，温。壮肾阳，益精血，强筋骨，调冲任，托疮毒。用于肾阳不足，精血亏虚，阳痿滑精，宫冷不孕，羸瘦，神疲，畏寒，眩晕，耳鸣，耳聋，腰脊冷痛，筋骨痿软，崩漏带下，阴疽不敛。

蒙药 楚松－额布日：甘、咸，温。燥脓，燥"协日乌素"，益精补血，强筋骨，壮身。用于肺脓肿，瘀血，遗精，滑精，阳痿，月经不调，创伤，伤筋折骨，体虚精衰。

宝格音－额布日：咸，温。燥脓，燥恶血，干"协日乌素"，消肿，止刺痛，解毒。用于肺脓肿，咳血痰，胸伤水肿，胸胁刺痛，乳肿，疮疡。

| **用法用量** | **中药** 鹿角：内服煎汤，6 ~ 15 g。

鹿角胶：内服，3 ~ 6 g，烊化兑服。

鹿角霜：内服煎汤，9 ~ 15 g，先煎。

鹿茸：内服研末，1 ~ 2 g。

蒙药 楚松－额布日：内服研末，1.5 ~ 3 g；或入丸、散剂。

宝格音－额布日：内服煎汤，3 ~ 5 g；或入丸、散剂。

麋鹿
Elaphurus davidianus Milne-Edwards.

| 动物别名 | 四不像、大卫神父鹿。

| 药 材 名 | 麋鹿茸（药用部位：雄鹿未骨化、密生茸毛的幼角）、麋鹿角（药用部位：骨化的角）。

| 形态特征 | 体长约 2 m，雄鹿肩高 0.8 ~ 0.85 m，雌鹿肩高 0.7 ~ 0.75 m，雄性幼鹿体重 35 ~ 40 kg，雌性幼鹿体重 24 ~ 28 kg，成年鹿体重 150 ~ 200 kg。雄鹿具有长而呈波状的针毛和形状独特的角，角无眉叉，但有 1 长后枝，所有分叉都向后伸展。雌鹿无角，体型也较小。因头似马、角似鹿、尾似驴、蹄似牛而俗称"四不像"。

| 生境分布 | 栖息于地势低洼的草地和季节性泛滥的芦苇湿地。内蒙古巴彦淖尔

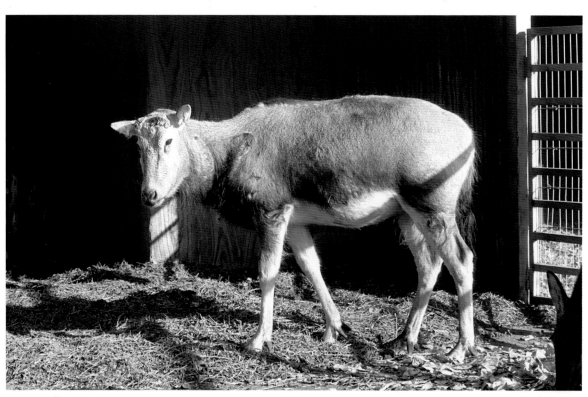

麋鹿

市有少量养殖。

| 资源情况 | 无野生资源。药材来源于养殖。

| 采收加工 | 麋鹿茸：夏、秋季锯取，经加工后，阴干或烘干。

麋鹿角：春、冬季拾取，晾干。

| 药材性状 | 麋鹿茸：本品二叉分歧，后枝长而直。表面具茸毛。锯口外围无骨质，中间有细孔。

麋鹿角：本品呈分枝状，长约 50 cm。角无眉叉，主干离头部一段距离后分为前后 2 枝，前枝再分歧成 2 叉，后枝长而直，不再分叉或近枝端处有 1 短叉，枝端渐细。基部有盘状突起。表面浅黄白色，无毛，有光泽，具疣状突起，并有纵棱。质硬，断面周围白色，中央灰黄色，并有细蜂窝状小孔。

| 功能主治 | 麋鹿茸：滋阴补肾，软坚散结。用于骨蒸劳热，头发枯黄、稀疏脱落，腰膝酸软，眩晕，耳鸣，失眠多梦，咽干舌燥，形体消瘦，五心烦热，盗汗，午后潮热，大便干结，遗精早泄，月经不调，经少经闭，久不孕育。

麋鹿角：壮阳补精，强筋益血。用于五痿，皮缓毛瘁，血脉枯槁，肌肉薄着，筋骨羸弱，饮食无味，四肢无力，爪枯发落，眼昏唇燥。

| 用法用量 | 麋鹿茸：内服研末，12 g。

麋鹿角：内服煎汤，5 ~ 10 g；或研末，每次 1 ~ 3 g；或入丸、散剂。外用适量，磨汁涂；或研末撒；或调敷。

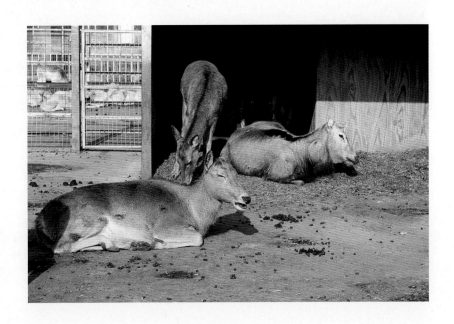

兔科 Leporidae 兔属 Lepus

蒙古兔 *Lepus tolai* Pallas

| **动物别名** | 山兔、野兔、山跳。

| **药材名** | **中药** 蒙古兔（药材来源：肉、粪便）。
蒙药 陶来音－吉如和（药用部位：心）。

| **形态特征** | 体型中等，长约 45 cm，尾长约 9 cm，体重一般在 2 kg 以上。耳甚长，有窄的黑尖，向前折超过鼻端。前肢短，后肢长，尾连端毛略与后足等长。全身背部为沙黄色，杂有黑色。头部色较深，在鼻部两侧面颊部，各有 1 圆形浅色圈，眼周围有白色窄环。耳内侧有稀疏的白毛，耳先端黑棕色。腹毛纯白色。臀部沙灰色。颈下及四肢外侧均为浅棕黄色。后背毛色与颈部背面相同，尾背面中间为黑褐色，两边白色，尾腹面为纯白色。冬毛长而蓬松，有细长的白

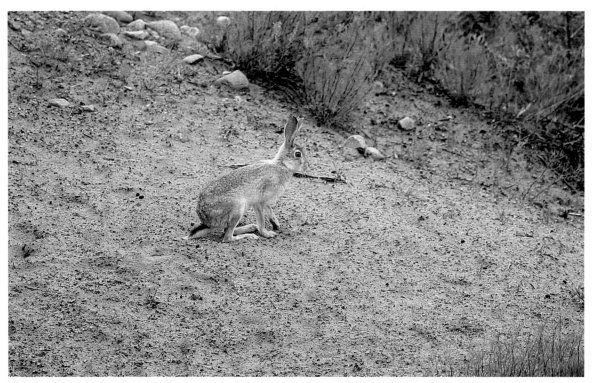

蒙古兔

色针毛，伸出毛被外面。夏毛色略深，淡棕色，并杂生少量白色针毛。

| 生境分布 | 栖息于平原、荒草地、山坡灌丛、丘陵平原、农田和苗圃等。分布于内蒙古呼伦贝尔市、锡林郭勒盟、乌兰察布市（察哈尔右翼前旗）、呼和浩特市（和林格尔县、清水河县、托克托县）、包头市（达尔罕茂明安联合旗）、鄂尔多斯市、巴彦淖尔市（乌拉特前旗）。

| 资源情况 | 野生资源一般。药材来源于野生。

| 采收加工 | **中药** 蒙古兔：捕获后，实施安死术，取肉，洗净，鲜用；全年均可采集粪便，以秋季较多，一般在野草中易于寻找，拣净杂草、泥沙，晒干。

蒙药 陶来音-吉如和：实施安死术后，取心，晒干或烘干。

| 功能主治 | **中药** 蒙古兔：肉，补中益气，凉血解毒；用于胃热消渴，反胃吐食，肠热便秘，肠风便血，湿热痹证，丹毒等。粪便，去翳明目，解毒杀虫；用于目暗生翳，疳积，痔瘘。

蒙药 陶来音-吉如和：镇赫依，镇静，镇刺痛。用于气喘，心刺痛，失眠，心神不安，胸闷，心赫依所致的昏迷，命脉赫依病。

| 用法用量 | **中药** 蒙古兔：肉，内服煎汤，50 ~ 100 g；或煮食。粪便，内服煎汤，5 ~ 10 g；或入丸、散剂。外用适量，烧灰调敷。

蒙药 陶来音-吉如和：内服煮散剂，3 ~ 5 g；或入丸、散剂。

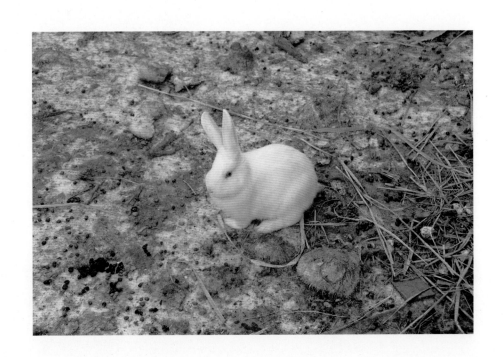

大青盐 Halitum

矿物别名	石盐、岩盐、光明盐。
蒙文名	呼和－达布斯。
药材名	**中药** 大青盐（药材来源：卤化物类石盐族湖盐结晶体）。 **蒙药** 呼和－达布斯（药材来源：卤化物类石盐族湖盐结晶体）。
形态特征	等轴晶系。晶体通常为立方体，集合体呈疏松或致密的晶粒状和块状，常因立方体的晶棱方向生长快而晶面下凹成漏斗状。纯净者呈白色或无色透明，但因染色质不同，常染有多种颜色，如灰色（染有泥质油点）、黄色（染有氢氧化铁）、红色（染有无水氧化铁）、褐色或黑色（染有有机质）等，有时不均匀地分布蓝色斑点。具玻璃

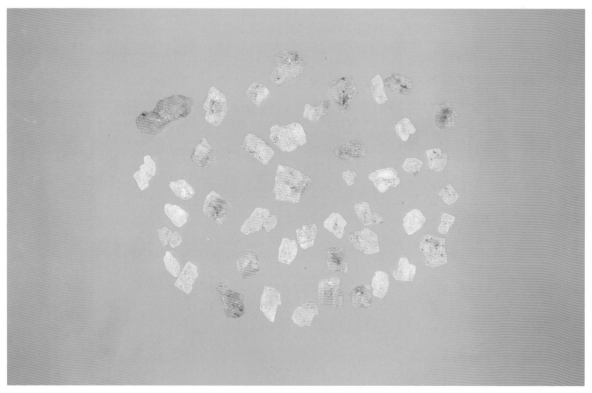

大青盐

样光泽，条痕为白色。因潮解而光泽变暗或呈油质状。解理完全。断口贝壳状。

| **生境分布** | 多形成于干涸的含盐盆地和现代盐湖中，为盐湖中化学沉积而成，还包括不同地质时代沉积层中的岩盐。分布于内蒙古阿拉善盟（阿拉善左旗）。

| **资源情况** | 可开采资源丰富。药材来源于开采。

| **采收加工** | **中药**　大青盐：全年均可采挖，除去杂质，干燥。

| **药材性状** | **中药**　大青盐：本品为立方体、八面体或菱形的结晶，有的为歪晶，直径 0.5 ~ 1.5 cm，白色或灰白色，半透明，具玻璃样光泽。质硬，易砸碎，断面光亮。气微，味咸、微涩、苦。

| **功能主治** | **中药**　大青盐：咸，寒。归肾、膀胱经。清热，凉血，明目。用于吐血，尿血，牙龈肿痛出血，目赤肿痛，风眼烂弦。

　　　　　　蒙药　呼和 – 达布斯：咸、涩，温。消食，破痞，通便。用于消化不良，赫依血所致的胸满，牙痛。

| **用法用量** | **中药**　大青盐：内服煎汤，1.2 ~ 2.5 g；或入丸、散剂。外用适量，研末擦牙；或水化漱口、洗目。

　　　　　　蒙药　呼和 – 达布斯：内服研末，入丸、散剂。

芒硝 Natrii sulfas

| 矿物别名 | 朴硝、皮硝、毛硝。

| 蒙 文 名 | 查森－疏。

| 药 材 名 | **中药** 芒硝（药材来源：硫酸盐类矿物芒硝族芒硝结晶体）、玄明粉（药材来源：芒硝的风化粉末）。
蒙药 查森－疏（药材来源：硫酸盐类矿物芒硝族芒硝结晶体）。

| 形态特征 | 单斜晶系，晶体为短柱状，通常为致密状、被膜状。无色透明，但常带浊白色、浅黄色、淡蓝色、淡绿色等。条痕为白色，具玻璃样光泽。断口贝壳状。

| 生境分布 | 形成于钠离子和硫酸根离子饱和溶液的内陆盐湖中。分布于内蒙古

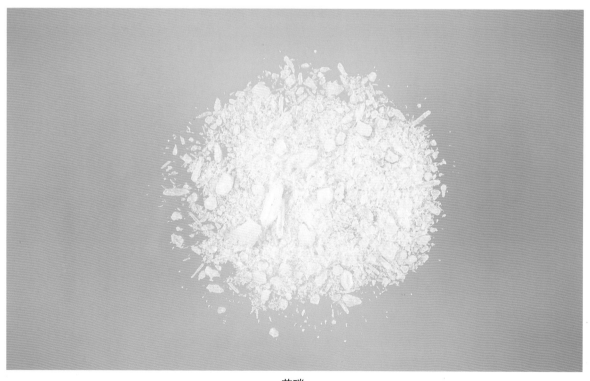

芒硝

乌兰察布市（四子王旗）、阿拉善盟（阿拉善左旗）。

| 资源情况 | 可开采资源一般。药材来源于开采。

| 采收加工 | 全年均可采挖，除去杂质，干燥。

| 药材性状 | 本品为棱柱状、长方形或不规则块状及粒状，无色透明或类白色半透明。质脆，易碎，断面呈玻璃样光泽。气微，味咸。

| 功能主治 | **中药** 芒硝：咸、苦，寒。归胃、大肠经。泻下通便，润燥软坚，清火消肿。用于实热积滞，腹满胀痛，大便燥结，肠痈肿痛；外用于乳痈，痔疮肿痛。
玄明粉：泻下通便，润燥软坚，清火消肿。用于实热积滞，大便燥结，腹满胀痛；外用于咽喉肿痛，口舌生疮，牙龈肿痛，目赤，痈肿，丹毒。
蒙药 查森－疏：咸、苦，温；有毒。破痞，利水，杀虫。用于胃脘痞，子宫痞，血痞，膀胱结石，尿闭，尿频。

| 用法用量 | **中药** 芒硝：内服，6～12g，一般不入煎剂，待汤剂煎得后，溶入汤液中服用。外用适量。
玄明粉：内服，3～9g，溶入煎好的汤液中服用。外用适量。
蒙药 查森－疏：内服研末，1.5～3g；或入丸、散剂。

石膏 Gypsum fibrosum

| **矿物别名** | 细理石、细石、软石膏。

| **蒙 文 名** | 朝伦－朱岗。

| **药 材 名** | **中药** 石膏（药材来源：硫酸盐类矿物石膏族石膏）。
蒙药 朝伦－朱岗（药材来源：硫酸盐类矿物石膏族石膏）。

| **形态特征** | 单斜晶系。晶体常呈板状，集合体常呈致密粒状、纤维状或片状。通常白色，结晶体无色，透明，当成分不纯时，可呈现灰色、肉红色、蜜黄色或黑色等。条痕白色。透明至半透明。解理面呈玻璃样光泽，纤维状者呈绢丝样光泽。片状解理显著。断口贝壳状、多片状。硬度为 1.5 ~ 2，相对密度为 2.3。具柔性和挠性。

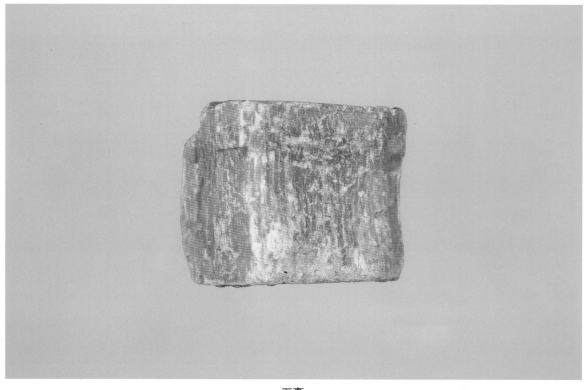

石膏

| **生境分布** | 形成于海湾盐湖和内陆湖泊的沉积盐中。分布于内蒙古乌兰察布市（四子王旗）、鄂尔多斯市（鄂托克旗、鄂托克前旗、杭锦旗）、阿拉善盟（阿拉善右旗）。

| **资源情况** | 可开采资源较丰富。药材来源于开采。

| **采收加工** | **中药** 石膏：全年均可采挖，除去杂石及泥沙。

| **药材性状** | **中药** 石膏：本品为纤维状集合体，呈长块状、板块状或不规则块状。白色、灰白色或淡黄色，有的半透明。体重，质软，纵断面具绢丝样光泽。气微，味淡。

| **功能主治** | **中药** 石膏：甘、辛，大寒。归肺、胃经。清热泻火，除烦止渴。用于外感热病，高热烦渴，肺热喘咳，胃火亢盛，头痛，牙痛。

蒙药 朝伦－朱岗：微甘，凉，软、重、钝。清热，止咳，愈伤，退黄。用于肺热咳嗽，肺瘤疾，伤热，骨折，黄疸。

| **用法用量** | **中药** 石膏：内服煎汤，15 ~ 60 g，先煎。

蒙药 朝伦－朱岗：内服研末，1 ~ 2 g；或入丸、散剂。

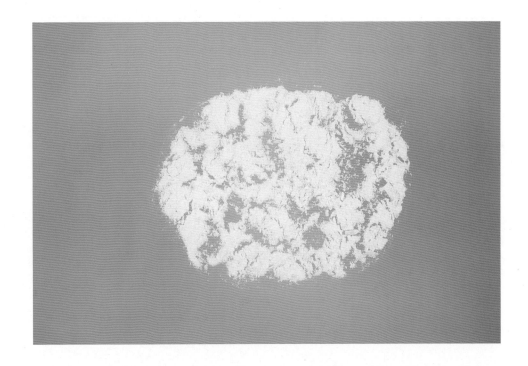

硫黄 Sulfur

矿物别名	石硫黄、昆仑黄、黄硇砂。
蒙文名	呼胡日。
药材名	**中药** 硫黄（药材来源：自然元素类矿物硫族自然硫）。 **蒙药** 呼胡日（药材来源：自然元素类矿物硫族自然硫）。
形态特征	斜方晶系。晶体呈锥柱状、板柱状、板状或针柱状。黄色、蜜黄色或褐黄色；因含杂质可带灰色、黑色或绿色、红色调。晶面呈金刚光泽，断口呈松脂状或油脂状光泽。近透明至半透明。硬度为 1 ~ 2，相对密度为 2.05 ~ 2.08。质脆，易碎。有硫黄臭味。
生境分布	形成于温泉口壁、喷泉及火山口域，有时在沉积岩中。分布于内蒙

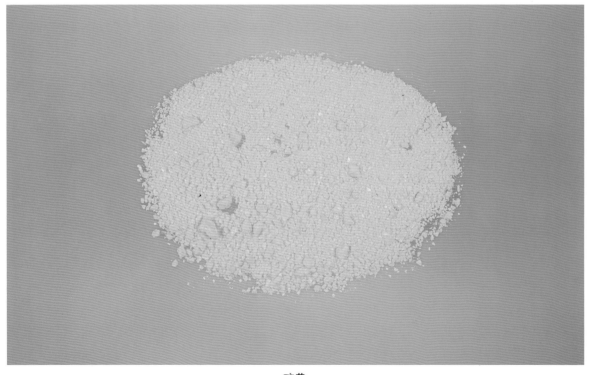

硫黄

古赤峰市、巴彦淖尔市。

| **资源情况** | 可开采资源一般。药材来源于开采。

| **采收加工** | **中药** 硫黄：采挖后，加热融化，除去杂质。

| **药材性状** | **中药** 硫黄：本品呈不规则块状。黄色或略呈绿黄色。表面不平坦，呈脂肪样光泽，常有多数小孔。用手握紧置于耳旁，可闻轻微的爆裂声。体轻，质松，易碎，断面常呈针状结晶形。有特异的臭气，味淡。

| **功能主治** | **中药** 硫黄：酸，温。归肾、大肠经。补火，助阳，通便；外用解毒，杀虫，疗疮。用于阳痿足冷，虚喘冷哮，虚寒便秘；外用于疥癣，秃疮，阴疽恶疮。

蒙药 呼胡日：酸，温；有毒。干脓血，燥"协日乌素"，止痒，杀虫。用于"协日乌素"病，疥癣，"协日乌素"疮，吾雅曼病，白癜风。

| **用法用量** | **中药** 硫黄：内服，炮制后入丸、散剂，1.5 ~ 3 g。外用适量，研末，油调涂敷。

蒙药 呼胡日：炮制后研末，入丸、散剂。

中文拼音索引

《中国中药资源大典·内蒙古卷》1～5册共用同一索引，为方便读者检索，
该索引在每个药用植物名后均标注了其所在册数（如"[1]"）及页码。

拉丁学名索引

《中国中药资源大典·内蒙古卷》1～5 册共用同一索引，为方便读者检索，该索引在每个药用植物名后均标注了其所在册数（如"[1]"）及页码。

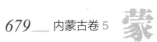

D

S